L. Hager | U. Hahn | F. Knieps | B. Klapper
B. Lutz | B. Simon | J. Nüsken (Hrsg.)

Gemeinschaftsprojekt Gesundheit

Medizinisch Wissenschaftliche Verlagsgesellschaft

Schriftenreihe des Bundesverbandes Managed Care

L. Hager | U. Hahn | F. Knieps | B. Klapper
B. Lutz | B. Simon | J. Nüsken (Hrsg.)

Gemeinschaftsprojekt Gesundheit

Wie Value-Based Care das Gesundheitswesen neu erfindet

mit Beiträgen von

K. Achstetter | V.E. Amelung | M. Arnold | D. Baltruks | J.-P. Beck | B. Bender | L. Benning
M. Bierbaum | M. Blümel | A. Bogusch | D. Brakmann | L.D. Brown | C. Busch | N. Busch
R. Busse | J. Clawson | J. De Maeseneer | G. Demmler | D. Dröschel | B. Eliasen | S.-C. Ernst
P. Ex | C. Fastl | F. Fuhrmann | F. Geiger | M. Gersch | P. Gocke | T. Gothow | O. Gröne
H. Haeske-Seeberg | L. Hager | M. Hasseler | P. Heimann | P. Hengel | S. Hermeneit
H. Hildebrandt | C. Hinke | A. Jani | J. Kamal | A. Kari | B. Klapper | J. Kleining
F. Kreimendahl | M. Kretzler | F. Lauf | C. Linke | C. Lummer | H. Möhlmann | H. Moisa
L. Müller | D. Nikolic | J. Nüsken | V. Osterkamp | S. Pott | J. Rautenberg | H. Regus-Leidig
A. Ringman Uggla | S. Rohr | A. Rollwage | D. Rottenkolber | D. Schick | S. Schlette
K. Schmitz-Grosz | T. Schurig | S. Sehlen | J.A. Sproß | T. Stamm | V. Stein | V. Steinbeck
M. Styliadou | M. Vandemaele | M. van Munster | K. Wabnitz | H. Wagener | S. Walter
E.-L. Weidner | B. Westerhoff | C. Wildhagen

 Medizinisch Wissenschaftliche Verlagsgesellschaft

Das Herausgeber-Team

Prof. Dr. Lutz Hager
Bundesverband Managed
Care e.V.
Friedrichstraße 136
10117 Berlin

PD Dr. Ursula Hahn
OcuNet GmbH & Co. KG
Friedrichstraße 47
40217 Düsseldorf

Franz Knieps
BKK Dachverband e.V.
Mauerstraße 85
10117 Berlin

Dr. Bernadette Klapper
DBfK Bundesverband e.V.
Alt-Moabit 91
10559 Berlin

Bettina Lutz
Pfizer Pharma GmbH
Friedrichstraße 110
10117 Berlin

Dr. Benedikt Simon
Asklepios Kliniken GmbH &
Co.KGaA
Rübenkamp 26
22307 Hamburg

Johanna Nüsken
Bundesverband Managed
Care e. V.
Friedrichstraße 136
10117 Berlin

MWV Medizinisch Wissenschaftliche Verlagsgesellschaft mbH & Co. KG
Unterbaumstr. 4
10117 Berlin
www.mwv-berlin.de

ISBN 978-3-95466-933-2

Bibliografische Information der Deutschen Nationalbibliothek
Die Deutsche Nationalbibliothek verzeichnet diese Publikation in der Deutschen Nationalbibliografie;
detaillierte bibliografische Informationen sind im Internet über http://dnb.d-nb.de abrufbar.

© MWV Medizinisch Wissenschaftliche Verlagsgesellschaft Berlin, 2025

Dieses Werk ist einschließlich aller seiner Teile urheberrechtlich geschützt. Die dadurch begründeten Rechte, insbesondere die der Übersetzung, des Nachdrucks, des Vortrags, der Entnahme von Abbildungen und Tabellen, der Funksendung, der Mikroverfilmung oder der Vervielfältigung auf anderen Wegen und der Speicherung in Datenverarbeitungsanlagen, bleiben, auch bei nur auszugsweiser Verwertung, vorbehalten.

Die Wiedergabe von Gebrauchsnamen, Handelsnamen, Warenbezeichnungen usw. in diesem Werk berechtigt auch ohne besondere Kennzeichnung nicht zu der Annahme, dass solche Namen im Sinne der Warenzeichen- und Markenschutz-Gesetzgebung als frei zu betrachten wären und daher von jedermann benutzt werden dürften. Im vorliegenden Werk wird zur allgemeinen Bezeichnung von Personen nur die männliche Form verwendet, gemeint sind immer alle Geschlechter, sofern nicht gesondert angegeben. Sofern Beitragende in ihren Texten gendergerechte Formulierungen wünschen, übernehmen wir diese in den entsprechenden Beiträgen oder Werken.

Die Verfassenden haben große Mühe darauf verwandt, die fachlichen Inhalte auf den Stand der Wissenschaft bei Drucklegung zu bringen. Dennoch sind Irrtümer oder Druckfehler nie auszuschließen. Der Verlag kann insbesondere bei medizinischen Beiträgen keine Gewähr übernehmen für Empfehlungen zum diagnostischen oder therapeutischen Vorgehen oder für Dosierungsanweisungen, Applikationsformen oder ähnliches. Derartige Angaben müssen vom Leser im Einzelfall anhand der Produktinformation der jeweiligen Hersteller und anderer Literaturstellen auf ihre Richtigkeit hin überprüft werden. Eventuelle Errata zum Download finden Sie jederzeit aktuell auf der Verlags-Website

Produkt-/Projektmanagement: Susann Weber, Berlin
Lektorat: Monika Laut-Zimmermann, Ulrike Marquardt, Berlin
Layout & Satz: zweiband.media, Agentur für Mediengestaltung und -produktion GmbH, Berlin
Druck: Beltz Grafische Betriebe GmbH, Bad Langensalza

Zuschriften und Kritik an:
MWV Medizinisch Wissenschaftliche Verlagsgesellschaft mbH & Co. KG, Unterbaumstr. 4, 10117 Berlin, lektorat@mwv-berlin.de

Vorwort

Liebe Leserinnen und Leser, liebe Freundinnen und Freunde des BMC,

es ist ein Leichtes, den Status Quo der Gesundheitsversorgung in Deutschland zu kritisieren, denn Baustellen gibt es viele. Es ist ebenfalls ein Leichtes, einen wünschenswerten Zustand von Versorgungsrealität zu beschreiben: Patientenorientierung, Koordination und Integration sowie eine hohe Versorgungsqualität sind in diesem Zusammenhang häufig genannte Schlagwörter. Was jedoch schwierig ist, ist der Weg dahin. „Es geht nur gemeinsam" ist vielleicht die prägnanteste Erkenntnis, die trotz aller Berechtigung eine Hilflosigkeit beschreibt. Denn wie es gemeinsam gehen soll, wird damit nicht gesagt. Fakt ist: Konkrete Lösungsansätze beschränken sich häufig auf singuläre Verbesserungen im System, selten wird dabei das Ganze in den Blick genommen. Eine Reform der Versorgungsstrukturen wird jedoch erst dann effizienzsteigernd, wenn sie nicht nach Sektoren getrennt gedacht wird. Was es daher braucht, ist ein akteursübergreifender Ansatz, der die Interessen der verschiedenen Stakeholder auf ein gemeinsames Ziel vereint.

Ein solches „Gemeinschaftsprojekt Gesundheit" kann nicht in alten Denkmustern gelingen, sondern braucht einen neuen Lösungsansatz. Hier kommt das Konzept von Value-Based Care ins Spiel: Value, also die durch die Versorgung erzielten Gesundheitsergebnisse, ist die gemeinsame Zielgröße, die alle Stakeholder motiviert. Value-Based Care verbindet dabei harte und weiche Faktoren: Fragen der Vergütung und Kosten von Gesundheitsdienstleistungen sowie das Messen der dadurch erzielten Ergebnisse gehen einher mit Aspekten der Kooperation und Koordination von Versorgung sowie mit Kommunikation, Kultur- und Rollenverständnissen.

Der Titel „Gemeinschaftsprojekt Gesundheit" beschreibt präzise das Anliegen des BMC, der mit seiner vielfältigen Mitgliederstruktur bereits seit mehr als 25 Jahren über Sektorengrenzen und Interessengruppen hinweg Lösungsvorschläge für die Gesundheitsversorgung erarbeitet. Value-Based Care bietet als vielfältiges Werkzeug zudem viele relevante Bezugspunkte für den Verband und unsere Mitglieder und entspringt im weitesten Sinne der Idee von Managed Care.

Nicht zuletzt durch die vielen anregenden Diskussionen in unserer Arbeitsgruppe Value-Based Care ist im BMC daher die Idee gewachsen, dem Thema einen neuen Band unserer Schriftenreihe zu widmen. Dem Verständnis eines Gemeinschaftsprojektes folgend, bringen wir in diesem Buch Autorinnen und Autoren aus unterschiedlichen Versorgungsbereichen zusammen, stellen Projekte und Umsetzungsmöglichkeiten vor und zeigen mit zahlreichen englischsprachigen Beiträgen internationale Anknüpfungspunkte auf. Denn auch hier zeigt sich – wie in vielen anderen Bereichen: Wir befinden uns nicht auf einer nationalen Insel, unsere Problemlage gilt im Wesentlichen für alle westlichen Länder.

Unser Buch beginnen wir zunächst mit einer Einführung in das Konzept von Value-Based Care und stellen dessen Relevanz für die Transformation der Gesundheitsversorgung heraus. Kapitel B widmet sich anschließend der Frage, an welchem Anker wir eine patientenorientierte und leistungsfähige Gesundheitsversorgung ausrichten sollten und beleuchtet dahingehend aus verschiedenen Perspektiven Werte und Ziele. Kapitel C stellt praxisorientiert konkrete Methoden, Konzepte und Versorgungsformen vor, die der Idee von Value-Based Care folgen. Abschließend wirft Kapitel D einen Blick auf die Hebel für Veränderung, die Fragen der Organisation der Akteure untereinander sowie ihre jeweilige Kultur betreffen.

Vorwort

Wir hoffen, dass wir Sie, liebe Leserinnen und Leser, mit der Lektüre dieses Buches zur Umsetzung von Value-basierten Versorgungsansätzen motivieren und Ihnen Ideen und Werkzeuge zur praxisorientierten Umsetzung an die Hand geben können. Zum Abschluss danken wir allen Autorinnen und Autoren für ihre spannenden Beiträge und die angeregten Diskussionen rund um die Entstehung dieses Buches, den Mitgliedern unserer Arbeitsgruppe Value-Based Care für die zahlreichen Impulse aus den gemeinsamen Sitzungen und insbesondere dem Leiter der Arbeitsgruppe Dr. Nicolas Busch für seine Anregungen, Ideen und seinen kritischen Blick auf die hier im Buch angestellten Überlegungen. Christian Hinke aus der BMC-Geschäftsstelle sowie dem Team der Medizinisch Wissenschaftlichen Verlagsgesellschaft danken wir für die Unterstützung und umsichtige Betreuung bei der Herausgabe dieses Buches.

Mit herzlichen Grüßen

Die Herausgeber im November 2024

Prof. Dr. Lutz Hager *Bettina Lutz*
PD Dr. Ursula Hahn *Dr. Benedikt Simon*
Franz Knieps *Johanna Nüsken*
Dr. Bernadette Klapper

Die Autorinnen und Autoren

Katharina Achstetter, M.Sc. Public Health
Technische Universität Berlin
Fakultät Wirtschaft und Management
Straße des 17. Juni 135
10623 Berlin

Prof. Dr. Volker E. Amelung
inav – privates Institut für angewandte
Versorgungsforschung GmbH
Schiffbauerdamm 12
10117 Berlin
und
Medizinische Hochschule Hannover (MHH)
Institut für Epidemiologie, Sozialmedizin und
Gesundheitssystemforschung
Carl-Neuberg-Str. 1
30625 Hannover

Dr. Matthias Arnold, MBR
inav – privates Institut für angewandte
Versorgungsforschung GmbH
Schiffbauerdamm 12
10117 Berlin

Dorothea Baltruks, M.Sc.
Centre for Planetary Health Policy (CPHP)
c/o KLUG – Deutsche Allianz Klimawandel und
Gesundheit e.V.
Cuvrystr. 1
10997 Berlin

Jan-Philipp Beck
Vintura
Isartorplatz 5
80331 München

Beatrix Bender
AOK Nordost – Die Gesundheitskasse
Brandenburger Str. 72
14467 Potsdam

Dr. Leo Benning, MPH
Vivira Health Lab GmbH
c/o Mindspace
Krausenstr. 9–10
10117 Berlin

Dr. Martin Bierbaum
Novartis Pharma GmbH
Roonstr. 25
90429 Nürnberg

Dr. Miriam Blümel
Technische Universität Berlin
Fakultät Wirtschaft und Management
Straße des 17. Juni 135
10623 Berlin

Andreas Bogusch, Dipl.-Univ.
Medgate Deutschland GmbH
Unter den Linden 24
10117 Berlin

Dorothee Brakmann
Pharma Deutschland e.V.
Ubierstr. 71–73
53173 Bonn

Prof. Dr. Lawrence D. Brown, PhD
Columbia University Mailman School of Public Health
722 West 168th Street
New York, NY 10032
USA

Christian Busch
BKK Dachverband e.V.
Mauerstr. 85
10117 Berlin

Dr. Nicolas Busch
Boston Consulting Group
Ludwigstr. 21
80539 München

Prof. Dr. med. Reinhard Busse
Technische Universität Berlin
Fakultät Wirtschaft und Management
Straße des 17. Juni 135
10623 Berlin

Jennifer Clawson
Boston Consulting Group
Calle Alcalá 95
Madrid 28009
Spanien

Prof. em. Jan De Maeseneer, MD, PhD, Family Physician
Ghent University
Department of Public Health and Primary Care
Corneel Heymanslaan 10
9000 Ghent
Belgien

Die Autorinnen und Autoren

Dr. Gertrud Demmler
SBK Siemens-Betriebskrankenkasse
Heimeranstr. 31
80339 München

Daniel Dröschel, M.Sc.
OptiMedis AG
Burchardstr. 17
20095 Hamburg

Bogi Eliasen
The Copenhagen Institute for Futures Studies
BLOXHUB
Bryghuspladsen 8
1473 Kopenhagen
Dänemark

Dr. med. Sophie-Christin Ernst
Universitätsspital Basel
Augenklinik
Mittlere Str. 91
4031 Basel
Schweiz

Dr. Patricia Ex
BKK Dachverband e.V.
Mauerstr. 85
10117 Berlin

Christina Fastl, M.Sc.
Akademie für Altersforschung am Haus der Barmherzigkeit
Seeböckgasse 30a
1160 Wien
Österreich

Dr. Florian Fuhrmann
Berlin

Prof. Dr. Friedemann Geiger
Nationales Kompetenzzentrum Shared Decision Making
Arnold-Heller-Str. 3
24105 Kiel

Univ.-Prof. Dr. Martin Gersch
Freie Universität Berlin
Department Wirtschaftsinformatik
Kaiserswerther Str. 16/18
14195 Berlin

Dr. med. Peter Gocke
Charité – Universitätsmedizin Berlin
Stabsstelle Digitale Transformation
Charitéplatz 1
10117 Berlin

Tobias Gothow
Novartis Pharma GmbH
Roonstr. 25
90429 Nürnberg

Prof. Dr. Oliver Gröne, PhD, M.Sc.
OptiMedis AG
Burchardstr. 17
20095 Hamburg

Dr. med. Heidemarie Haeske-Seeberg
Sana Kliniken AG
Stabsstelle Qualitätsnetzwerke
Oskar-Messter-Str. 24
85737 Ismaning

Prof. Dr. Lutz Hager
Bundesverband Managed Care e.V.
Friedrichstr. 136
10117 Berlin

Prof. Dr. habil. rer. medic. Martina Hasseler
Ostfalia Hochschule für angewandte Wissenschaften
Fakultät Gesundheitswesen
Poststr. 19
38440 Wolfsburg

Dr. Philip Heimann
Vivira Health Lab GmbH
c/o Mindspace
Krausenstr. 9–10
10117 Berlin

Philipp Hengel, M.Sc. Public Health
Technische Universität Berlin
Fakultät Wirtschaft und Management
Straße des 17. Juni 135
10623 Berlin

Dr. Sonja Hermeneit
Kaufmännische Krankenkasse – KKH
Hauptverwaltung
Karl-Wiechert-Allee 61
30625 Hannover

Dr. rer. medic. h.c. Helmut Hildebrandt
OptiMedis AG
Burchardstr. 17
20095 Hamburg

Christian Hinke
Bundesverband Managed Care e.V.
Friedrichstr. 136
10117 Berlin

Die Autorinnen und Autoren

Anant Jani, PhD
University of Heidelberg
Heidelberg Institute for Global Health
Im Neuenheimer Feld 130/3
69120 Heidelberg
und
University of Oxford Somerville College
Woodstock Rd
Oxford OX2 6HD
Vereinigtes Königreich

Jobst Kamal, MBA
Medgate Deutschland GmbH
Unter den Linden 24
10117 Berlin

Arthur Kari
Freie Universität Berlin
Department Wirtschaftsinformatik
Kaiserswerther Str. 16/18
14195 Berlin

Dr. Bernadette Klapper
Deutscher Berufsverband für Pflegeberufe
DBfK Bundesverband e.V.
Alt-Moabit 91
10559 Berlin

Jochen Kleining
Johnson & Johnson Innovative Medicine
Johnson & Johnson-Platz 1
41470 Neuss

Dr. Fabian Kreimendahl
Johnson & Johnson Innovative Medicine
Johnson & Johnson-Platz 1
41470 Neuss

Matthias Kretzler
BKK Dachverband e.V.
Mauerstr. 85
10117 Berlin

Florian Lauf
Fraunhofer-Institut für Software- und Systemtechnik ISST
Speicherstr. 6
44147 Dortmund

Dr. Claudia Linke
BetterDoc GmbH
Kaiser-Wilhelm-Ring 30–32
50672 Köln

Carina Lummer, M.Sc.
OptiMedis AG
Burchardstr. 17
20095 Hamburg

Harald Möhlmann
AOK Nordost – Die Gesundheitskasse
Brandenburger Str. 72
14467 Potsdam

Heinrich Moisa
Novartis Pharma GmbH
Roonstr. 25
90429 Nürnberg

Lucas Müller, B.A., M.Sc.
BetterDoc GmbH
Kaiser-Wilhelm-Ring 30–32
50672 Köln

Prof. Dr. med. Djordje Nikolic
consus.health GmbH
Waldkircher Str. 28
79106 Freiburg im Breisgau

Johanna Nüsken
Bundesverband Managed Care e.V.
Friedrichstr. 136
10117 Berlin

Verena Osterkamp
Roche Diagnostics Deutschland GmbH
Sandhofer Str. 116
68305 Mannheim

Sarah Pott, M.Sc.
BetterDoc GmbH
Kaiser-Wilhelm-Ring 30–32
50672 Köln

Justin Rautenberg, Dipl.-Kfm.
OptiMedis AG
Burchardstr. 17
20095 Hamburg

Dr. Hanna Regus-Leidig
Novartis Pharma GmbH
Roonstr. 25
90429 Nürnberg

Dr. Andreas Ringman Uggla, MD, PhD
Serendipity Partners
Lilla Nygatan 23
111 28 Stockholm
Schweden

Dr. Silvia Rohr
Vintura
Isartorplatz 5
80331 München

Die Autorinnen und Autoren

Antonia Rollwage
Deloitte
Kurfürstendamm 23
10719 Berlin

Prof. Dr. Dominik Rottenkolber, MBR
Alice-Salomon-Hochschule Berlin
Fachbereich Gesundheit, Erziehung u. Bildung
Alice-Salomon-Platz 5
12627 Berlin

Dirk Schick
Roche Diagnostics Deutschland GmbH
Sandhofer Str. 116
68305 Mannheim

Sophia Schlette, MPH, Harvard
Health Systems Knowledge Management
Sybelstr. 23
10629 Berlin

Dr. med. Krisztina Schmitz-Grosz
Medgate AG
Dufourstr. 49
4052 Basel
Schweiz

Tim Schurig
Freie Universität Berlin
Department Wirtschaftsinformatik
Kaiserswerther Str. 16/18
14195 Berlin

Dr. Stephanie Sehlen
AOK Nordost – Die Gesundheitskasse
Brandenburger Str. 72
14467 Potsdam

Joachim Andreas Sproß
Deutsche Gesellschaft für Muskelkranke e.V. (DGM)
Im Moos 4
79112 Freiburg

Univ.-Prof. Mag. Dr. Tanja Stamm, PhD, M.Sc., MBA
Medizinische Universität Wien
Spitalgasse 23
1090 Wien
Österreich

Ass. Prof. Dr. Viktoria Stein
Karl Landsteiner Institut für
Gesundheitsförderungsforschung
Haus der Barmherzigkeit Clementinum
Paltram 12
3062 Kirchstetten
Österreich

Dr. rer. oec. Viktoria Steinbeck
Technische Universität Berlin
Straße des 17. Juni 135
10623 Berlin

Meni Styliadou, LL.M.
Takeda Pharmaceutical International AG
Thurgauerstr. 130
8152 Glattpark – Opfikon
Schweiz

Dr. Miet Vandemaele, MD, PhD candidate
Ghent University
Department of human structure and repair
Corneel Heymanslaan 10
9000 Ghent
Belgien

Marlena van Munster, M.Sc., MPH
Institut für Allgemeinmedizin
Arbeitsgruppe Health Policy and Systems Research
and Innovation (HPSRI)
Charité Universitätsmedizin Berlin
Charitéplatz 1
10117 Berlin

Dr. Katharina Wabnitz, M.Sc.
Centre for Planetary Health Policy (CPHP)
c/o KLUG – Deutsche Allianz Klimawandel und
Gesundheit e.V.
Cuvrystr. 1
10997 Berlin

Harald Wagener
Berlin Institute of Health (BIH)
BIH-Zentrum Digitale Gesundheit
Anna-Louisa-Karsch-Str. 2
10178 Berlin

Sarah Walter, B.Sc., M.Sc.
BetterDoc GmbH
Kaiser-Wilhelm-Ring 30–32
50672 Köln

Eva-Luise Weidner
AOK NordWest – Die Gesundheitskasse
Edisonstr. 70
24145 Kiel

Dr. Benjamin Westerhoff
nyvist GmbH
Kallmorgen Tower
Willy-Brandt-Str. 23
20457 Hamburg

Dr. med. Carol Wildhagen, MD, PhD
Pflege ABC
Hohenzollernring 29A
22763 Hamburg

Inhalt

A Einführung und Hintergrund ... 1

1. Value als Kompass für die Transformation der Gesundheitsversorgung ... 3
   Lutz Hager, Johanna Nüsken und Christian Hinke

2. The Concept of Value in Value-Based Care Revisited ... 16
   Miet Vandemaele and Jan De Maeseneer

3. Contextual Challenges for Value-Based Care ... 27
   Interview with Volker E. Amelung and Lawrence D. Brown

B Das System an neuen Zielen ausrichten ... 31

1. Unlocking Value with Patient Centricity ... 33
   Nicolas Busch and Jennifer Clawson

2. Value-Based Determinants of Health: The Route to Improving Population Health ... 44
   Anant Jani

3. Transforming Healthcare: From Sick Care to Preventive Health ... 59
   Bogi Eliasen

4. Pflege neu denken: Value schaffen für alle Lebenslagen ... 71
   Bernadette Klapper und Martina Hasseler

5. Über die Grenzen des Systems hinweg: Planetare Gesundheit erfordert mehr als grüne Versorgung. ... 79
   Katharina Wabnitz und Dorothea Baltruks

6. PARTNERPERSPEKTIVE: Gesundheit als gesamtgesellschaftliche Aufgabe ... 90
   Martin Bierbaum, Tobias Gothow, Hanna Regus-Leidig und Heinrich Moisa

7. Orientierungspunkte und Transparenz durch Health System Performance Assessment ... 97
   Reinhard Busse, Miriam Blümel, Katharina Achstetter und Philipp Hengel

Inhalt

C Gesundheitsversorgung neu organisieren — 107

I Value durch Vernetzung: integrierte und regionale Versorgungsmodelle — 109

1. Integrierte Versorgung am Beispiel von Kaiser Permanente: Erfahrungen aus den USA — 111
   Sophia Schlette

2. Populationsorientierte Shared-Savings-Modelle: ein Motor für die regionale Umsetzung von Value-Based Care-Ansätzen — 123
   Justin Rautenberg, Daniel Dröschel, Oliver Gröne und Helmut Hildebrandt

3. EXKURS: Was kommt nach ambulant und stationär? Perspektiven einer hybriden Gesundheitsversorgung — 134
   Djordje Nikolic

II Outcomes messen und verstehen: Ergebnisqualität als Richtschnur — 139

1. Qualitätssicherung in Krankenhäusern durch Value-Based Care — 141
   Heidemarie Haeske-Seeberg

2. Qualität aus Patientensicht messen mit PREMs und PROMs — 148
   Viktoria Steinbeck und Sophie-Christin Ernst

3. PARTNERPERSPEKTIVE: Patient-Reported Outcomes in Win-Win-Infrastruktur: wie das Health Outcomes Observatory das Gesundheitssystem revolutionieren kann — 157
   Tanja Stamm und Meni Styliadou

4. Patientenrelevante Ergebnisqualität bei stationären Eingriffen: Was können Qualitätsverträge leisten? — 163
   Matthias Kretzler, Christian Busch und Patricia Ex

5. PARTNERPERSPEKTIVE: Die Bedeutung von Qualitätsverträgen für die Gesundheitsversorgung — 171
   Interview mit Gertrud Demmler

6. PARTNERPERSPEKTIVE: Wenn Werte Wert stiften: moderne Diagnostik als Beitrag zur Qualitätssteigerung — 176
   Dirk Schick und Verena Osterkamp

III Wertorientierte Finanzierungs- und Vergütungsinstrumente — 183

1. Bundled Payment: Ein innovatives Vergütungsmodell für das deutsche Gesundheitssystem? — 185
   Matthias Arnold, Dominik Rottenkolber und Volker E. Amelung

2. Value-Based Care: Ansätze für eine Ergebnisorientierung und ihre Honorierung — 197
   Beatrix Bender, Stephanie Sehlen und Harald Möhlmann

3. Innovative Tarifmodelle in der privaten Krankenversicherung — 205
   Jobst Kamal, Claudia Linke, Sarah Pott, Krisztina Schmitz-Grosz und Andreas Bogusch

4. Erfolgsbasierte Vergütungsmodelle bei DiGA: Blaupause für ein nachhaltig ausgerichtetes Gesundheitssystem? — 215
   Nicolas Busch und Benjamin Westerhoff

IV Gesundheitspotenziale durch Digitalisierung erschließen — 225

1. Good Data, Good Health: wie wir Gesundheitsversorgung messen, verstehen und verbessern können — 227
   Fabian Kreimendahl, Dorothee Brakmann und Jochen Kleining

2. Europäischer Gesundheitsdatenraum: die zukünftige Ausgestaltung digitaler Infrastrukturen — 235
   Martin Gersch, Arthur Kari, Tim Schurig, Florian Lauf und Harald Wagener

3. Die ePA auf dem Weg zur Copilotin im plattformbasierten deutschen Gesundheitswesen — 245
   Peter Gocke und Antonia Rollwage

4. Digitale Gesundheitsanwendungen als Enabler der Value-Based Care-Agenda — 251
   Leo Benning und Philip Heimann

5. 25 Years of Swedish Healthcare Evolution: The Case for a Digital Front Door — 264
   Carol Wildhagen and Andreas Ringman Uggla

D Wie Veränderung funktioniert: neue Rollen und Formen der Zusammenarbeit — 269

1. Gesundheit partizipativ gestalten — 271
   Christina Fastl und Viktoria Stein

2. Shared Decision Making: wie Kostenträger und Leistungserbringer gemeinsam mehr Value für Patienten erzeugen — 283
   Friedemann Geiger, Eva-Luise Weidner und Sonja Hermeneit

3. EXKURS: Hochwertige Gesundheitsversorgung bei seltenen und chronischen Erkrankungen — 292
   Joachim Andreas Sproß

4. Bessere Gesundheitsergebnisse durch Qualitätsdaten: Patientenunterstützung aus Unternehmenssicht — 301
   Claudia Linke, Sarah Walter und Lucas Müller

5. Value-Based Care: der Wegweiser für die Gesundheitsberufe von Morgen — 308
   Marlena van Munster und Carina Lummer

6. EXKURS: Hausärztliche Versorgung neu denken: Strategien gegen Ressourcenmangel — 317
   Florian Fuhrmann

7. Neue Rollen, neue Perspektiven: die Relevanz frischer Rollenkonzepte für Gesundheitsakteure in Value-Based Care — 325
   Jan-Philipp Beck und Silvia Rohr

Das Herausgeber-Team — 336

A
Einführung und Hintergrund

als Kompass für die Transformation der Gesundheitsversorgung

Lutz Hager, Johanna Nüsken und Christian Hinke

1.1 Gesundheit ist unsere Zukunft

Sowohl die medizinischen Möglichkeiten als auch der Erkenntnisstand zu individuellen und sozialen Ressourcen für Gesundheit wachsen rasant. Insbesondere der zweite Gesundheitsmarkt greift diese Erkenntnisse auf und treibt sie an, ein gesundheitsbewusster Lebensstil liegt inzwischen im Trend. Gesundheit als Oberbegriff steht dabei als Synonym für individuelle Lebensqualität und ist auf gesellschaftlicher Ebene mehr denn je Ressource für Produktivität und Wohlstand – in einer alternden Gesellschaft möglicherweise sogar die wichtigste.

Mit dem Ziel, die Gesundheit der Bevölkerung zu erhalten, zu fördern und wiederherzustellen, kommt dem Gesundheitssystem eine tragende Rolle zu. Stetig wachsende Gesundheitsausgaben sind daher keine Überraschung. Hohe Gesundheitsausgaben sind auch nicht per se nachteilig, sofern sie auf das Ziel einer besseren Gesundheit einzahlen.

In Deutschland ist die Lage jedoch eine andere: Die hohen Ausgaben sind vielmehr als Aufruf zum Handeln zu verstehen. In Verbindung mit einer im europäischen Vergleich mittleren Lebenserwartung sowie lediglich durchschnittlichen Ergebnissen in der Versorgungsqualität wird deutlich, welches Potenzial an Lebenszeit und volkswirtschaftlicher Leistung es im Gesundheitswesen zu erschließen gilt. Hierfür braucht es eine Neuausrichtung unserer Gesundheitsversorgung, die das System weg von dem alleinigen Ziel der Krankheitsbewältigung hin zu Krankheitsvermeidung und Gesundheitserhaltung transformiert.

> *In Deutschland müssen die hohen Gesundheitsausgaben als Aufruf zum Handeln verstanden werden.*

A Einführung und Hintergrund

1.2 Deutschland ist Spitzenreiter bei Gesundheitsausgaben, aber nicht bei der Lebenserwartung

Obwohl die Gesundheitsausgaben in Deutschland mit 8.011 USD pro Kopf in Europa nach der Schweiz (8.047 USD pro Kopf) die höchsten sind, liegt die Leistungsfähigkeit des deutschen Gesundheitssystems im internationalen Vergleich nur im Mittelbereich (OECD 2023). Letztere offenbart sich nicht zuletzt in der durchschnittlichen Lebenserwartung, die in Deutschland im Jahr 2022 bei 80,7 Jahren lag, während die Schweiz und Frankreich auf 83,7 bzw. 82,3 Jahre kamen (Eurostat 2024). Die Abweichung beginnt bemerkenswerterweise schon im mittleren Lebensalter, obwohl unsere Lebenserwartung nach sozioökonomischen Gesichtspunkten der unserer Nachbarländer ähnlich sein müsste (Jasilionis et al. 2023). Die Schlussfolgerung, dass unser Gesundheitssystem nicht die gleichen Ergebnisse produziert, liegt nahe.

Zur Qualität der Gesundheitsversorgung haben die OECD und das European Observatory on Health Systems and Policies (2023) ausführliche Vergleiche zusammengetragen. So liegt die Anzahl an Ärzten und Pflegekräften pro Kopf in Deutschland über dem EU-Durchschnitt, auch der ungedeckte medizinische Bedarf ist über alle Einkommensgruppen hinweg eine der niedrigsten in den betrachteten Ländern. Demgegenüber stehen die vergleichsweise hohe Rate an vermeidbaren Krankenhauseinweisungen sowie Unterversorgung in einigen, gerade ländlichen oder sozial benachteiligten Regionen oder Bereichen der Versorgung, wie bspw. bei Haus- und Kinderärzten (Statista 2023; Schillen et al. 2023). Die Gründe für unsere Versorgungsdefizite lassen sich weiterhin zutreffend im Titel von Brandhorst et al. (2017) zusammenfassen: „Kooperation und Integration – das unvollendete Projekt des Gesundheitssystems". Die mangelhafte Integration und starke Fragmentierung des Gesundheitswesens führt letztendlich zu Versorgungsbrüchen zwischen den einzelnen Leistungserbringern und Sektoren sowie zu Ineffizienzen in den Prozessen (OECD/European Observatory on Health Systems and Policies 2019). Verstärkt wird dies durch unsere Vergütungsmechanismen, die eine Einzelleistungsbeauftragung, -erbringung und -vergütung vorsehen – und zwar getrennt nach Disziplinen und Professionen sowie nach Sektoren und Sozialgesetzbüchern. Das Ergebnis ist eine Gesundheitsversorgung, die sich an den Strukturen des Systems und weniger an den Bedürfnissen der Patienten orientiert.

1.3 Gemeinschaftsprojekt Gesundheit

Die hier zusammengeraffte Diagnose ist nicht neu, sondern in Wissenschaft, Gesundheitswesen und Politik längst bekannt. Das Wort „Reform" ist der Gesundheitspolitik nicht fremd, häufig gehen die Bemühungen jedoch an den Herausforderungen vorbei. Auch das ist hinlänglich beklagt und untersucht worden; eine frühe Studie zur „Statuspolitik" findet sich bei Frieder Naschold (1967), aktuelle Überlegungen bei „Neustart!" von Klapper u. Cichon (2021). Reformen verlieren sich in kleinteiliger Regulierung, die für Aufwand bei den an der Versorgung Beteiligten und deren zunehmende Erschöpfung sorgt.

Das System zu reformieren, ist in der Tat keine einfache Aufgabe. Bestrebungen werden durch die Besonderheit des Föderalismus in Deutschland häufig ausgebremst. Erschwerend kommt hinzu, dass Strukturreformen Übergangs- und Vorbereitungs-

1 Value als Kompass für die Transformation der Gesundheitsversorgung

zeiten benötigen, die über das Ende einer Legislaturperiode hinausreichen. Die aktuelle Legislaturperiode und hier insbesondere die Debatte um die Krankenhausreform zeigt, wie wenig ausreichend politische Instrumente des Bundes sind, wenn Kompetenzen und Strukturen wirklich einmal geändert werden sollen. Weitreichende Änderungen sollten idealerweise so weit parteiübergreifend sein, dass sie von einer Folgeregierung fortgeführt werden. Ohne eine starke gemeinsame Vision kann dies nicht gelingen. Doch obwohl zunehmend eskalierende Polykrisen sowie der gesellschaftliche Wandel die Komplexität und somit die Notwendigkeit von verbindenden Koordinaten erhöhen, fungiert lediglich die Logik von Verteilungskämpfen als kleinster gemeinsamer Nenner im Gesundheitswesen. Mehr noch, in der Welt der Gesundheitsversorgung sind die bildlichen Orientierungspunkte weiterhin im letzten Jahrhundert verankert. Beim Blick in die Arztpraxis oder Apotheke begegnet man vermeintlich den alten, vertrauten Institutionen und Rollen. Doch dies täuscht und es ist keineswegs ein Geheimnis, dass Gesundheitseinrichtungen Unternehmen sind, die auf innere und äußere Anreize reagieren.

> *Kleinster gemeinsamer Nenner ist die Logik von Verteilungskämpfen.*

Als zentrale Orientierungsgröße braucht es daher ein Zielbild, das organisatorisch umsetzbar ist und ökonomisch funktioniert, um normative Kraft zu entfalten. Unser Plädoyer für ein zukunftsfähiges Gesundheitswesen, das gleichzeitig Ausgangspunkt dieses Buches ist: eine leistungsfähige, menschenzentrierte und auf das Gemeinwohl ausgerichtete Gesundheitsversorgung, an der sich die Wertschöpfung im Gesundheitswesen misst. Ein solches „Gemeinschaftsprojekt Gesundheit" formiert sich entlang der Begriffe und Methoden von Value-Based Care. Die konzeptionelle, kritische und umsetzungsorientierte Auseinandersetzung mit diesem Konzept ist für uns somit ein sinnvoller Richtungsgeber für die Transformation der Gesundheitsversorgung.

1.4 Wertorientierung und Wertschöpfung als Handlungsrahmen für die Akteure

Der von Michael Porter und Elizabeth Teisberg geprägte Begriff versteht den Wert einer Behandlung als das Ergebnis aus der Relation von Ergebnisqualität (Outcomes) und den Kosten, die dafür aufgewendet wurden (Porter u. Teisberg 2006; s.u. „Das Konzept von Value-Based Care"). Eine solche Value-Orientierung richtet den Fokus von einer output-basierten Gesundheitsversorgung hin zu einem outcome-basierten System, das sich auf die erzielten Gesundheitsergebnisse konzentriert. Nicht mehr die reine Leistungserbringung, also das Volumen, steht im Zentrum, sondern das gemeinsame Ziel, bessere Ergebnisse über den gesamten Behandlungspfad zu schaffen.

> **Wertorientierung und Wertschöpfung werden damit für alle beteiligten Akteure zum Dreh- und Angelpunkt ihrer Aktivitäten.**

In diesem Sinne versteht Value-Based Care Gesundheitsausgaben als Investition in die Zukunft, die langfristige Gesundheitsgewinne erzielt.

A Einführung und Hintergrund

Damit erschließt Value-Based Care neben der ökonomischen ebenfalls eine gesellschaftliche Perspektive: Eine leistungsfähige und auf die Patientenbedürfnisse ausgerichtete Gesundheitsversorgung zahlt auf das Gemeinwohl ein und ist Voraussetzung für Wohlstand und gesellschaftliche Teilhabe.

> **Das Konzept von Value-Based Care**
>
> Begriffsgeschichtlich entleert sich Value als solches zunehmend seines substanziellen Inhalts und wird zum Synonym für Preis (Mazzucato 2018). Demgegenüber zielt der Value-Begriff, wie ihn Michael Porter in das Gesundheitswesen eingeführt hat, in die entgegengesetzte Richtung: Wenn über den Preis wettbewerbliche Mechanismen für Dynamik sorgen sollen, dann in die Richtung von Patientenwohl, hier etwas genauer als Outcome beschrieben. Dieses wird in einer hypothetischen Gleichung mit den Kosten gewichtet. Value entsteht dann, wenn das Patientenwohl gesteigert wird. Sicherlich entsteht ebenfalls rechnerisch Value, wenn lediglich die Kosten gesenkt werden, dies ist aber so trivial, dass der Begriff Value hierzu nicht erforderlich wäre. Value-Based Care ist daher nicht allein als ökonomisches, sondern ebenso als moralökonomisches Konzept relevant.
>
> Diese Aufladung ist durch nachfolgende Arbeiten noch verstärkt worden (siehe dazu Kap. A.2). Die ökonomische Wirkung von Value-Based Care ist gemeinwohl-positiv. Der Gewinn liegt in Geschäftsmodellen mit Gemeinschaftscharakter, die die Interessen der verschiedenen Stakeholder auf ein gemeinsames Ziel ausrichten und auf einer nachhaltigen Organisation von Gesundheitsleistungen fußen. Auch wenn Value-Based Care als Begriff vertraut klingt, ist er jeweils neu zu entdecken und beinhaltet ein Reservoir sozialer Innovationen. Er ist interaktiv, offen und flexibel in Methoden, Formaten und Beteiligten. Um diesem Gedanken Rechnung zu tragen, sprechen wir in diesem Buch bewusst von Value-Based Care – und verwenden nicht den ursprünglich geprägten Begriff Value-Based Healthcare. Damit möchten wir den Kontext erweitern und zusätzliche Offenheit und Anknüpfungspunkte zu weiteren versorgungsrelevanten Fragestellungen ermöglichen.

Eine Value-orientierte Gesundheitsversorgung vereint Patienten- und Kostenträgerinteressen.

Eine auf Value fokussierte Gesundheitsversorgung verbindet die Interessen von Patienten und Kostenträgern: Patienten bevorzugen Anbieter, die eine hohe Qualität in Service und Ergebnissen nachweisen können; Kostenträger profitieren von vermiedenen Folgekosten. Beide sollten daher Leistungserbringer bzw. Gesundheitsversorger bevorzugen, die ein besseres Verhältnis von Nutzen zu Kosten anbieten. In dieser Konfiguration profitieren Versorger, die zusätzlichen Nutzen erschließen und solche mit schlechteren Ergebnissen werden verdrängt.

„Value, not volume" ist die Maxime für einen Wettbewerb, der positive externe Effekte erzeugt.

1 Value als Kompass für die Transformation der Gesundheitsversorgung

Die sogenannte „Value-Based Competition on Results" lässt sich anhand von sechs Merkmalen kennzeichnen (Porter u. Teisberg 2006; Busse 2024), wobei in diesem Beitrag verstärkt auf die ersten drei Merkmale eingegangen wird:

- Gesundheitsversorgung, die an Patientengruppen und ihren Bedürfnissen ausgerichtet ist
- Kontinuierliche Messung von Ergebnisparametern und Kosten über den gesamten Behandlungszyklus hinweg
- Erstattung basierend auf Qualität, nicht nach Volumen
- Auflösung von Silos zugunsten von Versorgungsnetzwerken
- führende Leistungserbringer als Exzellenzzentren sowie deren geografische Ausdehnung
- Informationstechnologie, die eine effiziente Datenerhebung und Nutzung ermöglicht

Internationale Beispiele (s.u. „Andere Länder machen es vor") zeigen anschaulich, wie Value als Kompass für die Transformation der Gesundheitsversorgung dienen kann. Auch in Deutschland haben sich einzelne Anbieter auf den Weg gemacht, um Value-Based Care in der Gesundheitsversorgung zu etablieren. Die auf Prostataoperationen spezialisierte Martini-Klinik in Hamburg-Eppendorf misst bereits seit Jahren konsequent die Ergebnisse zu den Heilungsraten sowie zur Lebensqualität und konnte die Behandlungsqualität erheblich steigern: Nach einer Operation erreichten 93,5% der Patienten volle Kontinenz im Vergleich zu 56,7% im deutschlandweiten Durchschnitt (Martini-Klinik o.J.). Der sogenannte „Focused-Factories"-Ansatz, also das Fokussieren auf eine begrenzte Anzahl von Aufgaben, trug maßgeblich zum Erfolg bei und erlaubte durch die Konzentration auf eine spezifische Patientengruppe mit klar definierten Behandlungsprozessen, Effizienz und Effektivität der Prostataeingriffe zu steigen.

Andere Länder machen es vor

International haben Value-Based Care-Ansätze bereits vielfältig Anwendung gefunden und konnten nachweislich die Gesundheitsversorgung verbessern. In den USA kündigte die damalige US-Gesundheitsministerin Sylvia Mathews Burwell bereits 2015 an, dass bis 2018 90% aller Vergütungen in Medicare und Medicaid an Qualitäts- oder Nutzenziele gebunden sein sollten (Burd et al. 2017). Aktuell zählt das Center for Medicare & Medicaid Services (CMS) sieben solcher Vertragsangebote als Teil von Medicare (CMS o.J.). Das Hospital Readmissions Reduction Program (HRRP) bspw. konnte die Zahl der Wiedereinweisungen in Krankenhäuser signifikant reduzieren und infolgedessen die Medicare-Programmkosten reduzieren (Khera u. Krumholz 2018).

In den Niederlanden verankerte die damalige Regierung bereits 2017 in ihrem Koalitionsvertrag Value-Based Care als Leitgedanken für die Organisation des Gesundheitswesens. Im darauffolgenden Jahr verständigten sich alle Stakeholder im Gesundheitswesen auf eine outcome-orientierte Gesundheitsversorgung, deren Ergebnisse in nationalen Qualitätsregistern und durch standardisierte Outcome-Sets erfasst wird. Einzelne Akteure haben auf Unternehmensebene zudem Value-Based Care als strategischen Anker platziert. San-

> teon bspw., ein niederländisches Netz von sieben führenden Krankenhäusern, konnte im Rahmen seiner Value-Based Care-Strategie die Zahl der unnötigen stationären Aufenthalte um fast 30% und die Komplikationen bei Brustkrebspatientinnen um bis zu 74% senken (Boston Consulting Group 2018). Mit Blick auf die Entwicklung übergreifender Ansätze zur Erhebung von Ergebnisqualität sowie von Nutzen aus Patientensicht leistet das International Consortium for Health Outcomes Measurement (ICHOM) mit der Erstellung von Qualitätsindikatoren, die über einzelne Interventions- oder Therapieschritte auf einen ganzheitlichen Behandlungserfolg im Zeitverlauf abstellen, Pionierarbeit.

Value-Based Care verändert die Art und Weise, wie Gesundheitsversorgung für Populationen organisiert wird und wie Patienten diese erleben. Zusätzlich verändert es, wie Vertragsbeziehungen und Kooperation im System funktionieren und incentiviert die Zusammenarbeit in Teams, den Einsatz neuer Gesundheitsberufe und die Verwendung von digitalen Tools. Je weiter man sich weg von der klassischen „Care Delivery", also der reinen Leistungserbringung bei Krankheit, hin zu einer „Health Delivery" orientiert, desto mehr werden andere Kompetenzen, die die ärztlichen ergänzen, und andere Orte als die physischen Infrastrukturen der Versorgung an Bedeutung gewinnen. Wichtig ist vor allem, eine andere zeitliche Perspektive zu erschließen. Geschäftsmodelle, die sich den Themen Prävention, Gesundheitsförderung oder Longevity annehmen, haben zwar eine lange Anlaufzeit, generieren zeitlich versetzt (über 10 bis 20 Jahre) aber einen großen Nutzen. Eine Value-Perspektive, die sich zum Ziel setzt, den ganzheitlichen Behandlungserfolg im Zeitverlauf zu erhöhen, erschließt neue Formen der Versorgung und ermöglicht Anreizsysteme, die dies honorieren.

1.5   Ebenen einer wertebasierten Gesundheitsversorgung

Um die Gesundheitsversorgung im Sinne einer stärkeren Koordinierung der Versorgung, Patientenorientierung und Gesunderhaltung zu transformieren, greift eine auf Value ausgerichtete Gesundheitsversorgung auf verschiedenen Ebenen, die sich im Zusammenspiel gegenseitig verstärken:

- Die Perspektive der Patienten wird als zentrales Element und patientenrelevante Gesundheitsergebnisse als Orientierungspunkt der Versorgung verankert. Dabei sind ein besseres Verständnis der Patient-Journey und eine Berücksichtigung der Patientenerlebnisse zentral.
- Die erzielten Gesundheitsergebnisse sind Maßstab für die Vergütung. Outcomebasierte Qualitätsindikatoren dienen als Hebel zur Steuerung und Verteilung der Finanzmittel.
- Neue Möglichkeiten zur Kooperation der verschiedenen an der Versorgung beteiligten Akteure und Raum für neue Geschäftsmodelle entstehen.

1.5.1   Patientenzentrierung ist gemeinsames Ziel der Versorgung

Patientenbedarfe zeichnen sich zunehmend durch Komplexität aus. Regelfall ist häufig nicht mehr eine einzelne akute Erkrankung, sondern die Gleichzeitigkeit

1 Value als Kompass für die Transformation der Gesundheitsversorgung

unterschiedlicher chronischer Gesundheitsprobleme im Kontext individueller Lebensumstände. Unser nach Leistungsarten und Sektoren organisiertes Gesundheitssystem kommt hierbei jedoch zunehmend an seine Grenzen. Mit dem Fokus auf die Ergebnisqualität und das Erzielen von Gesundheitsoutcomes stellt Value-Based Care die Patientenbedürfnisse in den Mittelpunkt und dreht die Argumentation um: Versorgungsstrukturen müssen von den Patienten ausgehend gedacht und die Anreize so ausgestaltet sein, dass bessere Gesundheitsoutcomes erzielt werden. Die Value-Perspektive führt zu einer Erfassung patientenrelevanter Ergebnisse über den gesamten Behandlungspfad hinweg. Dadurch geraten komplette Versorgungsepisoden in den Blick, die verschiedene Leistungserbringer umfasst und deren Integration untereinander befördert. Hierbei gilt zu berücksichtigen, dass es je nach Indikation, Bevölkerungsgruppe etc. differenzierte Betrachtungen und segment-spezifische Interventionen braucht, um bessere Gesundheitsoutcomes zu erzielen.

> **Das Versorgungsangebot orientiert sich an klar definierten Patientengruppen und ihren jeweiligen Bedürfnissen.**

Ein Beispiel für eine solche Patientensegmentierung ist die bereits erwähnte Martini-Klinik mit ihrem Fokus auf die spezifischen gesundheitlichen Herausforderungen von Patienten mit Prostatakrebs. Je mehr Faktoren für Krankheit erkennbar und beeinflussbar werden, desto mehr Möglichkeiten entstehen, um den ökonomischen Nutzen geeigneter Maßnahmen und Programme adäquat abzubilden. Gesundheit und Gesunderhaltung etablieren sich folglich als Geschäftsmodell und bekommen somit einen neuen Stellenwert im System, was wiederum Behandlungskosten vermeidet.

Zur Erfassung von Outcomes haben sich bereits zahlreiche standardisierte Erhebungsverfahren etabliert, die nicht nur klinische Outcome-Parameter erfassen, sondern diese über Patient-Reported Outcomes (PROMs) und Patient-Reported Experience Measures (PREMs) um die Patientenperspektive erweitern (Fürchtenicht et al. 2023). Die dadurch gewonnenen Erkenntnisse sind dabei essenziell für die Entwicklung und Ausgestaltung von Gesundheitsdienstleistungen hin zu neuen Angeboten: Im Gefolge von Value-Based Care profilieren sich z.B. Co-Creation-Techniken, welche die Perspektiven von Nutzern in die Entwicklung von Gesundheitsdienstleistungen wie bspw. digitalen Gesundheitsanwendungen einschließen. Patientenrelevanter Nutzen wird so für Gesundheitsdienstleister zum Wertschöpfungsfaktor und „Kundenwünsche" zentral für die Produktentwicklung.

1.5.2 Gesundheitsergebnisse werden zum Maßstab für die Vergütung

In einem Value-orientierten Gesundheitssystem werden die Versorger nicht mehr am Volumen gemessen und bezahlt, sondern vorrangig daran, ob sich die persönliche Gesundheit, Lebensqualität oder Arbeitsfähigkeit ihrer Patienten über den gesamten Versorgungspfad hinweg verbessert. Daraus ergibt sich die Notwendigkeit einer konsequenten Ergebnismessung und Qualitätsbewertung. Zwar werden heute bereits zahlreiche Maßnahmen zur Sicherung der Versorgungsqualität in der Praxis umgesetzt, diese Mechanismen konzentrieren sich aber vor allem auf die Optimierung von

Prozessen. Prozessqualität ist bekanntlich nicht gleichzusetzen mit Ergebnisqualität. Um letztere zu messen, braucht es die Erfassung von patientenrelevanten Parametern wie bspw. die gesundheitsbezogene Lebensqualität oder psychisches Wohlbefinden nach einer Intervention. ICHOM (s.o. „Andere Länder machen es vor") hat bereits für 45 Indikationen bzw. Krankheitsbilder solche Sets an patientenzentrierten Outcome-Parametern entwickelt. Darüber hinaus benötigt eine Erfolgsmessung zudem eine strukturierte und einheitliche Datenaufbereitung und -auswertung sowie die Einbeziehung der Patientenerfahrungen (bspw. über PROMs).

> **In einem Value-orientierten Gesundheitssystem entwickeln sich Qualitätsindikatoren von einem Kontrollsystem hin zu einem Anreizsystem.**

Damit Qualitätsindikatoren als Hebel zur Steuerung und Verteilung der Finanzmittel eingesetzt werden können, braucht es Transparenz zu den Ergebnissen und Benchmarking zwischen den einzelnen Gesundheitsdienstleistern, um Wettbewerb zu den bestmöglichen Gesundheitsoutcomes zu ermöglichen. Eine einheitliche Datengrundlage und -standards sind dafür essenziell.

1.5.3 Neue Formen der Zusammenarbeit und Vertragsbeziehungen entstehen

Die bisher auf Einzelleistungsvergütungen basierte Gesundheitsversorgung setzt die Anreize so, dass Behandlungen nach Leistungsarten, Disziplinen und Sektoren getrennt erfolgen. Eine integrierte Versorgung über den gesamten Behandlungspfad hinweg findet im Regelfall nicht statt; Ausnahmen finden sich bspw. im Rahmen von Verträgen der „Besonderen Versorgung" nach § 140a SGB V oder in der ambulanten Komplexversorgung von Menschen mit psychischen Erkrankungen.

> **Value ist vor allem an den Schnittstellen und Übergängen sowie in der Erweiterung von Versorgungsketten zu finden.**

Um bessere Gesundheitsoutcomes zu erzielen, sind Koordination und Kooperation der an der Versorgung beteiligten Akteure daher Schlüsselelemente. Eine gute Versorgung im Krankenhaus bspw. schließt ein konsequentes Entlassmanagement und Nachsorge mit ein. Insbesondere in komplexen Versorgungssettings lässt sich eine Versorgungsverbesserung nur in interprofessionellen Teams erzielen – und gemeinsam mit den Patienten.

Zentral für die Förderung neuer Gemeinschaftsprojekte für Gesundheit ist, dass Leistungserbringende selbst darüber entscheiden können, wie sie ihr Budget einsetzen und mit wem sie kooperieren, je nachdem welche Bedürfnisse die zu versorgende Person oder Bevölkerungsgruppe hat, und sich daran messen lassen. Hier zeigt sich die große Flexibilität der Value-Perspektive: „Value for Money", also das Verhältnis von Aufwand und Ertrag bzw. Ergebnis kann viele vertraglichen Möglichkeiten nutzen und neue Pakete zwischen den Akteuren schnüren. Die Abkehr von Einzelleistungsvergütungen öffnet den Weg zu Formen von Pay for Perfomance, zu Komplex-

1 Value als Kompass für die Transformation der Gesundheitsversorgung

vergütungen (Bundled Payments) und Erfolgsindikatoren. „Risk Sharing", also das Teilen von Risiken zwischen den Vertragspartnern, ist dafür grundlegend.

> **Risk-Sharing in der Gesundheitsversorgung**
>
> Im Rahmen eines Risk-Sharing-Vertrages wird bspw. das Risiko eines therapeutischen Misserfolgs zwischen Leistungserbringer oder dem Hersteller eines Arzneimittels und seinem Vertragspartner, in dem Fall einer Krankenkasse, geteilt. Wird das Therapieziel einer Behandlung nicht erreicht, übernehmen Leistungserbringer oder Hersteller einen Teil der Kosten bzw. erstatten einen Teil der Leistungsvergütung zurück. Im Erfolgsfall wird eine höhere Vergütung vonseiten der Krankenkasse fällig. Dabei sind verschiedene Möglichkeiten der Risikoübernahme durch Leistungserbringer oder Hersteller denkbar (s. Abb. 1).

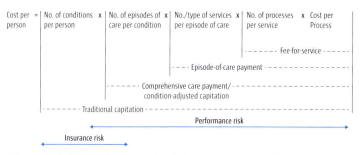

Abb. 1 Risikofaktoren bei unterschiedlichen Vergütungsmodellen (Miller 2009, mit freundlicher Genehmigung)

> Die Verantwortlichkeiten für Performanz- und Versicherungsrisiko korrekt zuzuordnen bzw. deren Determinanten voneinander abzugrenzen, ist eine Herausforderung. Determinanten für Gesundheitsrisiken fallen tendenziell, aber nicht ausschließlich, in den Bereich des Versicherungsrisikos.

Indem die Vertragspartner den Bereich des Performanz- und Risikomanagements schrittweise erweitern, kommen Geschäftsmodelle in Sichtweite, die unser mutmaßlich größtes Potenzial erschließen: die sozialen Determinanten von Gesundheit. Es lassen sich Nutzen- und Vergütungsmodelle schaffen, die nicht nur Krankheitsbewältigung, sondern Gesundheitserhaltung in den Blick nehmen und die insbesondere die Gesundheitsergebnisse für vulnerable Bevölkerungsgruppen verbessern. Die Erweiterung von Versorgungsketten für diesen Bereich ist nicht an die Grenzen des Gesundheitssystems gebunden und ermöglicht die Beteiligung neuer Akteure wie z.B. Sozialdienste und Einrichtungen der Kinder- und Jugendhilfe sowie kommunale Partner.

Mit Value-Based Care lassen sich Vergütungsmodelle schaffen, die auf Gesundheitserhaltung ausgerichtet sind.

Value-Based Care ist jedoch kein Allheilmittel: Das perfekte Vergütungssystem gibt es nicht. Entscheidend wird daher sein, wie durch Erweiterung des Vergütungsmixes um Value-Based Care-Bestandteile die Anreize so gesetzt werden, dass alle im jeweiligen Versorgungssetting beteiligen Akteure von besseren Gesundheitsoutcomes profitieren und darauf hinarbeiten.

1.6 Wie stößt man die Value-Transformation an?

So schlüssig Value-Based Care für ein Ineinandergreifen von Kosten, besseren Gesundheitsergebnissen und Marktmechanismen als Veränderungsmotor argumentiert, so schwer fällt die Objektivierung des Outcomes. Dieses muss einerseits als erreichbar vorausgesetzt werden – nur dann ist das Risiko für die Partner kalkulierbar – andererseits ist es schwer abzutun, dass Risikoselektion oder eine ungenaue Abbildung von Risiken und Ergebnissen einen wirtschaftlichen Nachteil erzeugt. Ebenso sehr im Spannungsfeld von Wunsch und Wirklichkeit gelegen ist die Machbarkeit von Veränderung. In der fragmentieren (Klein-)Unternehmenslandschaft im Gesundheitswesen macht das ein intensives Management erforderlich. Auch mit Value-Based Care ist die Transformation der Gesundheitsversorgung kein Selbstläufer. Amelung und Brown weisen in diesem Band der BMC-Schriftenreihe darauf hin (s. dazu Kap. A.3). Dennoch ist Value-Based Care mehr als ein ungedecktes Versprechen, denn:

1. **Value-Based Care ist die richtige Zielsetzung**: Durch Wertorientierung und Wertschöpfung als Handlungsrahmen für alle Akteure bekommt Gesundheit als Gemeinschaftsprojekt eine reale Perspektive. Herausforderungen werden dadurch nicht kleiner, aber sie können angegangen werden. In diesem Sinne fällt Value-Based Care in den Bereich der konkreten Utopien: Sie ist bereits an Orten existierend, diese sind aber noch systemisch zu erweitern. Wichtiger als diese Beschreibung im Abstrakten ist die Tatsache, dass Value-Based Care den Charakter einer Bewegung annimmt.

2. **Value ist der gemeinsame Nenner, der die Perspektiven der verschiedenen Akteure miteinander verbindet**: Vom Status quo ausgehend entwickelt sich Value inkrementell, testet den Raum des Möglichen und erschließt im bestehenden Versorgungssystem schrittweise Potenzial. Patientenrelevante Parameter dienen als Startpunkte, die Optimierung von Prozessen und Strukturen folgen dem nach. Diese Entwicklung verläuft keineswegs radikal; Bestehende Prozesse und Strukturen können fortgeführt, um einzelne Value-orientierte Komponenten ergänzt und so durch zusätzlichen Nutzen (Added Value) aufgewertet werden.

3. **Value-Based Care gibt als Management-Baukasten den Akteuren verschiedene Werkzeuge zur praktischen Umsetzung an die Hand**: Zentrale Faktoren für Value-Based Care sind in einem ersten Schritt die Patientensegmentierung, also das Identifizieren von relevanten Parametern bzw. Gesundheitsoutcomes für klar definierte Patientengruppen über den gesamten Behandlungspfad hinweg. Das konsequente und unmittelbare Messen von Ergebnissen, das Schaffen von Transparenz und der Mut, Unterschiede im Ergebnis zu akzeptieren und daraus Folgen abzuleiten, folgen in einem zweiten Schritt.

Wer Versorgung verbessern will, braucht aktuelle, aussagefähige und vergleichbare Daten, die Versorgungsoutcomes auf Grundlage von konsentierten Indikatoren und gemeinsamen Standards beschreiben. Dabei gilt es Konsens darüber herzustellen, welche Daten allen Akteuren zur Verfügung stehen sollten. Ein öffentlich zugänglicher Kerndatensatz ist für die Versorgungsforschung und in der Folge für die Optimierung von Versorgungsprozessen ebenso unabdingbar wie ein transparentes und begleitendes Monitoring und eine Evaluation (s. hierzu Kap. C.IV.1). Daten müssen so aufbereitet sein, dass Patienten und Leistungserbringer sie für Behandlungsentscheidungen nutzen können. Eine solche Transparenz schafft Vergleichbarkeit und ermöglicht es den Akteuren, Value als Wettbewerbsvorteil zu begreifen. Die verschiedenen Berufsgruppen und Organisationen müssen diesbezüglich verstehen, dass sie nicht allein für die jeweiligen Gesundheitsoutcomes verantwortlich sind, sondern nur gemeinsam die Gesundheit des Einzelnen und der Bevölkerung verbessern können.

1.7 Ausblick: Vom Krankheits- zum Gesundheitssystem

Value-Based Care ist nicht das einzige Konzept, das sich mit der Weiterentwicklung des Gesundheitssystems im Sinne einer stärkeren patienten- und outcome-orientierten Gesundheitsversorgung auseinandersetzt. Einen ähnlichen Ansatz verfolgt Population Health Management, das sich zum Ziel setzt, die Gesundheit von Bevölkerungsgruppen mithilfe datengestützter Planung und einem proaktiven Versorgungsansatz zu verbessern. In ihrem Grundgedanken sind die beiden Konzepte identisch: Sowohl Value-Based Care als auch Population Health Management zielen auf die Verbesserung der Gesundheitsergebnisse einer klar definierten Patientengruppe bzw. Population, während gleichzeitig der Ressourceneinsatz im Blick behalten wird. Outcome-Messung sowie Versorgungskoordination und -integration sind zentrale Aspekte. Während Value-Based Care vorrangig dann greift, wenn Menschen mit dem Gesundheitssystem in Kontakt kommen, legt Population Health Management einen vorgelagerten Blick darauf, warum Menschen überhaupt krank werden, identifiziert vulnerable Gruppen und soziale Determinanten von Gesundheit und ergreift frühzeitig entsprechende Maßnahmen (s. dazu Kap. B.2). Damit erweitert Population Health Management das Spektrum von gesundheitsbezogenen Interventionen um einen stärker auf Prävention und selbstmanagementbasierten Ansatz. Im Zusammenspiel der beiden Konzepte lassen sich zusätzliche Gesundheitsgewinne für Patientenkohorten oder regionale Cluster erzielen. Die Transformation von einem Krankheitsbewältigungssystem hin zu einem Gesundheitsförderungssystem rückt in greifbare Nähe.

Literatur

Bertelsmann Stiftung (Hrsg.), Karsten Zich (IGES), Thorsten Tisch (IGES) (2017) Faktencheck Rücken. Rückenschmerzbedingte Krankenhausaufenthalte und operative Eingriffe. URL: https://www.bertelsmann-stiftung.de/de/publikationen/publikation/did/faktencheck-ruecken (abgerufen am 03.08.2024)
Boston Consulting Group (2018) How Dutch Hospitals Make Value-Based Health Care Work. URL: https://www.bcg.com/publications/2018/how-dutch-hospitals-make-value-based-health-care-work (abgerufen am 03.08.2024)
Brandhorst A, Hildebrandt H, Luthe EW (2017) Kooperation und Integration – das unvollendete Projekt des Gesundheitssystems. Springer VS Wiesbaden
Burd C, Brown NC, Puri P, Sanghavi DA (2017) Centers for Medicare & Medicaid Services Lens Toward Value-Based Preventive Care and Population Health. Public Health Reports 132(1): 6–10

A Einführung und Hintergrund

Busse R (2024) Mehr Value-Orientierung. Vortrag auf dem Kongress des Bundesverband Managed Care am 30.01.2024. URL: https://www.bmcev.de/veranstaltungen/bmc-kongress/ (abgerufen am 03.08.2024)

CMS (o.J.) What are the Value-Based Programs? URL: https://www.cms.gov/medicare/quality/value-based-programs (abgerufen am 03.08.2024)

Eurostat (2024) Mortality and life expectancy statistics. URL: https://ec.europa.eu/eurostat/statistics-explained/index.php?title=Mortality_and_life_expectancy_statistics#Life_expectancy_at_birth (abgerufen am 03.08.2024)

Fürchtenicht A, Wehling H, Grote-Westrick M, Busse S (2023) Patient-Reported Outcomes – Wie die Patientenperspektive die Versorgung transformieren wird. Bertelsmann Stiftung Gütersloh

Jasilionis D, van Raalte AA, Klüsener S. Grigoriev P (2023) The underwhelming German life expectancy. Eur J Epidemiol 38: 839–850. DOI: 10.1007/s10654-023-00995-5

Khera R, Krumholz H (2018) Effects of the Hospital Readmissions Reduction Program. Circ Cardiovasc Qual Outcomes 11(12): e005083. DOI: 10.1161/CIRCOUTCOMES.118.005083

Klapper B, Cichon I (2021) Neustart! Für die Zukunft unseres Gesundheitswesens. MWV Medizinisch Wissenschaftliche Verlagsgesellschaft Berlin

Martini-Klinik (o.J.) Fakten zählen. Einzigartiges Wissen über Therapieerfolge. URL: https://www.martini-klinik.de/klinik/resultate (abgerufen am 03.08.2024)

Mazzucato M (2018) The Value of Everything: Making and Taking in the Global Economy. Allen Lane London

Miller HD (2009) From volume to value: better ways to pay for health care. Health Aff (Millwood) 28(5):1418–28. DOI: 10.1377/hlthaff.28.5.1418

Naschold F (1967) Kassenärzte und Krankenversicherungsreform. Zu einer Theorie der Statuspolitik. Rombach Freiburg

Socha K, Couffinhal A, Forde I et al. (2017) Tackling Wasteful Spending on Health. OECD 2017. DOI: 10.1787/9789264266414-en

OECD/European Observatory on Health Systems and Policies (2019) State of Health in the EU. Deutschland Länderprofil Gesundheit 2019. URL: https://health.ec.europa.eu/system/files/2019-11/2019_chp_de_german_0.pdf (abgerufen am 03.08.2024)

OECD/European Observatory on Health Systems and Policies (2023) State of Health in the EU. Germany. Country Health Profile 2023. URL: https://eurohealthobservatory.who.int/publications/m/germany-country-health-profile-2023 (abgerufen am 03.08.2024)

OECD (2023): Health at a Glance 2023: OECD Indicators. URL: https://www.oecd-ilibrary.org/social-issues-migration-health/health-at-a-glance-2023_7a7afb35-en (abgerufen am 03.08.2024)

Porter M, Teisberg E (2006) Redefining Health Care: Creating Value-based Competition on Results. Harvard Business School Press Brighton, Massachusetts

Schillen P, in der Schmitten J, Danielzik K et al. (2023) Primärärztliche Versorgungsungleichheiten zu Ungunsten der Bevölkerung sozial benachteiligter Stadtgebiete – eine Fallanalyse am Beispiel der Stadt Essen. Das Gesundheitswesen 85(12): 1131–1139. DOI:10.1055/a-2175-8290

Shrank WH, Rogstad TL, Parekh N (2019) Waste in the US Health Care System: Estimated Costs and Potential for Savings. JAMA 322(15): 1501–1509

Statista (2023) Regionen mit den niedrigsten Versorgungsgraden an Hausärzten in Deutschland im Jahr 2022. URL: https://de.statista.com/statistik/daten/studie/1183543/umfrage/planungsregionen-niedrigsten-versorgungsgrad-hausaerzte/ (abgerufen am 03.08.2024)

Tarlov AR (1999) Public policy frameworks for improving population health. Ann NY Acad Sci 896: 281–93

1 Value als Kompass für die Transformation der Gesundheitsversorgung

Prof. Dr. Lutz Hager

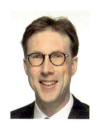

Lutz Hager hat eine Professur für Management im Gesundheitswesen an der SRH Fernhochschule – The Mobile University inne und leitet dort die Studiengänge Executive MBA für Ärztinnen und Ärzte sowie Management im Gesundheitswesen M.A. Seit 2022 ist er Vorsitzender des Vorstands im Bundesverband Managed Care und war davor seit 2018 kooptiertes Vorstandsmitglied. Er ist stellvertretender Vorsitzender der Gesundheitsplattform Rhein-Neckar e.V. und Mitglied des internationalen Sciana Health Leaders Network. Von 2019–2021 war er stellvertretender Geschäftsführer eines ärztlichen Verbundunternehmens, den ze:roPRAXEN, davor langjähriger Geschäftsführer der IKK Südwest sowie in einer führenden internationalen Unternehmensberatung tätig. Er ist Politikwissenschaftler und hat 2005 mit einer Arbeit zu Demokratietheorie und direkter Demokratie an der FU Berlin promoviert.

Johanna Nüsken

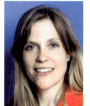

Johanna Nüsken ist seit Mai 2021 Geschäftsführerin des Bundesverbandes Managed Care e.V. Zuvor arbeitete sie beim BKK Dachverband als Referentin Politik und war hier insbesondere für die Themen ambulante und integrierte Versorgung, Innovationsfonds sowie europäische Gesundheitspolitik zuständig. Sie ist seit mehr als zehn Jahren im deutschen Gesundheitswesen tätig. Mit einem Abschluss in Public Health und Public Policy von der Universität Maastricht begann sie ihre berufliche Laufbahn als wissenschaftliche Mitarbeiterin am Fachgebiet Gesundheitsmanagement an der TU Berlin. Zudem beriet Sie bei Dr. Albrecht Kloepfer – Büro für gesundheitspolitische Kommunikation Kunden zu gesundheitspolitischen Strategien.

© Foto: Annette Koroll

Christian Hinke

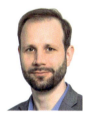

Christian Hinke arbeitet als Referent in der Geschäftsstelle des Bundesverbandes Managed Care e.V. und betreut dort u.a. die Arbeitsgruppe zu Value-Based Care. Zuvor war er in der Geschäftsstelle des Deutschen Ethikrates für Internationale Angelegenheiten zuständig. Sein Studium der Politik- und Sozialwissenschaften hat er an der Universität Leipzig mit Stationen in Italien, Kanada und Polen absolviert.

2

The Concept of Value in Value-Based Care Revisited

Miet Vandemaele and Jan De Maeseneer

2.1 Healthcare and Healthcare Expenditure in Europe

The challenge of balancing patient benefits with societal affordability is a pressing issue for healthcare systems globally. Across the European Union, healthcare systems are organized and financed in different ways, but EU member states share common basic values: universal access to quality healthcare, at an affordable cost to both individuals and society. National healthcare expenditures in EU member states range in total expenditure from € 1.3 billion (Malta) to € 432 billion (Germany); in expenditure relative to population size from € 713 per inhabitant (Romania) to € 5,642 per inhabitant (Denmark); and in gross domestic product (GDP) ratio from 5.8% (Luxembourg) to 12.8% (Germany) (Eurostat 2023).

Whilst these numbers in part reflect the differences in GDP or population size, they also show differences in policy decision making and priorities between EU member states. The ratio between the highest and lowest level of expenditure per inhabitant, resp. for Luxembourg and Romania, is in 2020 a considerable 8:1. This difference persists despite Romania having the highest increase in total healthcare expenditure of all EU member states between 2012 and 2020, with overall increases ranging from 11,9% (Italy) to 118,5% (Romania) (Eurostat 2023). Although budgets are increasing, simply spending more money on healthcare does not necessarily correlate with better outcomes for patients. Outcomes are dependent on a complex interaction of various factors, of which healthcare expenditure is only one: social, cultural, or structural aspects and determinants of healthcare in different countries must not be overlooked. This observed dis-

In the EU, universal access to high-quality and affordable healthcare is a shared fundamental value.

sociation between funding and outcomes however emphasizes the necessity to optimize resource utilization, not only to advance outcomes where possible, but also to improve patient access to evidence-based standard of care or to allow innovative healthcare interventions or new technologies seeking clinical implementation or reimbursement (Luengo-Fernandez et al. 2013; Sullivan and Aggarwal 2016; Sullivan et al. 2011a; Vrdoljak et al. 2016).

Appraisal of healthcare interventions can be performed in different ways to support decision-making and budget choices on a national or international level, typically by weighing additional costs against the outcomes gained compared to the current standard of care resulting in an incremental cost-effectiveness ratio. An alternative approach to address costs and outcomes that has gained importance over the recent years, is the concept of 'value-based healthcare', introduced by Michael Porter in 2010. 'Value' is defined as "outcomes that matter most to patients, over the cost spent over the total cycle of care", very much giving a key role to the patient but also allowing for a broader range of outcomes to be taken into account as well as a more encompassing assessment of costs (Lievens et al. 2019b).

In this chapter, the concept of value presented by Porter and some broader interpretations of value-based care will be critically explored. By examining examples of healthcare cases in Europe, it will be illustrated how value and more comprehensive value-based strategies address various current and future challenges in healthcare and healthcare policy in Europe.

2.2 Value as a Promising and Innovative Strategy in Healthcare Policy and Health Economics

Value-based care, as introduced by Michael Porter in 2010, offers a promising yet complex alternative by prioritizing outcomes that matter most to patients relative to the costs incurred over the entire care cycle.

Unlike other health-economic approaches, such as cost-efficiency or cost-utility evaluations, value allows for the inclusion of a broader range of outcomes, divided in three tiers. The top tier of this hierarchy is 'health status achieved or retained', for example survival, and the lower tier outcomes, 'process of recovery' and 'sustainability of health', involve a progression of results contingent on success at the higher tiers. For each tier or subdimension, one or more specific outcome metrics can be used. Collecting and appraising such comprehensive sets of outcomes is challenging, but may lead to substantial improvement for the patient and crucial information for healthcare providers and systems (Porter 2010). Equally, the approach to cost is different in a value-based approach compared to typical health-economic appraisals. Costs should be measured around the patient, taking into account the entire care cycle. Much of these total costs, however, involve shared resources (e.g. human resources such as physicians, facilities, equipment), requiring insight in actual resource use to appraise value. Although cost calculation and resource use measurement are often complex, this approach is aimed at revealing additional opportunities to optimize resources used (Porter 2010).

Since its introduction in 2010, value has been adopted worldwide in the continuous struggle to improve outcomes for patients and balance limited resources within healthcare systems, in many different forms: new payment models, policy decision-making frameworks on national or international level, appraisal tools of systematic therapies for clinical decision making etc (Cherny et al. 2015; de Silva Etges et al. 2023; Zhang et al. 2022). This wide-spread adoption of the concept of value and value-based strategies allows us to observe the different effects of various applications, but also lead to more broad interpretations beyond the original definition.

2.3 Looking Beyond Value: From a Triple Aim to a Quintuple Aim

Economists define value in different ways, but as Mariana Mazzucato states:

> "At heart it is the production of new goods and services. How these outputs are produced (production), how they are shared across the economy (distribution) and what is done with the earnings that are created from their production (reinvestment) are key questions in economic value. Also crucial is whether what is that is being created is useful: are the products and services being created increasing or decreasing the resilience of the productive system? For example, it might be that a new factory is produced that is valuable economically, but if it pollutes so much to destroy the system around it, it could be seen as non-valuable." (Mazzucato 2018)

The concept of 'value' entered medicine and healthcare much later than economy, and as indicated in the last part of Mazzucato's phrase, it took a broader conceptual perspective looking at context, preferences, … and 'usefulness' to the consumer (i.e. the patient). That means that there is no 'objective' standard of value in healthcare, value is related to achievement of defined goals.

In 2008 the Institute for Healthcare Improvement defined the goals of a healthcare system for the US: the 'Triple Aim', i.e. improving the experience of care by the individual, improving the health of populations, and reducing per capita costs of health care. In 2014 Bodenheimer et al. (Bodenheimer and Sinsky 2014) described the 'Quadruple Aim', adding the importance of care for the provider and in 2022 Nundy et al. added the 5th Aim with a focus on 'Social Justice and Inclusion' (Nundy et al. 2022). Recently the Flemish Institute for Primary Care re-phrased the 3rd Aim as:

> "With the resources deployed, realizing more 'value' for the person needing care and support in the field of health and welfare, introducing 'value' in the Quintuple Aim and including equity as an explicit arm." (Itchhaporia 2021)

This evolution from Triple Aim in 2008 to a Quintuple Aim in 2022, reflects the challenges faced by society as a whole and healthcare in particular. Although the Triple Aim was originally aimed at primary healthcare, there are clear links with the concept of value: improved patient experience, better outcomes and lower costs. The additional Aims in 2014 and 2022 go above and beyond value as proposed by Porter in 2010, by including workforce wellbeing and equity, as key elements necessary to achieving improved patient care, outcomes and costs (Itchhaporia 2021). However, these shared common principles allow Quintuple Aim policies to adopt value or value-based initiatives to achieve its goals.

2 The Concept of Value in Value-Based Care Revisited

2.4 Looking Beyond Value: the Four Value Pillars by the Expert Panel on Effective Ways of Investing in Health (EXPH)

The European Commission DG Health & Food Safety established in 2013 an independent and multidisciplinary expert panel, to provide scientific advice on effective ways of investing in health (EXPH). The mission of this panel was to support the Commission in its pursuit to a modern, responsive and sustainable health system. In 2019, the EXPH issued their report "Defining value in 'value-based healthcare'", proposing a more comprehensive concept of value, built on four value-pillars (EXPH 2019).

Allocative value: Equitable distribution of resources across all patient groups: European healthcare systems are based on the concept of solidarity. The Charter of Fundamental Rights of the European Union and the European Pillar of Social Rights secure universal access to affordable, preventive and good quality healthcare in the EU. However, multiple data and analyses document that this concept is not yet put in practice everywhere and that in certain regions and countries the situation is worsening leading to increased inequity. As described earlier, increased expenditure is no guarantee of improved outcomes, requiring a more thoughtful distribution strategy.

Technical Value: Achievement of best possible outcomes with available resources: Traditionally, technical value is looked at in the context of Health Technology Assessment (HTA). As demonstrated later in this chapter for medical and radiation oncology, value-based appraisals are more and more used to guarantee optimal use of limited resources, while maintaining equity and sustainability of healthcare systems.

Personal value: Appropriate care to achieve patient's personal life goals: In 1991, Mold and Blake recognised that the problem-oriented model, focusing on the eradication of disease and the prevention of death, is not well suited to the management of a number of chronic illnesses (Mold et al. 1991). Therefore, they proposed a goal-oriented approach that encourages each individual to achieve the highest possible level of health as defined by that individual. Goal-oriented care assists an individual in achieving their maximum individual health potential in line with their individually defined goals. The evaluator of success is the patient, not the physician. And what really matters for patients is their ability to function (functional status), and social participation. In 2012, De Maeseneer and Boeckxstaens stressed the importance of this paradigm-shift especially in the context of multi-morbidity (De Maeseneer and Boeckxstaens 2012) The question is not only: "What is the matter with this person?" but also "What matters to this person?", "What can contribute to the achievement of the life goals of this person, to the values that are important?". Integrating this fundamental paradigm-shift in the daily clinical work of healthcare providers has huge impact: it requires integration of 'medical evidence' with 'contextual evidence' and questions the relationship between quality of care and the realisation of disease-specific targets, not only in patients with specific pathologies such as diabetes or COPD, but also in patients with multi-morbidity (De Maeseneer et al. 2003).

Societal value: Contribution of healthcare to social participation and connectedness: Social connection is not adequately recognized or prioritized in many national public health efforts, despite evidence on its impact on individual well-being and health outcomes. Aging populations or societal trends such as technology advancements and remote working play a role, but the COVID-19 pandemic highlighted the universal need and impact of social connection on health. Awareness and initiatives to address social isolation and loneliness are increasing, but is still underrecognized in most healthcare initiatives and policies (Holt-Lunstad 2022). Appraising interventions aiming to improve social connection, is a difficult challenge. Defining this specific pillar may not only promote awareness about societal value, but also implementation into healthcare initiatives.

The core principles of value, as proposed by Porter in 2010, are expanded by the EXPH in this four pillar approach (EXPH 2019). The pillar of personal value reflects the patient-centredness of value and opens a new perspective by integrating the 'life goals' of patients. This equally requires an effort from the patient, taking charge of his care and defining his personal goals. Evolving to a situation where the patient regularly updates 'life goals' in the Electronic Health Record will evidently require time as well as a mentality shift on both sides, but one can imagine that starting every patient-provider interaction with the screen that presents 'life goals' defined by the patient in his own words, will change the consultation fundamentally. The pillar of societal value further expands the perspective of a population-oriented strategy next to a strategy oriented towards the individual. Moreover, as demonstrated in 'Community-Oriented Primary Care'-projects, population health management can address the upstream causes of ill health: the social, commercial and environmental determinants, going beyond the original concept of value (EXPH 2019; Rhyne et al. 1998).

The integration of patient's 'life goals' will open up completely new perspectives.

2.5 Using Value-Based Strategies to Address Challenges in Healthcare: Oncology Care in Europe

Cancer is not only a major health issue, but also imposes a significant economic burden. The direct total cost of cancer care, incurred by the healthcare system per se, almost doubled from € 52 billion in 1995 to € 103 billion in 2018 in Europe, representing a slow increase of 5.9% to 6.2% of health expenditure, with large differences between countries. In the same period, the number of newly diagnosed cancer patients in Europe increased by about 50%, showing that the cost per cancer patient has grown (Hofmarcher et al. 2020b). This increase in patients is projected to increase by 24% by 2035, making it the leading cause of death in the EU. This significant human and economic impact has put cancer high on the European policy agenda, resulting in a 'Beating Cancer Plan' committed to improve prevention, treatment and care of cancer (Commission 2021).

But also, for oncology healthcare it is a fact that higher expenditures not necessarily correlate with better outcomes or survival, emphasising the importance of value for money. Structural appraisal strategies required for policy decision making or funding, such as value-based frameworks, ensure a sustainable and equitable cancer care for all patients, resulting in multiple value-based evaluation tools already established or being developed. The Magnitude of Clinical Benefit Scale by the European Society for Medical Oncology; the American Society of Clinical Oncology Value Framework; or the National Comprehensive Cancer Network evidence blocks™ are used by the medical oncology communities (Carlson and Jonasch 2016; Cherny et al. 2015; Hofmarcher et al. 2020a; Lawler et al. 2023; Luengo-Fernandez et al. 2013; Schnipper et al. 2015; Sullivan and Aggarwal 2016; Sullivan et al. 2011b; Vrdoljak et al. 2016). Equally, the European Society for Radiotherapy and Oncology engaged in a value-based Radiation Oncology project to build a value-based appraisal tool, addressing specific challenges for radiotherapy that are insufficiently accounted for in other medical oncology value frameworks. The aim of this tailored radiotherapy framework is to improve access to radiotherapy for patients: although at least one out of two cancer patients is expected to require radiotherapy at some point in their disease (improving symptoms or survival), about one in four of these patients does not receive the evidence-based radiotherapy they require. One factor playing a role in this suboptimal access is the limited financial support: only an average of 7.8% of European oncology care budgets is dedicated to radiation oncology. This value-based project aims to tackle this underutilisation by highlighting the value-for-money of radiation oncology interventions and inform healthcare stakeholders and policy decision makers (Borras et al. 2015; Hanna et al. 2018; Lievens et al. 2019a; Lievens et al. 2021). These value-based strategies are adopted by medical oncology and radiation oncology associations in Europe, with different aims: to bridge a gap in access for patients and address an underutilisation, to allow implementation of innovative treatments, but also to ensure financial sustainability in light of the future challenges.

Improving outcomes in cancer patients requires national or international strategies, such as the so-called 'cancer plans', but to maintain a sustainable healthcare system it is important to look beyond vertical or disease-oriented approaches (Aggarwal et al. 2024; De Maeseneer et al. 2012). Strengthening primary healthcare and move towards a people-centred and integrated healthcare may not only integrate initiatives such as these described above for oncology, but also help reduce the risk of 'inequity by disease'. Inequity by disease means that people with the same functional impact of their medical condition, have unequitable access to supportive or curative care, according to their diagnosis (De Maeseneer et al. 2012). Inefficient or duplicate use of resources in vertical disease-oriented programmes can increase inequity, cause gaps in care of patients with multiple morbidities, cause an unwanted drain of healthcare professionals or lead to distrust in certain populations and negatively influence social cohesion. Embedding disease-oriented or vertical strategies on a national or international level within an integrated healthcare approach, encompassing all levels and strengthening primary care, can help address the problem of inequity (Aggarwal et al. 2024; De Maeseneer et al. 2012).

2.6 Using Value-Based Strategies as Financial Incentives to Improve Timely Access to Innovations

Both in Europe and the United States, authorization and regulation of market access for medicinal products, technologies or devices is centralized and overlooked by policy bodies such as the European Medicines Agency (EMA) or the US Food and Drug Administration (FDA). However, national policies or HTA bodies often require high-quality evidence, not only for clinical implementation but especially for reimbursement decisions, creating differences in and affecting time to patient access for drugs or technologies after European marketing authorization between different countries. This high-quality evidence is not always readily available, thus slowing down policy decision making and subsequently access for patients, or allowing low-value interventions to become widely spread, either incurring a cost to patients or society, or without adding meaningful benefit compared to a less costly alternative treatment (De Maeseneer et al. 2003; Frank et al. 2021; Lievens et al. 2020; Wolters et al. 2022).

To overcome this problem and provide timely access to innovations with limited healthcare budget impact, value-based payments (e.g. bundled-payment strategies) or alternative payment strategies (e.g. coverage with evidence development; or managed entry agreements) are used in healthcare policies. Fee-for services are still the most commonly used reimbursement strategy in healthcare systems worldwide, providing a payment to healthcare providers based on the delivered care or service, without consideration of outcomes (EXPH 2019; de Silva Etges et al. 2023). Using alternative payment strategies can help address uncertainties about performance of innovations, balance risks between providers, manufacturers and policy decision makers, or limit healthcare budget impact while allowing timely access for patients (EXPH 2019; de Silva Etges et al. 2023; Klemp et al. 2011; Porter 2010).

Interestingly, these alternative payment strategies can also provide a financial incentive to increase evidence generation. Healthcare providers and/or industry are required to prospectively collect the necessary data on costs and outcomes, to support definitive reimbursement decisions. Prospectively collected observational data or 'real world evidence' (RWE), sometimes incorporated in alternative study designs (e.g. Trial within cohorts study – TwiCs design), is considered more and more as an alternative for the often complex and resource-demanding clinical trials. Besides the practical considerations, RWE allows for a more nuanced and realistic assessment of a patient population, as opposed to a highly selected study population within a strongly controlled environment (Kessels et al. 2023).

The incentives provided by these alternative or value-based payment strategies can significantly impact healthcare and healthcare systems financially, structurally or socially and be aimed at improving outcomes for patients or even at enhancing collaboration between healthcare providers (de Silva Etges et al. 2023). However, these payment strategies can result in significant adverse effects, especially if these agreements are not monitored sufficiently or implemented incompletely or unsuccessfully. Evidence generation and subsequent post-market appraisal can suffer from the confidentiality of such agreements or from uncertainty in terms of comparative effectiveness, and quality or access of care can suffer due to necessary interventions being omitted if they are not included in these payment agreements (EXPH 2019; de Silva Etges et al. 2023; Klemp et al. 2011). There is no gold standard reimbursement strategy in healthcare to achieve the aim of delivering better outcomes to increase patient and population health, without compromising financial sustainability. Value-based payments or alternative reimbursement strategies can provide powerful incentives to healthcare providers and organizations, but rigorous evaluation and follow-up by government bodies remains necessary to ensure expectations are actually met with (EXPH 2019; de Silva Etges et al. 2023; Klemp et al. 2011).

Alternative payment strategies can create incentives to increase evidence generation.

2.7 Recommendations for Value-Based Care Revisited

The adoption of value-based care, as introduced by Michael Porter, offers a nuanced perspective on costs and outcome, integrating broader metrics to reflect patients' health status, recovery process, and sustainability of health in appraisal of interventions. Since 2010, the original definition has been expanded by healthcare stakeholders or government bodies into more encompassing strategies, for example by including specific aspects such as work force wellbeing and equity in the Quintuple Aim, or by tailoring it to specific healthcare challenges as done by medical or radiation oncology value-based frameworks. These evolutions demonstrate at the same time the robustness and worth of value, as well as its shortcomings. Same as any strategy or appraisal framework used to support healthcare policy decision making, value requires a critical approach and an awareness of its potential adverse effects and flaws. Overcoming these pitfalls and harnessing the potential benefits of value-based strategies, by improving patient outcomes or safeguarding financial sustainability of healthcare systems, requires commitment from all stakeholders: patients, healthcare providers, and policy decision makers. Successful implementation of value or value-based strategies can be facilitated by considering the following recommendations.

Value requires a central role for the patient: Support initiatives for patients' engagement in shared decision making, recognising the importance of patients' life goals, values and preferences, informed by high-quality information to implement empowering practices and person-centred care.

Value requires health awareness at national and international levels: Greater awareness of health as an essential investment is needed in public as well as policy stakeholders. Equally, a clear narrative needs to be set out how the financial sustainability of existing progress towards sustainable and equitable healthcare and universal health coverage is endangered by sociodemographic evolutions and inappropriate policy and budget decision making.

Value requires support for data collection and R&D: Value can be a potential incentive to improve evidence generation, but implementing value-based policy will require a data and research stimulating environment. This can be facilitated by initiatives that support exchanging robust methodologies for measuring and monitoring patterns of clinical practice, regional variation, appropriateness research; stimulating data collections (incl. real world evidence and big data); defining and aligning goal-oriented outcomes that matter to patients; creation of learning communities; improving technical and digital facilities in healthcare and improve technological literacy and skills in providers and patients.

Value requires a supportive culture on a societal and individual level: Develop a long-term strategy for a step-by step value-based approach towards change of culture. Encourage health professionals to take responsibility and feel accountable for increasing value in healthcare, and to hold a key role advocating a change of culture in the broader society.

Take home messages
This chapter has demonstrated some of the potential advantages and incentives that can be achieved through value or a value-based approach. By adopting and adapting value, healthcare policy decision makers and healthcare providers in Europe and worldwide can support their ongoing effort towards better outcomes for patients, financial sustainability for both individuals and societies, and equitable access, more social cohesion and universal health coverage across diverse populations.

References

Aggarwal A, Choudhury A, Fearnhead N et al. (2024) The future of cancer care in the UK-time for a radical and sustainable National Cancer Plan. Lancet Oncol 25(1), e6–e17.

Bodenheimer T, Sinsky C (2014) From triple to quadruple aim: care of the patient requires care of the provider. Annals of family medicine 12(6), 573–6

Borras JM, Lievens Y, Dunscombe P et al. (2015) The optimal utilization proportion of external beam radiotherapy in European countries: An ESTRO-HERO analysis. Radiotherapy and oncology: journal of the European Society for Therapeutic Radiology and Oncology 116(1), 38–44

Carlson RW, Jonasch E (2016) NCCN Evidence Blocks. Journal of the National Comprehensive Cancer Network: JNCCN 14(5 Suppl), 616–9

Cherny NI, Sullivan R, Dafni U et al. (2015) A standardised, generic, validated approach to stratify the magnitude of clinical benefit that can be anticipated from anti-cancer therapies: the European Society for Medical Oncology Magnitude of Clinical Benefit Scale (ESMO-MCBS). Annals of oncology 26(8), 1547–73

De Maeseneer J, Boeckxstaens P (2012) James Mackenzie Lecture 2011: multimorbidity, goal-oriented care, and equity. Br J Gen Pract 62(600), e522–4

De Maeseneer J, Roberts RG, Demarzo M et al. (2012) Tackling NCDs: a different approach is needed. Lancet 379(9829), 1860–1

De Maeseneer JM, van Driel ML, Green LA et al. (2003) The need for research in primary care. The Lancet 362(9392), 1314–1319

de Silva Etges APB, Liu HH, Jones P et al. (2023) Value-based Reimbursement as a Mechanism to Achieve Social and Financial Impact in the Healthcare System. J Health Econ Outcomes Res 10(2), 100–103

Eurostat (2023) Statistics Explained. URL: https://ec.europa.eu/eurostat/statisticsexplained/ (accessed 02.08.2024)

EXPH – Expert Panel on Effective Ways of Investing in Health (2019) Defining value in "value-based healthcare". URL: https://health.ec.europa.eu/system/files/2019-11/024_defining-value-vbhc_en_0.pdf (accessed 02.08.2024)

Frank H, Céline P, Célia P-dJ et al. (2021) Evidence gaps for drugs and medical devices at market entry in Europe and potential solutions. Belgian Health care Knowledge Centre (KCE) Brussels

Hanna TP, Shafiq J, Delaney GP et al. (2018) The population benefit of evidence-based radiotherapy: 5-Year local control and overall survival benefits. Radiotherapy and oncology: journal of the European Society for Therapeutic Radiology and Oncology 126(2), 191–197

Hofmarcher T, Lindgren P, Wilking N et al. (2020a) The cost of cancer in Europe 2018. European Journal of Cancer 129, 41–49

Hofmarcher T, Lindgren P, Wilking N et al. (2020b) The cost of cancer in Europe 2018. European journal of cancer 129, 41–49

Holt-Lunstad J (2022) Social Connection as a Public Health Issue: The Evidence and a Systemic Framework for Prioritizing the "Social" in Social Determinants of Health. Annual review of public health 43, 193–213

Itchhaporia D (2021) The Evolution of the Quintuple Aim: Health Equity, Health Outcomes, and the Economy. Journal of the American College of Cardiology 78(22), 2262–2264

Kessels R, May AM, Koopman M et al. (2023) The Trial within Cohorts (TwiCs) study design in oncology: experience and methodological reflections. BMC Med Res Methodol 23(1), 117

Klemp M, Frønsdal KB & Facey K (2011) What principles should govern the use of managed entry agreements? International journal of technology assessment in health care 27(1), 77–83

Lawler M, Davies L, Oberst S et al. (2023) European Groundshot-addressing Europe's cancer research challenges: a Lancet Oncology Commission. The Lancet. Oncology 24(1), e11–e56

Lievens Y, Audisio R, Banks I et al. (2019a) Towards an evidence-informed value scale for surgical and radiation oncology: a multi-stakeholder perspective. Lancet Oncology 20(2), e112–e123

Lievens Y, Borras JM, Grau C et al. (2021) Value-based radiotherapy: A new chapter of the ESTRO-HERO project. Radiother Oncol 160, 236–239

Lievens Y, Defourny N, Corral J et al. (2020) How public health services pay for radiotherapy in Europe: an ESTRO-HERO analysis of reimbursement. The Lancet Oncology 21(1), e42–e54

Lievens Y, Grau C, Aggarwal A (2019b) Value-based health care – what does it mean for radiotherapy? Acta oncologica (Stockholm, Sweden) 58(10), 1328–1332

Luengo-Fernandez R, Leal J, Gray A et al. (2013) Economic burden of cancer across the European Union: a population-based cost analysis. The Lancet. Oncology 14(12), 1165–74

Mazzucato M (2018) The Value of everything. Making and taking in the global economy. Penguin London

Mold JW, Blake GH, Becker LA (1991) Goal-oriented medical care. Fam Med 23(1), 46–51

Nundy S, Cooper LA, Mate KS (2022) The Quintuple Aim for Health Care Improvement: A New Imperative to Advance Health Equity. Jama 327(6), 521–522

Porter M (2010) What Is Value in Health Care? New England Journal of Medicine 363(26)

Rhyne R, Bogue R, Kukulka G et al. (1998) Community-Oriented Primary Care: Health Care for the 21st Century. 5th edition. Amer Public Health Assn Washington DC

Schnipper LE, Davidson NE, Wollins DS et al. (2015) American Society of Clinical Oncology Statement: A Conceptual Framework to Assess the Value of Cancer Treatment Options. Journal of clinical oncology 33(23), 2563–77

Sullivan R, Aggarwal A (2016) Health policy: Putting a price on cancer. Nature reviews: Clinical oncology 13(3), 137–8

Sullivan R, Peppercorn J, Sikora K et al. (2011a) Delivering affordable cancer care in high-income countries. The Lancet Oncology 12(10), 933–980

Sullivan R, Peppercorn J, Sikora K et al. (2011b) Delivering affordable cancer care in high-income countries. Lancet Oncology 12(10), 933–980

Vrdoljak E, Bodoky G, Jassem J et al. (2016) Cancer Control in Central and Eastern Europe: Current Situation and Recommendations for Improvement. The oncologist 21(10), 1183–1190

Wolters S, Jansman FGA & Postma MJ (2022) Differences in Evidentiary Requirements Between European Medicines Agency and European Health Technology Assessment of Oncology Drugs-Can Alignment Be Enhanced? Value in health: the journal of the International Society for Pharmacoeconomics and Outcomes Research 25(12), 1958–1966

Zhang M, Bao Y, Lang Y et al. (2022) What Is Value in Health and Healthcare? A Systematic Literature Review of Value Assessment Frameworks. Value in Health 25(2), 302–317

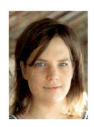

Dr. Miet Vandemaele, MD, PhD candidate

Miet Vandemaele is training as a resident in Radiation Oncology at Ghent University Hospital, Belgium. Her research as a doctoral fellow focuses on improving access to high-value radiotherapy interventions for patients and is embedded in the Value-based Radiation Oncology project of the Health Economics of Radiation Oncology initiative of the European Society for Radiotherapy and Oncology (ESTRO-HERO).

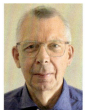

Prof. em. Jan De Maeseneer, MD, PhD, Family Physician

Jan De Maeseneer is a family physician and worked in the interprofessional team of the Community Health Centre in Ledeberg, Ghent, Belgium. He was head of department of Family Medicine and Primary Health Care at Ghent University (1991–2017). Jan De Maeseneer chaired the Expert Panel on Effective Ways of Investing in Health (EXPH), advising the European Commission from 2013 to 2022. He is currently the director of the WHO Collaborating Centre on Family Medicine and Primary Healthcare at Ghent University.

3

Contextual Challenges for Value-Based Care

Interview with Volker E. Amelung and Lawrence D. Brown

The introduction of the concept of value-based care was viewed by some as the answer to all healthcare challenges. How do you personally assess the potential of value-based care?

Lawrence D. Brown: There is no all-purpose solution to anything in healthcare and the quest for one simple solution that's going to fix everything is probably a pipe dream, but certainly value-based care has the potential to contribute to better value for money in the system (if done right and successfully implemented).

Volker E. Amelung: Everybody could agree on fighting for "value instead of volume". Value-based care is something which is incredibly attractive as it fits the agenda of all different players (physicians, insurance companies, policy makers).

Lawrence D. Brown: That's very important, the ability to get alignment, commitment and enthusiasm by a wide range of stakeholders and the willingness of a multitude of actors to embrace the general approach is very rare and valuable in health policy.

Volker E. Amelung: One of the most exciting aspects of value-based care is that its core elements—measuring results, bundled payments and integrated care units—are not new. The new important thing is: How it is portrayed and positively sold! That is something which is completely new even in the field of Public Health.

Lawrence D. Brown: That's right, and you also need policy champions – people in the different sectors who are willing to invest time and political capital in making an advance – and then the question of communication, messaging and framing is very important.

Did value-based care fulfil those expectations? And if it did not, what are the reasons?

Lawrence D. Brown: Generalization about success is always difficult, but it can be visualized as a bell-shaped curve: a few exemplary performers at one end, some who fail completely at the other side and the majority in the middle, making progress but not yet fully successful. The good news is that more organizations recognize its value and strive to achieve as much as possible, embracing the idea that "the perfect shouldn't be the enemy of the good." We should have "cautious optimism" regarding the fulfilment of expectations.

Volker E. Amelung: Certainly, it didn't solve all problems, but it had a very positive impact on the way how we think about healthcare, putting healthcare institutions in the position to work on major challenges and on how to measure results.

Lawrence D. Brown: You're right, value-based care has positively influenced the general debate and more specific intra-organizational discussions among participants: How should we do this? How do we customize it? How do we advance it in our specific circumstances?

Volker E. Amelung: When talking about value-based care, you are talking about setting the agenda right. "It's more like a compass showing you the way you should go, the kind of topics you should focus on." And it is about integration, it is about financial incentives, it is about right and interoperability, using digitalization and technology. All these aspects are fundamental to change healthcare systems and most probably it's something where you could see first effects in five to ten years but certainly not within two years.

Based on your own research experience, what are the main requirements for healthcare organizations when implementing value-based care approaches in practice? And what are the practical – contextual – challenges in doing so?

Lawrence D. Brown: It requires a realignment of expectations and practices among interdependent scientific professionals, including a wide range of providers (specialists, generalists, nurses, therapists, social workers) who are not accustomed to working together cohesively. They need to form a team, find common ground, and adapt to new ways of operating. This has financial, professional (role definition), and leadership (coordination responsibility) implications. The other major important factors are adequate funding, having champions in the different professional sectors and to stick with it.

Volker E. Amelung: Unfortunately, There are no shortcuts – it takes time. And the main question while thinking about value-based care is how to develop it on your own with your own staff. Certainly, you could be advised by consultants, but the question is how much must come out of the organization itself. Larry, what are your thoughts on that one?

Lawrence D. Brown: To ensure successful implementation, commitment is crucial. This involves meeting repeatedly, involving necessary staff, and engaging in ongoing problem-solving. The primary goal is to save money through increased efficiency, quality solutions and better outcomes. However, it's important to be realistic about achievable goals and recognize that bridging different professional norms and expectations is challenging and cannot be managed through command and control alone. Applying pressure, incentives, and demonstrating top-level commitment are necessary, but ultimately, it requires structured negotiation.

Volker E. Amelung: Absolutely, and I strongly believe you need to have a very strong, well-educated team of people committed for this transition.

What could Germany learn from the American experience with value-based care? Do you think there are a couple of best cases, recommendations, maybe even failures to look at in more detail from a German perspective?

Lawrence D. Brown: So, I think one risk is the old question about generalizability. Old examples practicing value-based care like Kaiser Permanente and Geisinger represent value-based care as so attractive but why has the footprint been so limited? Can we focus on fresh examples of systems developing a commitment to value-based care, trying to make it work and doing so in a way that's demonstrable and seemingly reliable? I am not sure what a good example would be, do you have any in mind, aside from the iconic high performers?

Volker E. Amelung: That's indeed the major problem, you find publications about always the same kind of best-in-class institutions. Nevertheless, it is worth to look at specific American integrated delivery systems like Geisinger, Intermountain, Kaiser Permanente but also places like Montefiore, which are more focused on the question of integrated health and social care. I always thought that it makes sense to look at the American micro level of institutions of integrated care and use their learnings of how they changed their organizations, how they promote value-based care, how they measure results and what kind of contractual designs they have.

And indeed, sometimes I think value-based care developed in the US could be more effective in European healthcare systems, where there's less competition and a stronger focus on patient-centered care. This approach emphasizes adding value to patients and determining the necessary tools, technology, and realistic payment systems, like bundled payments.

And that's the same with measuring results, where we could learn a lot from American institutions because as the American healthcare system is so much tougher and so much more financially oriented. Management plays a so much more important role in American healthcare institutions compared to Germany or other places. So, it's not about copying, but suddenly we could actually learn a lot from the American healthcare system.

Lawrence D. Brown: Very true, part of the problem in the US: leaders recognize that the value of value-based care indicates changes but they fear the risks. They feel squeezed by Medicare, Medicaid, and commercial payers. There is a sense of beleaguerment: "no margin, no mission". Even ones with good margins worry that new decisions by Centers for Medicare & Medicaid Services (CMS) could disrupt their financial stability. So, we have to try to identify players who are willing to take it on at the present time and Montefiore would be a good one to look at.

Volker E. Amelung: And within our discussion I think it is more of a question, what should be the next steps focusing on? It will certainly not be the one solution, but it's looking at little pieces which might have positive effects, which could be implemented. Thinking about the most exciting and the most challenging topic in the entire equation of value-based care, to measure value and to advance the question how to make sure that you don't have a cherry-picking solution.

Lawrence D. Brown: Yeah, that's a crucial challenge and as you pointed out, if you're trying to measure outcomes to identify causal patterns to determine what made the difference, achieve the desired outcome, and reliably assess the relative importance of key contributors. The problem of controlling for the multiple variables is really very difficult because there's so many different ones.

I think what you say is right, on the one hand you need to ask experts to give us some ideas about what the best organizations are to look at beyond the usual players. And then, what you also pointed out quite rightly, within looking at specific organizations we can identify organizations which may not have implemented all aspects of value-based care perfectly but can provide an exemplary use of bundled payments or an example of taking account of social determinants. And again, it isn't always the ones that kind of have a banner that says we do value-based care. Let's find and look at specific elements of accomplishment, identified from a wide range of organizations, not necessarily acknowledged as a vanguard, that are just quietly doing it and may not come to the notice of many observers. We must think harder about whom to look at and for what.

Volker E. Amelung: So we have a lot of new research projects in mind!

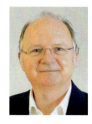

Prof. Dr. Volker E. Amelung

Volker E. Amelung holds a professorship for International Health Systems Research at the Hannover Medical School since 2001. From 2007 to 2022, he was Chairman of the Board of the Bundesverband Managed Care e.V. (BMC). In 2011, he founded inav – Private Institute for Applied Health Services Research, which he manages as a partner. Volker E. Amelung's research focuses on the areas of integrated care and innovations in healthcare.

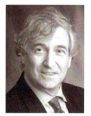

Prof. Dr. Lawrence D. Brown, PhD

Lawrence D. Brown is a professor of health policy and management in the Mailman School at Columbia University. He conducts research on the politics of health care policy in the United States and in other Western nations. He is the author of several articles and of Politics and Health Care Organization: HMOs as Federal Policy (1983); The Private Abuse of the Public Interest: Market Myths and Policy Muddles (with Lawrence Jacobs) (2008) and Political Exercise: Active Living, Public Policy, and the Built Environment (2022). A former editor of the Journal of Health Politics, Policy and Law, he is also an elected member of the National Academy of Medicine.

B

Das System an neuen Zielen ausrichten

1

Unlocking Value with Patient Centricity

Nicolas Busch and Jennifer Clawson

1.1 Introduction: Three German Healthcare Crises

Germany's healthcare system faces three challenges: a crisis of value, a crisis of evidence, and a crisis of purpose. The value crisis reflects a disconnect between high total costs and health outcomes achieved. The evidence crisis concerns the use and quality of medical evidence in patient care. The purpose crisis highlights issues with healthcare workforce satisfaction and sustainability. Below, we delve into each crisis, exploring causes and implications.

1.1.1 Value Crisis

Germany is one of the world's highest-spending healthcare systems, spending $ 8,011 per capita on health, well over the OECD average, ranking second in spend relative to GDP (OECD 2023), behind the US. The high spend is linked to high resource utilization, with 7.8 hospital beds and 4.5 doctors per 1,000 population – surpassing OECD averages – and an average ten in-person doctor visits per person annually. Despite this, Germany's health outcomes are not superior; life expectancy barely exceeds the OECD average, ranking 26th among forty-eight countries, with minimal improvement over the past decade.

Further data reveals that Germany outperforms the OECD average on only 38% of quality-of-care indicators (OECD 2023), with worse outcomes in, for example, heart attack mortality rates. Data also shows inefficiencies (e.g., 728 avoidable hospital admissions per 100,000 population), and gaps in prevention (e.g., only 48% of women eligible for screening are getting screened for breast cancer). Quality disparities within the country are significant, with patients in lower-ranked hospitals at higher risk of poor outcomes (BCG 2022). Moreover, a 2023 survey found 60% of Germans doubt their healthcare system's effectiveness (Robert Bosch Stiftung 2023). Taken together, Germany's healthcare system suffers from quality and efficiency disparities despite high spending, highlighting a need to address overutilization, inefficiencies, and care quality through new incentives, contracts and transparency.

Despite high expenditure, the German healthcare system suffers from quality and efficiency problems.

1.1.2 Evidence Crisis

Integrating high-quality evidence in healthcare is essential for improving patient outcomes and resource efficiency. Yet, Germany's healthcare system faces significant issues with mediocre quality of evidence and challenges in implementing evidence-based practices. A "Leitlinienwatch" review of 169 guidelines by the Association of the Scientific Medical Societies (AWMF) found only 16% were deemed "good," suggesting that nearly half of the recommendations (43%) may be influenced by bias and remaining 41% urgently requiring reform (Medical Tribune 2019). Another study showed that clinicians often prefer intuition over quantitative data, with 20–30% feeling evidence-based practices do not adequately incorporate clinical experience or patient variability (Ehrenbrusthoff et al. 2022). Moreover, low health literacy affects 60% of Germans, hindering their ability to manage health information and make informed health decisions (Schaeffer et al. 2021). Overall, this highlights the need to improve the quality of evidence, enhance learning about value-based care and boost health literacy.

1.1.3 Purpose Crisis

The German healthcare system also faces a workforce crisis, with a considerable proportion of physicians and nurses considering leaving due to unfavorable working conditions. A recent study found every fifth to sixth nurse and seventh to eighth physician contemplating job changes or leaving the profession (Hämmig 2023). Potential reasons for this include rising workload, staffing shortages and a lack of recognition (Marburger Bund 2022). Indeed, emotional exhaustion is reported by 44% of nurses (Petersen and Melzer 2023), and symptoms indicative of work-related burnout were present in 27% of interviewed General Practitioners (Werdecker and Esch 2021). Another study revealed administrative burden as culprit (Medscape 2023), a reasonable finding given it equates to sixty-one workdays annually, or 24% of total work time (KBV 2022).

This crisis threatens to worsen, with the German Medical Association anticipating a moderate increase in medical care demand alongside a sharp decline in the availability of doctors by 2030, exacerbated by an aging doctor population and current staffing shortages in hospitals (Euronews 2024; KBV 2016; Ruchholtz et al. 2023). Rural areas especially are experiencing a critical shortage of young doctors, with an expected 11,000 vacancies in 2035 (Robert Bosch Stiftung 2021). Additionally, projections indicate that the nursing workforce by 2050 will fall short of the anticipated demand by between 280,000 and 690,000 (Statistisches Bundesamt 2024).

1 Unlocking Value with Patient Centricity

1.2 Addressing the Crises: Six Unlocks to Improve Value in Care

We must address these crises with a patient-centric view. A shared objective of continuous improvement in patient outcomes for the money spent aligns the broad spectrum of stakeholders in our health care systems. While the focus on patient centricity has grown, as shown by doubling of publications on PubMed for "patient-centered" in the last decade (PubMed 2024), many of these efforts have not yielded the sustained, transformative impact of better health outcomes.

The crisis must be approached from a patient-centered perspective.

Below we outline the six key "unlocks" to improve patient outcomes and the allocation of scarce resources in our health care systems, with a specific focus on the role of patients. We conclude with practical recommendations to transition to a more patient-centric, value-improving health care system in Germany.

1.2.1 Measure What Matters Most to Patients – Outcomes

The ultimate purpose of a health care system should be to deliver the best outcomes for patients with the most efficient use of society's limited financial and human resources. The essential data required are standardized measurements of outcomes and the costs incurred to achieve the outcomes.

The fundamental shift is to measure and manage less on the inputs and more on the outputs, or outcomes which matter most to patients when they seek care. Outcomes include measures of functional improvement, or the ability to live their best lives, as well as clinical status, (e.g., survival, complications, adverse effects). The measures include clinical outcomes (i.e., lab tests, clinical markers etc.), or CROMs, and patient-reported outcomes, PROMs or PROs (i.e., functional status, quality of daily life etc.). The unit of analysis for outcomes is patient groups – groups of individuals with similar diagnoses (e.g., Type 2 diabetes, lung cancer etc.) or similar risk factors.

To increase measurement of patient outcomes, the first steps are defining standardized outcome measurements and mandating their usage. The next step is to measure and provide transparency of the outcomes. To drive health improvement at scale, national health registries can be pivotal. Countries such as Sweden, the Netherlands, the US and others, have longstanding registries, the best of which include PROMs, publish outcomes data and engage with clinicians directly.

The role of patients in outcome measurement is manifold. Patients and their representatives must be included in defining the outcomes that are most important. At ICHOM, an international not-for-profit that defines patient outcome sets, patients are included in each working group. Patient associations must also familiarize themselves with outcome measurement, its impact and how they can be influential in pushing increased outcome measurement and transparency.

1.2.2 Organize Care Around the Patient

Health care delivery remains organized mainly by how medical professionals interact rather than by patient needs along their health journey. The impact for the patient is fragmentation, often without a clear path through consultations, tests, treatments and follow-up, made only more complex for individuals with multiple conditions.

However, given medical advances, broader range of treatment options, and increasing knowledge about co-morbidities, the historical organization in specialty silos no longer serves the overall objective of improving patient outcomes for the money spent. With the measurement of standardized outcomes across patient groups, new organizational models for healthcare delivery become more rational. The better way of organizing is truly "patient-centric," including a multi-disciplinary team of caregivers (i.e., both primary care and multiple specialists relevant for the patient group) measuring progress on a shared set of patient outcome measures.

Multiple organizational solutions exist to achieve this more holistic care pathway, tied by common goals. One example is a closer link between primary care, including preventive care, and specialists. In the US, Kaiser Permanente is a prime model of integrated healthcare, uniting primary, specialist, and hospital services to streamline patient care (Kanter et al. 2013).

The sheer complexity of health care delivery means that shifting towards more patient-centric delivery models is highly challenging. Where to start? And, most importantly, how to get people and organizations to change?

Providers can drive the shift towards more patient-centric focus within their own organizations, starting by defining patient groups (e.g., similar diagnoses or risk factors), designing end-to-end care pathways, and tracking patient outcomes throughout. Strengthening the role of the primary care giver ("Hausarzt") becomes a key priority to increase focus on prevention, and also to navigate patients to appropriate specialists and back to primary care. The measurement of standard outcomes forms the basis for cooperation among all the relevant caregivers for specific pathways.

At the government level, authorities should ensure that no regulations prohibit this collaboration. And, to accelerate the transition to patient-centric care, authorities should incentivize closer collaboration along the pathway, across organizational boundaries.

Patients must be engaged at all levels in this transition. When defining patient pathways, "expert patients" should help shape the holistic pathway. These expert patients should be engaged at large hospitals and provider groups, but also, importantly, at the governance level of provider institutions, as for example at the Cedars-Sinai hospital in Los Angeles, California (Cedars-Sinai 2020).

1.2.3 Incentivize and Pay for Value, not Volume

Incentivizing high-value health care is a critical part of transforming health care. Most health care systems have experimented with payment models based on the results of services, rather than on activities performed, with varying degrees of success. Where success of value-based payments has been elusive at best, negative at worst, the challenges are two-fold: specifics of the payment model, and more importantly, the context into which new payment models are introduced.

Value-based payment is not an end in and of itself, but rather it is a means to drive changes in behaviors aligned with the overall health care systems' objective of improving patient outcomes for the money spent. Thus, before any new payment models are introduced, understanding the current baseline of outcomes achieved is critical.

Such a baseline serves to assess the impact of new payment models. Too often, shifts in payment models are made without understanding this baseline – and thus, with significant effort and disruption, the resulting patient outcomes may not be better than the original, yet with large investments made to drive the changes.

Value-based payment promotes changes in behavior.

The key value-driving behaviors to consider when creating new incentives are:

1. engage with patients to foster better choices, informed decision making about own health and care
2. prioritize wellness and disease prevention
3. deliver high-quality, appropriate care
4. embrace continuous improvement and clinical innovation through increased collaboration across the health system
5. take joint responsibility for managing the total costs of the system

These behaviors should be incentivized at three levels of the health care system. First, the behaviors should be reflected in incentives for caregivers on how they perform their roles. This "resource stewardship" requires that health care workers have transparency not only on patient outcomes, but also on the costs to generate those outcomes, and thus, they can make decisions to avoid low-value care.

The second level is incentivizing value in the way that goods and services are purchased in support of care delivery – ranging from consumables in hospitals to pharmaceutical and medical technology products and services. This approach, also called "value-based procurement" can be facilitated by dedicated frameworks, such as the MEAT VBP framework developed by MedTech Europe and BCG (Stanberry et al. 2021).

The third level is value-based payments when paying for or reimbursing care delivery by payers based in part on the outcomes achieved as opposed to only on volume. There are three categories of such models, which blur at the boundaries:

1. pay-for-performance bonuses
2. bundled payments
3. capitated payments

Capitated payments assign a fixed amount per patient to providers, incentivizing preventive care and efficient service use. Bundled payments consolidate costs for specific treatments into a single payment, with the intention to promote resource management efficiency, exemplified by the DRG system in Germany (but only in the hospital). Pay-for-performance models reward providers for achieving specific quality outcomes. In Germany, these models are implemented as quality-based contracts between health insurers and providers, based on § 110a SGB V. Another example are digital health applications (so called DiGA) for which outcome-based payments will become mandatory (Federal Ministry of Health 2023).

1.2.4 Leverage Data, Digital and AI to Improve Outcomes and Value

As health care systems are asked to do *more* with the same or fewer resources, data and digital tools must be leveraged as part of the solution to improve value and patient outcomes. And while the quantity of clinical and patient data generated today is increasing exponentially, for digital and AI tools to provide the needed leverage, this underlying data must be high-quality and structured so that it is usable, secure and protects patient privacy. Without such high-quality clinical and patient data, digital and AI tools in healthcare are unable to improve value.

Beyond the collection and use of high-quality data, health care systems should prioritize digital and AI tools both to digitize the front-end of patient care to deliver better and more efficient care and augment the back-end, or non-patient-facing aspects of care, across organizations, for better outcomes and better use of scarce resources (World Economic Forum and BCG 2024).

Achieving the promise of digital to help transform healthcare relies on collaboration. No one stakeholder can drive digital change independently. Complementary "bottom-up" approaches, led by providers, payers, technology innovators and others, as well as "top-down" moves, led by the Ministry of Health and related agencies, are required. The starting point should be a clear national strategy for prioritizing digital health transformation efforts and addressing key enablers to realize transformative impact with digital. A national strategy is key to move away from ad hoc, point solutions, which are difficult to scale across health care systems. This strategy should be developed in consultation with patient representatives and representatives from providers, payers and digital health organizations.

A national strategy is the key to a joint solution.

Patients have an outsized role in leveraging data and digital to transform healthcare systems. With the rollout of the electronic patient record system in 2025, an opt-out policy will be established in Germany. Thus, it is crucial to increase patient knowledge, encompassing both health and digital literacy, to ensure that digital solutions can achieve their promise.

1.2.5 Accelerate the System Transformation with Governmental Strategy and Policies

The roles that central governmental bodies must play within the inherently complex ecosystem to accelerate the transformation to patient-centric health are summarized as:

1. **Define the mission:** The government should set a clear goal and provide high-level guidelines on how to move the system towards value.
2. **Shape the market:** The Ministry of Health should mandate outcome measurement, the linchpin for the majority of the other unlocks outlined above. Also, the government can shape the market by creating digital platforms for continuous learning about value-based care and its implementation, and by aligning incentives for better resource allocation.
3. **Make game-changing bets:** The government should consider accelerating the transformation by supporting the development of key infrastructure required in a patient-centric health system. Imagine if only 1% of Germany's national health expenditure or around € 5 billion were set aside to fund the transformation. Given that international estimates of wasted health care spend range between 20–35% of annual healthcare expenditure, such a figure seems "affordable" (Shrank et al. 2019).

1 Unlocking Value with Patient Centricity

The activities that could be undertaken centrally with such a game-changing bet include creating national registries to support standardized outcome measurement and transparency, investing in digital architecture required for transforming the system, and creating regulatory "sandboxes" to support innovation and move at pace with new patient-centric models that successfully improve outcomes relative to the money spent.

1.2.6 Lead Within and Across Organizations for Continuous Improvement in Patient Outcomes

All the above-mentioned "unlocks" to improve value require vision, leadership and strong execution to make them reality. And there is clear interplay among the unlocks, requiring an integrated approach. The roadmap is clear yet turning it into the reality we want and seek for our families, ourselves, and our health care system requires leadership.

> *Each of us has a role to play, challenging ourselves and our teams regularly as to whether we are truly patient-centric.*

Each of us has a role to play, challenging ourselves and our teams regularly as to whether we are truly patient-centric in our strategy, operations and organization … and if we measure what truly matters most to patients.

1.3 Moving Forward: Concrete Steps Towards Value-Based Care in Germany

> **Measure what matters most to patients:** Mandate the use of standardized outcome measurement tools, CROMs and PROMs and enable transparent access to aggregated patient outcomes.

Pushing healthcare providers to collect more outcome data is crucial in a shift towards value-based care. The government could fund national registries as a type of public good, such as the case in multiple Nordic countries. And, payer organizations could collectively fund outcome measurement, as is done in the Netherlands with over twenty national registries included under the umbrella of DICA, the Dutch Institute for Clinical Auditing, to promote the collection of data for the improvement of treatment quality.

Transparent access to health outcomes data empowers patients when choosing providers. The planned Hospital Transparency Act marks a significant move towards better transparency; yet it focuses on process parameters instead of outcome measures. For a truly patient-centered approach, it is essential to incorporate outcomes. In addition, the remarkably high number of registries in Germany need to be aligned and made usable for patients.

Organize care around the patient: *focus on prevention and leverage digital and hybrid care models to do so.*

We need a stronger shift towards prevention. Currently, the German healthcare system is structured so that it inadvertently incentivizes treatment at later stages of illness when interventions tend to be more costly. This paradigm needs a fundamental shift to prioritize preventive care, which can significantly reduce long-term healthcare costs and improve patient outcomes. Denmark for instance allocates a 50% higher share of their health expenditure towards prevention (OECD 2023). Two potential approaches for the government to increase spending on prevention are conceivable. First, increase allocation of funds for preventive measures through the morbidity-oriented risk structure compensation ("Morbi-RSA"), and second, introduce bonus payments to health insurers that effectively keep their patients healthy through preventive actions. While some actions are dependent on regulatory changes, health insurers can continue to enhance their offerings in prevention and early intervention.

The integration of hybrid care models combines the irreplaceable expertise of physicians and nurses with the innovative capabilities of digital health tools and must be leveraged to facilitate the increased emphasis on prevention. This approach not only expands healthcare accessibility for patients, particularly in remote areas, but also enhances the efficiency of care delivery.

Pay for value: *Advance adoption of value-based payment models and incentivize value-driving behaviors by optimizing existing contract options.*

Legislation such as § 110a and § 140 SGB V establishes the foundation for value-based payment models. The introduction of mandatory performance-based compensation for digital health applications (DiGA) is an additional step in this direction. It is crucial to build upon these opportunities. Specifically, for § 110a SGB V, coverage should be broadened to include more medical conditions. Regarding § 140 SGB V, increased use of contracts with clear outcome measurements is needed. Furthermore, the adoption of performance-based payments for DiGA requires further specification (e.g., what kind of metrics, who analyzes the data, etc.) by the stakeholders before 2026. Healthcare providers and insurers in Germany can start working on these levers immediately.

Leverage data and digital: *Create multi-stakeholder group to drive learning healthcare systems e.g., through peer review programs, data analytics and specialized trainings.*

Leveraging data to eliminate costly, unwanted outcome variations in care is essential for improving value. Data analytics must be used to pinpoint improvement areas.

Initiatives like peer review programs can offer constructive feedback and learning opportunities. The Linnean Group, an open, multi-stakeholder group in the Netherlands, and Santeon, a Dutch alliance of seven teaching hospitals, have successfully implemented learning healthcare systems and can serve as models (Engels et al. 2023). The bigger hospital groups and university hospitals are in prime position to start these developments.

> **Accelerate system transformation:** Identify areas of financial disincentives and low-quality care and incorporate value-driven care in medical university and on-the-job training curricula.

Addressing financial disincentives, such as reimbursement that favor treatment volume over patient outcomes – thus discouraging early intervention and preventive care – is vital. The establishment of a multi-stakeholder task force is key to identify these misaligned incentives and reform policies to align economic drivers in support of high-quality, patient-centered care. Such a group could be established based on a government mandate for the transformation of the healthcare system towards genuinely prioritizing patient well-being and care based on outcomes.

> **Lead within and across organizations:** Build a common perspective across stakeholders on how VBC can transform the system.

Our article lays out a strategy for reforming German healthcare, highlighting the importance of collaboration, adaptability, and a focus on value, aiming for a healthier future. By actively engaging in their respective areas of focus, stakeholders across German healthcare can collaborate to steer the system towards value-based care. Such collaboration ensures that the healthcare needs of the population are met with the highest standards of care, today and into the future, marking a significant step forward in the evolution of patient care in Germany.

> The authors thank Andreas Klar, Joachim Engelhard and Marius Drysch for their input and research support with this article.

References

BCG – Boston Consulting Group GmbH (2022) Die Zukunft des Schweizer Gesundheitssystems – Acht Ansätze Zur Kosten-Und Qualitätsverbesserung. URL: https://www.bcg.com/publications/2022/die-zukunft-des-schweizer-gesundheitssystems (retrieved 27.06.2024)

Cedars-Sinai Blog (2020) Faces of Cedars-Sinai: Alan Dubovsky, Chief Patient Experience Officer. URL: https://www.cedars-sinai.org/blog/f-o-c-chief-patient-experience-officer-alan-dubovsky.html (retrieved 27.06.2024)

Ehrenbrusthoff K, Braun T, Bahns C, Happe L, Kopkow C (2022) Adherence to Evidence-Based Practice across Healthcare Professionals in Germany: Results from a Cross-Sectional, Nationwide Survey. BMC Health Services Research 22(1):1–13. DOI: 10.1186/S12913-022-08682-Z/TABLES/3.

https://www.nfgp.org/files/29/nfgp_august_2018_presentation_sweden_1_of_2_.pdf (retrieved 27.06.2024)

Euronews (2024) Germany's Health Crisis: Why Europe's Biggest Economy Is Fending off a Chronic Doctor Shortage | Euronews. URL: https://www.euronews.com/health/2024/02/05/germanys-health-crisis-why-europes-biggest-economy-is-fending-off-a-chronic-doctor-shortag (retrieved 27.06.2024)

Federal Ministry of Health (2023) Gesetzentwurf der Bundesregierung – Entwurf eines Gesetzes zur Beschleunigung der Digitalisierung des Gesundheitswesens (Digital-Gesetz – DigiG). URL: https://www.bundesgesundheitsministerium.de/fileadmin/Dateien/3_Downloads/Gesetze_und_Verordnungen/GuV/D/Kabinettvorlage_Digital-Gesetz-DigiG.pdf (retrieved 04.07.2024)

Hämmig O (2023) Quitting One's Job or Leaving One's Profession: Unexplored Consequences of Workplace Violence and Discrimination against Health Professionals. BMC Health Services Research 23(1):1–13. DOI: 10.1186/S12913-023-10208-0/TABLES/4.

Kanter MH, Lindsay G, Bellows J et al. (2013) Complete care at Kaiser Permanente: transforming chronic and preventive care. Jt Comm J Qual Patient Saf. 39(11):484–94. DOI: 10.1016/s1553-7250(13)39064-3

KBV (2016) Deutschlandweite Projektion 2030 – Arztzahlentwicklung in Deutschland. URL: https://www.kbv.de/media/sp/2016_10_05_Projektion_2030_Arztzahlentwicklung.pdf (retrieved 27.06.2024)

KBV (2022) KBV – Bürokratieindex (BIX). URL: https://www.kbv.de/html/bix.php (retrieved 27.06.2024)

Larrain N, Groene O (2023) Improving the evaluation of an integrated healthcare system using entropy balancing: Population health improvements in Gesundes Kinzigtal. SSM Popul Health 22:101371. DOI: 10.1016/j.ssmph.2023.101371

Larsson S, Clawson J, Kellar J et al. (2022) The Patient Priority: Solve Health Care's Value Crisis by Measuring and Delivering Outcomes That Matter to Patients. McGraw-Hill Education Ltd

Marburger Bund (2022) MB-Monitor 2022: Zu Wenig Personal, Zu Viel Bürokratie, Unzulängliche Digitalisierung | Marburger Bund Bundesverband. URL: https://www.marburger-bund.de/bundesverband/themen/marburger-bund-umfragen/mb-monitor-2022-zu-wenig-personal-zu-viel-buerokratie (retrieved 27.06.2024)

Medical Tribune (2019) Leitlinien Brauchen Unabhängige Experten. URL: https://www.medical-tribune.de/meinung-und-dialog/artikel/leitlinien-brauchen-unabhaengige-experten (retrieved 27.06.2024)

Medscape (2023) More Physicians Are Experiencing Burnout and Depression. URL: https://www.medscape.com/viewarticle/987748?form=fpf (retrieved 27.06.2024)

OECD (2023) Health at a Glance 2023. URL: https://www.oecd.org/health/health-at-a-glance/ (retrieved 27.06.2024)

Petersen J, Melzer M (2023) Predictors and consequences of moral distress in home-care nursing: A cross-sectional survey. Nurs Ethics 30(7–8):1199–1216. DOI: 10.1177/09697330231164761

PubMed (2024) PubMed. URL: https://pubmed.ncbi.nlm.nih.gov/ (retrieved 27.06.2024)

Robert Bosch Stiftung (2021) Gesundheitszentren für eine bessere Versorgung. URL: https://www.bosch-stiftung.de/de/news/gesundheitszentren-fuer-eine-bessere-versorgung (retrieved 27.06.2024)

Robert Bosch Stiftung (2023) Bevölkerung verliert Vertrauen in die Gesundheitspolitik. URL: https://www.bosch-stiftung.de/de/storys/bevoelkerung-verliert-vertrauen-die-gesundheitspolitik (retrieved 27.06.2024)

Ruchholtz S, Blätzinger M, Schädel-Höpfner M et al. (2023) Orthopädie und Unfallchirurgie 2023 – Haben Wir Genug Nachwuchs? Z Orthop Unfall 162: 21–26. DOI: 10.1055/a-2110-3752

Schaeffer D, Berens EM, Vogt D et al. (2021) Health Literacy in Germany. Dtsch Arztebl Int 118(43):723–29. DOI: 10.3238/ARZTEBL.M2021.0310 (retrieved 27.06.2024)

Shrank WH, Rogstad TL, Parekh N (2019) Waste in the US Health Care System: Estimated Costs and Potential for Savings. JAMA 322(15):1501–1509. DOI: 10.1001/jama.2019.13978

Stanberry B, Bothma G, Harrison K (2021) Using the MEAT VBP Framework to Analyse and Understand the Value of Surgical Gloves: An Explanatory Case Study. Health Econ Rev 11(1):23. DOI: 10.1186/s13561-021-00325-z

Statistisches Bundesamt (2024) Bis 2049 werden voraussichtlich mindestens 280.000 zusätzliche Pflegekräfte benötigt. URL: https://www.destatis.de/DE/Presse/Pressemitteilungen/2024/01/PD24_033_23_12.html (retrieved 27.06.2024)

Werdecker L, Esch T (2021) Burnout, satisfaction and happiness among German general practitioners (GPs): A cross-sectional survey on health resources and stressors. PLoS One 16(6):e0253447. DOI: 10.1371/journal.pone.0253447

World Economic Forum and BCG (2024) Transforming Healthcare: Navigating Digital Health with a Value-Driven Approach | World Economic Forum. URL: https://www.weforum.org/publications/transforming-healthcare-navigating-digital-health-with-a-value-driven-approach/ (retrieved 27.06.2024)

Dr. Nicolas Busch

Nicolas Busch is a Partner & Associate Director at the Boston Consulting Group. He works with European and international health insurers, healthcare systems and providers in care management optimization and digitalization. Since 2022 he is leading the working group on Value-Based Care within the Bundesverband Managed Care. He studied Medicine in Bonn and Istanbul.

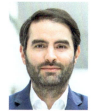

Jennifer Clawson

Jennifer Clawson is a Partner & Director at the Boston Consulting Group and global leader of BCG's Value-Based Care team. Her work includes leading BCG's team in co-founding ICHOM, collaborating with the World Economic Forum, and client work across all sectors of health care. She has degrees from Harvard University and Columbia Business School.

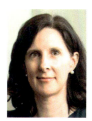

2

Value-Based Determinants of Health: The Route to Improving Population Health

Anant Jani

The 21st century has seen the world endure, and continue to be exposed to, multiple systemic shocks. The 2008 global financial collapse, climate shocks (droughts, wildfires, severe heat, floods), the COVID-19 pandemic and its associated lockdowns have had devastating negative impacts on the opportunities for people across the world to be healthy and well. The short-, medium- and long-term consequences of these systemic shocks will have unpredictable impacts but there is an imperative to act to reduce potential negative implications on population health.

In this chapter we will explore approaches that can be taken to promote population health through value-based determinants of health (DoH). We begin with an overview of population health and its determinants, proceed with an outline of value-based care and value-based DoH and finish with an overview of the barriers and facilitators to delivering health systems underpinned by value-based DoH.

2.1 Population Health

Population health is defined as "the health outcomes of a group of individuals, including the distribution of such outcomes within the group" (Kindig 2007). Unlike population medicine which focuses on direct care provided for patients, population health focuses on the health of population groups defined geographically (e.g. cities, towns or groups in, for example, prison) and by other shared characteristics (e.g. ethnicity, age, gender). The ultimate goal of population health is to reduce population level mortality, morbidity and disability

Population health aims to reduce mortality, morbidity and disability and improve the quality of life for all.

2 Value-Based Determinants of Health: The Route to Improving Population Health

while improving health and health-related quality of life in an equitable way (Arkhipova-Jenkins and Rajupet 2023; Frogner et al. 2023; Kindig 2007). The key leverage points for delivering population health are Determinants of Health (DoH).

2.1.1 Determinants of Health

There is a misguided view that health is delivered mostly through healthcare institutions (like hospitals and primary care centres), healthcare professionals (like doctors and nurses) and healthcare interventions (like diagnostics and pharmaceuticals). While these factors are important, they only account for about 15–20% of health outcomes; the remaining 80–85% of health outcomes are linked to DoH, which are defined as:

"(1) Any factor, whether event, characteristic, or other definable entity, that brings about change in a health condition or other defined characteristic [...] (2) A primary risk factor (causative factor) associated with the level of the health problem, that is, the level of determinant influences the level of the health problem." (Kindig 2007)

DoH are fundamental causes of health and wellness because they control availability and access, and thus opportunity, to factors that can impact health such as information, money, power and social capital. Furthermore, DoH are beyond the control of individuals within the population but can have population level effects (s. tab. 1) (Alberti and Pierce 2023).

Determinants are strongly interlinked and can influence each other. For example, at a policy level, national subsidies (P-DoH) that are heavily influenced by and benefit large commercial actors (C-DoH) like those that support the production of meat, can have negative impacts on health by predisposing individuals to preventable diet-related non-communicable diseases (S-DoH), while also contributing to climate change

tab. 1 Different categories of determinants of health

Determinant	Description	Illustrative examples
Social (S-DoH)	"They are the conditions in which people are born, grow, work, live, and age, and the wider set of forces and systems shaping the conditions of daily life." (WHO 2023)	Social determinants include factors such as education, employment, housing, access to safe drinking water, nutritious food. Education shows a dose–response relationship with all-cause adult mortality, with an average mortality risk reduction of up to 2.9% for every additional year of education. (IHME-CHAIN 2024) Unemployment and job insecurity are linked with several negative health outcomes including increases in all-cause mortality, death from cardiovascular disease and suicide and higher rates of mental distress, substance abuse, depression and anxiety. (Bambra 2020; Hensher 2020; World Bank n.d.)

Determinant	Description	Illustrative examples
Environmental (E-DoH)	„[…] global, regional, national, and local environmental factors that influence human health, including physical, chemical, and biological factors external to a person, and all related behaviors. These environmental threats can occur naturally or because of social conditions and ways people live." (PAHO 2024)	The WHO estimates that between 13–32% of global disease burden can be attributed to environmental determinants of health (Gibson 2017; PAHO 2024; Romanello et al. 2023). Climate change-linked extreme weather events like severe heat. In 2018–22, people experienced an average of 86 days of health-threatening high temperatures annually. The increase in heatwave days and drought in 2021, as compared to 1981–2010, was associated with 127 million more people experiencing moderate-severe food insecurity. Environmental hazards such as electronic waste, nanoparticles, microplastics, hazardous chemicals (e.g. lead, toxic pesticides) etc.
Digital (D-DoH)	"Digital determinants refer to factors intrinsic to the technology […] these include aspects such as ease of use, usefulness, interactivity, digital literacy, digital accessibility, digital availability, digital affordability, algorithmic basis, technology personalization, and data poverty and information asymmetry." (Chidambaram et al. 2024)	Digital determinants are driven by digital health, which encompasses technology (e.g. mobile health, wearables, telehealth, AI etc.) used to deliver healthcare services. As of 2021, there were over 3 million applications on the Google Play store, the largest proportion of which were health and fitness apps.
Commercial (C-DoH)	"[…] systems, practices, and pathways through which commercial actors drive health and equity"; "refer to the conditions, actions and omissions by commercial actors that affect health". (The Lancet 2023)	Commercial determinants of health shape physical, social and cultural environments through commercial activities – both what is made commercially available as well as through actions of commercial entities linked to protecting and/or growing market share. ■ Four industries (tobacco, unhealthy food, fossil fuel and alcohol) are responsible for at least one third of global deaths every year (Rollin et al 2023; WHO 2024)
Political (P-DoH)	"[…] the government […] at every stage of our life, whether through policy or legal actions or inactions, through a complex web of political structures and processes that have been created at the international, federal, state and local levels, impacts our health status." (Alberti and Pierce 2023)	Policy decisions (implementing as well as not implementing policies) can have large implications for health and wellbeing. ■ Policies that ban smoking lead to improved health outcomes (Frazer et al. 2016). ■ In the UK, it is estimated that the sugar sweetened beverage tax prevented over 5,000 cases of obesity in 10/11-year-old girls between 2014–2020 (Andreyeva et al. 2022; Rogers et al. 2023).

because of the large impact meat production has on greenhouse gas emissions (E-DoH) (Jani et al. 2022; Kortleve et al. 2024; World Bank Group 2023; Wuepper et al. 2024). It is also important to note that DoH are not static – they change across space and time depending on changing contexts. For example, if an area experiences a systemic shock (e.g. climate shocks like droughts, wildfires, floods – E-DoH), the importance and impact of factors like housing, access to clean water and nutritious food (S-DoH), will become much more important (Romanello 2023).

Improving determinants of health requires a conceptual approach that helps decision makers navigate dynamic and uncertain contexts as well as tough tradeoff decisions. Value-based care is a promising approach that builds on decades of innovation in healthcare systems that could be leveraged to augment facilitators and overcome barriers to more efficiently and effectively improve DoH.

2.2 Value-Based Care

All universal healthcare systems have two key constraints:

1. Care must be provided to the entire population and
2. the care must be provided within a finite budget.

These constraints of a universal healthcare system mean that critical and tough decisions on tradeoffs and resource allocation must be made to try to ensure equitable distribution of services that provides the maximum benefit to the population.

Building on the previous paradigms of evidence-based medicine and effectiveness, efficiency, productivity in healthcare, in 2019 a European Commission Expert Panel highlighted that value-based care could be a means by which these previous paradigms could be aggregated and augmented to support better care delivery. They disaggregated value into four sub-types (Health.EC 2019; Jani 2018):

- **Personal Value**: appropriate care to achieve patients' personal goals
- **Technical Value**: achievement of best possible outcomes with available resources
- **Allocative Value**: equitable resource distribution across all patient groups
- **Social Value**: contribution of healthcare to social participation and connectedness

Though value-based care was originally developed for healthcare systems, the principles are highly relevant for delivering population health. Indeed, delivering population health by addressing DoH and promoting health and preventing disease could be the highest value use of resources in our societies.

2.2.1 Value-Based Determinants of Health

Taking a value lens across DoH could help to ensure that decisions that prioritise health are prioritised. This requires that we shift away from only focusing on the highest risk groups in our population to working to 'left-shift' the entire risk profile to a lower risk status (s. fig. 1) (Rose 1985).

Failing to shift risk profiles to the left will see our populations progressively getting more and more sick. When they reach a point of severe sickness, the best that

B Das System an neuen Zielen ausrichten

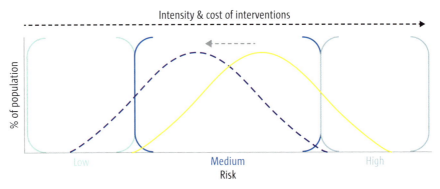

fig. 1   Shifting risk profiles to promote health. Geoffrey Rose's model of improving health by shifting risk profiles. The x-axis represents different risk subgroups going from low risk at the left to high risk at the right. To improve health, transitions must be made from the yellow bell-shaped curve to the blue dashed bell-shaped curve. Overlaid onto the different risk strata are the intensity and cost of intervention needed to prevent the strata from transitioning to states of ill health (black arrow above). (Adapted, with permission, from Jani and Kawazura 2021).

healthcare services can do for them is tertiary prevention – i.e. preventing them from having a very adverse event (e.g. stroke). This also means that the intensity and cost of interventions will continue increasing.

The right-ward drift towards sickness and increased expenditure on healthcare is, unfortunately, what we are seeing across the world. The largest burden of disease comes from preventable non-communicable diseases (e.g. type 2 diabetes, hypertension, obesity) (GBD 2021 Diabetes Collaborators 2023; Ho and Hendi 2018; NCD Risk Factor Collaboration 2024). If we look at obesity, the number of people who are obese has doubled since 1990 and it is projected that by 2035, the cost of obesity will reach $ 4.32 trillion per year (Mahase 2023).

An increase in cases of illness and healthcare expenditure can be observed worldwide.

These preventable conditions often have their roots in poor health literacy and the lack of opportunities for people to make healthier choices – e.g. people will eat less healthy food because they are living in a food desert or food swamp or because they cannot afford healthier food even if it is available to them locally (Bevel et al. 2023; Cooksey-Stowers et al. 2017). In these situations, continuing to funnel more money and societal resources into healthcare services (i.e. healthcare institutions, healthcare professionals, pharmaceutical interventions, etc.) will not improve the health of our populations. Furthermore, the opportunity cost of investing these resources into healthcare means that they will not be available to allocate to higher value activities that could improve population health.

Driving a left-shift requires that we increase the opportunities for our populations to be healthy and well. It requires that people have easy access to affordable high-quality education across the life course, good and stable employment, good housing, healthier and more sustainable food, clean air and water. Furthermore, to ensure the sustainability of these opportunities, it is essential that processes are set up so that if a population experiences a systemic shock (e.g. droughts, floods, an infectious disease epidemic), they can recover quickly.

Delivering the population-level opportunities that can drive a left-shift requires that we strategically invest across all DoH. Taking a value-lens to this can help us navigate difficult trade-off and resource allocation decisions so we can ultimately improve population health outcomes while optimising resource (money, time, space, carbon) utilisation:

- **Personal Value for DoH**: appropriate opportunities provided across DoH to achieve a population's collective goals as co-defined by individuals within that population
- **Technical Value for DoH**: achievement of best possible outcomes with available resources
- **Allocative Value for DoH**: equitable resource distribution to improve DoH across all population groups
- **Social Value for DoH**: contribution of DoH to social participation and connectedness

The evidence has already established the value that can be delivered by investing in DoH (Bevan 2023; Rose 1985; WHO 2003). For example, improving E-DoH can directly improve the health of populations (personal, technical, allocative value) while also improving productivity (social value) (Gibson 2017). In the next section we outline the barriers to implementing value-based DoH and some approaches that can be used to overcome them.

2.3   Barriers to Implementing Value-Based DoH

There are some important barriers that directly and indirectly prevent resources from being allocated to DoH. In this section we cover three interlinked barriers: sickness-linked business models, poor societal design and inequitable access.

2.3.1   Sickness-Linked Business Models

Many business models are directly and indirectly linked to sickness of both people and planet. These business models create a direct barrier to investing in DoH that could deliver population health because this would run counter to the ability of these entities to generate revenue.

If we take the UK as an example, seven out of ten of the largest global food manufacturers derived about 70% of their food and drinks sales from products that were classified as high in fat, sugar or salt (C-DoH) (Bite Back 2024). Though their intent is not to make people sick, preventable sickness linked to the consumption of the unhealthy products they are producing and selling is a negative externality of their business models. At a global level:

- In 2024, the soft drinks industry had revenues of $ 521.20 billion (Statista 2024a)
- In 2024, the alcoholic beverages industry had revenues of $ 1.063 billion (Statista 2024b)
- In 2022, the fast food industry had revenues of $ 967.90 billion. (Statista 2024c)
- Between 2020–22, food billionaires grew their collective wealth by 45% with a total of $ 328 billion added to their profits (OXFAM 2022)

- Between 2020-22, 62 new food billionaires were created (OXFAM 2022)
- The hidden costs of the global agrifood systems are worth at least $ 10 trillion (FAO 2024)

On the other side of the business models that create sickness as a negative externality are those that rely on sick people as their 'customers'. In the EU, universal healthcare systems spend approximately € 700 billion per year (about 70% of total healthcare expenditure) on care pathways for many preventable non-communicable diseases (Branca et al. 2019; Jani et al. 2022). The reliance on sickness within our healthcare services has long been recognised – see, for example, "Overdiagnosed: Making people sick in the pursuit of health" (Welch et al. 2012).

2.3.2 Poor Societal Design: The Role of Power

The distribution of power between key stakeholders has an impact on all aspects of how our societies, and the determinants within them, are designed; or, to put it another way, the potential for them to be redesigned. The WHO highlights four distinct types of power (Kentikelenis and Rochford 2019; Solar and Irwin 2010):

- Power over (ability to influence or coerce)
- Power to (organize and change existing hierarchies)
- Power with (power from collective action)
- Power within (power from individual consciousness)

In this section we focus on the 'power over' and 'power to', which are largely driven through C-DoH and P-DoH and can have direct effects for the opportunities for people and populations to engage in actions leveraging the 'power with' and the 'power within'.

Power over: Given the amount of money at stake, there are incredible pressures and incentives to maintain the status quo for the entities that are benefitting from the way our societies are currently set up. One of the most important ways the incumbents maintain their power is through regulatory capture where:

> "Regulatory agencies may come to be dominated by the industries or interests they are charged with regulating. The result is that an agency, charged with acting in the public interest, instead acts in ways that benefit incumbent firms in the industry it is supposed to be regulating." (Investopedia 2024b)

There are many examples of commercial actors in the tobacco, alcohol, ultraprocessed foods, pharmaceuticals and fossil fuel sectors actively working to prevent or weaken regulation of their products and services (Brownell and Warner 2009; Investopedia 2024a; Savell et al. 2016; Scrinis 2020; Supran et al. 2023; The Lancet 2023; WHO 2024).

Power to: The power to organise or change existing hierarchies is undermined through regulatory capture as well as the lack of knowledge and evidence on what to change and how to change it. This is intimately linked to health data poverty:

> "The inability for individuals, groups or populations to benefit from a discovery or innovation due to insufficient data that are adequately representative" (Chidambaram et al. 2024)

The activities that regulate *power over* and *power to* can be broadly conceptualised through the 'Limiting Power Framework' (LPF), which posits that power imposed through four different routes (physical, psychological, economic forces [compulsory power]; through institutions like the law, labour market and education [structural power]; organisational rules, procedures and norms [institutional power]; and social discourses and practices [productive power]) can create a barrier to the collective control that disadvantaged communities have over decisions that concern their health (Popay et al. 2021).

2.3.4 Inequitable Access: 'Inverse DoH Law'

In 1971, Julian Tudor Hart introduced the inverse care law:

> "The availability of good medical care tends to vary inversely with the need for it in the population served. This inverse care law operates more completely where medical care is most exposed to market forces, and less so where such exposure is reduced." (Hart 1971)

The same findings apply for DoH – the 'Inverse DoH Law'. Below we look at two examples – one focused on food and nutrition (S-DoH, C-DoH and E-DoH) and the second on innovation and technology (D-DoH, C-DoH).

Food and nutrition (S-DoH, C-DoH and E-DoH): A recent study in the UK found that poorer households spent much more on unhealthy foods as compared to wealthier counterparts: £ 376 million more on items like frozen ready meals and frozen processed poultry and £ 286 million more on canned soft drinks and instant hot snacks. This finding aligns with previous studies which found that poorer households are much more likely to be located in 'food deserts' and 'food swamps' where there are no and fewer healthier options available at an affordable price (Hilmers et al. 2012; Urban Health n.d.).

Innovation and technology (D-DoH, C-DoH): For innovation and technology, inequalities and the Inverse DoH Law are built in from the design stage all the way to accessing technologies and innovations. At the design stage, innovations are usually focused on the problems of the most powerful people in society. For example, the funding allocated for sickle cell disease, which mostly affects children of African descent, is 3,5 time less than the funding allocated for cystic fibrosis, which mostly affects Caucasian children, despite the prevalence and potential for engaging in preventative interventions for cystic fibrosis being lower. Beyond funding, there are also important considerations around data poverty (i.e. lack of representative data for marginalized or less prevalent groups), which can lead to biased innovations. For example, an algorithm designed to predict acute kidney injury that had significant underperformance for female patients was trained on a dataset where only 6,4% of patients were female. The access dimension of innovation and technology mirrors the problems of design and are consistent with diffusion of innovation theory which find that those with higher social or economic status are more likely to access and adopt novel technologies (Charpignon et al. 2023; Chidambaram et al. 2024; Fraser et al. 2023).

2.4 Overcoming Barriers to Value-Based DoH

An important facilitator of overcoming barriers to value-based DoH is a more fair and just distribution of power to communities, especially under-represented populations, so they can exercise and realise their *power with* and *power within*. The Emancipatory Power Framework presents a mechanism whereby collective control capabilities for communities are converted to power that can deliver positive change (Popay et al. 2021). Longitudinal studies have shown that the redistribution of power can have transformative impacts on disadvantaged communities who experience the Inverse DoH Law (Kósa et al. 2017; Popay et al. 2021; Powell et al. 2021). For example, a long-term evaluation of disadvantaged families in Hungary who were given the power to design and implement a local housing initiative found that educational level greatly improved and the houses of the families remained in good condition despite several of them facing unemployment (Kósa et al. 2017).

To implement value-based DoH, empowered populations and decision-makers should be supported to apply a value-lens to the design and implementation of DoH by reflecting on and asking:

> *"What is the optimal balance of investments (e.g., dollars, time, policies) in the multiple determinants of health (e.g., behavior, environment, socioeconomic status, medical care, genetics) over the life course that will maximize overall health outcomes and minimize health inequities at the population leve"* (Kindig 2007)

The delivery of value-based DoH can directly improve population health by supporting a 'left-shift' that promotes population health (s. fig. 2). Below we outline approaches that can be taken to deliver value-based DoH as well as some examples of what applying a value-based DoH lens would look like in practice (see infobox below).

2.4.1 Personal & Social Value

Personal and Social Value empowers individuals and populations to fully participate and ensure that their collective goals are the basis of any design/redesign of DoH. If we consider that population health is best understood and advanced through communities, not through healthcare institutions that often narrowly focus on the biomedical model, personal and social value should be the starting point of any initiatives to improve population health. The importance of communities was recognised by the Association of American Medical Colleges who added 'community collaborations' as a fourth mission, alongside clinical care, biomedical research and medical education. Authentic community-based co-design can leverage insights and solutions found in lived experience and avoid 'one size fits all' solutions (Alberti and Pierce 2023). Some important facilitators of personal and social value include health literacy ("[...] ability to find, understand, appraise and use information and services to make health-related decisions [...]", Chidambaram et al. 2024) and participatory approaches that ensure diverse and affected voices are heard and their insights fully incorporated into co-designed solutions (Kickbusch et al. 2021).

2 Value-Based Determinants of Health: The Route to Improving Population Health

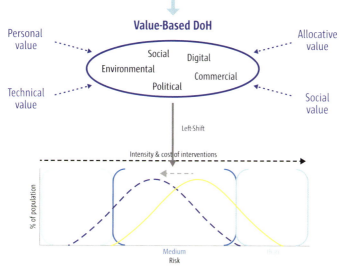

fig. 2 Overcoming barriers to value-based DoH. Emancipatory power (power within, power with, power to and power over) is used by communities and decision makers to deliver value-based DoH (personal, technical, allocative and social value) and this can directly support a left-shift to improve population heath by promoting health and prevent disease (top part of diagram adapted from Popay et al. 2021).

2.4.2 Technical & Allocative Value

The process of delivering technical and allocative value has three important and interlinked tasks: focusing on outcomes; designing more just and regenerative finance and business models; and identifying and allocating resources (time, money, space, carbon) while accounting for tradeoffs.

To avoid the perverse incentives at the basis of many current business models, resources must be allocated to interventions that deliver the best possible outcomes. For population health, a complication arises because the most important outcomes are linked to long-term measures (e.g. morbidity, mortality) that are difficult to make attributional linkages to. This complication can be partially overcome through intermediate outcomes that demonstrate an evidence-based linkage between the determinant and outcomes. Some examples include smoking rates, level of education and air quality (Kindig 2007).

Important tradeoff and prioritisation decisions *must* be made on the outcomes that should be the focus of DoH-linked interventions. These decisions must involve individuals and communities in participatory and co-design approaches (personal and social value) that ensure their needs and preferences are integrated into resource allocation decisions and to ensure that they have the power to decide which outcomes they wish to prioritise. Once these decisions are made, outcomes, including intermediate outcomes, can be integrated into regenerative finance and business models as well as policies, which are not anti-business but pro-health. Of note, health policies and policy-making processes must be transparent to minimise the chances of corporate capture and regulatory bodies need to effectively monitor and re-evaluate interventions and create mechanisms to avoid situations that could worsen health inequalities (Rollins et al. 2023; The Lancet 2023; WHO 2024).

Important compromises and priorities must be defined for the DoH interventions.

Outcomes should be introduced as payment triggers so that a focus on population health and equity are always the basis of resource allocation decisions. Alternative payment and business models will, likely, need to be adopted and developed to avoid the problems with existing resource allocation approaches. A starting point would be to traverse budgetary silos between different organisations that shape DoH (Alberti and Pierce 2023). Aligning different budgets can help to identify low value and wasteful activities that need to be disinvested from so that the liberated resources can be allocated to higher value activities (Jani 2024; The Lancet 2023; Urban Health 2024; WHO 2024). The following infobox presents some examples of value-based DoH.

> **Value-Based DoH in action**
> - *Food & nutritional security: free schools meals; food subsidies; 'fresh food pharmacies'; reformulation of food products; zoning regulations that prioritise healthy food environments (Arkhipova-Jenkins and Rajupet 2023; Frogner et al. 2023; Jani and Gray 2019)*
> - *Education: support teacher training; address deficiencies in existing curricula; improve school infrastructure (Lowry et al. 2022; Lowry and Jani 2022)*
> - *Employment: temporary income support through unemployment insurance, redundancy payments and social assistance programmes; national job guarantee programmes through investments in areas such as green infrastructure; active labour market programmes (Hensher 2020; World Bank Blogs 2021)*
> - *Community empowerment: mapping and creating referral pathways to community organisations; direct payments to community-based; community health workers who can strengthen relationships between communities and institutions responsible for DoH (Alberti and Pierce 2023; Jani and Gray 2019)*
> - *Digital health: delivering digital health literacy and digital health readiness education; supporting equivalent performance, and reducing bias, of digital health interventions across different populations by collecting and accounting for data that is representative of affected*

populations; following harmonized data formatting (e.g., DICOM, Open mHealth, HL7 FHIR) (Charpignon et al. 2023; Chidambaram et al. 2024; Fraser et al. 2024)

Take home messages

Delivering population health requires controlling the causes of disease incidence, 80% of which have their basis in determinants of health: social, environmental, digital, commercial and political. Fairer and more just distributions of power alongside value-based approaches can support communities and decision-makers to deliver value-based DoH that will ultimately result in the left-shift (i.e. a shift away from only focusing on the highest risk groups in the population, to working towards a shift of the entire risk profile to a lower risk status) that is needed to equitably and sustainably deliver population health.

References

Alberti PM, Pierce HH (2023) A Population Health Impact Pyramid for Health Care. The Milbank quarterly 101, 770–794

Andreyeva et al. (2022) Outcomes Following Taxation of Sugar-Sweetened Beverages: A Systematic Review and Meta-analysis. JAMA network open 5, e2215276

Arkhipova-Jenkins I, Rajupet SR (2023) Population Medicine, Population Health, and Population Health Management: Strategies That Meet Society's Health Needs. AJPM focus 3, 100164

Bambra C et al. (2020) The COVID-19 pandemic and health inequalities. Journal of epidemiology and community health 74, 964–968

Bevan G (2023) How Did Britain Come to This? A century of systemic failures of governance. LSE Press London

Bevel MS et al. (2023) Association of Food Deserts and Food Swamps With Obesity-Related Cancer Mortality in the US. JAMA oncology 9, 909–916

Bite Back (2024) Fuel us don't fool us. #1 Are food giants rigging the system against children's health? URL: https://biteback.contentfiles.net/media/documents/WEBSITE__Bite_Back_Manufacturers___high_res.pdf (accessed 01.08.2024)

Branca F et al. (2019) Transforming the food system to fight non-communicable diseases. BMJ 364, l296.

Brownell KD, Warner KE (2009) The perils of ignoring history: Big Tobacco played dirty and millions died. How similar is Big Food? The Milbank quarterly 87, 259–294

Charpignon ML et al. (2023) Going beyond the means: Exploring the role of bias from digital determinants of health in technologies. PLOS digital health 2, e0000244.

Chidambaram S et al. (2024) An introduction to digital determinants of health. PLOS digital health 3, e0000346

Cooksey-Stowers K et al. (2017) Food Swamps Predict Obesity Rates Better Than Food Deserts in the United States. International journal of environmental research and public health 14, 1366

FAO (2023) Hidden costs of global agrifood systems worth at least $ 10 trillion. URL: https://www.fao.org/newsroom/detail/hidden-costs-of-global-agrifood-systems-worth-at-least--10-trillion/en (accessed 01.08.2024)

Fraser HS et al. (2023) Digital determinants of health: Editorial. PLOS digital health 2, e0000373

Frazer K et al. (2016) Legislative smoking bans for reducing harms from secondhand smoke exposure, smoking prevalence and tobacco consumption. Cochrane Database of Systematic Reviews 2, CD005992

Frogner BK et al. (2023) The Workforce Needed to Address Population Health. The Milbank quarterly 101, 841–865

GBD 2021 Diabetes Collaborators (2023) Global, regional, and national burden of diabetes from 1990 to 2021, with projections of prevalence to 2050: a systematic analysis for the Global Burden of Disease Study 2021. Lancet 402, 203–234

Gibson JM (2017) Environmental determinants of health. In: Chronic illness care: principles and practice, 451–467

Hart JT (1971) The inverse care law. Lancet 1(7696), 405–12

Health.EC (2019) Defining value in "value-based healthcare". URL: https://health.ec.europa.eu/system/files/2019-11/024_defining-value-vbhc_en_0.pdf (accessed 01.08.2024)

Hensher M (2020) Covid-19, unemployment, and health: time for deeper solutions? BMJ 371, m3687

Hilmers et al. (2012) Neighborhood disparities in access to healthy foods and their effects on environmental justice. American journal of public health 102, 1644–1654

Ho JY, Hendi AS (2018) Recent trends in life expectancy across high income countries: retrospective observational study. BMJ 362, k2562

IHME-CHAIN Collaborators (2024) Effects of education on adult mortality: a global systematic review and meta-analysis. The Lancet Public health 9, e155–e165

Investopedia (2024a) Which Industry Spends the Most on Lobbying? URL: https://www.investopedia.com/investing/which-industry-spends-most-lobbying-antm-so/ (accessed 01.08.2024)

Investopedia (2024b) Regulatory Capture Definition With Examples. URL: https://www.investopedia.com/terms/r/regulatory-capture.asp (accessed 01.08.2024)

Jani A (2024) Applying science to public finance. URL: https://www.publicfinance.co.uk/opinion/2018/07/applying-science-public-finance1 (accessed 01.08.2024)

Jani A and Kawazura Y (2021) Policy responses to the nonlinear future of COVID-19's aftermath. COVID: A complex systems approach. In: Morales AJ (ed.) COVID-19 A Complex Systems Approach Papers and Commentaries. 209–221. STEM Academic Press New York

Jani A et al. (2018) Shifting to triple value healthcare: Reflections from England. Zeitschrift fur Evidenz, Fortbildung und Qualitat im Gesundheitswesen 130, 2–7

Jani A et al. (2022) Transitions to food democracy through multilevel governance. Front Sustain Food Syst 6, 1039127

Jani A, Gray M (2019) Making social prescriptions mainstream. Journal of the Royal Society of Medicine 112, 459–461

Kentikelenis A, Rochford C (2019) Power asymmetries in global governance for health: a conceptual framework for analyzing the political-economic determinants of health inequities. Globalization and health 15, 70

Kickbusch I et al. (2021) The Lancet and Financial Times Commission on governing health futures 2030: growing up in a digital world. Lancet 398, 1727–1776

Kindig DA (2007) Understanding population health terminology. The Milbank quarterly 85, 139–161

Kortleve AJ et al. (2024) Over 80% of the European Union's Common Agricultural Policy supports emissions-intensive animal products. Nature food 5, 288–292

Kósa K et al. (2017) The impact of redistributing power to disadvantaged families in Hungary. Health promotion international 32, 9–15

Lowry C et al. (2022) Modifying the school determinants of children's health. Journal of the Royal Society of Medicine 115, 16–21

Lowry C, Jani A (2022) Re-exploring the nexus between the health and education systems in the time of COVID-19. Journal of the Royal Society of Medicine 115, 169–172

Mahase E (2023) Global cost of overweight and obesity will hit $ 4.32tn a year by 2035, report warns. BMJ 380, 523

NCD Risk Factor Collaboration (2024) Worldwide trends in underweight and obesity from 1990 to 2022: a pooled analysis of 3,663 population-representative studies with 222 million children, adolescents, and adults. Lancet 403, 1027–1050

OXFAM (2022) Profiting from pain. URL: https://oi-files-d8-prod.s3.eu-west-2.amazonaws.com/s3fs-public/2022-05/Oxfam%20Media%20Brief%20-%20EN%20-%20Profiting%20From%20Pain%2C%20Davos%202022%20Part%202.pdf (accessed 01.08.2024)

PAHO (2024) Environmental Determinants of Health. URL: https://www.paho.org/en/topics/environmental-determinants-health (accessed 01.08.2024)

Popay J et al. (2021) Power, control, communities and health inequalities I: theories, concepts and analytical frameworks. Health promotion international 36, 1253–1263

Powell K et al. (2021) Power, control, communities and health inequalities III: participatory spaces-an English case. Health promotion international 36, 1264–1274

Rogers NT et al. (2023) Associations between trajectories of obesity prevalence in English primary school children and the UK soft drinks industry levy: An interrupted time series analysis of surveillance data. PLoS medicine 20, e1004160

Rollins N et al. (2023) Marketing of commercial milk formula: a system to capture parents, communities, science, and policy. Lancet 401, 486–502

Romanello M et al. (2023) The 2023 report of the Lancet Countdown on health and climate change: the imperative for a health-centred response in a world facing irreversible harms. Lancet 402, 2346–2394

Rose G (1985) Sick individuals and sick populations. Int J Epidemiol 14, 32–38

Savell E et al. (2016) How does the alcohol industry attempt to influence marketing regulations? A systematic review. Addiction 111, 18–32

Scrinis G (2020) Ultra-processed foods and the corporate capture of nutrition-an essay by Gyorgy Scrinis. BMJ 371, m4601

Solar O, Irwin A. (2010) A conceptual framework for action on the social determinants of health. Social Determinants of Health Discussion Paper 2

Statista (2024b) Alcoholic Drinks – Worldwide. URL: https://www.statista.com/outlook/cmo/alcoholic-drinks/worldwide (accessed 01.08.2024)

Statista (2024c) Market size of the quick service restaurant industry worldwide in 2022 and 2023. URL: https://www.statista.com/statistics/1186194/fast-food-restaurant-industry-market-size-global/ (accessed 01.08.2024)

Statistia (2024a) Soft Drinks – Worldwide. URL: https://www.statista.com/outlook/cmo/non-alcoholic-drinks/soft-drinks/worldwide (accessed 01.08.2024)

Supran G et al. (2023) Assessing ExxonMobil's global warming projections. Science 379, eabk0063

The Lancet (2023) Unravelling the commercial determinants of health. Lancet 401, 1131

Urban Health (n.d.) How can innovation support a healthier food industry? URL: https://urbanhealth.org.uk/insights/reports/how-can-innovation-support-a-healthier-food-industry (accessed 01.08.2024)

Welch G et al. (2012) Overdiagnosed: Making people sick in the pursuit of health. Beacon Press

WHO (2003) Social determinants of health. The solid facts. URL: https://iris.who.int/handle/10665/326568 (accessed 01.08.2024)

WHO (2023) Commercial determinants of health. URL: https://www.who.int/news-room/fact-sheets/detail/commercial-determinants-of-health (accessed 01.08.2024)

WHO (2024) Obesity and overweight. URL: https://www.who.int/news-room/fact-sheets/detail/obesity-and-overweight (accessed 01.08.2024)

World Bank Blogs (2021) What COVID-19 can mean for long-term inequality in developing countries. URL: https://blogs.worldbank.org/voices/what-covid-19-can-mean-long-term-inequality-developing-countries (accessed 01.08.2024)

World Bank Group (2023) Detox Development: Repurposing Environmentally Harmful Subsidies. URL: https://www.worldbank.org/en/topic/climatechange/publication/detox-development (accessed 01.08.2024)

World Bank Group (n.d.) World Bank Education COVID-19 School Closures Map. URL: https://www.worldbank.org/en/data/interactive/2020/03/24/world-bank-education-and-covid-19, (accessed 01.08.2024)

Wuepper D et al. (2024) Agri-environmental policies from 1960 to 2022. Nature food 5, 323–331

Anant Jani is Funded by Horizon Europe project FEAST – Project No. 101060536

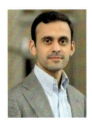

Anant Jani, PhD

Anant Jani is a Research Fellow at the Heidelberg Institute for Global Health in Germany and the University of Oxford, United Kingdom. He focuses on understanding how we can improve population health by addressing social determinants of health. He is currently working on two large Horizon Europe projects exploring how we can redesign our food systems so that all Europeans can eat healthier and more sustainable diets (feast2030.eu) and how we can use novel financing mechanisms to fund interventions that promote health and prevent disease (Invest4Health). Prior to his research positions, Anant Jani worked in Europe and the Middle East to help healthcare systems within these countries to redesign their healthcare systems to focus more on value-based care. Anant Jani has a PhD in immunology from Yale University.

3

Transforming Healthcare: From Sick Care to Preventive Health

Bogi Eliasen

3.1 Introduction

3.1.1 The Case for Urgent Change

Across the European healthcare landscape, a stark imbalance in healthcare expenditure reveals a system at a crossroads. While there are many differences between country systems across Europe, there are also quite significant similarities such as the challenges the countries face. In the following article, we will present the case of Nordic Health 2030 through the five Nordic countries due to the similarities and also serve as inspiration for the health care reforms expected in Germany.

In 2021, Denmark devoted 10,8% of its GDP to healthcare, with a mere 1,0% allocated to preventive measures as shown in figure 1. Comparatively, Germany invested 12,9% of its GDP in healthcare, with only 0,8% directed towards prevention. This allocation trend extends across the Nordics: Finland spends 10,3% of its GDP on healthcare with only 0,5% on prevention, Iceland 9,7% with 0,4%, Norway 9,9% with 0,3%, and Sweden 11,2% with 0,6%. This disproportionate reliance on curative and rehabilitative care, ranging from 4,8% to 6,2% of GDP across these countries, underscores a broader trend: a predominant reliance on a reactive rather than proactive healthcare model (OECD 2024a). The economic impact is significant, with healthcare spending in the Nordics having risen by approximately 17% since 2010, now accounting for 10,5% of GDP on average (OECD 2024b).

Despite their global recognition for excellence in healthcare, the Nordic systems are confronted with significant challenges that threaten their sustainability. The demo-

B Das System an neuen Zielen ausrichten

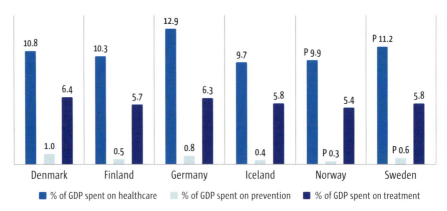

fig. 1   Spending on health (OECD 2024b)

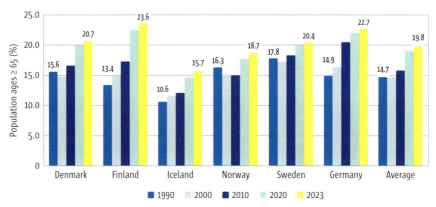

fig. 2   % Population ages 65 and above in the Nordic countries and Germany, 1990–2023 (World Bank 2024a, CC-BY 4.0)

graphic shifts towards aging populations, coupled with a rising prevalence of chronic diseases, forecast a future where demands on healthcare will exponentially increase if current models persist. The segment of the population over 65 years has increased by more than 37% since 1990 in the Nordics, if we also take Germany in the mix, the number goes up to 39% intensifying the demand on health systems predominantly geared towards acute and reactive care shown in figure 2 (World Bank 2024a). These demographic trends not only stretch healthcare resources thinly but also necessitate a substantial pivot towards preventive care to effectively manage the escalating prevalence of age-related health issues.

The average dependency ratio in the Nordics, which measures the population aged 15 and under and over 65 relative to those between 15 and 65, stands at an alarming 56,9%. In Germany this number is slightly lower but confirming the same trend at 55,6% as seen in figure 3. This ratio is projected to climb even higher, reaching well over 60% in Denmark, Finland, and Sweden by 2030 and over 67% in Germany (World Bank 2024b).

3 Transforming Healthcare: From Sick Care to Preventive Health

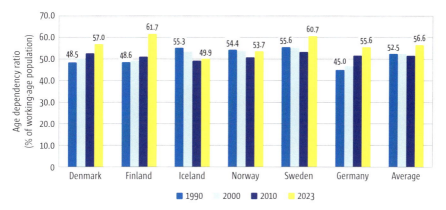

fig. 3   Age dependency ratio (% of working-age population; Ratio of people younger than 15 and older than 64 to those between 15–16) (World Bank 2024b, CC-BY 4.0)

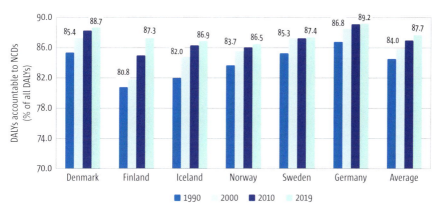

fig. 4   DALYs accountable to NCDs as % of all DALYs, all ages and sexes in the Nordic and Germany, 1990–2019 (IHME 2023)

The non-communicable diseases (NCDs), which now dominate the health landscape, accounting for 87,7% of all Disability-Adjusted Life Years in the Nordic countries and Germany exacerbate the demographic challenges highlighted in figure 4 (IHME 2023). This stark statistic highlights a shift in the disease burden from communicable to chronic conditions, which are both more prevalent and more demanding in terms of long-term healthcare resources. The healthcare systems, originally designed for episodic treatment of acute illness, are now required to manage long-term, complex conditions that demand ongoing care and significant medical resources. An interesting contradiction is the sense of a "false status quo" that most people know that the health system is failing but we choose to keep it. Therefore, to bring change, hard and sometimes unpopular decisions might need to be made.

The healthcare landscape is being further reshaped by factors outside traditional healthcare delivery. Advances in technology and the digital transformation of health services are introducing new capabilities but also new complexities. The proliferation of digital health technologies promises enhanced efficiency and patient outcomes but also requires substantial investment in infrastructure and skills training for health professionals. Moreover, the integration of big data and artificial intelligence into healthcare is pushing the boundaries of what can be achieved, particularly in terms of personalized medicine and early diagnostics.

However, these advancements bring their own set of challenges. They demand a rethinking of regulatory frameworks, particularly concerning data privacy and security, and raise ethical questions about equity in access to healthcare innovations. Additionally, the digital divide—differences in access to and proficiency with digital health tools—could widen existing health disparities if not adequately addressed. For healthcare professionals, this requirement represents an additional burden, which in some instances has contributed to a heightened incidence of burnout. This technological shift, while beneficial in many respects, demands careful management to ensure that the integration of these innovations does not adversely affect those it is designed to help.

3.1.2 The Cost of Inaction

The concept of the Cost of Inaction (COI) provides a handy and critical lens through which to view the potential consequences of maintaining the status quo in healthcare systems, compared to the more commonly discussed Return on Investment (ROI). For a visualisation, see figure 5. Often, discussions around prevention are overshadowed by a lack of evidence on the ROI, which is why COI is a much better lens to look through. In addition, the lack of long-term perspectives in decision making, so-called entrenched short termism, compound the issue as politicians must deliver

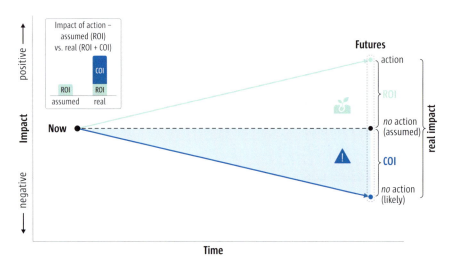

fig. 5   Visualising the Cost of Inaction (COI): cost-benefit analyses often take into account the positive impact of investment as ROI. As a result, these economic assessments seldom consider the future negative impact of not addressing threats. A realistic measure for decision-making considers both the positive impacts as well as the avoided negative impacts.

on their promises within the four-year election cycle. Unlike ROI, which assesses the potential gains from specific actions, COI evaluates the potential losses incurred by failing to act. This perspective is particularly vital in healthcare, where inaction can lead to significant public health and economic repercussions. According to Miquel Porta in "A Dictionary of Epidemiology", COI is defined as "an expression in monetary terms of the damage that will be caused if no or limited intervention is taken" (Porta 2014). This encompasses scenarios where policies are not developed beyond their current state or where existing policies are not adequately enforced. Economically, the costs of inaction represent the foregone benefits that could be realized with appropriate interventions and regulations.

> Costs of inaction are the foregone benefits that could be achieved by taking action.

Inaction, particularly in preventive care, can lead to escalating healthcare costs as chronic diseases become more prevalent. Without interventions aimed at promoting healthier lifestyles and disease prevention, through primary and secondary prevention, healthcare systems likely face unsustainable financial pressures. These include the high costs of treating late-stage diseases rather than preventing them. Additionally, as non-communicable diseases rise due to aging populations and lifestyle factors, inaction will strain healthcare resources. Hospitals may become overwhelmed, leading to decreased care quality and increased wait times for treatment. The healthcare workforce also suffers from inaction. Failing to invest in the development of new skills necessary for modern healthcare can weaken the system's adaptability to new technologies and treatment methods. Moreover, the lack of proactive measures to enhance healthcare workers' health and well-being can lead to higher rates of burnout and turnover.

3.1.3 The Futures Perspective

By employing strategic foresight in the Nordic Health 2030, stakeholders can develop policies that not only address current health issues but also prevent future problems. Strategic foresight offers a vital framework for addressing the challenges facing modern healthcare systems. It operates under the principle that multiple futures are possible, and none are predetermined or entirely predictable. This approach acknowledges that our present choices and actions have profound implications for future generations. By recognizing that we often overestimate the impact of our actions in the short term and underestimate them in the long term, strategic foresight helps to navigate potential futures more carefully. Strategic foresight is not about predicting the future but about understanding the possibilities that the future holds. It serves as a model for consensus building and is particularly effective in overcoming the entrenched short-termism that often hampers proactive healthcare policies. By employing a systems-thinking approach, it allows policymakers and healthcare leaders to better understand the second and third-order effects and the dynamic interrelations between various trends and drivers. This comprehensive understanding aids in crafting strategies that are robust against a range of possible futures.

3.2 Investing in the Future

To truly change our approach to healthcare, there must be a paradigm shift in how we perceive health: not merely as a cost to be managed, but as a vital investment in our collective future. This shift in mindset recognizes that proactive spending on health—especially in preventive measures, education, and community programs—can yield substantial returns, not only in reduced healthcare costs but also in enhanced productivity, improved quality of life, and greater societal well-being. By viewing health spending as an investment, we enable a more sustainable approach that prioritizes long-term benefits over short-term savings. This perspective encourages a holistic approach to policymaking, where health considerations are integrated across all sectors, recognizing the profound impact that a healthy population has on the economic and social fabric of society.

To embrace this mindset, decision-makers must recognize that health extends far beyond medical care and health policies alone. The determinants of health, a concept introduced in the 1970s by the WHO and further elaborated by global scholars, highlight the multifaceted nature of health. These determinants include an individual's physical environment, medical care, genetics, social circumstances, and behavior. These factors remain critically relevant today, especially in guiding where future investments in health systems should be directed.

The WHO advocates for a holistic view of health, urging policymakers to consider health as a broad concept influenced by not only medical but also social, economic, digital, and infrastructural policies. Currently, the majority of health investments flow into medical care – hospitals, long-term care facilities, and pharmaceuticals – which only accounts for about 11% of the determinants of health. In contrast, individual behaviour and social circumstances, which make up 60% of the determinants, receive far less investment shown on figure 6 (determinantsofhealth.org). This discrepancy is significant, considering the substantial impact that factors such as income, education, dietary habits, and mental health have on health outcomes.

Investing more in these broader determinants could potentially yield much greater health outcomes than the current heavy investment in medical care. The challenge,

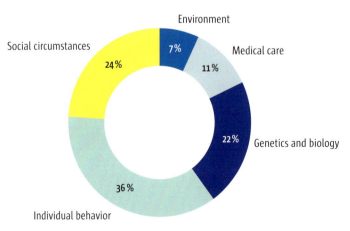

fig. 6 Social determinants of health

therefore, is not deciding whether to shift focus but rather how to effectively make this transition. Embracing this broader investment in health is crucial, even though the returns may be difficult to quantify immediately. It requires a fundamental shift in mindset from short-termism in health investments to a long-term, preventive strategy that considers the wide-ranging social determinants of health. This shift not only promises better health outcomes but also a more sustainable and equitable health system for future generations.

Health is a central societal pillar and therefore must transcend traditional boundaries to become a universal priority involving political, corporate, administrative, and societal spheres. Each of these sectors holds a crucial role in fostering a holistic health system that not only responds to illnesses but actively promotes wellness and prevents disease.

The most profound change in the healthcare system involves a paradigm shift at the societal level—where the responsibility for health increasingly lies with individuals and their communities. The future points towards a model where health care is more decentralized, moving away from central super-hospitals to community-based health centers that emphasize local and accessible health services. In this model, individuals are empowered to take proactive roles in maintaining their health, supported by digital tools and data that enable them to make informed health decisions. This empowerment helps keep the healthy population out of the traditional healthcare system, reducing strain and allowing resources to be focused on those who need them most, including providing long-term and palliative care. Such a system not only supports those in immediate need but also facilitates a broader cultural shift towards preventative care, where community and individual actions merge to create a resilient, health-focused society. This need a rethinking of what the role of the hospital is in the future.

An effective shift to preventive strategies is crucial for a sustainable healthcare system.

To create effective synergies, there must be a concerted effort to integrate health considerations into all policy areas—known as a 'health in all policies' approach. This strategy ensures that every aspect of public policy contributes positively to health outcomes, creating a supportive environment that enables individuals to lead healthier lives. By focusing on prevention and integrating health into everyday community settings, the healthcare system can transform from being purely reactive to becoming a proactive force in public health.

3.3 Nordic Health 2030: a Vision for 2030

In 2019, the Copenhagen Institute for Futures Studies through the Nordic Health 2030 initiative brought together key health stakeholders from Denmark, Norway, Sweden, Finland, and Iceland, launching a series of workshops aimed at reshaping the future of health in the Nordic region. These workshops facilitated an open dialogue on overcoming existing challenges and identified necessary resources, partnerships, and leadership strategies to transition towards a health paradigm focused on personalized prevention.

The process aligned with the Nordic Council of Ministers' goal to make the Nordic Region the most integrated in the world by 2030, particularly in health. A broad consensus emerged among both private and public stakeholders on adopting common values and innovative, collaborative models for healthcare management, delivery, and regulation. This consensus was crystallized in a final report published in October 2019, which proposed new concepts for the future of Nordic health.

These efforts catalysed a sustained interest in regional healthcare collaboration, leading to the ongoing Nordic Health 2030 Movement. The movement aims to integrate and apply the insights from the initial workshops to promote excellent population health, leadership, and collaborative action across the Nordics.

While the initial phase inspired various activities and highlighted the urgency of addressing health issues in the region, it also underscored the need for stakeholders to prioritize engagement areas and develop robust action plans. This led to the second multi-stakeholder process, "Nordic Health 2030 – From 'What' to 'How'," focusing on building consensus and creating action plans for systemic change. The ongoing ambition is to equip and exemplify the Nordic region as a leader in health, leveraging strategy and foresight tools to navigate and shape the future health landscape effectively.

> *The vision for Nordic Health 2030*
>
> *Through cross-border and -sector collaboration, the Nordic region will become home to the healthiest and most connected populations, as well as build and support the most digitally enabled, data-driven, integrated, and sustainable health systems in the world.*

In the following section you can read about the preferred scenario for the Nordics in 2030 which is built upon the vision.

By 2030, the Nordic region has embarked on an ambitious journey to transform its healthcare landscape through the Inner Nordic Health Area initiative, focusing on creating the most connected, digitally enabled, and sustainable health systems in Europe. This evolution was driven by robust cross-border and sectoral collaborations, emphasizing health sustainability and the integration of health in all policies, which include the holistic application of data and digital tools in healthcare management.

A crucial component of this transformation is the establishment of the Humanome (s. fig. 7), a digital health model that maximizes data usability and enhances individuals' access to, use of and control over their health data. This initiative supports the Nordic health systems' shift towards precision medicine and preventive care, aiming to reduce the avoidable disease burden by 50% within the decade.

Central to this shift is the Nordic health 5/5 aspiration, a strategic reallocation of health budgeting whereby 5% of GDP is dedicated to late intervention and treatment while the other 5% is invested in early intervention and prevention. This balanced approach not only aims to maintain health spending around 10% of GDP but also promotes a sustainable health model that prioritizes early detection and precise interventions.

Another important concept is the Sustainable Health Model demonstrates the dynamics of health and health-relevant data exchanges among individuals, organizations, and health systems visualised on figure 8. It facilitates the generation of real-time health insights, promotes the enduring health and well-being of individuals, and supports the use of both individual and population data for prompt interventions and

3 Transforming Healthcare: From Sick Care to Preventive Health

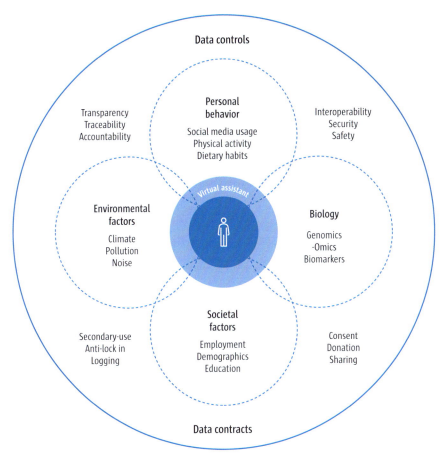

fig. 7　The Humanome model

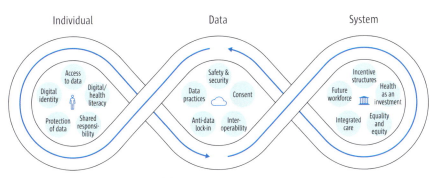

fig. 8　The sustainable health model

research. Additionally, it enhances the efficiency of healthcare systems and the overall health of populations.

By 2030, the Nordic countries have significantly increased their collaboration on clinical and regulatory levels, striving towards a sustainable health model that integrates the principles of One Health and Planetary Health. This concerted effort across the Nordic nations, along with enhanced cooperation with European and global partners, has positioned the Nordics at the forefront of a preventive health paradigm, emphasizing a broad application of secondary prevention to keep populations healthy for as long as possible.

3.4 Perspectives

Germany faces big changes in its health landscape, especially in concern of hospitals, but also e.g. in the whole approach to digital health and use of data. The challenges identified in Germany are very similar to those found in the Nordics – which is why the proposed new approaches to health developed with Nordic Health 2030 could provide huge value to the changes Germany needs to embark on – and with time there might be an interest for a Nordic-German collaboration to build sustainable health models.

The focus on health needs to move towards important but non-acute interventions. Our health thinking was built on responding to communicable disease and accidents – now the disease burden is 85% non-communicable and largely chronical diseases that require early and precise diagnostic and treatment in order to reduce the avoidable disease burden, estimated to be from 25-30% and with that reduce the cost of inaction. Reducing the avoidable disease burden and Cost of Inaction should really become the core elements of Value-Based Care.

Germany faces a critical moment in hospital reform and digital health innovation as it contends with the impending retirement of one-third of its healthcare workforce within the next decade. More of the same will not solve the challenge and deliver on the hope with digital and fewer hospitals. It needs a new paradigm and Nordic Health is one proposal for how that could look.

> *It can be further explained with the 5 + 2 challenges logic*
>
> *Never have we had more:*
>
> 1. *Money for health*
> 2. *Health Care Professionals*
> 3. *Tools/equipment – data/information/knowledge*
> 4. *More dissatisfaction from health care professionals*
> 5. *More dissatisfaction from patients and population*
>
> I. *Never we had more disease (burden)*
> II. *Practically all health systems are stressed and on the brink of breakdown*
>
> *With these 5 + 2 facts – there is the time to think and rethink – are we doing the right things and are we doing the things right – it is time to rebuild towards sustainable health.*

3.5 Conclusion

The transition from a reactive healthcare system focused on "sick care" to a proactive one emphasizing preventive health is essential for sustainable and effective healthcare management. The Nordic Health 2030 initiative and other collaborative efforts across Europe highlight the urgent need for this shift by promoting strategic foresight, synergies between healthcare stakeholders, and investment in prevention. The data from the Nordic countries and Germany underscore that healthcare systems are at a critical crossroads, with unsustainable expenditure trends and rising dependency ratios. A holistic, integrated approach with health as a societal pillar, a comprehensive view of social determinants, and empowering individuals to take ownership of their health are imperative.

Time to think: Are we doing the right things and are we doing things right?

To navigate future healthcare challenges effectively, strategic foresight and technology-driven innovations like the Humanome are crucial. They can leverage data for better preventive strategies and align with the 50/50 aspiration of balancing budgets between treatment and prevention. The Nordic Health 2030 vision provides a blueprint for achieving healthier, digitally connected, and sustainable health systems.

Ultimately, embracing preventive care is not only about cost-saving or mitigating healthcare challenges but represents a broader societal commitment to enhancing quality of life, building solidarity and applying health as a societal value-creator. This proactive mindset, coupled with integrated policy efforts and robust partnerships, offers a promising pathway toward sustainable, person-centric, and preventive healthcare systems by 2030.

References

Institute for Health Metrics and Evaluation (IHME) (2023) Global Burden of Disease Study 2019 (GBD 2019) Data Resources. URL: https://ghdx.healthdata.org/gbd-2019 (retrieved 26/08/24)

OECD (2024a) National Accounts – Main aggregates, Gross domestic product (GDP). URL: https://www.oecd-ilibrary.org/economics/data/aggregate-national-accounts/gross-domestic-product_data-00001-en (retrieved 26/08/24)

OECD (2024b) Health expenditure and financing. URL: https://data-explorer.oecd.org/vis?lc=en&fs%5B0%5D=Topic%2C1%7CHealth%23HEA%23%7CHealth+expenditure+and+financing%23HEA_EXP%23&pg=0&fc=Topic&bp=true&snb=4&vw=tb&df%5Bds%5D=dsDisseminateFinalDMZ&df%5Bid%5D=DSD_SHA%40DF_SHA&df%5Bag%5D=OECD.ELS.HD&df%5Bvs%5D=1.0&dq=NOR%2BISL%2BDEU%2BFIN%2BSWE%2BDNK.A.EXP_HEALTH.PT_B1GQ._T._T._T...&pd=2015%2C2023&to%5BTIME_PERIOD%5D=false&ly%5Bcl%5D=TIME_PERIOD&ly%5Brw%5D=REF_AREA (retrieved 26/08/24)

Porta M (2014) Costs of Inaction. In: Porta M (eds.) A Dictionary of Epidemiology. URL: https://www.oxfordreference.com/view/10.1093/acref/9780199976720.001.0001/acref-9780199976720-e-2105 (retrieved 21/08/24)

World Bank (2024a) Population ages 65 and above, percentage of total population. URL: https://data.worldbank.org/indicator/SP.POP.65UP.TO.ZS?end=2023&name_desc=true&start=1960&view=chart (retrieved 26/08/24)

World Bank (2024b) Age dependency ratio, percentage of total population. URL: https://data.worldbank.org/indicator/SP.POP.DPND?name_desc=true (retrieved 26/08/24)

B   Das System an neuen Zielen ausrichten

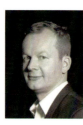

Bogi Eliasen

Bogi Eliasen is the Health Director at Copenhagen Institute for Futures Studies, a visionary, an enabler, and a driver behind numerous initiatives and international programmes related to healthcare innovations, health data, digital health, and genomics (inter alia, FarGen, Nordic Health 2030, Movement Health 2030, Future Proofing Index). For his efforts, Bogi Eliasen received the HIMSS Future 50 global award. Bogi's holistic vision is to shape future personalized health paradigm through ambitious projects and establishment of global networks. Hence, his next big focus: to facilitate the shift and to build bridges between personal and public health.

4

Pflege neu denken: Value schaffen für alle Lebenslagen

Bernadette Klapper und Martina Hasseler

Deutschland benötigt eine Transition zu einem tragfähigen, pflegefachlich grundierten Pflegewesen. Dieses sichert Versorgung und steigert die Lebensqualität auch in Phasen von Pflegebedürftigkeit. Es verschafft der pflegerischen Care- und Cure-Arbeit einen anderen Stellenwert im wirtschaftlichen Gefüge der Gesellschaft.

4.1 Priorisierung der Langzeitpflege

Die Zukunft beginnt in jeder Sekunde. Sie passiert – wie sie passiert, können wir beeinflussen. Dazu braucht es Zielbilder, eine Betrachtung des gegenwärtigen Status und ein Verständnis für die vergangene Entwicklung, die ebenfalls mit Macht Zukunft gestaltet. Die Betrachtung der gegenwärtigen Situation fällt insgesamt recht ernüchternd aus. Überall scheint sich Erneuerungsbedarf zu zeigen, sei es im Bildungssystem, in der Verkehrsinfrastruktur, der Verteidigung oder anderen Bereichen. Das Gesundheitssystem bildet da keine Ausnahme, im Gegenteil. Dabei schien es ja gerade in der zweiten Hälfte des letzten Jahrhunderts überaus erfolgreich. Fast jährlich konnten die steigende Lebenserwartung gefeiert und neue Technologien bestaunt werden. Medizinisches Wissen ist geradezu explodiert, vieles kann – auch intensiv – behandelt werden, sodass auch etliche ernste Diagnosen die Schärfe ihres Schreckens verloren haben. Dennoch steckt das System angesichts der aktuellen Herausforderungen in der Krise. Die Eingebundenheit in zunehmend globalisierte Märkte setzt das Finanzierungs- und Vergütungsmodell unter Druck. So sind beispielsweise Arzneimittel und andere Medizinprodukte auf internationale Lieferketten angewiesen, folgen im Einzelnen eigenen Logiken der Rentabilität und erzeugen eine

Dynamik, die von nationalen Playern wie Versicherern nur wenig beeinflusst werden kann.

Die Alterung der Gesellschaft erhöht den Versorgungsbedarf und verringert die Zahl der zur Verfügung stehenden Fachkräfte. Gleichzeitig sorgen die strukturelle Verfasstheit des Systems und seine geschlechterbezogene Rollen- und Aufgabenverteilung für hohe Veränderungsresistenz und Innovationsstau. Dabei wird das Knirschen im System sehr wohl wahrgenommen, und es wurden etliche einzelne, teils auch umfassende Reformvorschläge für das Gesundheitswesen erarbeitet (z. B. Klapper u. Cichon 2021; Laag u. Hasseler 2023; Piwernetz u. Neugebauer 2020). Aber noch scheinen alle Reformbemühungen – auch der aktuellen Legislatur – zu verhaftet im Bestehendem und in den Überzeugungen der Erfolge von gestern. Und sogar unsere Fähigkeit, den gegenwärtigen Zustand des Systems zu diagnostizieren, folgt noch den althergebrachten Bildern und riskiert damit, die bestehenden Pfadabhängigkeiten fortzuschreiben und Prioritäten für die Zukunft falsch zu setzen.

In der jüngeren Vergangenheit und aktuell neben der Neuordnung der Notfallversorgung und des Krankenhauswesens – beides Felder zäher Reformauseinandersetzungen, wird der zunehmende Mangel an Hausärzten und die Sorge um Praxisschließungen in der öffentlichen Debatte als vordringliches Problem thematisiert. Daneben erscheint es erstaunlich ruhig bestellt um die Kapazitäten in der ambulanten und stationären Langzeitpflege – trotz vorliegender Informationen, so zum Beispiel die Pressemitteilung von Destatis zu Beginn des Jahres (2024), dass „bis 2049 (...) voraussichtlich mindestens 280.000 zusätzliche Pflegekräfte benötigt (werden)". Im Frühjahr zuvor hatte Destatis vorausberechnet, dass bis 2035 ein Anstieg der pflegebedürftigen Menschen um 14 % auf 5,6 Mio. Personen zu erwarten ist und sich dieser Trend bis 2055 fortsetzen wird (Destatis 2023). Wuchsen in den letzten fünfzehn Jahren die Kapazitäten in der Langzeitpflege stetig an (Destatis 2022), so wird in den letzten Monaten von einer derzeit noch nicht überschaubaren Dynamik an Insolvenzen in diesem Bereich berichtet, deren Ursachen sich vermutlich vor allem aus Corona-Effekten, Personalmangel und gestiegenen Eigenanteilen zusammensetzen (Tagesschau 2023). Die Maßnahmen zur Stabilisierung der gesetzlichen Pflegeversicherung, die 2023 verabschiedet wurden, gelten gleichwohl als hoch umstritten und als nicht tragfähig (Haserück 2023). Sie sind ein Paradebeispiel für Pfadabhängigkeit: die bestehende, für den Nutzer bereits längst unübersichtliche Struktur wird nicht hinterfragt in ihrer Zukunftsfähigkeit, sondern sie wird mit finanzieller Aufstockung mehr schlecht als recht fortgeführt. Die fachliche Pflege, ihre Anforderungen und ihre Qualität selbst – oder gar Aspekte wie Pflegebedarfe zu erheben oder Pflegebedürftigkeit zu verhindern – werden dabei gar nicht betrachtet.

Im Ergebnis zeigt sich ein „Langzeitpflege-Neglect" erschreckenden Ausmaßes. Es bedeutet, dass die riesige Welle an Menschen mit Pflegebedarfen weitgehend übersehen, vor allem die alltägliche Lebensrealität von Millionen von Menschen komplett ausgeblendet wird. Denn Pflegebedarfe werden in unserem System nicht erhoben und damit bleibt offen, ob sie adäquat gedeckt werden. Wir haben nur bruchstückhafte Daten über die Inanspruchnahme von Leistungen. Pflegeskandale wie in Schliersee (Schanz 2023) werden nur durch Zufall aufgedeckt und sind womöglich nur die Spitze des Eisbergs. Die Frage, wie wir ein lebenswertes und würdevolles Leben in allen Lebenslagen – auch in den Jahren von Pflegebedürftigkeit – ermöglichen können, wird damit gar nicht erst aufgeworfen. Pflegebedürftige und ihre An- und Zugehörigen werden bürokratischer Überforderung ausgesetzt und mit der pflegeri-

4 Pflege neu denken: Value schaffen für alle Lebenslagen

schen Aufgabe allein gelassen. Denn das SGB XI formuliert nur ein Teilleistungsrecht und sieht entsprechend nur limitierte Unterstützung vor. Erhebungen zu physischer und psychischer Belastung von pflegenden Angehörigen fallen immer wieder erschreckend hoch aus (z.B. Bohnert-Joschko u. Bidenko 2022), bleiben jedoch weitgehend ohne Konsequenz für Reformen im SGB XI.

Wagt man die These, dass hausärztliche Medizin zukünftig in erheblichem Umfang von Künstlicher Intelligenz kompensiert werden kann – Ansätze dazu scheinen beispielsweise in einem bereits 2019 publizierten und vom Bundesministerium für Wirtschaft und Energie geförderten Policy Paper (Begleitforschung Smart Service Welt II) auf und werden praktisch in Lösungen wie der Ada App erfahr- und erahnbar – so gilt das für die Pflege nicht in gleichem Maße. Zwar lässt sich durch neue Technologien auch die langzeitpflegerische Versorgung gestalten; sie wird jedoch auch in Zukunft Anteile zeitintensiver (oft täglicher!) Interventionen beinhalten, die in direkter personenbezogener Interaktion erfolgen (müssen). Unsere Zielbilder für Gesundheitsversorgung und Langzeitpflege müssen auch vor diesem Hintergrund neu zusammengesetzt werden. Es gilt zu überprüfen, was wir uns davon in Zukunft erwarten und welche Ressourcen wir in welcher Weise dafür einsetzen können und wollen. Die Situation in der Langzeitpflege verlangt prioritäres und rasches Handeln sowie ein komplettes Umdenken.

> *Es zeigt sich ein „Langzeitpflege-Neglect" erschreckenden Ausmaßes.*

4.2 Langzeitpflege: viel Bürokratie, wenig Pflege

Es lohnt sich, die jetzige Situation in der Langzeitpflege differenzierter zu betrachten und den Blick vor allem darauf zu lenken, wie sie historisch gewachsen ist, auf welchen Verständnissen sie aufbaut und warum pfadabhängige Lösungen nicht zukunftsfähig sind.

Anfang des 20. Jahrhunderts hatten sich national wie international erste Ansätze eines modernen Pflegewesens gezeigt. In den USA begründete Lillian Wald die häusliche Krankenpflege, baute zusammen mit Mary Brewster den Henry Street Visiting Nurse Service auf und hob den Begriff der Public Health Nurse aus der Taufe. 1910 startete der erste Studiengang Public Health Nursing in New York. In Deutschland gründete Agnes Karll 1903 die Berufsorganisation der Krankenpflegerinnen Deutschlands als Zusammenschluss von nicht konfessionell gebundenen Krankenpflegerinnen, den Vorläufer des Deutschen Berufsverbands für Pflegeberufe (DBfK). Karll setzte sich u.a. sehr für Bildung im Pflegeberuf ein und sorgte für einen engen Kontakt zum International Council of Nurses, den neu gegründeten Weltbund. Das Dritte Reich setzte eine Zäsur und zeigte, wie sehr Medizin und Pflege missbraucht werden können.

Die Neuordnung nach 1945 war dem damaligen Siegeszug der modernen Medizin und der Geschlechterkultur verhaftet; sie vollzog die wesentlichen Weichenstellungen für die heute noch wirksamen Strukturen. Der Arztvorbehalt wurde in der Sozialgesetzgebung festgeschrieben, die berufliche Pflege ausschließlich als „Erfüllungsgehilfin" des Arztes gesehen. Die Langzeitpflege wurde als Angelegenheit der Familien betrachtet, damit diffus im Privaten und Sozialen verortet und nicht als Teil von Gesundheitsversorgung.

B Das System an neuen Zielen ausrichten

> *Faktisch bedeutete das, Pflege als unbezahlte Frauenarbeit zu fassen und damit einem Verständnis Vorschub zu leisten, das noch heute als „Pflege kann jede/r" die Einführung eines zukunftsfähigen Pflege- und Gesundheitswesens behindert.*

Die Säkularisierung der beruflichen Pflege mündete trotz erster Emanzipationsbemühungen in umfassender Fremdbestimmung, die dem Familienbild der 1950er-Jahre entsprach. Hat die zweite Frauenbewegung dafür gesorgt, dass Ehefrauen nicht mehr um Erlaubnis bitten müssen, um ein eigenes Konto zu führen oder einer Erwerbstätigkeit nachzugehen, so ist die berufliche Pflege nach wie vor an „ihren Mann" – den ärztlichen Vorbehalt – gebunden. Ein kleiner Bereich beruflicher Autonomie wurde erst mit dem Pflegeberufegesetz von 2017 zugestanden, ist jedoch kein Selbstläufer und muss sich in der Praxis gegen jahrzehntelange Traditionen erst durchsetzen. Bemerkenswert ist, dass in der ehemaligen DDR die Pflegefachberufe mit einer hochschulischen Ausbildung einen professionellen Status erreicht hatten, der mit der Wiedervereinigung wieder verloren ging. Wenngleich die Ausrichtung nach sowjetischem Vorbild eher medizinorientiert war, so gab es dennoch das Profil der sogenannten „Gemeindeschwester" mit zugehender Ausprägung.

Die Einführung der sozialen Pflegeversicherung in den 1990er-Jahren hat die Fremdbestimmung weiter zementiert. In einer Fülle bürokratischer Details ist im SGB XI und den zugehörigen Richtlinien festgehalten, was „Pflegebedürftigkeit" definiert und wie sie in leistungsbegründende Grade einzuteilen ist. Es gibt außerdem eine Vielzahl von Regelungen, die das alltägliche Handeln betreffen und Pflege damit als Ansammlung von körperbezogenen Verrichtungen fassen. Die „Pflegebedürftigkeit" wird vom Medizinischen Dienst begutachtet und erfasst lediglich das Recht auf Inanspruchnahme von (limitierten) Leistungen. Deren Ausführung wird kleinteilig kontrolliert. Einzelheiten in den Regulierungen wie mögliche „pflegerische" Maßnahmen bis zu Betriebskosten werden nicht etwa durch die Profession Pflege gemäß ihrer Wissensbestände bestimmt, sondern durch eine große Runde Akteure in Gremien wie z.B. dem Qualitätsausschuss nach § 113 SGB XI nach Interessenlage verhandelt. So schließt das SGB XI in mehrfacher Hinsicht Pflegefachlichkeit aus.

Mit dieser Fassung der Langzeitpflege wurden und werden entscheidende Weiterentwicklungen verhindert. „Pflege" wird in ein extrem reduziertes Raster gepresst und kann sich kaum an der jeweiligen individuellen Bedarfssituation ausrichten. Das größere Handlungsfeld Langzeitpflege erscheint nur in Fragmenten, welche nicht zwingend von Pflegefachpersonen erbracht werden, z.B. können auch Sozialversicherungsangestellte die Pflegeberatung durchführen. Dass es mehr braucht als „Körperpflege", zeigt sich an der Einführung einzelner Funktionen wie z.B. präventiven Hausbesuchen und Koordinationsleistungen sowie an der wachsenden Zahl von „Kümmerer-Projekten" im Quartier. Es werden mit diesen Funktionen keineswegs immer Pflegefachpersonen betraut. Das heißt, den Unterstützungsbedarfen wird mehr oder weniger improvisiert, projektbezogen, von Ort zu Ort und von Region zu Region unterschiedlich begegnet. Die Zusammenarbeit mit den ambulanten Pflegediensten und örtlichen Pflegeheimen ist unklar.

Pflegebedarfe werden weder erhoben noch gedeckt.

Damit wird zwar irgendwie geholfen, Pflegebedarfe werden jedoch weder erhoben noch gedeckt, Angehörige bleiben vielfach allein in der Pflegesituation. Pflegebedürftigkeit wird nicht systematisch verhindert und gemindert. Angesichts der zu erwartenden Zahlen wäre es dringend, evidenzbasiert und mit tragfähigen Konzepten vorzugehen, also Public Health Nursing zu etablieren sowie die ambulante Pflege neu zu organisieren und damit den Weg zu einem flächendeckenden Pflegewesen für Deutschland einzuschlagen, das Teil der Gesundheitsversorgung wird.

4.3 Skizze eines zukunftsfähigen Pflegewesens

Der Weg zu einem zukunftsfähigen (Langzeit-)Pflegewesen eröffnet sich, wenn anerkannt wird, dass es für die Ausübung von Pflege genuin pflegerische Wissensbestände braucht und dass Pflege sich insgesamt über ein weites Handlungsfeld erstreckt. Fachliche Pflege muss als konstitutiver Teil einer sozial und lebensweltlich verankerten Primärversorgung in der „Soziales" und Gesundheitsversorgung verschmelzen, gedacht und nicht in unseliger Trennung zerrieben werden.

Es geht darum, Pflege auf Grundlage ihrer Fachlichkeit als eigenständige, verantwortliche Profession aufzubauen, die ihr Handeln aus der Pflegewissenschaft ableitet. Mit dem Ziel, durch Gesundheitsförderung und Prävention den Menschen die Gesundheit möglichst lange zu erhalten sowie ein selbstständiges und selbstbestimmtes Leben auch mit Einschränkungen zu ermöglichen, verknüpft sie Public Health Nursing und die Verhinderung von Pflegebedürftigkeit mit der „Pflege des Pflege-Settings" (Unterstützen und Empowern pflegender An- und Zugehöriger in dieser Aufgabe) und der individuellen pflegerischen Umsorgung. Zu Public Health Nursing gehört ein zugehender Ansatz mit dem Fokus auf vulnerablen Bevölkerungsgruppen.

Dazu ist erforderlich, die Pflegewissenschaft als Disziplin (Wissenschaftsrat 2023) zu fördern und pflegewissenschaftliche Forschung zu Gesundheitsförderung, Prävention, Lebenslagen und zugehenden Interventionen, Pflegebedarf, Verhinderung von Pflegebedürftigkeit sowie die Entwicklung von pflegesensitiven Qualitätsindikatoren u.v.m. zu fördern und umfänglich zu finanzieren. In der Primärversorgung müssen neue pflegerische Rollen wie die Community Health Nurse (DBfK 2022) oder gar der Doctor of Nursing Practice Einzug halten, die ein evidenzbasiertes Pflegewesen in der Primärversorgung und Langzeitpflege mitaufbauen, aktiv halten und weiterentwickeln. Idealer Arbeitsort wäre ein multiprofessionelles Primärversorgungszentrum (Robert Bosch Stiftung 2021; Bundesverband Managed Care 2022), das nach den regionalen Bedarfen und lokalen Möglichkeiten neben allgemeiner Medizin einschlägige Angebote wie Wohn- und Pflegeberatung, pflegerische Hausbesuche, Netzwerkarbeit im Quartier mit Einbindung von Ehrenamt und Leistungen spezialisierter Pflege wie Wundversorgung, Diabetes-Sprechstunden u.v.m. vorhält.

Auch die jetzige ambulante Pflege muss neu aufgestellt werden. Hier muss die Verantwortung für die individuelle Pflege bzw. für die Begleitung pflegender An- und Zugehöriger von Pflegefachpersonen übernommen werden. Diese Verantwortung sieht das jetzige System nicht vor. Dies inkludiert die Verordnung von häuslicher Krankenpflege mit den dazu notwendigen Hilfsmitteln, die Einführung der Erhebung des Pflegebedarfs und der Ableitung von ent-

Public Health Nursing sollte etabliert und ambulante Pflege neu organisiert werden.

sprechenden Leistungen. Die ambulante Pflege sollte so vergütet werden, dass sie auf Grundlage evidenzbasierter Erkenntnisse arbeiten kann und muss, Prävention vor Kompensation leistet und befähigt wird, das jeweilige Pflege-Setting zu pflegen, das heißt pflegende Angehörige anzuleiten, kontinuierlich zu begleiten und bei Bedarf unterstützende Interventionen zu ermöglichen oder zu vermitteln. Pflegefachpersonen in der ambulanten Pflege sollten darüber hinaus erweiterte Kompetenzen anwenden können wie beispielsweise Schmerz- und Insulindosen anzupassen, Probleme der Ernährung und Verdauung eigenständig zu lösen sowie pflegerisch begründet zur Physio- oder Logopädie überweisen zu dürfen. Sie sollten frühzeitig in die Übergangspflege eingebunden werden, um die Rückkehr in die Häuslichkeit sicherstellen zu können.

Ein regelmäßiger Austausch mit den lokalen Community Health Nurses, sowohl fallbezogen als auch übergreifend („Pflegekonferenz") sollte fester Bestandteil der Regelversorgung werden, ebenso der Austausch im multiprofessionellen Team. Hilfreich dabei ist der Einsatz von digitalen Anwendungen und vor allem von gemeinsamen Kommunikationskanälen bzw. der Zugang von allen Beteiligten zur elektronischen Patientenakte (ePA).

Schließlich müssen die „administrativen" Hilfetöpfe wie Pflegegeld, Verhinderungspflege und Kurzzeitpflege für pflegende Angehörige neugeordnet und vereinfacht werden.

Zweifelsohne müssen für ein so skizziertes Pflegewesen erhebliche Änderungen im gesetzlichen Rahmen, in der Finanzierung und Vergütung vorgenommen werden. So müssen die Häusliche Krankenpflegerichtlinie verändert und die Befugnisse für Verordnungen und Heilkundeausübung für die professionelle Pflege erweitert werden. Der Arztvorbehalt sollte sich nur noch auf medizinische und nicht mehr auf pflegefachliche Sachverhalte erstrecken. Die Begutachtung durch den Medizinischen Dienst kann als redundant entfallen, indem international etablierte Pflegediagnosen, Interventionen und Outcomes (NANDA-I, NIC, NOC) eingeführt und die Pflegefachpersonen in die Lage versetzt werden, diese anzuwenden. Der Medizinische Dienst wäre – wie im Gesundheitswesen üblich – für die Beurteilung der Angemessenheit der Versorgung u.a. zuständig. Eine Umstellung des Systems ist möglich; es erfordert Mut und den Blick dafür, was wir gewinnen können.

Der Arztvorbehalt sollte nicht mehr für pflegefachliche Themen gelten.

4.4 Value Proposition

Der Wert eines flächendeckenden, evidenzbasierten Pflegewesens in Deutschland ist vielfach:

- Pflege tritt aus dem Unsichtbaren hervor. Ein neues Pflegewesen enthält die Botschaft, dass auch mit Einschränkung und Pflegebedürftigkeit ein gutes Leben möglich ist. Es bringt den Menschen eine längere Zeit in Selbstständigkeit und für die Menschen mit Pflegebedarf mehr Lebensqualität. Pflegende An- und Zugehörige erfahren mehr Entlastung, auch ihre Lebensqualität und Gesundheit wird gesteigert.
- Die fachlich begründete Einschätzung von Pflegebedarfen anhand validierter, international etablierter Instrumente erzeugt Transparenz und eine rationale

Grundlage für Weiterentwicklungen, Finanzallokationen und Steuerungen im System.
- Der Pflegeberuf wird attraktiver, weil er selbstbestimmter agieren und sich auch in neuen Rollen an der Gestaltung der Gesundheitsversorgung beteiligen kann. Dadurch verbleiben mehr Menschen im Beruf und der Fachkräftemangel wird kleiner. Mehr Pflegearbeit verstärkt den Wirtschaftsfaktor Pflege.
- Die Versorgung wird wirtschaftlicher. Die Reduktion von Pflegebedürftigkeit verringert Kosten, ebenso die Reduktion von redundanten Prozessen und von unnötigen Abstimmungen. Bessere Leistungen und die Konzentration auf die nachweislich wirksamen Leistungen werden möglich. Teurer wird es, wenn weiter – pfadabhängig – Aufwand und Mittel in überkommene Strukturen gesteckt werden, anstatt „das Geschäftsmodell zu ändern".
- Es wird ein Beitrag zur Geschlechtergerechtigkeit geleistet, indem das Pflegewesen nicht mehr selbstverständlich auf unbezahlter Frauenarbeit aufbaut und bessere Bedingungen für den Frauenberuf Pflege geschaffen werden. Familien und pflegende Angehörige können Beruf und Familienpflege besser vereinbaren. Das Risiko der Altersarmut vor allem der pflegenden Frauen wird reduziert.
- Es wird dem Erkenntnisstand eines hoch differenzierten und zunehmend komplexeren Gesundheitswesens gerecht – zu Spitzenmedizin gesellt sich Spitzenpflege. Ein tragfähiges Pflegewesen sichert die Daseinsvorsorge und unsere solidarische und demokratische Gesellschaftsordnung, welche den Schutz der Menschenwürde im ersten Artikel ihres Grundgesetzes führt.

Literatur

Begleitforschung Smart Service Welt II, Institut für Innovation und Technik (iit) in der VDI/VDE Innovation + Technik GmbH (2019) Anwendung Künstlicher Intelligenz in der Medizin. Ein Policy Paper der wissenschaftlichen Begleitforschung des Technologieprogramms Smart Service Welt II gefördert vom Bundesministerium für Wirtschaft und Energie. URL: https://www.digitale-technologien.de/DT/Redaktion/DE/Downloads/Publikation/SSW_Policy_Paper_KI_Medizin.pdf?__blob=publicationFile&v=1 (abgerufen am 07.07.2024)

Bohnet-Joschko S, Bidenko K (2022) Hochbelastete Gruppen pflegender Angehöriger – Ergebnisse einer Cluster-Analyse. Das Gesundheitswesen 84(06): 510–516. DOI: 10.1055/a-1378-8897

Bundesverband Managed Care BMC (2022) Integrierte Primärversorgungszentren. BMC-Impulspapier zur Weiterentwicklung einer sozialraumbezogenen, fortschrittlichen regionalen Grundversorgung. URL: https://www.bmcev.de/wp-content/uploads/2022-10_BMC-Impulspapier_IPVZ.pdf (abgerufen am 07.07.2024)

Destatis – Statistisches Bundesamt (2024) Bis 2049 werden voraussichtlich mindestens 280.000 zusätzliche Pflegekräfte benötigt. Pressemitteilung Nr. 033 vom 24.01.2024. URL: https://www.destatis.de/DE/Presse/Pressemitteilungen/2024/01/PD24_033_23_12.html (abgerufen am 07.07.2024)

Destatis – Statistisches Bundesamt (2023) Pflegevorausberechnung: 1,8 Millionen mehr Pflegebedürftige bis zum Jahr 2055 zu erwarten. Pressemitteilung Nr. 124 vom 30.03.2023. URL: https://www.destatis.de/DE/Presse/Pressemitteilungen/2023/03/PD23_124_12.html (abgerufen am 07.07.2024)

Destatis – Statistisches Bundesamt (2022) Pflegeheime und ambulante Pflegedienste. URL: https://www.destatis.de/DE/Themen/Gesellschaft-Umwelt/Gesundheit/Pflege/Tabellen/pflegeeinrichtungen-deutschland.html (abgerufen am 07.07.2024)

DBfK – Deutscher Berufsverband für Pflegeberufe (2022) Community Health Nursing – Aufgaben und Praxisprofile. URL: https://www.dbfk.de/media/docs/newsroom/publikationen/CHN_Broschuere_2022-Aufgaben-und-Praxisprofile.pdf (abgerufen am 07.07.2024)

Haserück A (2023) Pflegeversicherung: Umstrittenes Pflegegesetz beschlossen. URL: https://www.aerzteblatt.de/archiv/231911/Pflegeversicherung-Umstrittenes-Pflegegesetz-beschlossen (abgerufen am 07.07.2024)

Klapper B, Cichon I (2021) Neustart! Für die Zukunft unseres Gesundheitswesens. Medizinisch Wissenschaftliche Verlagsgesellschaft Berlin

Laag S, Hasseler M (2023) Care Share 13. Entwurf für ein Public-Health-Gesundheitssystem. URL: https://www.hcm-magazin.de/entwurf-fuer-ein-public-health-gesundheitssystem-345752/ (abgerufen am 07.07.2024)

Piwernetz K, Neugebauer E (2020) Strategiewechsel jetzt! Corona-Pandemie als Chance für die Neuausrichtung unseres Gesundheitssystems. De Gruyter Berlin

Robert Bosch Stiftung (2021) Gesundheitszentren für Deutschland. URL: https://www.bosch-stiftung.de/sites/default/files/publications/pdf/2021-05/Studie_Primaerversorgung_Gesundheitszentren-fuer-Deutschland.pdf (abgerufen am 07.07.2024)

Schanz M (2023) Aus dem Pflegeskandal in Schliersee lernen – Missstände aufdecken! URL: https://www.rechtsdepesche.de/pflegeskandal-schliersee-missstaende/ (abgerufen am 07.07.2024)

Tagesschau (2023) Pflegeheimen geht es finanziell besser – vorerst. URL: https://www.tagesschau.de/wirtschaft/finanzen/pflegeheime-insolvenzgefahr-rwi-100.html (abgerufen am 07.07.2024)

Wissenschaftsrat (2023) Perspektiven für die Weiterentwicklung der Gesundheitsfachberufe. Wissenschaftliche Potenziale für die Gesundheitsversorgung erkennen und nutzen. URL: https://www.wissenschaftsrat.de/download/2023/1548-23.html (abgerufen am 07.07.2024)

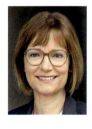

Dr. Bernadette Klapper

Bernadette Klapper ist Krankenschwester mit Berufserfahrung in Deutschland und Frankreich und Diplom-Soziologin mit Abschlüssen der Universitäten Hamburg und Bordeaux. Sie war Mitarbeiterin am Bielefelder Institut für Pflegewissenschaft, danach Projektleiterin „Leben im Alter" der Robert Bosch Stiftung. 2009 wechselte sie in die Bosch-Telemedizinsparte und 2012 zurück in die Robert Bosch Stiftung und war dort von 2016 bis 2021 Bereichsleiterin Gesundheit. Seit Oktober 2021 ist sie Bundesgeschäftsführerin des Deutschen Berufsverbands für Pflegeberufe e.V.

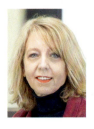

Prof. Dr. habil. rer. medic. Martina Hasseler

Professorin für Gesundheits- und Pflegewissenschaften an der Ostfalia Hochschule für angewandte Wissenschaften, Fakultät Gesundheitswesen, Pflege- und Gesundheitswissenschaftlerin, Venia Legendi in Rehabilitation und Rehabilitationspädagogik, Fakultät I der Carl von Ossietzky Universität Oldenburg, Krankenschwester mit Berufserfahrung in diversen Bereichen des Gesundheitswesens.

5

Über die Grenzen des Systems hinweg: Planetare Gesundheit erfordert mehr als grüne Versorgung.

Katharina Wabnitz und Dorothea Baltruks

Die globalen ökologischen und gesellschaftlichen Herausforderungen für das Gesundheitssystem nehmen an Bedeutung immer mehr zu. Das Konzept der planetaren Gesundheit dient hier zur Diagnosestellung wie auch als Lösungsansatz.

5.1 Diagnosestellung

5.1.1 Diagnose 1: ökologische Krisen

Die sogenannten ökologischen Belastungsgrenzen stellen kritische Schwellenwerte in neun natürlichen Systemen und Prozessen dar, die für die (Über-)Lebensbedingungen auf der Erde eine entscheidende Rolle spielen. Zu diesen Systemen und Prozessen gehören Klimawandel, Chemikalienbelastung, Ozonabbau, Luftverschmutzung, Ozeanversauerung, Frischwasser- und Landnutzungsänderungen sowie die Biosphärenintegrität. Im Laufe der letzten 10.000 Jahre Erdgeschichte, des Holozäns, standen diese Systeme und Prozesse miteinander in einem besonders stabilen Gleichgewicht und beförderten so die menschliche Zivilisationsentwicklung. Mittlerweile sind sechs von neun der ökologischen Belastungsgrenzen, die den sicheren Handlungsspielraum für die menschliche Zivilisation abstecken, teilweise weit überschritten (Richardson et al. 2023). Dieser sichere Handlungsspielraum ist für jede Grenze über Kontrollvariablen bestimmt wie zum Beispiel Veränderungen der CO_2-Konzentration über das Jahr für die Grenze Klimawandel. Werden diese Grenzen überschritten, steigt das Risiko irreversibler und nichtlinearer Veränderungen stark an, was für den Erhalt des klimatischen und ökologischen Gleichgewichts auf der Erde und damit die menschenfreundlichen Lebensbedingungen des Holozäns gravierende Auswirkungen hat (Steffen et al. 2018).

5.1.2 Diagnose 2: gesundheitliche Krisen und Ungerechtigkeit

Die Überschreitung der planetaren Grenzen hat bereits heute spür- und messbare Auswirkungen auf Gesundheit und Wohlergehen von Individuen und Gruppen. In Deutschland sind vor allem die Auswirkungen von Hitze und Hitzewellen aufgrund der Altersstruktur der Bevölkerung und der bis heute unzureichenden Anpassungsmaßnahmen relevant (Günster et al. 2021; Winklmayr et al. 2023). Durch häufigere und intensivere Hitzeperioden steigt diese Gesundheitsgefahr vor allem für ältere Menschen, Babys und Kleinkinder, Menschen, die im Freien arbeiten sowie Personen mit bestimmten Vorerkrankungen. 2022 kam es hitzebedingt zu etwa 8.000 vorzeitigen Todesfällen (Ballester et al. 2023). Und allein hitzebedingte Krankenhausaufenthalte werden 2050 voraussichtlich Kosten von 210–470 Mio. Euro im Jahr verursachen (Flaute et al. 2022).

Aber auch andere Extremwetterereignisse wie Dürren oder Überflutungen haben hierzulande akute und längerfristige Auswirkungen auf Sterblichkeit sowie körperliche und psychische Morbidität. Luftverschmutzung ist trotz Verbesserungen in den vergangenen Jahrzehnten nach wie vor eine große Gesundheitsgefahr. Feinstaubbelastung (PM 2,5) allein war im Jahr 2021 für 253.000 vorzeitige Todesfälle in der EU verantwortlich (European Environment Agency 2023).

Nicht nur global, auch in Deutschland sind Menschen mit niedrigem Einkommen häufiger und stärker von gesundheitlichen Umweltrisiken wie Luftverschmutzung oder Lärmbelastung sowie den Folgen der Klimakrise wie zunehmenden und intensiveren Hitzeperioden betroffen (BMAS 2021). Denn Gesundheitszustand und sozioökonomischer Status sind nach wie vor eng miteinander verknüpft. Kinder und Jugendliche aus Familien mit einem niedrigen sozioökonomischen Status haben ein 3,5-fach höheres Risiko für psychische Erkrankungen als Gleichaltrige aus wohlhabenderen Familien. Bei Erwachsenen treten die meisten chronischen Erkrankungen in niedrigeren sozioökonomischen Statusgruppen häufiger auf als in höheren, was auf unterschiedliche gesundheitliche Belastungen am Arbeitsplatz, der Wohnsituation, Zugang zu gesundheitsförderlicher Ernährung, Erholungs- und Sportmöglichkeiten, aber eben auch Unterschiede in der Exposition gegenüber Umweltrisiken erklärt werden kann (BMAS 2021).

Es besteht ein immenses sozioökonomisches Gerechtigkeitsproblem.

Sozioökonomisch oder in anderer Hinsicht benachteiligte Bevölkerungsgruppen tragen jedoch am wenigsten zu Entstehung und Exazerbation der ökologischen Krisen bei (Chancel et al. 2023). Hier besteht also ein immenses Gerechtigkeitsproblem.

5.1.3 Diagnose 3: Systemkrise

Der fossile, bewegungsarme, automobilzentrierte und konsumorientierte Lebensstil, der sich mittlerweile in den meisten Weltregionen (ausgehend von industrialisierten Ländern wie Deutschland) etabliert, ist nicht nur für die Überschreitung der ökologischen Belastungsgrenzen und damit der Zerstörung unserer Lebensgrundlagen verantwortlich. Er steht außerdem mit wachsenden Krankheitslasten in Zusammen-

5 Über die Grenzen des Systems hinweg: Planetare Gesundheit erfordert mehr als grüne Versorgung.

hang, vor allem von nichtübertragbaren und psychischen Krankheiten. Menschliche Aktivitäten, beispielsweise gemessen im exponentiellen Anstieg des globalen Bruttoinlandsprodukts, der Frischwassernutzung oder der Primärenergienutzung, spiegeln sich in ebenso rapiden zunehmenden Veränderungen der natürlichen Systeme und Prozesse wider wie dem Anstieg von Luftschadstoffen, Treibhausgasen und dem Verlust tropischen Regenwalds. Diese Entwicklung wird daher auch „Große Beschleunigung" genannt (Steffen et al. 2015). Im wachstumsorientierten und nicht nachhaltigen, neokolonialen globalen Wirtschaftssystem entfalten insbesondere kommerzielle Determinanten, also die Praktiken mittels derer kommerzielle Akteur:innen Gesundheit und gesundheitliche Chancen(un)gleichheit beeinflussen, negative Auswirkungen (Gilmore et al. 2023). Der Wissenschaftliche Beirat der Bundesregierung Globale Umweltveränderungen (WBGU) konstatierte 2021:

> „1. Unsere Lebensweise macht uns krank und zerstört den Planeten, 2. Gesunde Menschen kann es nur auf einem gesunden Planeten geben, 3. Wir müssen eine zivilisatorische Wende für planetare Gesundheit einleiten."

Das bedeutet: Eine Transformation des (globalen) gesellschaftlichen Zusammenlebens und der Art und Weise, wie wir wirtschaftet, ist unumgänglich und höchst dringlich.

5.2 Therapie: sozial-ökonomische Transformation für planetare Gesundheit

Wir verstehen planetare Gesundheit im Kontext der sozial-ökonomischen Transformation als leitenden Kompass oder Zukunftsvision für politisches und gesellschaftliches Handeln. Sie beschreibt ein breites, transdisziplinäres Verständnis von Gesundheit und ihren Einflussfaktoren und betont die natürlichen Lebensbedingungen, die notwendig für menschliches Wohlergehen und Gesundheit sind und von politischen, sozialen und ökonomischen Systemen geschützt werden sollten (Baltruks et al. 2022). In einer planetar gesunden Welt besteht außerdem Verteilungsgerechtigkeit innerhalb und zwischen den Generationen sowie zwischen den Arten und Gerechtigkeit in der Ausgestaltung der anstehenden transformativen Prozesse. Im Zentrum der politischen und gesellschaftlichen Aushandlungsprozesse über das Ziel und die Ausgestaltung der Transformation muss die Frage stehen, was für ein gutes Leben innerhalb planetarer Grenzen für alle – heute und in Zukunft – einerseits notwendig und andererseits genug ist (SRU 2024; Deutscher Ethikrat 2024).

Eine planetar gesunde Welt zeichnet sich durch Verteilungsgerechtigkeit aus.

5.3 Das deutsche Gesundheitswesen in der sozial-ökonomischen Transformation

Das System der medizinischen, pflegerischen und therapeutischen Versorgung spielt vor dem Hintergrund der planetaren Krisen eine tragische Doppelrolle: Einerseits trägt es selbst nicht unerheblich zum nationalen ökologischen Fußabdruck bei. So entfallen jeweils etwa 6% der Treibhausgasemissionen sowie 5% der Feinstaubbelastung und des Ressourcenverbrauchs Deutschlands auf die Krankenversorgung (Pichler et al. 2023; Lenzen et al. 2020). Andererseits ist das System durch die gesundheitlichen Auswirkungen der Klima- und Umweltkrisen zusätzlichen Belastungen ausgesetzt, die sich in Zukunft noch verstärken werden. Das System beinhaltet Anreize sowohl zur Über-, als auch zur Unter- und Fehlversorgung und auch Menschen in Gesundheitsberufen leiden unter dem zeitlichen und moralischen Druck, dem sie im System der pauschalen Fallvergütung sowie durch den Fachkräftemangel ausgesetzt sind.

Neben der Säule Versorgung existieren im deutschen Gesundheitswesen die beiden Säulen Rehabilitation und Öffentliche Gesundheit beziehungsweise Prävention und Gesundheitsförderung/Public Health. Im Folgenden wird skizziert, wie die gesundheitsförderliche und präventive Umgestaltung von Lebens(um)welten über die Ausschöpfung von Co-Benefits zu planetarer Gesundheit beitragen kann. Neben bedarfsgerechter Versorgung erfordert die sozial-ökonomische Transformation den Ausbau und die Stärkung eines tatsächlichen „Gesundheits"-Systems, insbesondere durch sektorenübergreifende Bemühungen.

5.4 Transformative Ziele für das Gesundheitswesen

Wir haben drei transformative Ziele für das deutsche Gesundheitswesen identifiziert, die parallel angegangen werden sollten und eine legislaturübergreifende politische Strategie erfordern (Wabnitz u. Baltruks 2023).

5.4.1 Minimierung des Bedarfs an Krankenversorgung

Um die Qualität und Versorgungssicherheit zu verbessern, wurde 2022 eine Regierungskommission für eine moderne und bedarfsgerechte Krankenhausversorgung eingerichtet, die in mittlerweile zehn Stellungnahmen Empfehlungen für eine Neugestaltung der Gesundheitsversorgung abgegeben hat (BMG 2023b). Im Juli 2023 haben sich der Bundesgesundheitsminister und die Gesundheitsminister der Länder auf Eckpunkte zur Krankenhausreform geeinigt (BMG 2023a). Diese beinhalten unter anderem

- die Einführung einer Vorhaltevergütung neben den Fallpauschalen,
- die Zuordnung von Leistungsgruppen basierend auf transparenten Qualitätskriterien und
- die Schaffung sektorübergreifender Versorger,

um den negativen Auswirkungen der Ökonomisierung entgegenzuwirken und die Versorgungsqualität zu steigern.

Allerdings fehlt in dieser Debatte oft ein systemischer Ansatz, der über die rein finanzielle und strukturelle Umgestaltung der Krankenversorgung hinausgeht und Prävention und Gesundheitsförderung einbezieht. Eine wirklich umfassende Neugestaltung des Gesundheitswesens sollte auch darauf abzielen, präventive und gesundheitsfördernde Lebensumgebungen zu schaffen. Dies würde nicht nur das Versorgungssystem entlasten, sondern auch zu seiner bedarfsgerechten Weiterentwick-

5 Über die Grenzen des Systems hinweg: Planetare Gesundheit erfordert mehr als grüne Versorgung.

lung beitragen und gleichzeitig seinen ökologischen Fußabdruck reduzieren (Wabnitz u. Baltruks 2023). Die Mitglieder der Kommission haben dies ebenfalls erkannt:

> „Zudem wird der Prävention [in der politischen Steuerung des Gesundheitswesens], einem Schlüssel zur Reduktion der stationären Fallzahlen, zu wenig Bedeutung beigemessen." (Regierungskommission für eine moderne und bedarfsgerechte Krankenhausversorgung 2022a)

Sie leiten daraus jedoch keine weitergehenden Empfehlungen ab.

Vermeidbare Risikofaktoren wie zum Beispiel die Belastung mit Luftschadstoffen zeichnen für einen Großteil der aktuellen Krankheitslast verantwortlich (Global Burden of Disease Collaborators u. Ärnlöv, J. 2020; Porst et al. 2022). Die entsprechend nachgefragten und erbrachten Versorgungsleistungen sind entsprechend Ausdruck vermeidbaren Leids und haben einen vermeidbaren ökologischen Fußabdruck (Hensher et al. 2020). Es steht außer Frage, dass qualitativ hochwertige Versorgungsleistungen im Bedarfsfall erbracht werden müssen. Aber Bedarfe (und damit Leid) könnten durch eine gesundheitsförderliche und präventive Umgestaltung unserer Lebens(um)welten vermieden werden, was darüber hinaus positive Auswirkungen (Co-Benefits) auf Klima und Umwelt hätte und das Versorgungssystem entlasten würde. Die Public-Health- und Verhaltensforschung hat gezeigt, dass die sozialen, baulichen und ökologischen Lebensumstände sowie wirtschaftlichen Rahmenbedingungen individuelle gesundheitsrelevante Entscheidungen des täglichen Lebens stark beeinflussen (WHO Commission on Social Determinants of Health 2008; Whitmarsh et al. 2021). Entsprechend können Maßnahmen und Projekte mit einem primär verhaltensbezogenen Ansatz nur bedingt zu einer gesundheitsförderlichen und ökologisch nachhaltigen Lebensweise führen, wenn Lebensbedingungen dieser nicht zuträglich sind. Auch hier besteht ein großes Gefälle zwischen sozioökonomisch besser und schlechter Gestellten. Um Lebensumstände für alle gesundheitsförderlich und präventiv zu gestalten und die entsprechenden Co-Benefits für Klima und Umwelt auszuschöpfen, braucht es gesamtgesellschaftliche Anstrengungen und eine sektorenübergreifende politische Strategie (Greer et al. 2022). Der Sachverständigenrat für Umweltfragen stellt dies als ein Ineinandergreifen von Gesundheitsförderung, Gesundheitsschutz und Umweltschutz dar (s. Abb. 1).

Es fehlt ein systemischer Ansatz, der Prävention und Gesundheitsförderung einbezieht.

> *Die Entwicklung eines Nationalen Präventionsplans, wie im Koalitionsvertrag von 2021 festgelegt, könnte ein wichtiger Schritt sein, um diesen umfassenden Ansatz einzuleiten.*

5.4.2 Minimierung des ökologischen Fußabdrucks des Gesundheitswesens

Laut Bundesklimaschutzgesetz soll Deutschland in 21 Jahren klimaneutral sein. Das Gesundheitswesen verursacht pro Jahr etwa 68 Mio. Tonnen CO_2-Äquivalente, also 6 % der nationalen Treibhausgasemissionen (Pichler et al. 2023). Bislang fehlt es im Gegensatz zu anderen Sektoren jedoch an einem klaren Ziel und Fahrplan für den Versorgungssektor, um die eigenen Emissionen systematisch zu reduzieren.

B Das System an neuen Zielen ausrichten

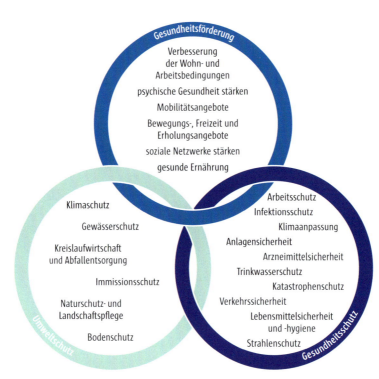

Abb. 1 Umweltschutz, Gesundheitsschutz und Gesundheitsförderung (SRU 2023, mit freundlicher Genehmigung)

Im besonderen Fokus sollten dabei die indirekten (Scope 3-)Emissionen stehen, die entlang der Wertschöpfungskette von Produkten und Dienstleistungen entstehen und 80% der Emissionen des Gesundheitssystems ausmachen (Pichler et al. 2023). Auch andere ökologische Aspekte wie etwa der Ressourcenverbrauch sollten nach einheitlichen Kriterien regelmäßig erfasst und reduziert werden. Auch hier sind die indirekten Emissionen für einen Großteil der ökologischen Auswirkungen verantwortlich (Steenmeijer et al. 2022).

Ein klarer Fahrplan zur Emissionsreduzierung im Versorgungssektor fehlt.

> **Scope 3-Emissionen**
> Laut Greenhouse Gas Protocol werden als Scope 3-Emissionen alle vor- und nachgelagerten Emissionen bezeichnet, die entlang der Wertschöpfungskette entstehen.

Das 2023 eingeführte Lieferkettensorgfaltspflichtengesetz (LkSG), die Nachhaltigkeitsberichterstattung und die geplante europäische Richtlinie zur Lieferkettenregulierung sowie das neue Pharma-Gesetz der EU könnten die komplexe und oft schwer durchschaubare ökologische und soziale Bilanz von Produkten im Gesundheitsbereich verbessern. Diese Entwicklungen sind zu begrüßen, vorausgesetzt, sie werden um-

5 Über die Grenzen des Systems hinweg: Planetare Gesundheit erfordert mehr als grüne Versorgung.

fassend und transparent umgesetzt. Unternehmen sollten ihrer Verantwortung, wo sie Einfluss auf die Einhaltung von Menschenrechten, Arbeits- und Umweltstandards haben, nachkommen müssen. Gerade im Gesundheitswesen, in dem das Wohlergehen von Menschen doch im Fokus steht, sollte es selbstverständlich sein, dass auf eine verantwortungsvolle Herstellung von Produkten geachtet wird. Dabei kommt auch Gesundheitseinrichtungen eine Verantwortung zu, auf diese Aspekte zu achten und den bürokratischen Mehraufwand in Kauf zu nehmen, um dafür der eigenen ökologischen und sozialen Verantwortung gerecht zu werden.

5.4.3 Minimierung von Über-, Unter- und Fehlversorgung

Es steht außer Frage, dass in Zukunft eine bedarfsgerechte, adäquate und qualitativ hochwertige Versorgung trotz und wegen der planetaren Krisen gewährleistet werden soll. Diese sollte nicht am Profit, sondern primär am Ergebnis für die Patientin/den Patienten orientiert sein (value-oriented).

Überversorgung, also eine Versorgung, die über die Bedarfsdeckung hinausgeht, keinen hinreichenden Nettonutzen bringt oder eine nichtindizierte Leistung darstellt (DEGAM 2024), ist nicht nur im Hinblick auf Ressourcenverbrauch, sondern vor allem im Hinblick auf Patientensicherheit ein Thema. Denn jede erbrachte Versorgungsleistung, egal ob indiziert oder nicht, birgt auch das Risiko, Patient:innen zu schaden. Solche iatrogenen Schäden führend entsprechend zu vermeidbarer Nachfrage nach weiterer Versorgung (Hensher et al. 2020). In Deutschland wird Überversorgung z.B. im Bereich der Diagnostik, in der Anwendung von Zusatzleistungen sowie einigen operativen Eingriffen durch die fragmentierte und hochgradig „spezialistische" Medizin sowie der starken Marktorientierung beobachtet (DEGAM 2024). Auf der anderen Seite sind vor allem strukturell ohnehin benachteiligte Gruppen wie weiblich gelesene, hochaltrige, rassifizierte oder Personen mit Behinderungen von Unter- oder Fehlversorgung und struktureller Diskriminierung im Versorgungssystem betroffen (Antidiskriminierungsstelle des Bundes 2021).

Im Eckpunktepapier des Bundesgesundheitsministeriums zur Krankenhausreform wird die Reduzierung der Anreize für die Mengensteigerung von gut vergüteten stationären medizinischen Leistungen als Ziel der Einführung von Vorhaltebudgets genannt (BMG 2023b). Auch sollten mehr Behandlungen ambulant von sektorenübergreifenden Versorgern (Level Ii-Krankenhäusern) durchgeführt werden, was angesichts der Tatsache, dass Deutschland eine 50% höhere Quote an vollstationären Behandlungen hat als europäische Nachbarländer, im Sinne der Patient:innen, Versicherten und der Ressourcenschonung wäre (Regierungskommission für eine moderne und bedarfsgerechte Krankenhausversorgung 2022b). Inwieweit diese Ziele mit der Reform tatsächlich erreicht werden, wird sich erst in einigen Jahren nach Einführung des Gesetzes zeigen.

Daneben ist eine flächendeckende Umsetzung und verstärkte Verankerung in der Aus-, Fort-, und Weiterbildung der sogenannten „Klug entscheiden"-Empfehlungen der Deutschen Gesellschaft für Innere Medizin (DGIM) in der klinischen Versorgung vonnöten. Ebenso müssen besondere Bedarfe beispielsweise von Menschen mit Migrationshintergrund oder Behinderungen sowohl in der Aus-, Fort- und Weiterbildung als auch in den Vergütungsstrukturen abgebildet werden.

> **Initiative „Klug entscheiden"**
> „Klug entscheiden ist eine Initiative der Deutschen Gesellschaft für Innere Medizin (DGIM), die sich gegen Über- und Unterversorgung wendet. Zwölf Fachgesellschaften nehmen an der Initiative unter dem Dach der DGIM teil und haben praktische Empfehlungen erstellt. […] Darüber hinaus soll die Initiative aber auch grundsätzlich dafür sensibilisieren, klug zu entscheiden und nicht alles medizinisch Machbare zu tun." (DGIM 2022)

Daneben ist das Versorgungssystem auf akute Mehrbelastungen zum Beispiel durch Extremwetterereignisse oder neue Erreger sowie auch auf die Verschiebung von Endemiegebieten im Zuge der Klima- und Umweltveränderungen und die Belastungen durch Verschmutzung entsprechend vorzubereiten, um bedarfsgerechte Versorgung auch in einer von den ökologischen Krisen geprägten Welt leisten zu können.

5.5 Fazit

Um die Vision planetare Gesundheit zu realisieren, braucht es nicht nur „grüne" Versorgungspraktiken und eine Reduktion des ökologischen Fußabdrucks des Gesundheitssystems. Stattdessen müssen Anreize für Über-, Unter- und Fehlversorgung abgebaut und insbesondere gesundheitsförderliche und präventive Lebensumgebungen für alle geschaffen werden, um den vermeidbaren Bedarf nach Versorgungsleistungen zu minimieren. Eine entsprechend auf die Förderung und den Erhalt von Gesundheit ausgerichtete politische Gesamtstrategie ist neben einer Reform des Versorgungssystems dringend von Nöten.

Um zur Bewahrung der Bewohnbarkeit der Erde und zur Chance auf ein gutes, gelingendes Leben für alle heute und in Zukunft beizutragen, ist es daher wichtig, die Reform der Krankenhauslandschaft und ihre zukünftige Finanzierung im Kontext gesellschaftlicher Transformation und politischer Richtungsentscheidungen im Gesundheitswesen zu betrachten. Der WBGU betont in seinem aktuellen Hauptgutachten „Gesund leben auf einer gesunden Erde" die Notwendigkeit einer langfristigen, zukunftsorientierten Perspektive bei gleichzeitiger rascher und effektiver Handlung (WBGU 2023). Dies bedeutet, dass Entscheidungsträger:innen die Versorgung heute zwar an aktuellen Bedarfen ausrichten müssen, jedoch gleichzeitig bestrebt sein sollten, die Lebensumstände aller Menschen in Deutschland so zu gestalten, dass der Bedarf an Versorgung minimiert wird – mit positiven Auswirkungen auf Gesundheit, Klima und Umwelt.

Das Bundesministerium für Gesundheit (BMG) könnte in diesem Zusammenhang die Prozesse zur Krankenhausreform und zur Entwicklung eines Nationalen Präventionsplans unter Einbeziehung der Länder, Kommunen, Bürger:innen und relevanten Akteur:innen synergistisch strukturieren. Ein solcher integrierter Ansatz könnte transformative Effekte in Bezug auf Chancengerechtigkeit, Gesundheit, Umwelt- und Klimaschutz sowie die Entlastung des Versorgungssektors haben. Dafür ist ein ganzheitliches Verständnis von Gesundheit und ihrer Determinanten erforderlich, das auch andere Politikbereiche wie Wirtschaft, Verkehr und Landwirtschaft einschließt. Zudem sind finanzielle Anreize erforderlich, um Investitionen in gesundheitsförderliche und präventive Lebenswelten einerseits und den Gewinn, also die

5 Über die Grenzen des Systems hinweg: Planetare Gesundheit erfordert mehr als grüne Versorgung.

Einsparungen durch vermiedene Krankheitslast sowie die Reduktion des ökologischen Fußabdrucks sowohl des Gesundheitssystems als auch gesamtgesellschaftlich miteinander zu verknüpfen.

So könnte eine tiefgreifende Transformation des Gesundheitswesens im Sinne von „Prävention und Gesundheitsförderung vor ambulanter vor stationärer Versorgung" für Gesundheit innerhalb planetarer Grenzen eingeleitet werden (Wabnitz u. Baltruks 2023).

Literatur

Antidiskriminierungsstelle des Bundes (Hrsg.) (2021) Diskriminierungsrisiken und Diskriminierungsschutz im Gesundheitswesen – Wissensstand und Forschungsbedarf für die Antidiskriminierungsforschung. URL: https://www.antidiskriminierungsstelle.de/SharedDocs/forschungsprojekte/DE/Expertise_DiskrRisiken_DiskrSchutz_GesWesen.html?nn=305536#publications (abgerufen am 08.07.2024)

Ballester J, Quijal-Zamorano M, Méndez Turrubiates RF et al. (2023) Heat-related mortality in Europe during the summer of 2022. Nature medicine 29(7), 1857–1866

Baltruks D, Gepp S, van de Pas R et al. (2022) Gesundheit innerhalb Planetarer Grenzen: Offene Fragen an Politik, Wissenschaft und Gesundheitsakteure. URL: https://cphp-berlin.de/policy-brief-gesundheit-innerhalb-planetarer-grenzen/ (abgerufen am 08.07.2024)

BMAS – Bundesministerium für Arbeit und Soziales (2021) Sechster Armuts- und Reichtumsbericht. URL: https://www.armuts-und-reichtumsbericht.de/SharedDocs/Downloads/Berichte/sechster-armuts-reichtumsbericht.pdf?__blob=publicationFile&v=2 (abgerufen am 08.07.2024).

BMG – Bundesministerium für Gesundheit (2023a) Regierungskommission für eine moderne und bedarfsgerechte Krankenhausversorgung. URL: https://www.bundesgesundheitsministerium.de/themen/gesundheitswesen/regierungskommission-krankenhausversorgung.html (abgerufen am 08.07.2024)

BMG – Bundesministerium für Gesundheit (2023b) Eckpunktepapier: Krankenhausreform. URL: https://www.bundesgesundheitsministerium.de/fileadmin/Dateien/3_Downloads/K/Krankenhausreform/Eckpunktepapier_Krankenhausreform_final.pdf (abgerufen am 08.07.2024).

Chancel L, Bothe P, Tancrède V (2023) Climate Inequality Report. URL: https://wid.world/wp-content/uploads/2023/01/CBV2023-ClimateInequalityReport-2.pdf (abgerufen 08.07.2024)

DEGAM – Deutsche Gesellschaft für Allgemeinmedizin und Familienmedizin (2024) Schutz vor Über- und Unterversorgung – gemeinsam entscheiden: S2e-Leitlinie. URL: https://www.degam.de/files/Inhalte/Leitlinien-Inhalte/Dokumente/DEGAM-S2-Leitlinien/053-045%20Schutz%20vor%20Ueber-und%20Unterversorgung/oeffentlich/Publikationsdokumente/5-aktualisierung_2024/053-045lglang_s3_lg_schut.pdf (abgerufen am 09.10.2024).

Deutscher Ethikrat (2024) Klimagerechtigkeit Stellungnahme. URL: https://www.ethikrat.org/publikationen/publikationsdetail/?tx_wwt3shop_detail%5Bproduct%5D=173&tx_wwt3shop_detail%5Baction%5D=index&tx_wwt3shop_detail%5Bcontroller%5D=Products&cHash=a78b12aa35fa9c4742c1a5e9b7983fd2 (abgerufen am 08.07.2024)

DGIM – Deutsche Gesellschaft für Innere Medizin (2022) Klug entscheiden. URL: https://www.klug-entscheiden.com/ (abgerufen am 08.07.2024)

European Environment Agency (2023) Harm to human health from air pollution in Europe: burden of disease 2023. URL: https://www.eea.europa.eu/publications/harm-to-human-health-from-air-pollution/ (abgerufen am 08.07.2024)

Flaute M, Reuschel S, Stöver B (2022) Volkswirtschaftliche Folgekosten durch Klimawandel: Szenarioanalyse bis 2050 – Studie im Rahmen des Projektes Kosten durch Klimawandelfolgen in Deutschland. URL: https://papers.gws-os.com/gws-researchreport22-2.pdf (abgerufen am 08.07.2024)

Gilmore AB, Fabbri A, Baum F et al. (2023) Defining and conceptualising the commercial determinants of health. The Lancet 401(10383), 1194–1213

Global Burden of Disease Collaborators, Ärnlöv J (2020) Global burden of 87 risk factors in 204 countries and territories, 1990–2019: a systematic analysis for the Global Burden of Disease Study 2019. The Lancet 396(10258), 1223–1249

Greer SL, Falkenbach M, Siciliani L et al. (2022) From health in all policies to health for all policies. The Lancet Public Health 7(8), e718–e720

Günster C, Klauber J, Robra BP et al. (2021) Versorgungs-Report: Klima und Gesundheit. Medizinisch Wissenschaftliche Verlagsgesellschaft Berlin

Hensher M, Canny B, Zimitat C et al. (2020) Health care, overconsumption and uneconomic growth: A conceptual framework. Social Science & Medicine 266, 113420

Lenzen M, Malik A, Li M et al. (2020) The environmental footprint of health care: a global assessment. The Lancet Planetary Health 4(7), e271–e279

Pichler P, Jaccard I S, Hanewinkel L et al. (2023) Sachbericht zum Projekt: Evidenzbasis Treibhausgasemissionen des deutschen Gesundheitswesens GermanHealthCFP. Potsdam-Institut für Klimafolgenforschung. URL: https://www.bundesgesundheitsministerium.de/fileadmin/Dateien/5_Publikationen/Gesundheit/Berichte/GermanHealthCFP_Sachbericht.pdf (abgerufen am 08.07.2024)

Porst M, Lippe EV, Leddin J et al. (2022) The Burden of Disease in Germany at the National and Regional Level. Deutsches Ärzteblatt International 119(46), 785–792

Regierungskommission für eine moderne und bedarfsgerechte Krankenhausversorgung (2022a) Dritte Stellungnahme und Empfehlung der Regierungskommission für eine moderne und bedarfsgerechte Krankenhausversorgung. URL: https://www.bundesgesundheitsministerium. de/fileadmin/Dateien/3_Downloads/K/Krankenhausreform/3te_Stellungnahme_Regierungskommission_Grundlegende_Reform_KH-Verguetung_6_Dez_2022_mit_Tab-anhang.pdf (abgerufen am 08.07.2024).

Regierungskommission für eine moderne und bedarfsgerechte Krankenhausversorgung (2022) Zweite Stellungnahme und Empfehlung der Regierungskommission für eine moderne und bedarfsgerechte Krankenhausversorgung. URL: https://www.bundesgesundheitsministerium.de/fileadmin/Dateien/3_Downloads/K/Krankenhausreform/BMG_REGKOM_Bericht_II_2022.pdf (abgerufen am 08.07.2024)

Richardson K, Steffen W, Lucht W et al (2023) Earth beyond six of nine planetary boundaries. Science advances 9(37), eadh2458

SRU – Sachverständigenrat für Umweltfragen (2023) Umwelt und Gesundheit konsequent zusammendenken. URL: https://www.umweltrat.de/SharedDocs/Downloads/DE/02_Sondergutachten/2020_2024/2023_06_SG_Umwelt_und_Gesundheit_zusammendenken.pdf?__blob=publicationFile&v=12 (abgerufen 08.07.2024)

SRU – Sachverständigenrat für Umweltfragen (2024) Suffizienz als „Strategie des Genug": Eine Einladung zur Diskussion. URL: https://www.umweltrat.de/SharedDocs/Downloads/DE/04_Stellungnahmen/2020_2024/2024_03_Suffizienz.html (abgerufen 08.07.2024)

Steenmeijer MA, Rodrigues JFD, Zijp MC et al. (2022) The environmental impact of the Dutch health-care sector beyond climate change: an input–output analysis. The Lancet Planetary Health 6(12), e949–e957

Steffen W, Broadgate W, Deutsch LM et al. (2015) The trajectory of the Anthropocene: The great Acceleration. The Anthropocene Review 2(1), 81–98

Steffen W, Rockström J, Richardson K et al. (2018) Trajectories of the Earth System in the Anthropocene. Proceedings of the National Academy of Sciences 115(33), 8252–8259

Wabnitz K, Baltruks D (2023) Prävention vor ambulant vor stationär: Für Gesundheit innerhalb planetarer Grenzen. URL: https://cphp-berlin.de/praevention-vor-ambulant-vor-stationaer/

WBGU – Wissenschaftlicher Beirat der Bundesregierung Globale Umweltveränderungen (2021) Planetare Gesundheit: Worüber wir jetzt reden müssen. URL: https://www.wbgu.de/fileadmin/user_upload/wbgu/publikationen/factsheets/fs10_2021/wbgu_ip_2021_planetare_gesundheit.pdf (abgerufen am 08.07.2024)

WBGU – Wissenschaftlicher Beirat der Bundesregierung Globale Umweltveränderungen (2023) Gesund leben auf einer gesunden Erde. URL: https://www.wbgu.de/de/publikationen/publikation/gesundleben

Whitmarsh L, Poortinga W, Capstick S (2021) Behaviour change to address climate change. Current Opinion in Psychology 42, 76–81

5 Über die Grenzen des Systems hinweg: Planetare Gesundheit erfordert mehr als grüne Versorgung.

WHO Commission on Social Determinants of Health (2008) Closing the gap in a generation: health equity through action on the social determinants of health – Final report of the commission on social determinants of health. URL: https://www.who.int/publications/i/item/WHO-IER-CSDH-08.1 (abgerufen am 08.07.2024)

Winklmayr C, Matthies-Wiesler F, Muthers S et al. (2023). Hitze in Deutschland: Gesundheitliche Risiken und Maßnahmen zur Prävention. URL: https://www.rki.de/DE/Content/Gesundheitsmonitoring/Gesundheitsberichterstattung/GBEDownloadsJ/Focus/JHealthMonit_2023_S4_Hitze_Sachstandsbericht_Klimawandel_Gesundheit.pdf?__blob=publicationFile (abgerufen am 08.07.2024)

Dr. Katharina Wabnitz, M.Sc.

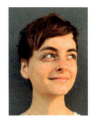

Katharina Wabnitz ist wissenschaftliche Mitarbeiterin am Centre for Planetary Health Policy und beschäftigt sich dort mit dem transformativen Potenzial von Gesundheitsförderung und Prävention sowie mit Fragen der politischen Steuerung (engl. governance) für Gesundheit innerhalb planetarer Grenzen. Weiterhin ist sie an der Universität Augsburg im Bereich Ethik und Geschichte der Medizin wissenschaftlich tätig, wo sie aktuell die Erstellung eines Antrags bei der Deutschen Forschungsgemeinschaft (DFG) zu Ethik und Gerechtigkeit in der gesellschaftlichen Transformation inhaltlich und administrativ koordiniert.

Dorothea Baltruks, M.Sc.

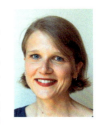

Dorothea Baltruks leitet die wissenschaftliche und politische Arbeit des Centre for Planetary Health Policy und beschäftigt sich inhaltlich vor allem mit den Rahmenbedingungen für ein nachhaltigeres und klimaresilientes Gesundheitssystem, insbesondere dem Arzneimittelwesen, sowie Luftverschmutzung. Sie studierte Internationale Politik am King's College London und Europäische Sozialpolitik an der LSE. Anschließend war sie für eine britische Beratungsfirma, das European Social Network sowie den Universitätsverband im Vereinigten Königreich tätig. Bevor sie 2022 zum CPHP kam, war sie persönliche Referentin im Bayerischen Landtag.

6 PARTNERPERSPEKTIVE: Gesundheit als gesamtgesellschaftliche Aufgabe

Martin Bierbaum, Tobias Gothow, Hanna Regus-Leidig und Heinrich Moisa

Deutschland hat eines der leistungsfähigsten, aber auch teuersten Gesundheitssysteme der Welt. Doch das Potenzial für Verbesserungen im deutschen Gesundheitssystem ist immens. Die Lebenserwartung der Bevölkerung bleibt im Vergleich zu anderen westeuropäischen Ländern hinter den Erwartungen zurück. Demografischer Wandel, Fachkräftemangel und finanzielle Restriktionen zeigen dem System heute schon seine Grenzen auf. Um Deutschland auf dem Weg zu einer besseren Gesundheitsversorgung voranzubringen, ist ein grundlegendes Umdenken wichtiger Akteure im Gesundheitswesen erforderlich. Statt sich ausschließlich auf die Kostendimension zu konzentrieren, müssen sich die Akteure an messbaren Zielen ausrichten und neue Partnerschaften eingehen. Diese Partnerschaften können die Effizienz im Gesundheitssystem steigern und erlauben es, die verfügbaren Ressourcen besser zu nutzen.
In diesem Beitrag wollen wir anhand innovativer Arzneimittel aufzeigen, wie ein Perspektivenwechsel und Partnerschaften das Gesundheitssystem von morgen gestalten können.

6.1 Von Gesundheitskosten zu Gesundheitsinvestitionen

In Deutschland haben wir mit dem AMNOG-Verfahren einen evidenzbasierten Prozess, in dem sowohl klinische als auch nichtklinische Aspekte neuer Arzneimittel bewertet werden. Anhand ihres Mehrwerts („Zusatznutzen") im Vergleich zu bereits verfügbaren Arzneimitteln wird anschließend der Preis der neuen Arzneimittel zwischen Kostenträgern und Herstellern verhandelt. Dieses System schafft im Idealfall ein Gleichgewicht, das unter gegebenen Rahmenbedingungen für alle Parteien ein optimales Ergebnis darstellt. Doch selbst positiv bewertete neue Arzneimittel erreichen die Patienten nicht so zügig, wie es aus Patientensicht wünschenswert wäre. Es kann mehrere Jahre dauern, bis der medizinische Nutzen einer Innovation in der Breite beim Patienten ankommt (Deutsche Herzstiftung 2022). Ein Grund dafür ist, dass Gesundheitsausgaben traditionell primär als reiner Kostenfaktor betrachtet werden und die Perspektive im AMNOG-Verfahren den gesellschaftlichen Wert von Arzneimittelinnovationen zu wenig erfasst (Meißner 2011; Schiener et al. 2021). Wie aber sollte der Wert eines innovativen Arzneimittels stattdessen bemessen werden?

Es liegt auf der Hand, dass Innovationen im Gesundheitswesen die verfügbare Gesundheitsversorgung und damit die Gesundheit der Bevölkerung verbessern. Diese Innovationen entstehen nur in jahrelanger Forschungsarbeit mit einem hohen Risiko. Im Durchschnitt braucht es bis zu 13 Jahre und über 5.000 Substanzen, um ein Medikament mit neuem Wirkstoff auf den Markt zu bringen (Verband Forschender Arzneimittelhersteller e.V. 2023). Um diese Entwicklung von neuen Wirkstoffen aufrechtzuerhalten, braucht es eine adäquate Vergütung im System. Die Umsätze von heute finanzieren damit den Fortschritt von morgen. Was zunächst als steigende Kosten für Innovationen erscheint, kann langfristig sogar zu Einsparungen im Gesundheitssystem führen, indem unter anderem stationäre Aufenthalte oder Pflegekosten vermieden werden.

Der Einfluss innovativer Arzneimittel in der Bevölkerung ist allerdings weit über ihren direkten medizinischen Effekt hinaus spürbar, denn mit besserer Gesundheit gehen auch positive sozioökonomische Effekte einher. Dazu gehören beispielsweise eine längere Erwerbstätigkeit, die Übernahme ehrenamtlicher Tätigkeiten, die Betreuung Angehöriger sowie wirtschaftsrelevanter Konsum. Aus einer ganzheitlichen Perspektive betrachtet, erstreckt sich das Potenzial eines innovativen Arzneimittels also auch auf die Gesamtwirtschaft und damit den gesellschaftlichen Wohlstand: Bessere Gesundheit in der Bevölkerung führt zu einer höheren menschlichen Kapazität in der Wirtschaft. In der Folge bedeutet dies ein größeres Produktionspotenzial und damit ein robusteres Wirtschaftswachstum. Mehr Wirtschaftswachstum erlaubt wiederum mehr fiskalischen Spielraum in der zukünftigen Gesundheitsversorgung. In einer positiven Rückkopplungsschleife entsteht ein zyklischer Fortschritt in Gesundheit, Wachstum und Innovation (WifOR Institut 2023; Michelsen u. Junker 2024; WifOR Institut 2024).

Auch die Bundesregierung sieht Arzneimittel als wesentlichen Faktor für den medizinischen Fortschritt und unabdingbar für die Gesundheit der Menschen (Bundesregierung 2023). Damit dieser innovative Schlüsselsektor weiterhin einen Beitrag leisten kann, braucht es ein funktionierendes Kreislaufmodell, in dem Arzneimittelinnovationen nicht als reiner Gesundheitskostenfaktor, sondern eben auch als Investition in Gesundheit und Treiber für wirtschaftliches Wachstum und gesellschaftlichen Fortschritt betrachtet werden (Steutel 2021; Bundesregierung 2023).

> *„Eine langfristig starke pharmazeutische Industrie ist für die Gesundheitsversorgung und den Wirtschaftsstandort von großer Bedeutung."* (Bundesregierung 2023)

6.2 Von Einzelinteressen zum gemeinsamen Erfolg

Wenn wir die Effizienzreserven im Gesundheitssystem heben wollen, so müssen wir uns von der Vorstellung gegensätzlicher Interessen mit einer Win-Lose-Mentalität verabschieden und stattdessen Wertschöpfungsketten entlang der Patientenpfade annehmen. Und auch wenn jede Interessengruppe naturgemäß eigene Ziele verfolgt, so muss das Gesundheitswesen auf einer stabilen finanziellen Grundlage stehen und die Versorgungsqualität aller Patienten angemessen gestalten. Aus der Wahrnehmung und Erfahrung der Autoren im Austausch mit den verschiedenen Stakeholdergruppen lassen sich die folgenden Ziele den unterschiedlichen Interessengruppen zuordnen, ohne Anspruch auf Vollständigkeit zu erheben. Dabei zeigt sich, dass in vielen Punkten eine gemeinsame Basis vorhanden ist, auf der sich aufbauen lässt.

Ziele der Bundesregierung
- Förderung des Wirtschaftsstandorts Deutschland
- positive Rahmenbedingungen für Spitzenforschung
- attraktive Arbeitsplätze mit Zukunftpotenzial
- Unabhängigkeit bei kritischer Infrastruktur und medizinischer Versorgung
- Sicherung der Sozialsysteme

Ziele der Patienten
- Verbesserung der Lebensqualität und Heilung
- schneller Zugang zu qualitativ hochwertiger Versorgung
- Mitsprache bei Entscheidungsprozessen
- Teilhabe am gesellschaftlichen Leben

Ziele der Kostenträger
- planbare Kosten und Budgets
- bestmögliche Ressourcenallokation
- Positionierung im Wettbewerb
- Morbiditäts- und strukturgerechte Mittelverteilung

Ziele der Industrie/Leistungserbringer
- Stabilität und Planbarkeit von Wachstum und Zahlungsströmen
- optimale Rahmenbedingungen für Innovationen
- Akzeptanz als mitgestaltender Partner im Gesundheitssystem

Alle eint der Wunsch nach einem zukunftsfähigen, leistungsstarken und resilienten Gesundheitssystem. Dieser Wunsch muss keine Utopie bleiben: Verschiedene Regionen in Deutschland und deren Modellprojekte zeigen bereits, dass ganzheitliche Versorgungsansätze über Sektorengrenzen hinweg möglich sind und von Leistungserbringern und Patienten gleichermaßen geschätzt werden. Positive Beispiele sind Innovationsfondsprojekte zur Versorgungsunterstützung mit Lotsen, erfolgreiche Gesundheitsregionen in Niedersachsen und Sachsen sowie Pilotprojekte in ländlichen Regionen, wie beispielsweise das Projekt „digiOnko" für Frauen mit Brustkrebs in

6 PARTNERPERSPEKTIVE: Gesundheit als gesamtgesellschaftliche Aufgabe

Bayern (Steenkamer et al. 2020; Greiner et al. 2023; Medical Valley EMN e.V. 2024). Dort werden neben sektorenübergreifenden Kompetenzteams zur besseren Beratung bei der Prävention und Früherkennung von Brustkrebs, auch an Brustkrebs erkrankte Patienten mit einem „Digital Home Healthcare Center" unterstützt. Dadurch schöpft das Projekt nicht nur die Potenziale der Digitalisierung aus, sondern zeigt auch Lösungsansätze für eine onkologische Versorgung in Zeiten knapper Ressourcen auf. Mit kollektiver Anstrengung sollte es gelingen, diese Erfolge in der Breite zu etablieren und gemeinsam allen Patienten zugänglich zu machen.

6.3 Von Konkurrenz zu Kooperation

Um die Probleme im Gesundheitswesen zielgerichtet und langfristig anzugehen, braucht es Zusammenarbeit in breiten Allianzen und Bündnissen. Hier bieten Partnerschaften eine Chance für das Gesundheitswesen, Effizienzgewinne zu erzielen und weiterführende Ansätze umzusetzen (Steenkamer et al. 2020).

Stellen wir uns nur eine Zukunft vor, in der Patienten – synchron mit ihren Gesundheitsdaten – durch das Gesundheitssystem reisen. Kostenträger könnten bereits vor der Einführung eines innovativen Arzneimittels mithilfe der Daten und in Zusammenarbeit mit Experten aus wissenschaftlichen Institutionen und der pharmazeutischen Industrie erforschen, welche Patientengruppen am meisten von dieser Innovation profitieren würden. Mit diesen Erkenntnissen könnten dann Überlegungen angestellt werden, welchen Mehrwert die Innovation aus gesellschaftlicher Perspektive und entlang des Patientenpfades bietet. Bereits lange vor der Einführung der Innovation entstünde eine solide und von allen Seiten konsentierte Daten- und Verhandlungsgrundlage. Die Basis für einen schnellen Zugang für jene mit dem höchsten Nutzen wäre gelegt; Patienten und Behandelnde könnten beispielsweise über ihre elektronische Patientenakte oder Praxissysteme informiert werden. Gleichzeitig könnte die Patientensicherheit durch automatische anwendungsbegleitende Datenerhebung gesteigert werden.

> *Ein gemeinsames Vorgehen sichert Vorteile für alle*
> - *Patienten mit der größten Chance auf Nutzen erhalten zielgerichtet schnelleren Zugang zu Innovationen.*
> - *Kostenträger erhalten bessere Planbarkeit zum Budget-Impact im Zeitverlauf, da die Zielpopulation im Voraus bestimmt und gezielt angesprochen werden könnte.*
> - *Pharmaunternehmen erzielen durch eine partnerschaftliche Markteinführung Planungssicherheit und können ihren Partnern mehr Flexibilität in kommerziellen Vertriebsmodellen bieten.*

6.4 Vom Kunden zum Partner

Damit solche Szenarien keine Zukunftsmusik bleiben, sollte es das gemeinsame Ziel aller Akteure im Gesundheitswesen sein, Arzneimittelinnovationen effektiv ins System zu bringen und Ressourcen gezielter und effizienter einzusetzen. Auf dem ge-

Know-how und Ressourcen

- Mit ihren Mitarbeitern verfügen Pharmaunternehmen neben Forschung und Entwicklung von Arzneimitteln über umfangreiches Know-how und Ressourcen, um die Herausforderungen im Gesundheitswesen anzupacken. Dazu gehören unter anderem:
  - die Planung und Durchführung von Studien und Registern, u.a. zur Generierung von Real-World-Evidence
  - Kompetenzen in der Aufbereitung und Analyse von Studien- und Versorgungsdaten
  - globale Experten-Netzwerke und Engagement-Plattformen
  - die Planung und Durchführung von Präventions- und Aufklärungskampagnen
  - weitreichende Angebote zu Patienten- und Ärzteschulungen
  - effizientes Management komplexer Projekte im Gesundheitswesen

6.5 Ausblick

Das deutsche Gesundheitssystem ist immer noch eines der leistungsstärksten weltweit und im Kern wertbasiert. Die aktuellen Herausforderungen und Trends bieten die Möglichkeit, auf diesem Fundament aufzubauen, um eine qualitätsorientierte Versorgung langfristig sicherzustellen. Dazu braucht es neue Ziele und neue Partnerschaften. Aus der Sicht von Novartis ist Value-Based Care das richtige Konzept, um die Qualität der Gesundheitsversorgung nachhaltig zu verbessern und gleichzeitig die Effizienz des Ressourceneinsatzes zu steigern.

Mit einem Perspektivenwechsel könnte der gestalterische Beitrag der Mitarbeitenden in der Pharmaindustrie in Zukunft einen wesentlich größeren Beitrag leisten. Dafür dürfen wir Arzneimittel allerdings nicht nur als Kostenfaktor sehen, sondern gesamtwirtschaftlich die Investition in Gesundheit und damit in zukünftigen Wohlstand ins Visier nehmen. Nur so können wir entlang der Patientenpfade vorhandene Effizienzlücken aufdecken und den Patienten einen schnellen Zugang zu innovativen Arzneimitteln und optimaler Versorgung ermöglichen. Dafür braucht es die Bereitschaft aller Akteure im Gesundheitswesen, gemeinsam neue Wege zu gehen.

Die Zukunft der Gesundheit gemeinsam neu denken!

Wir sind fest entschlossen, diesen Weg weiterzugehen und die Gesundheitsversorgung in Deutschland gemeinsam mit allen Partnern im Sinne von Value-Based Care mitzugestalten.

Literatur

Bundesregierung (Hrsg.) (2023) Strategiepapier: Verbesserung der Rahmenbedingungen für den Pharmabereich in Deutschland – Handlungskonzepte für den Forschungs- und Produktionsstandort. URL: https://www.bundesgesundheitsministerium.de/fileadmin/Dateien/3_Downloads/P/Pharmastrategie/231213_Kabinett_Strategiepapier.pdf (abgerufen am 10.07.2024)

Deutsche Herzstiftung (Hrsg.) (2022) Deutscher Herzbericht 2022 URL: https://epaper.herzstiftung.de/#0 (abgerufen am 10.07.2024)

Greiner W, Düvel J, Elkenkamp S, Gensorowsky D (2023) Evaluationsbericht: Sektorenübergreifend organisierte Versorgung komplexer chronischer Erkrankungen: Schlaganfall-Lotsen in Ostwestfalen-Lippe. URL: https://innovationsfonds.g-ba.de/downloads/beschluss-dokumente/372/2023-02-23_STROKE%20OWL_Evaluationsbericht.pdf (abgerufen am 10.07.2024)

Medical Valley EMN e.V. (2024) digiOnko – Mit digitaler Medizin gegen Brustkrebs. URL: https://www.digionko-bayern.de (abgerufen am 10.07.2024)

Meißner M (2011) Arzneimittelmarktneuordnungsgesetz – Nutzen soll den Preis bestimmen. Deutsches Ärzteblatt 108(5), 194–195

Michelsen C, Junker S (2024) MacroScope Pharma 01/24 – Hoher Krankenstand drückt Deutschland in die Rezession. Der Economic Policy Brief des vfa. URL: https://www.vfa.de/de/wirtschaft-politik/macroscope/macroscope-hoher-krankenstand-drueckt-deutschland-in-die-rezession (abgerufen am 10.07.2024)

Schiener C, Störzel M, Maro J, Ostwald DD (2021) Social Impact of innovative medicines – a systematic approach to capture the societal and macroeconomic dimension of medicines. URL: https://www.wifor.com/uploads/2021/12/Social_Impact_of_Innovative_Medicines-3.pdf (abgerufen am 10.07.2024)

Steenkamer B, de Weger E, Drewes H, Putters K, Van Oers H, Baan C (2020) Implementing population health management: an international comparative study. J Health Organ Manag 34(3), 273–294

Steutel H (2021) Hochpreisige Arzneimittel: Mehr Perspektive als Herausforderung – Anmerkungen zu Preisen, Gewinnen und Fortschritten in der Arzneimitteltherapie. In: Schröder H, Thürmann P, Telschow C, Schröder M, Busse R [Hrsg.] Arzneimittel-Kompass 2021. 209–223. Springer Berlin

Verband Forschender Arzneimittelhersteller e.V. (2023) So entsteht ein neues Medikament. URL: https://www.vfa.de/de/arzneimittel-forschung/so-funktioniert-pharmaforschung/so-entsteht-ein-medikament.html (abgerufen am 10.07.2024)

WifOR Institut (2023) The Roadmap to Sustainable Finance in Health. URL: https://g20healthpartnership.com/wp-content/uploads/2023/06/G20-REPORT-DIgital-V2.pdf (abgerufen am 10.07.2024)

WifOR Institut (2024) Globale Gesundheitsmetriken zur nachhaltigen Sicherstellung von Gesundheit und Wohlstand. URL: https://www.wifor.com/de/globale-gesundheitsmetriken/ (abgerufen am 10.07.2024)

B Das System an neuen Zielen ausrichten

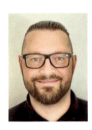

Dr. Martin Bierbaum

Martin Bierbaum ist bei Novartis als LCM & Business Innovation Lead tätig. Seine Aufgabe besteht darin, innovative Lösungen zur Weiterentwicklung des Geschäftsmodells zu finden. Bevor er zu Novartis kam, hatte er eine Vertretungsprofessur für Betriebswirtschaft im Gesundheitswesen inne. Sein akademischer Hintergrund umfasst ein Studium der Betriebswirtschaftslehre sowie eine Promotion zum Thema Budget Impact Modelle für pharmazeutische Innovationen. Mit seiner Expertise setzt er sich leidenschaftlich für die Entwicklung effizienter Lösungen im Gesundheitswesen ein.

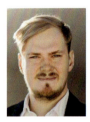

Tobias Gothow

Tobias Gothow hat jahrelange Erfahrung im deutschen Gesundheitssystem und ist aktuell im Bereich New Commercial Partnerships bei Novartis tätig. Dort arbeitet er an neuen Lösungen, um gemeinsam mit Partnern den Zugang zu innovativen Arzneimitteln zu verbessern. Zuvor war er aktiv im Bereich der Gesundheitspolitik und Geschäftsführer der Sepsis Stiftung. Nach seiner Ausbildung als Gesundheits- und Krankenpfleger hat er in Maastricht, Brüssel und Istanbul European Public Health und European Public Affairs studiert.

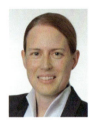

Dr. Hanna Regus-Leidig

Hanna Regus-Leidig ist promovierte und habilitierte Biologin. Nach langjähriger akademischer Grundlagenforschung auf dem Gebiet der Neurobiologie wechselte sie auf der Suche nach einem direkteren Praxisbezug im Jahr 2018 zu Novartis. Dort ist sie seitdem in der Abteilung für Marktzugang gemeinsam mit interdisziplinären Teams für die Erstellung von AMNOG-Dossiers im Rahmen der frühen Nutzenbewertung von neuen Arzneimitteln verantwortlich.

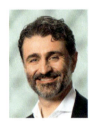

Heinrich Moisa

Heinrich Moisa ist eine Führungspersönlichkeit im Bereich Life Science mit internationalem Werdegang. Nach abgeschlossenem Studium zum Diplom-Kaufmann begann 2000 seine Laufbahn bei GPC Biotech in der Nähe von München, später in den USA. 2008 übernahm er bei Novartis in den USA zunächst verschiedene Funktionen im Onkologie-Produktmanagement in der US-Ländergesellschaft und danach auf globaler Ebene im Bereich Life Cycle Management. Weitere Positionen mit zunehmender Verantwortung folgten, inklusive Geschäftsführung in Norwegen, Schweden und Leitung Market Access in der Region Skandinavien. 2017 übernahm er die Leitung des Geschäftsbereichs Onkologie Novartis Niederlande und später den Vorsitz der Geschäftsführung. Von dort wechselte er schließlich 2019 zu Novartis in Deutschland und hat heute die Position des Vorsitzenden der Geschäftsführung Novartis Deutschland inne.

7 Orientierungspunkte und Transparenz durch Health System Performance Assessment

Reinhard Busse, Miriam Blümel, Katharina Achstetter und Philipp Hengel

7.1 Health System Performance Assessment: Was ist das und wozu dient es?

Die Erhaltung und Verbesserung der Gesundheit und Gesundheitsversorgung der Bevölkerung sind das übergeordnete Ziel eines jeden Gesundheitssystems. Health System Performance Assessment (HSPA) betrachtet das Gesundheitssystem umfassend von der Makroebene.

> **Health System Performance Assessment**
> Unter HSPA wird dabei die kontinuierliche und systematische Messung der Leistungsfähigkeit und Effizienz von Gesundheitssystemen im Hinblick auf deren übergeordnete Ziele verstanden (Smith 2014; WHO 2007). Anhand einer Auswahl von Indikatoren soll die Zielerreichung in verschiedenen Bereichen und Dimensionen gemessen werden, um daraus Aussagen über die Leistungsfähigkeit des Systems insgesamt sowie Stärken und Verbesserungspotenziale ableiten zu können. In Abhängigkeit von der Breite der zugrunde liegenden Gesundheitssystemdefinition werden im Allgemeinen alle Sektoren und Leistungsbereiche der Versorgung gemeinsam betrachtet.

Die konkreten Ziele und Zwecke eines HSPA sind vielfältig:

- transparente und regelmäßige Bereitstellung von Informationsgrundlagen zu (politischen) Maßnahmen, die das Gesundheitssystem betreffen, für die öf-

fentliche Gesundheitsdebatte unter den Akteuren im System sowie der Bevölkerung
- Fortschrittsmessung und Überprüfung der Erreichung der Zielvorgaben des Gesundheitssystems
- Vergleiche auf internationaler, nationaler, regionaler und lokaler Ebene
- Identifizierung möglicher Stärken, Herausforderungen und Entwicklungstrends im Zeitverlauf
- Ziel- und Prioritätensetzung innerhalb eines Gesundheitssystems
- Stärkung der langfristigen finanziellen Tragfähigkeit eines Gesundheitssystems durch Effizienzsteigerungen
- Schwerpunktvorgaben für die Politikgestaltung bzw. Evidenz-informierte Politiksteuerung

7.2 Welche Vorabüberlegungen werden für ein HSPA benötigt?

Grundlage eines HSPA ist ein konzeptuelles Rahmengerüst des Gesundheitssystems („HSPA-Framework"), das dessen übergeordnete Ziele und Funktionen sowie deren Beziehungen untereinander abbildet. Zu den Zielen gehört typischerweise an erster Stelle eine gute Gesundheit der Bevölkerung, sowohl insgesamt als auch hinsichtlich der Vermeidung gesundheitlicher Ungleichheiten. Weitere relevante Ziele sind der Zugang zur Versorgung, Qualität und Patientensicherheit, Effizienz sowie die Patientenzentrierung oder Responsiveness des Gesundheitssystems.

> **Responsiveness**
> Unter Responsiveness versteht man die Erfüllung der legitimen nichtmedizinischen Erwartungen der Bevölkerung an das Gesundheitssystem bzw. den Leistungserbringer, z.B. ein respektvoller, vertraulicher Umgang (Röttger et al. 2015).

Unter den Funktionen von Gesundheitssystemen, die der Zielerreichung zugrunde liegen und diese erst ermöglichen, wird etwa die Zurverfügungstellung von monetären und personellen Ressourcen gefasst, die Erbringung von Versorgungsleistungen oder die politische Steuerung (Papanicolas et al. 2022).

Auf Basis des HSPA-Frameworks werden für jedes Ziel bzw. jede Dimension Indikatoren definiert, welche die Leistungsfähigkeit des Gesundheitssystems messbar und abbildbar machen. Faktoren, die bei der Indikatorenauswahl Berücksichtigung finden sollten, sind in der Regel eine internationale Anschlussfähigkeit sowie die Nutzung von regelmäßig verfügbaren Sekundärdaten, um eine Kontinuität der Messungen gewährleisten zu können.

Grundlage eines HSPA ist ein konzeptuelles Rahmengerüst des Gesundheitssystems.

7.3 HSPA-Framework für das deutsche Gesundheitssystem

Angestoßen durch den World Health Report 2000 der Weltgesundheitsorganisation (WHO 2000), in dem erstmals versucht wurde, die Leistungsfähigkeit von Gesundheitssystemen international zu messen und zu vergleichen, existieren seit einigen

7 Orientierungspunkte und Transparenz durch Health System Performance Assessment

Jahren verschiedene länderübergreifende Initiativen sowie Vorhaben einzelner Länder, die HSPA umsetzen (z.B. Belgien, Irland). Deutschland wird dabei von mehreren internationalen Vergleichen wie etwa der „Health at a Glance"-Berichte der OECD abgedeckt (Organisation for Economic Co-operation and Development 2023). Für ein länderspezifisches HSPA wurden zudem zwischen 2018 und 2023 eine Machbarkeitsstudie und darauf aufbauend eine Pilotierung eines HSPA für Deutschland im Auftrag des Bundesministeriums für Gesundheit durchgeführt.

> **Bisherige Entwicklungen zu einem nationalen HSPA für Deutschland**
> Das Fachgebiet Management im Gesundheitswesen (MiG) und das Berliner Gesundheitsökonomische Zentrum (BerlinHECOR) an der Technischen Universität Berlin (TU Berlin) führten 2018 bis 2019 im Auftrag des Bundesministeriums für Gesundheit (BMG) eine Machbarkeitsstudie zum Aufbau eines systematischen Bewertungsinstruments zur Messung der Leistungsfähigkeit und Effizienz des deutschen Gesundheitssystems (HSPA) durch (Röttger et al. 2019). Nachfolgend wurde zwischen 2020 und 2023 ebenfalls durch das Fachgebiet MiG der TU Berlin eine Pilotierung eines solchen HSPAs durchgeführt (Busse et al. 2024). Im Rahmen dieses Projektes wurden das in der Machbarkeitsstudie entwickelte konzeptionelle Rahmengerüst (s. Abb. 1) und die identifizierten Indikatoren erprobt und weiterentwickelt. Somit wurde erstmals ein HSPA für Deutschland durchgeführt und in Form eines Berichtes aufbereitet. Abschließend erfolgte zudem die Entwicklung eines Verstetigungskonzeptes zur dauerhaften Implementierung eines solchen HSPAs in Deutschland.

Konzeptionelles Rahmengerüst: Das konzeptionelle Rahmengerüst für ein deutsches HSPA wurde auf Basis bestehender HSPA-Frameworks (z.B. WHO Health Systems Framework [WHO 2007]) bei gleichzeitiger Berücksichtigung der Spezifika des deutschen Gesundheitssystems entwickelt (s. Abb. 1). Grundlage war die Definition des Gesundheitssystems gemäß den Leistungen und Akteuren des Sozialgesetzbuches (SGB) V sowie äquivalenter Aspekte der privaten Krankenversicherung (PKV). Demnach wurde ein Großteil der Leistungen des öffentlichen Gesundheitsdienstes, die Langzeitpflege über einen Zeitraum von mindestens sechs Monaten und die Arbeitsmedizin sowie die Rehabilitation infolge von Arbeitsunfällen ausgeklammert.

Performanz-Dimensionen: Das HSPA-Framework für das deutsche Gesundheitssystem besteht aus zehn miteinander in Beziehung stehenden Dimensionen. Den Kern bilden die fünf sogenannten „Performanz-Dimensionen", anhand derer die eigentliche Leistungsfähigkeit des Gesundheitssystems abgebildet werden kann. Die Performanz-Dimensionen entsprechen damit den übergeordneten Zielen des Gesundheitssystems. Diese sind:

1. Zugang zur Gesundheitsversorgung (inkl. finanzieller Risikoabsicherung im Krankheitsfall)
2. Qualität der Versorgung
3. Bevölkerungsgesundheit
4. Responsiveness
5. Effizienz

B Das System an neuen Zielen ausrichten

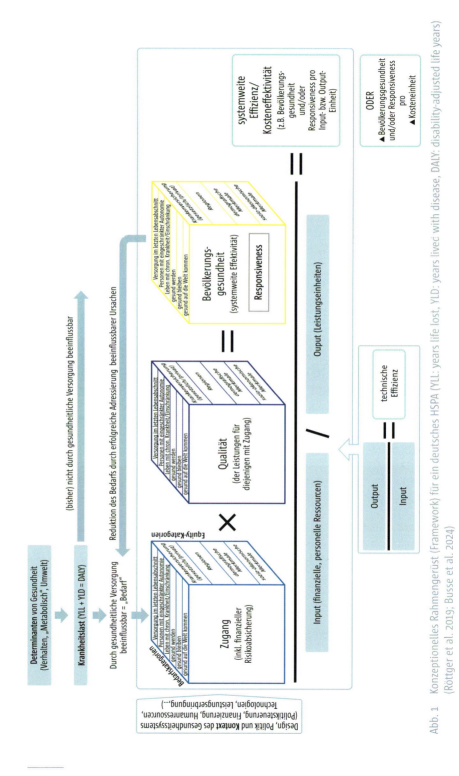

Abb. 1 Konzeptionelles Rahmengerüst (Framework) für ein deutsches HSPA (YLL: years life lost, YLD: years lived with disease, DALY: disability-adjusted life years) (Röttger et al. 2019; Busse et al. 2024)

Für vier der fünf Performanz-Dimensionen (Zugang, Qualität, Bevölkerungsgesundheit, Responsiveness) werden in den Kuben (s. Abb. 1) weitere Ebenen – die Bedarfs- und die Equity-Kategorien – eingeführt. Anhand der **Bedarfskategorien** wird das Framework aus der Perspektive der Bevölkerung betrachtet, indem verschiedene Versorgungsbedarfe unterschieden werden, z.B. gesund auf die Welt kommen, gesund bleiben. Die **Equity-Kategorien** stellen Querschnittsthemen über die jeweilige Dimensionen hinweg dar und betrachten die Zielerreichung hinsichtlich ihrer Verteilung innerhalb der Bevölkerung. Die berücksichtigten Equity-Kategorien sind dabei: Geschlecht und Alter als demografische Faktoren; Einkommen und Bildung als sozio-ökonomische Faktoren; Verstädterungsgrad und Bundesländer oder Kreise als räumliche Faktoren; Typ der Krankenversicherung (GKV/PKV) als versorgungsstruktureller Faktor.

Kontextuelle Dimensionen: Die fünf weiteren Gesundheitssystemdimensionen werden als kontextuelle Dimensionen bezeichnet, da sie wichtige Einflussfaktoren und mitunter Stellschrauben für die Leistungsfähigkeit sind und entsprechend für das Verständnis von Zusammenhängen hoch relevant sind. Hierzu gehören

1. der allgemeine demografische und sozio-ökonomische Kontext des Gesundheitssystems,
2. die Determinanten von Gesundheit in der Bevölkerung,
3. die sich daraus ergebende Krankheitslast der Bevölkerung (durch Tod verlorene Lebensjahre [YLL], durch gesundheitliche Einschränkungen verlorene Lebensjahre [YLD] und deren Summe [Disability-adjusted life years – DALY]) sowie
4. der Input (d.h. die finanziellen und personellen Ressourcen) und
5. der Output (d.h. die erbrachten Leistungseinheiten).

Bevölkerungsgesundheit: Gesundheitsdeterminanten und die Krankheitslast der Bevölkerung verursachen dabei den Bedarf an gesundheitlicher Versorgung, welcher durch das Gesundheitssystem mit dem Ziel adressiert werden soll, die Bevölkerungsgesundheit zu erhalten oder zu verbessern. Die Bevölkerungsgesundheit ist dabei das Produkt aus dem Zugang (derjenigen mit Bedarf) und der Qualität der erbrachten Leistungen (für diejenigen mit Zugang zur Versorgung). Denn eine hohe Qualität der Versorgung kann nur Wirkung entfalten, wenn der Zugang zur Versorgung möglichst gut ist und gleichermaßen kann sich ein guter Zugang nur bei hoher Qualität der Leistungen positiv auf die Gesundheit der Bevölkerung auswirken (im Extremfall wirkt sich eine schlechte Qualität negativ auf die Gesundheit aus). Wird die Bevölkerungsgesundheit in Relation zu Input oder Output gesetzt, ergibt sich daraus die systemweite Effizienz (Kosteneffektivität). Demgegenüber kann anhand der Gegenüberstellung von Output-Einheiten pro Input-Einheit die technische Effizienz betrachtet werden.

Indikatoren: Für die zehn Dimensionen wurden in der Machbarkeitsstudie aus der Literatur und anderen HSPA-Initiativen etablierte und für Deutschland geeignete Indikatoren identifiziert. Die Indikatoren sollen ein möglichst umfangreiches Bild der Leistungsfähigkeit des deutschen Gesundheitssystems darstellen. Hierfür wurden eine Vielzahl unterschiedlicher Daten (z.B. Abrechnungsdaten, statistische Kennzahlen, Registerdaten oder Befragungsdaten) aus nationalen und internationalen Datenquellen herangezogen. Zur Bewertung des Zugangs wird beispielsweise der selbstberichtete nicht erfüllte Bedarf an medizinischer Versorgung („Unmet Medical

Need") betrachtet und einer der Indikatoren zur Bewertung der Qualität der Versorgung ist die stationäre 30-Tages-Mortalität bei Herzinfarkt. Insgesamt wurden über 100 (Sub-)Indikatoren für Deutschland und acht Vergleichsländer über die letzten rund zehn Jahre betrachtet.

7.4 Wie können internationale Vergleiche und Trendanalysen Orientierungspunkte liefern?

Um Aussagen über die Leistungsfähigkeit des Gesundheitssystems treffen zu können, ist es wichtig, die Indikatoren im Zeitverlauf zu betrachten. Im Gegensatz zu einer reinen Momentaufnahme kann eine Veränderung der (Performanz-)Indikatoren Aufschluss über Fortschritte bzw. ungünstige Entwicklungen geben. Eine längsschnittliche Betrachtungsweise ermöglicht die Bewertung mittel- und langfristiger Ziele der Gesundheitspolitik ebenso wie die Auswirkungen (gesundheits-)politischer Reformmaßnahmen. Außerdem können auf diese Weise kontinuierlich die Stärken der Versorgung und Bereiche mit Verbesserungspotenzial identifiziert werden. Wird die Trendanalyse darüber hinaus im internationalen Vergleich durchgeführt, so kann auch für Länder, in denen aktuell keine spezifischen Zielwerte oder andere Maßstäbe (bspw. in Form von nationalen Gesundheitszielen) existieren, eine Einordnung der Leistungsfähigkeit des Gesundheitssystems verglichen mit den anderen Ländern sowie deren Entwicklung über die Zeit erfolgen. Bei den Analysen mit internationalen Vergleichen müssen immer die unterschiedlichen Ausgangspunkte der Länder mit Blick auf den sozio-ökonomischen und gesundheitlichen Kontext, die Determinanten und die Krankheitslast sowie die historisch gewachsenen Versorgungsstrukturen berücksichtigt werden. Potenziell erlaubt der internationale Vergleich jedoch anhand von Best-Practice-Beispielen auf die erfolgreiche Organisation von Versorgungsstrukturen zu schließen und über Veränderungen im Zeittrend in anderen Ländern erfolgreiche Reformmaßnahmen zu identifizieren.

Zur Bewertung der Leistungsfähigkeit sollten die Indikatoren auch im Zeitverlauf betrachtet werden.

Beispielsweise zeigt Abbildung 2 einen Effizienzindikator im internationalen Vergleich für die Jahre 2011 bis 2021. Die Effizienz des Gesundheitssystems wird hier dargestellt anhand des Verhältnisses von Bevölkerungsgesundheit („Durch Behandlung vermeidbare Sterblichkeit je 100.000 Einwohner") zum Input (gemessen als „Pro-Kopf-Gesamtgesundheitsausgaben in US$ Kaufkraftparitäten"). Dabei zeigt sich, dass Deutschland über den gesamten Zeitraum von 2011 bis 2021 unter den Ländern mit der sowohl höchsten vermeidbaren Sterblichkeit als auch gleichzeitig den höchsten Pro-Kopf-Ausgaben liegt. Obwohl sich der Indikator über den Zeitverlauf verbessert hat, kann die Effizienz des deutschen Gesundheitssystems im Vergleich zu den anderen Ländern allenfalls als moderat bezeichnet werden.

Im Gegensatz dazu wird ersichtlich, dass beispielsweise Dänemark im Jahr 2011 die dritthöchste vermeidbare Sterblichkeit und somit schlechte Ergebnisse aufseiten der Bevölkerungsgesundheit aufwies, bei gleichzeitig moderat hohen Kosten. Obwohl alle Länder im Zeitverlauf Gesundheitsgewinne aufzeigen, d.h. der Wert auf der Y-Achse sinkt, ist dieser im Fall von Dänemark nicht nur am größten, sondern auch

7 Orientierungspunkte und Transparenz durch Health System Performance Assessment

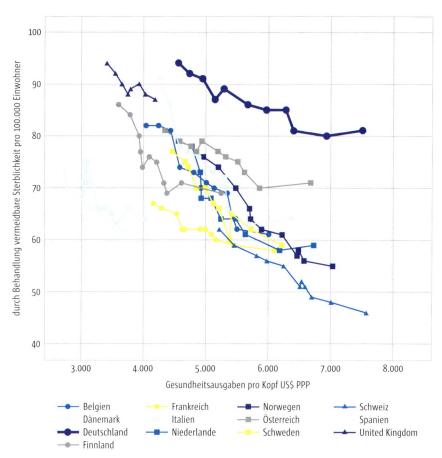

Abb. 2 Durch Behandlung vermeidbare Sterblichkeit im Verhältnis zu den Pro-Kopf-Gesamtgesundheitsausgaben in Deutschland und vergleichbaren Ländern, 2011 bis 2021 (eigene Darstellung auf Basis von Eurostat 2024)

am effizientesten, was an dem sehr steilen Abwärtstrend (d.h. großer Abfall auf der Y-Achse im Verhältnis zur geringen Zunahme auf der X-Achse) zu erkennen ist. Obwohl Dänemark im Jahr 2021 weder die niedrigste vermeidbare Sterblichkeit noch die geringsten Ausgaben aufweist, hat es doch den „besten" Verlauf über die Jahre gezeigt. Hieraus ergibt sich nun die Frage, was in Dänemark in diesen Jahren passiert ist, welche politischen Veränderungen und Reformmaßnahmen im Vorfeld erfolgt sind bzw. diese Entwicklung begleiten. Mittels solcher Fragen können Länder voneinander lernen und die Erfahrungen und Entwicklungen anderer Länder als Ausgangspunkt für eigene Überlegungen und Reformmaßnahmen in Betracht ziehen. Hierdurch ergeben sich im Rahmen des HSPA Orientierungspunkte zur Verbesserung des Gesundheitssystems und die transparente Darstellung ermöglicht es anderen Ländern oder Regionen davon zu lernen.

7.5 Was sind Unterschiede und Gemeinsamkeiten von Value-Based Care und HSPA?

Value-Based Care (VBC) und HSPA zielen gleichermaßen darauf ab, Orientierungspunkte zu liefern und Transparenz zu fördern. Während HSPA jedoch von der Makroebene ausgeht und einen umfassenden Blick auf das gesamte Gesundheitssystem wirft, verlagert das Konzept der VBC den Schwerpunkt auf den Patienten und betrachtet den „Value" einzelner Gesundheitsleistungen vorrangig auf der Meso- oder Mikroebene. Zudem basiert das VBC-Konzept tendenziell eher auf einer wettbewerbs- und kooperationsorientierten Kultur der einzelnen Akteure und Organisationen. Bei HSPA ist dies naturgemäß kaum möglich, jedoch können ähnlich zu VBC Länder oder Regionen voneinander lernen. Zudem wird hier die ganze Systemebene betrachtet und Patientinnen und Patienten werden durch das gesamte System verfolgt. Somit werden beispielsweise auch Determinanten von Gesundheit und Zugangsbarrieren berücksichtigt, die über die reinen (klinischen) Outcomes und die Patientenperspektive – wie sie bei VBC im Zentrum stehen – hinausgehen. Bei VBC spielen somit nur Patientinnen und Patienten eine Rolle, die überhaupt Zugang zu Gesundheitsversorgung erhalten, während HSPA auch solche Patientengruppen betrachtet, die aufgrund des Systems Zugangsbarrieren erleben. Weiterhin berücksichtigt HSPA auch Unterschiede hinsichtlich der Verteilungsgerechtigkeit („Inequities") und zeigt neben internationalen, nationalen und regionalen Unterschieden auch Unterschiede zwischen einzelnen Bevölkerungsgruppen auf.

> **Bei HSPA steht vorrangig das Assessment im Vordergrund, während VBC bereits den nächsten Schritt mitdenkt und konkrete Verbesserungsmöglichkeiten auf Mikro- und Mesoebene aufzeigt.**

Obwohl ein HSPA zur Messung der Erreichung von übergeordneten Zielen von Gesundheitssystemen dient (z.B. Zugang zu Versorgung, Qualität der erhaltenen Versorgung, Effizienz), können auf Grundlage eines HSPAs auch weitere Ziele abgeleitet und festgelegt werden. Eine Gesundheitsversorgung im Sinne von VBC kann als solch ein Ziel betrachtet werden. VBC strebt idealerweise die bestmögliche Nutzung begrenzter Ressourcen zum maximalen Nutzen des Einzelnen und der Gesellschaft an. Das Verhältnis aus Outcomes für den Patienten und anfallenden Kosten soll einen möglichst hohen Wert bzw. Value erreichen.

Somit kann VBC im Rahmen eines HSPA jedoch nicht als Ziel für sich stehen, sondern muss parallel zu den anderen übergeordneten Zielen eines Gesundheitssystems (z.B. Qualität, Effizienz) berücksichtigt werden. Beispielsweise wird das Ziel einer hohen Qualität der Gesundheitsversorgung durch das Ziel einer Versorgung im Sinne von VBC ergänzt. Grundsätzlich dürfte eine qualitativ minderwertige Gesundheitsversorgung von geringem Value sein. Es ist aber auch denkbar, dass eine qualitativ hochwertige Versorgung nicht von hohem Value ist. Beispielsweise kann sie im Verhältnis zu anderen, ebenfalls effektiven Interventionen mit einem höheren Ressourcenverbrauch einhergehen oder an den „falschen Patienten" (d.h. denjenigen, die von der Intervention weniger als andere profitieren) erbracht werden. Dann wäre ein höherer Value erreichbar, wenn die genutzten Ressourcen in eine andere Intervention (bei den gleichen Patienten) oder die gleiche Intervention bei anderen Patienten investiert würden.

7.6 Fazit

Ein HSPA kann Orientierungspunkte zur Analyse von Stärken und Schwächen eines Gesundheitssystems bieten, woraus sich Verbesserungsmöglichkeiten, konkrete Ziele und Reformmaßnahmen ableiten lassen. Dabei will es größtmögliche Transparenz über die Leistungsfähigkeit eines Gesundheitssystems sowohl für die Akteure als auch für die Bevölkerung schaffen. Somit wird deutlich, dass VBC und HSPA in eine gleiche Richtung zielen, jedoch unterschiedliche Ursprünge und Betrachtungsweisen aufweisen und komplementär zu verstehen sind.

VBC und HSPA sind komplementär, haben aber unterschiedliche Ansätze.

Literatur

Busse R, Achstetter K, Blümel M, Haltaufderheide M, Hengel P (2024) Pilotierung einer systematischen Messung der Leistungsfähigkeit und Effizienz des deutschen Gesundheitssystems (Health System Performance Assessment – HSPA). Zweiter Bericht – überarbeitete Fassung (Stand Januar 2024). URL: https://www.bundesgesundheitsministerium.de/service/publikationen/details/hspa.html (abgerufen am 07.07.2024)

Eurostat (2024) Databrowser. Treatable and preventable mortality of residents by cause and sex. URL: https://ec.europa.eu/eurostat/databrowser/ (abgerufen am 07.07.2024)

Organisation for Economic Co-operation and Development (2023) Health at a Glance 2023. URL: https://www.oecd.org/health/health-at-a-glance/ (abgerufen am 07.07.2024)

Papanicolas I, Rajan D, Karanikolos M, Soucat A, Figueras J (Hrsg.) (2022) Health system performance assessment. A framework for policy analysis. URL: https://apps.who.int/iris/rest/bitstreams/1415595/retrieve (abgerufen am 07.07.2024)

Röttger J, Spranger A, Eckhardt H, Achstetter K, Busse R (2019) Ergebnisbericht der Machbarkeitsstudie zur Messung der Leistungsfähigkeit („Health System Performance Assessment") des deutschen Gesundheitssystems. URL: https://www.bundesgesundheitsministerium.de/service/publikationen/details/machbarkeitsstudie-zur-messung-der-leistungsfaehigkeit-health-system-performance-assessment-des-deutschen-gesundheitssystems.html (abgerufen am 07.07.2024)

Röttger J, Blümel M, Engel S, Grenz-Farenholtz B, Fuchs S, Linder R et al. (2015) Exploring Health System Responsiveness in Ambulatory Care and Disease Management and its Relation to Other Dimensions of Health System Performance (RAC) – Study Design and Methodology. Int J Health Policy Manag 4(7):431–7. DOI: 10.15171/ijhpm.2015.97

Smith P, European Commisson (Hrsg.) (2014) Health System Performance Assessment. Synthesis Report. URL: https://op.europa.eu/en/publication-detail/-/publication/19ce7dca-0061-4589-9ed2-d37ce62d4829 (abgerufen am 07.07.2024)

WHO – World Health Organization (2007) Everybody's business: strengthening health systems to improve health outcomes: WHO's framework for action. URL: https://iris.who.int/bitstream/handle/10665/43918/9789241596077_eng.pdf (abgerufen am 07.07.2024)

WHO – World Health Organization (2000) World Health Report 2000. URL: https://www.who.int/publications/i/item/924156198X (abgerufen am 07.07.2024)

B Das System an neuen Zielen ausrichten

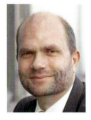
Prof. Dr. med. Reinhard Busse
Reinhard Busse ist Fachgebietsleiter für Management im Gesundheitswesen an der Fakultät Wirtschaft und Management der Technischen Universität Berlin. Außerdem ist er Co-Director des European Observatory on Health Systems and Policies und Fakultätsangehöriger der Charité – Universitätsmedizin Berlin. Seine Forschungsschwerpunkte sind Gesundheitssystemforschung, Versorgungsforschung, Gesundheitsökonomie und Health Technology Assessment (HTA).

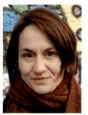
Dr. Miriam Blümel
Miriam Blümel ist Wissenschaftliche Mitarbeiterin am Fachgebiet Management im Gesundheitswesen an der Fakultät Wirtschaft und Management der Technischen Universität Berlin. Ihre Forschungsschwerpunkte sind internationale Gesundheitssystemvergleiche, Gesundheitssystemforschung sowie Leistungsmessung und -bewertung von Gesundheitssystemen.

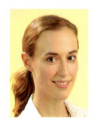
Katharina Achstetter, M.Sc. Public Health
Katharina Achstetter ist Wissenschaftliche Mitarbeiterin am Fachgebiet Management im Gesundheitswesen an der Fakultät Wirtschaft und Management der Technischen Universität Berlin. Ihre Forschungsschwerpunkte sind Gesundheitssystemforschung und Versorgungsforschung, insbesondere im Bereich des Health System Performance Assessments (HSPA).

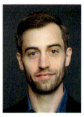
Philipp Hengel, M.Sc. Public Health
Philipp Hengel ist Wissenschaftlicher Mitarbeiter am Fachgebiet Management im Gesundheitswesen an der Fakultät Wirtschaft und Management der Technischen Universität Berlin. Schwerpunktmäßig befasst er sich mit den Themen Leistungsmessung von Gesundheitssystemen sowie der Abbildung des Zugangs und der Qualität von Versorgung, insbesondere anhand von Routinedaten.

C
Gesundheitsversorgung neu organisieren

I

Value durch Vernetzung: integrierte und regionale Versorgungsmodelle

1 Integrierte Versorgung am Beispiel von Kaiser Permanente: Erfahrungen aus den USA

Sophia Schlette

1.1 Eine persönliche Annäherung

Auf Kaiser Permanente (KP) wurde ich erstmals 1992 aufmerksam – während meines Public-Health-Studiums in Boston. Die machten alles richtig, hieß es damals an der Uni, aber – halt Kalifornien. An den Transfer eines an der Westküste funktionierenden Versorgungssystems an die Ostküste wollte man damals nicht so richtig glauben, auch nicht unausgesprochen an die nachgewiesene qualitative Überlegenheit eines kostengünstigeren Versorgungsmodells. War Kaiser Permanente zu billig?

Fast forward 2009: In seinem ersten Amtsjahr legte US-Präsident Obama sich fest: In einem Interview im TIME Magazin sagte er sinngemäß: Würden alle US-Amerikaner so effizient versorgt wie die von der Mayo Clinic, Cleveland, Geisinger oder Kaiser Permanente versorgten Menschen, stünde das amerikanische Gesundheitssystem nicht vor solch enormen versorgungspolitischen, sozialstaatlichen und steuerlichen Herausforderungen und explodierenden Kosten für das Gesundheitssystem.

> "[...] if we could actually get our health-care system across the board to hit the efficiency levels of a Kaiser Permanente or a Cleveland Clinic or a Mayo or a Geisinger, we actually would have solved our problems." (Barack Obama, Juli 2009)

Seit der Sachverständigenrat 2001 sein Gutachten „Bedarfsgerechtigkeit und Wirtschaftlichkeit. Band III: Über-, Unter- und Fehlversorgung" vorlegte und unter anderem auf die Fragmentierung in Sektoren als wesentliche Ursache für Qualitäts- und Koordinierungsdefizite im deutschen Gesundheitssystem aufmerksam machte, beschäftigten sich gesundheitspolitische Entscheider in Deutschland systematischer als zuvor mit Reformansätzen zur Überwindung von Sektorengrenzen. Den BMC, wie wir ihn heute kennen, gab es damals noch nicht, aber es herrschte Aufbruchsstimmung. Die integrierte Versorgung fand Einzug ins SGB V und wurde durch die Anschubfinanzierung gezielt gefördert. Ein Novum war, dass die Große Koalition (Merkel Kabinett I) 2005 den Blick über den Tellerrand erstmals in einem Koalitionsvertrag verankert hatte (CDU, CSU, SPD 2005):

> „Erforderlich ist ein Konzept, das dauerhaft die Grundlage für ein leistungsfähiges, solidarisches und demografiefestes Gesundheitswesen sichert. Wir werden dabei Erfahrungen anderer Länder [insb. mit Blick auf Finanzierungsoptionen, Anm. sl] und wissenschaftliche Konzepte vorurteilsfrei prüfen."

Als feststand, dass populationsorientierte integrierte Versorgung zunehmend in den Fokus rücken würde, suchten wir bei der Bertelsmann Stiftung über das Health-Policy-Monitor-Netzwerk (Schlette et al. 2002–2011) gezielt nach Beispielen, um Impulse für die Umsetzung von Pilotprojekten geben zu können. Wir wurden in mehreren Ländern fündig, u.a. in Israel, Spanien und in den USA. In einem zweiten Schritt sahen wir genauer hin und überlegten, welche Systeme integrierter Versorgung gut eingeführt und gut evaluiert waren, eine große Bevölkerungsgruppe versorgten und Anknüpfungspunkte liefern könnten.

So kamen wir auf Kaiser Permanente, ein Non-Profit-Gesundheitsunternehmen, das damals 9, heute 12,6 Millionen Menschen in acht US-Bundesstaaten versichert und versorgt. Wir nahmen Kontakt auf.

Zwischen 2004 und 2007 fanden zahlreiche Fachtagungen und Workshops statt, zu denen KP-Führungskräfte und Expert:innen aus Kalifornien eigens nach Berlin angereist kamen, zu Themen, Programmen und Versorgungsansätzen, die wir für vorbildlich und übertragbar hielten.

Zwar war die Resonanz vielerorts noch verhalten, einen Lichtblick gab es jedoch: Die damalige Gesundheitsministerin interessierte sich für alle Komponenten, die das Versorgungssystem von Kaiser Permanente bis heute ausmachen und für Synergien sorgen: Prävention und Gesundheitsförderung, Erfolge von Nichtraucherprogrammen durch engmaschiges Nudging, Chronic Care Management, Rolle nichtärztlicher Fachkräfte, Versorgungsforschung, Management-Aspekte, datengestützte Steuerung von Versorgung, elektronische Gesundheitsakte, Versichertenmix, Qualitätsrankings u.v.m. Im Jahr 2007 reiste eine BMG-Delegation nach Kalifornien, um sich vor Ort alles zeigen und erklären zu lassen. Einige Zeit später hatte ich das große Glück, in den Jahren 2009 und 2010 für Kaiser Permanente in Kalifornien als Politikberaterin zu arbeiten, als Patientin von innen und die Organisation als lernendes System kennen zu lernen.

> **Immer mehrere Schritte voraus**
> 1. Am 11. April 2024 gibt Kaiser Permanente die Gründung des Instituts für Food is Medicine Research of Excellence bekannt. Um lifestyle- und ernährungsbedingte Erkrankungen zu bekämpfen, sollen Erkenntnisse aus der Ernährungswissenschaft systematisch in das evidenzbasierte Versorgungsmodell integriert werden. Die Grundlage hierfür liefern Ergebnisse der Versorgungsforschung im eigenen Haus. Ich liebe den Begriff „Culinary Medicine".

1 Integrierte Versorgung am Beispiel von Kaiser Permanente: Erfahrungen aus den USA

2. 2023 kauft Kaiser Permanente das integrierte Gesundheitsunternehmen Geisinger im Bundesstaat Pennsylvania; das neue Konsortium formiert sich neu unter der Dachmarke Risant Health. Der Name des neuen Unternehmens steht für Rising und Constant – ein Kunstwort, das mit dem programmatischen Namen des Mutterunternehmens „permanente" spielt.
3. 2022 verpflichtet sich Kaiser Permanente, das Net Zero Goal bis 2050 zu erreichen und bis 2030 die CO_2-Emissionen um 50% zu reduzieren. Das Carbon Neutral Protocol misst CO_2 Emissionen von Narkose- und anderen medizinischen Gasen. Dieses Ziel ergänzt den jährlichen Zertifizierungsprozess des Greenhouse Gas (GHG) Protokolls, den KP bereits durchläuft.
4. Im Jahr 2020 öffnet die Kaiser Permanente School of Medicine in Pasadena, Kalifornien mit einem auf integrierte Versorgung zugeschnittenen Curriculum: „The medical school for the doctor you want to be." (https://medschool.kp.org/education/curriculum)
5. Im Jahr 2009 waren alle damals 34, heute 40 KP-Krankenhäuser vollständig papierlos (HL7-zertifiziert).

1.2 Was ist Kaiser Permanente?

Wann immer von innovativen oder ganzheitlichen Versorgungskonzepten die Rede ist, ist KP als Leuchtturm nicht weit – ob als Vorzeigebeispiel für sog. integrierte Versorgung, Health Maintenance Organization (HMO), Patient-Centered Medical Home (PCMH), Accountable Care Organization (ACO), oder jüngst als Paradebeispiel für Value-Based Care (VBC). Während viele der Etiketten Kaiser von außen zugeschrieben wurden – man war intern nicht wirklich glücklich damit – beschreibt sich Kaiser Permanente heute selbst als VBC-System:

> *"We're a value-based health care system in which our health plan, primary care physicians, specialists, hospitals, labs and pharmacies are connected to enable personalized care that delivers high-quality clinical outcomes. (...) We apply a population health approach and utilize the resources of our organization to keep our members healthy at reasonable costs. The result is exceptional value for our members, patients and communities." (Kaiser Permanente 2023)*

Kaiser Permanente ist ein 1945 gegründetes integriertes Non-Profit-Versicherungs- und Versorgungssystem in den USA. Es versorgt heute 12,6 Millionen Mitglieder – bei KP heißen Versicherte Mitglieder – in acht Regionen überwiegend an der Westküste und in Washington D.C. und Umgebung. Damit hat Kaiser Permanente mehr Mitglieder als die Schweiz oder Österreich Einwohner; wäre Kaiser Permanente ein US-Bundesstaat, stünde er an 14. Stelle. Die Mitgliederzahl ist kritisch für Governance und Bevölkerungsmanagement auf nationaler Ebene. Eine Mindestgröße braucht es auch auf Ebene der acht Regionen, um innerhalb des eigenen Netzwerks die Versorgung der Mitglieder gemäß dem eigenen Qualitätsanspruch umfänglich sicherstellen zu können. Hawaii ist mit 260.000 Mitgliedern die kleinste Kaiser Permanente-Region, der Marktanteil ist gemessen an der Gesamtbevölkerung des Inselstaats jedoch groß.

Kaiser Permanente ist ein Konsortium aus drei eng miteinander verflochtenen Organisationen: einer Ärzteorganisation, einer Krankenversicherung und einer Krankenhausgruppe mit acht regionalen Managementgesellschaften. Kostenträger und Leistungserbringer schließen Exklusivverträge miteinander, in denen sich die Ärzteorganisationen (Permanente Federation als Dachverband auf nationaler Ebene, Permanente Medical Groups in acht Versorgungsregionen) verpflichten, ausschließlich Kaiser Permanente-Mitglieder zu behandeln. Im Gegenzug kontrahiert die Krankenversicherung (Kaiser Foundation Health Plan) exklusiv mit regionalen Permanente Medical Groups.

Die Krankenhäuser sind Eigenbetriebe des Health Plan und ebenso Teil des Konsortiums wie auch die einflussreiche Arbeitnehmervertretung, in der 75% aller Kaiser Permanente-Beschäftigten organisiert sind, mit der eine regelmäßig erneuerte Vereinbarung besteht (Labor Management Partnership).

Theoretisch könnte das Konstrukt „Kaiser Permanente" jedes Jahr aufgekündigt werden; praktisch hat es auf der Grundlage der gemeinsamen Versorgungsphilosophie und gegenseitigen Exklusivität seit 1945 gehalten. Die Philosophie einer qualitativ hochwertigen, präventiv ausgerichteten und bevölkerungsorientierten Gesundheitsversorgung (Total Health Vision) ist sozusagen der Kitt. Die Kehrseite davon ist, dass Versorgungsphilosophie und Vertragsexklusivität die Kooperation mit Out-of-Network-Versorgern in kleineren Kaiser Permanente-Regionen sowie die Übernahme von anderen Non-Profit-Gesundheitsunternehmen erschweren. Kaiser Permanente arbeitet daher daran, sämtliche Versorgungsaspekte in allen Regionen vollumfänglich abzudecken.

> **Non-Profit-Status**
>
> Der Status als Non-Profit-Unternehmen hält lediglich begrenzte Spielräume für Investitionen (1% Jahresumsatz) bereit, sei es für die Qualitätsverbesserung, IT-Infrastruktur, die Erfüllung der strengen baulichen Auflagen im erdbebengefährdeten Kalifornien, oder seien es strategische Investments wie in die Gründung der eigenen medizinischen Hochschule, der Eröffnung neuer Forschungszentren, eines Showrooms in Washington D.C., um die eigene Sichtbarkeit in der Hauptstadt zu stärken, die Expansion in neue regionale Märkte oder den Aufkauf vergleichbarer integrierter Versorgungssysteme zur Konsolidierung von Marktanteilen wie in Pennsylvania.

1.3 Wie organisiert Kaiser Permanente Versorgung als sektorenübergreifendes Netzwerk?

Kaiser Permanente versteht sich nicht als „sektorenübergreifendes Netzwerk", sondern als Total Health Organization – ein Gesundheitsunternehmen mit Fokus auf Prävention und Krankheitsvermeidung über die gesamte Lebensspanne der versicherten Mitglieder.

Am ehesten trifft vielleicht „betriebliches Gesundheitsmanagement" Kaiser Permanentes originäre Grundausrichtung. Man versicherte ursprünglich die eigenen Mitarbeiter, später die über Gruppenversicherungen beigetretenen Mitarbeiter anderer Unternehmen. Die Konsequenz der unbedingten Ausrichtung auf Gesundheit ist Population Health Management.

1 Integrierte Versorgung am Beispiel von Kaiser Permanente: Erfahrungen aus den USA

Bevölkerungsorientierung heißt: Kaiser Permanente managt gesunde und kranke Mitglieder gleichermaßen – von der Wiege bis zur Bahre.

Ausgangspunkt aller Überlegungen ist die zu versorgende Bevölkerungsgruppe – die Gesamtheit der Versicherten. Um sie herum baute man ein Vorsorge- und Krankheitsverhinderungssystem, um krankheitsbedingte Arbeitsunfähigkeit, vermeidbare Krankheiten und hohe Behandlungskosten zu verhindern. Der Fokus auf Prävention und Verhinderung bzw. Hinauszögerung von Krankheiten steht bis heute im Zentrum dieser Vision, ergänzt um State-of-the-Art medizinische Versorgung im Krankheitsfall – auch hier mit Ziel, Komplikationen vorzubeugen bzw. stationäre Versorgung auf wirklich notwendige Fälle – planbare Aufnahmen – zu beschränken. Jede nicht geplante Krankenhauseinweisung ist ein Versagen des vorgelagerten Systems, habe ich bei KP gelernt.

In Sektoren dachte und denkt man bei Kaiser Permanente bis heute nicht. Dies sollte man stets im Hinterkopf haben, wenn man die Strukturen von KP näher betrachtet.

1.4 Welche Strukturen braucht Kaiser Permanente?

Bei Kaiser Permanente stehen die Mitglieder im Vordergrund: Patientenzentrierung ist das Geschäftsmodell. Die Strukturen und die digitale Vernetzung aller Beteiligten leiten sich unmittelbar aus der 2003 postulierten und seither konsequent umgesetzten Versorgungsvision *Blue Sky Vision* ab.

Im Jahr 2003 kamen interne und externe Versorgungsexpert:innen zu einem Strategieworkshop zusammen. Kaiser Permanente hatte Marktanteile verloren und Imageprobleme, man suchte nach einem Konzept, um den Abwärtstrend zu drehen. Das Ergebnis hielten die Teilnehmer:innen in einem so simplen wie selbsterklärenden Graphic Recording fest. Entstanden war ein Zielbild: „Die Blue Sky Vision 2015" – für durchgängige, patientenzentrierte, datengestützte digitale Versorgung (s. Abb. 1). Die Umsetzung erfolgte viel schneller als geplant: Bereits 2009 war das dahinterliegende digitale Gerüst KP HealthConnect implementiert, alle 34 Krankenhäuser, mehrere hundert Gesundheitszentren, 24.000 Ärzt:innen und alle damals knapp neun Millionen Versicherten waren „connected".

1.4.1 Organisationsentwicklung und Unternehmenskultur

Kreativität und Kooperation nach innen, Qualitätswettbewerb nach außen

Die Entwicklung und konsequente Umsetzung der Blue Sky Vision illustriert, wie Unternehmenskultur und Managementstrukturen Hand in Hand gehen, um Innovationen schnellstmöglich in die Versorgung zu bringen, aber auch, um im Wettbewerb um Qualität und Nutzerfreundlichkeit zu bestehen. Der Konkurrenzdruck ist groß: For-Profit-Gesundheitsunternehmen, HMOs und Versicherungen werben mit

I Value durch Vernetzung: integrierte und regionale Versorgungsmodelle

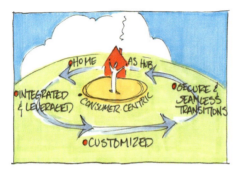

Abb. 1 Kaiser Permanente Blue Sky Vision 2015 – Graphic Recording eines Strategieworkshops aus dem Jahr 2003

günstigen Gruppenversicherungs-Policen um Arbeitgeber und junge Menschen; zudem drängen neue, branchenfremde Anbieter wie Amazon, Alphabet und Google sowie Supermarktketten und Drogerien wie CVS auf den Gesundheitsmarkt.

Daten und Forschung

Früh entwickelten KP-Ärzt:innen ein Interesse an Versorgungsforschung. Man sammelte Daten, immer noch mehr Daten und bewarb sich erfolgreich auf diverse öffentliche Fördermittel der neu gegründeten National Institutes of Health, um diese auszuwerten und die Qualität der Versorgung kontinuierlich weiterzuentwickeln. Was in den 50er-Jahren begann, prägt die Organisation bis heute: ein auf Evidenz gestütztes, auf Qualitätsverbesserung zielendes kontinuierliches Hinterfragen, Lernen und Forschen. Jüngere Beispiele sind Kooperationen mit der American Public Health Association und der Non-Profit-Versorgungsforschungsplattform Academy Health zu „Community Determinants of Health" (Mobilität, Lebensmittelverfügbarkeit) sowie die 2020 ins Leben gerufene eigene medizinische Hochschule in Pasadena, CA.

Health in all Policies

Seit den 90er-Jahren setzt Kaiser Permanente gezielt auf die Prävention kardiovaskulärer Erkrankungen durch eine Kombination von Vorsorgemaßnahmen, Screenings, nachgehender Betreuung und Ernährungs- und Gesundheitsberatung von Versicherten mit Diabetes, Fettleibigkeit oder genetischen Faktoren. Die Behandlung chronisch Kranker erfolgt nach dem Chronic Care Modell. Heute werden Vorsorge und Behandlung durch virtuelle Unterstützung von Patient:innen im Selbstmanagement per Videosprechstunden (27.500 pro Tag; Kaiser Permanente 2022) ebenso flankiert wie durch Nudging, Gamification, Gesundheitsaufklärung an Schulen oder Public-Health-Investitionen in ein gesundheitsförderliches Umfeld an sozialen Brennpunkten, in Schlafstädten oder in sog. Lebensmittelwüsten. Maßnahmen also, von denen auch Nicht-KP-Mitglieder profitieren. Die jüngste Erweiterung auf diesem Gebiet ist das April 2024 gelaunchte Food Is Medicine Excellence Center (Kaiser Permanente 2024).

1 Integrierte Versorgung am Beispiel von Kaiser Permanente: Erfahrungen aus den USA

„Um diesen Weg einzuschlagen, müssen wir die Integration der Leistungserbringer stärken und neue Vergütungsmodelle vereinbaren." (Benedikt Simon)

zwei sich bedingende Achsen: Integration als Funktion von Capitation

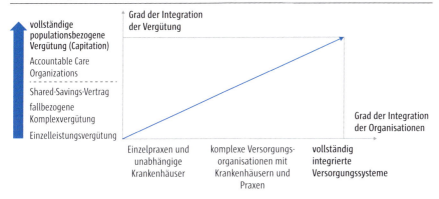

Abb. 2   Organisationsformen und Vergütungssysteme entlang einer Entwicklungskette zur integrierten Versorgung unter Capitation-Bedingungen (Simon 2021)

Vergütung auf Capitation-Basis

Integrierten Versorgungssystemen ist gemeinsam, dass sie die Gesamtverantwortung für Versorgungsqualität und -kosten ihrer Versichertenpopulation über einen längeren Zeitraum tragen; dies ist der Fall bei sog. Accountable-Care-Organizations wie Kaiser Permanente, Geisinger oder Intermountain Healthcare. Diese Systeme setzen auf die Verbindung von populationsbezogener Versorgungssteuerung als Organisationsform mit capitationbasierter Vergütung.

Abbildung 2 verdeutlicht, dass integrierte Versorgung eine Funktion zwischen einer hochintegrierten Organisationsform und einem hoch integrierten Vergütungssystem ist, also nur unter Capitation-Bedingungen erreicht werden kann.

1.5   Welcher Mehrwert entsteht für Patient:innen?

"Culture of making the right thing easy to do, so that we deliver the right care at the right place at the right time for every patient every time." (Kaiser Permanente International 2024)

Stellt man Patientenzentrierung in den Mittelpunkt der Überlegungen, stehen Prävention, Gesundheitsförderung, Qualität von Versorgung und Versorgungskontinuität folgerichtig im Vordergrund: Der Mehrwert für Patient:innen ist Prämisse und Ergebnis der Unternehmenskultur zugleich. Kaiser Permanentes Total Health Vision wird gelebt, kontinuierlich gespiegelt, die Ergebnisse anhand von Messungen und Rankings auf dem Markt überprüft.

Wie sich das praktisch anfühlt, konnte ich während meiner Tätigkeit als Mitarbeiterin vor Ort in Oakland in den Jahren 2009 und 2010 ganz unmittelbar erleben: Das Versorgungssystem ist ein aufsuchendes und begleitendes, im Hintergrund ist es immer da. Als neues Mitglied wird man mit einer E-Mail begrüßt und gebeten, die persönliche elektronische Gesundheitsakte My Health Manager zu besuchen, zu personalisieren und sich eine:n Primärversorger:in – das kann ein:e Allgemeinmediziner:in oder ein:e Nurse Practitioner sein – auszusuchen. Deswegen gibt es bei Kaiser Permanente auch keine Versorgungsbrüche: einmal eingeschrieben, wird die Patientin vom Primärversorger, der primären Ansprechpartner:in, untersucht, der Therapien und Behandlungsverlauf mit der Patientin bespricht, Arzneimittel verschreibt, ggf. an fachärztliche Kolleg:innen weiterleitet oder Untersuchungen veranlasst. Verschreibungspflichtige Medikamente werden von der hauseigenen Apotheke individuell geblistert bereitgestellt. Frauen haben gleich zwei Ansprechpartner:innen – eine:n Allgemeinmediziner:in oder Nurse Practitioner sowie einen/eine Frauenärzt:in. Alle Versorger sind in einem Umkreis von 30 Meilen frei wählbar und man kann sie jederzeit wechseln, ohne Angabe von Gründen. Arzttermine, Vorsorgeuntersuchungen, Ca-Screenings, Auffrischungsimpfungen, Tipps für Gesundheitsverhalten, Selbstmanagement und zur Stärkung der Gesundheitskompetenz – an alles erinnert einen das System. Umfangreiche evidenzbasierte und verständliche Gesundheitsinformationen gehören ebenso dazu wie Terminvereinbarungen, Rezeptverlängerungen und die Möglichkeit, mit dem Versorgungsteam oder Primärversorger im Health Manager per E-Mail oder Chat zu kommunizieren. Leibhaftige Ärzt:innen sieht man nur, wenn das Anliegen nicht anderweitig gelöst werden kann.

Kaiser Permanente-Krankenhäuser und Gesundheitszentren wirken leer, es gibt keine Wartebereiche. Der durchschnittliche Arztkontakt, wenn er denn erforderlich wird, dauert 20 Minuten. Was damals über geschützte E-Mails lief, geht heute oft auch über Videosprechstunden – der/die Hausärzt:in besucht die Patient:innen zu Hause via Bildschirm. Gerade ältere, weniger mobile Menschen wissen das sehr zu schätzen. Kaiser Permanente-Mitglieder können ihre eigenen Gesundheitsakten ebenso einsehen und managen wie für ihre Kinder oder pflegebedürftigen Angehörigen. Die Daten sind geschützt und nur Mitgliedern sowie den selbst gewählten Versorgern zugänglich.

Mit der Einführung von My Health Manager – der elektronischen Gesundheitsakte – drehte sich das Verhältnis Face-to-Face-Arztkontakt vs. alle anderen Kontakte zum Versorgungsteam von 80:20 zu 20:80 um.

1.6 Welche Elemente wären auf Deutschland übertragbar?

Um ein integriertes VBC-System wie das von Kaiser Permanente nach Deutschland zu übertragen, müsste man auf vielen Ebenen umdenken. Vor allen Dingen fehlt uns eine gemeinsame Vision für ein Gesundheitssystem, das Prävention in den Mittelpunkt stellt und nicht die Behandlung von Krankheiten anreizt und belohnt, sondern die ganzheitliche vorsorgende Begleitung der Versicherten, bevor sie zu Patient:innen werden.

Dafür bräuchte es eine Loslösung von den bis heute akutmedizinisch geprägten Strukturen, d.h. eine Neuorientierung hin zu einer Patient Journey entlang des Lebenswegs und entlang des sich wandelnen Gesundheitszustands jedes einzelnen.

Es bräuchte ein verbindendes, übergeordnetes Verständnis von Value – im Sinne einer Versorgung, die gut für Patient:innen ist. Es ist kein Zufall, dass der Value-Begriff in VBC in der betriebswirtschaftlichen Bubble hierzulande primär als monetärer Wert betrachtet wird. Auf europäischer Ebene ist man da schon weiter.

> **VBC – die europäische Definition von Values**
> Eine von der Europäischen Kommission beauftragte Expertengruppe entwickelte im Jahr 2019 eine Definition von VBC, die auf vier Säulen fußt (European Commission 2019):
> 1. faire Verteilung von Ressourcen
> 2. Ergebnis(Behandlungs-)qualität
> 3. Lebensqualität/persönliche Ziele des Einzelnen
> 4. gesellschaftlicher Wert im Sinne von Gesundheitsversorgung als Beitrag zu sozialer Teilhabe

Diese umfassende Definition von Value geht über die enge Interpretation von Value i.S. von Gewinn und Kosteneffektivität deutlich hinaus und ist dem Value-Verständnis von Kaiser Permanente sehr viel näher.

Und es bräuchte ein grundlegend anderes, populationsorientiertes Vergütungssystem anstelle einer Einzelleistungsvergütung, die zu Mengenausweitung führt, weil sie diese immanent immer weiter anreizt, ob durch DRGs oder Entbudgetierung.

Benedikt Simon (2021) sieht nach wie vor zwei große Hürden auf dem Weg zu einem Vergütungssystem auf Capitation-Basis: In Deutschland fehle sowohl die politische Bereitschaft, das Vergütungsmodell fundamental zu reformieren als auch die Fantasie zu einem Versorgungsdenken, das sich radikal an Patient:innen anstatt an bestehenden Strukturen festhaltend orientiert.

Das „Lernen von" ist schwieriger als das „Lernen über" andere Gesundheitssysteme. Wir sind in Deutschland an einem Punkt angelangt, an dem die Gesundheitsausgaben höher sind als in allen anderen europäischen Ländern, gleichzeitig ist die Kluft zwischen SGB-V-Prämissen und Versorgungsrealität immer tiefer geworden.

> Es bleibt uns gar nicht viel anderes übrig, als von anderen zu lernen – zumal die im internationalen Vergleich erzielten Gesundheitsergebnisse das Ausgabenvolumen in keiner Weise rechtfertigen.

1.7 Die Zukunft: Care-at-Home

Während wir über die überfällige Krankenhausreform noch streiten, geht man bei Kaiser Permanente davon aus, dass das Krankenhaus der Zukunft überhaupt nur noch intensivmedizinische Leistungen und hochspezialisierte chirurgische Eingriffe erbringen wird: Der überwiegende Teil der medizinischen Versorgung muss nicht stationär im Krankenhaus stattfinden, sondern zu Hause bei den Patient:innen.

> "Care at home is the hospital experience of the future. In the next 5 to 10 years, many services currently provided in brick-and-mortar hospitals may well be moved into the home. Physicians and clinicians are already bringing services to patients in new ways, giving them more autonomy and control over their care and health conditions." (Parodi 2023)

Stephen Parodi, Leiter der Care-at-Home-Modelle der Permanente Federation, sieht lauter Vorteile in dieser Entwicklung: Durch die Versorgung zu Hause haben Ärzt:innen einen besseren Einblick in den Alltag ihrer Patient:innen. Sie sehen, welche Medikamente sie nehmen, ob sie sich gesund ernähren, ob die Wohnumgebung ein sicheres Umfeld für den Patienten/die Patientin ist. Patient:innen können engmaschiger begleitet und motiviert werden, auf ihre Versorgung selbst gut zu achten. Größere Patientenzufriedenheit und bessere Compliance sind die Folge, sagt er.

> *Take home message: Back to the future*
> *Kaiser Permanentes Beispiel zeigt: Die medizintechnologische Entwicklung bringt zu guter Letzt „den/die Hausärzt:in" wieder zurück zu den Patient:innen – und ermöglicht zugleich, mehr Menschen als zuvor gut und sicher zu versorgen. Eine Win-win-Lösung in Zeiten von Fachkräftemangel und wachsendem Versorgungsbedarf und eine Lösung jenseits von Fragmentierung in Sektoren und Brick-and-Mortar-Strukturen, von denen wir uns gedanklich und praktisch offenbar noch nicht lösen können oder wollen.*

Literatur

Bertelsmann Stiftung (2018): #SmartHealthSystems: Auszug Deutschland. Digitalisierungsstrategien im internationalen Vergleich. URL: https://www.bertelsmann-stiftung.de/de/publikationen/publikation/did/smarthealthsystems-auszug-deutschland (abgerufen am 16.07.2024)

CDU, CSU, SPD (2005) Gemeinsam für Deutschland – mit Mut und Menschlichkeit. Koalitionsvertrag zwischen CDU, CSU und SPD. URL: https://webarchiv.bundestag.de/archive/2006/0103/aktuell/archiv/2005/koalition/vertrag.pdf (abgerufen am 16.07.2024)

European Commission (2019) Defining Value in "Value-Based Health Care". Opinion by Expert Panel on effective ways of investing in health (EXPH). Fact Sheet. URL: https://health.ec.europa.eu/system/files/2019-11/2019_defining-value-vbhc_factsheet_en_0.pdf (abgerufen am 16.07.2024)

Gerlinger T (2017) Strukturen und Versorgungsformen. URL: https://www.bpb.de/themen/gesundheit/gesundheitspolitik/251980/strukturen-und-versorgungsformen/ (abgerufen am 16.07.2024)

Kaiser Permanente (2024) Launching the Food Is Medicine Center of Excellence. URL: https://about.kaiserpermanente.org/news/press-release-archive/launching-the-food-is-medicine-center-of-excellence (abgerufen am 16.07.2024)

Kaiser Permanente (2022) Annual Report. URL: https://about.kaiserpermanente.org/who-we-are/annual-reports/2022-annual-report/2022-the-year-in-summary (abgerufen am 16.07.2024)

Kaiser Permanente International (2024) Update: The Integrated Care Experience. URL: https://international.kaiserpermanente.org/blog/2024/01/29/2024-update-the-integrated-care-experience/ (abgerufen am 16.07.2024)

Parodi S (2023) Care at home is the hospital experience of the future. URL: https://permanente.org/care-at-home-is-the-hospital-experience-of-the-future/ (abgerufen am 16.07.2024)

Schlette S et al. (2002–2011) Gesundheitspolitik in Industrieländern. Verlag Bertelsmann Stiftung Gütersloh

Simon B (2021) Zum Status der Umsetzung von VBHC in der DACH-Region. Perspektive der Leistungserbringer in Deutschland. In: TU Berlin, Fachgebiet Management im Gesundheitswesen. Value-based Health Care in Deutschland. Report VBHC-Seminar. URL: https://www.static.tu.berlin/fileadmin/www/10002433/Lehre/VBHC/TU_VALUE_BASED_HEALTHCARE_REPORT.pdf (abgerufen am 29.08.2024)

SVR – Sachverständigenrat zur Begutachtung der Entwicklung im Gesundheitswesen (2009) Koordination und Integration – Gesundheitsversorgung in einer Gesellschaft des längeren Lebens. Sondergutachten 2009

1 Integrierte Versorgung am Beispiel von Kaiser Permanente: Erfahrungen aus den USA

(dort explizit das Chronic Care Model und das Bellagio Modell für Primärversorgung). URL: https://www.svr-gesundheit.de/fileadmin/Gutachten/Sondergutachten_2009/Kurzfassung_2009.pdf abgerufen am 16.07.2024)

Weiterführende Literatur

AOK Baden-Württemberg (2018) Evaluation der hausarztzentrierten Versorgung (HZV) in Baden-Württemberg. Zusammenfassung der Ergebnisse. URL: https://www.aok.de/gp/fileadmin/user_upload/Arzt_Praxis/Aerzte_Psychotherapeuten/Vertraege_Vereinbarungen/Hausarztzentrierte_Versorgung/Baden-Wuerttemberg/bw_hzv_evaluationsbroschuere.pdf (abgerufen am 29.08.2024)

Berenson A, Gardiner h, Meier B (2004) Despite Warnings, Drug Giant Took Long Path to Vioxx Recall. New York Times. URL: https://www.nytimes.com/2004/11/14/business/despite-warnings-drug-giant-took-long-path-to-vioxx-recall.html (abgerufen am 16.07.2024)

BMC – Bundesverband Managed Care e.V. (2022) Integrierte Primärversorgungszentren. BMC-Impulspapier zur Weiterentwicklung einer sozialraumbezogenen, fortschrittlichen regionalen Grundversorgung. URL: https://www.bmcev.de/wp-content/uploads/2022-10_BMC-Impulspapier_IPVZ.pdf (abgerufen am 16.07.2024)

Kaiser Permanente (2023) For All That Health Care Can Be. Imagefilm. URL: https://www.youtube.com/watch?v=rpz4Hdqotx4 (abgerufen am 16.07.2024)

Kaiser Permanente Institute for Health Policy Forum (2024) AI Transforming Health Care: Trust, Equity, and Policy. https://www.kpihp.org/ihp_events/ai-transforming-health-care-trust-equity-and-policy/ (abgerufen am 16.07.2024)

Knöppler K, Martick S, Schlette S (2023) DGIV_fbeta. Positionspapier Integrierte Versorgung 5.0. Hintergrund, Zielbild und Handlungsfelder. URL: https://dgiv.org/wp-content/uploads/2023/07/Positionspapier-IV-5.0-1.pdf (abgerufen am 16.07.2024)

McGlynn E, Dwyer-Lindgren L, Davis AC et al. (2022) Measuring Premature Mortality Among Kaiser Permanente Members Compared to the Community. A Brief Report. URL: https://healthy.kaiserpermanente.org/content/dam/kporg/final/documents/reports/community-benefit-reports/measuring-premature-mortality-en.pdf (abgerufen am 16.07.2024)

McKinsey Quarterly (2009) What health systems can learn from Kaiser Permanente: An interview with Hal Wolf. URL: https://www.mckinsey.com/industries/healthcare/our-insights/what-health-systems-can-learn-from-kaiser-permanente-an-interview-with-hal-wolf (abgerufen am 16.07.2024)

Pittman PM, Arnold SB, Schlette S (2005) Care Management in Germany and the U.S.: An Expanded Laboratory. Health Care Financ Rev 27(1): 9–18. URL: https://www.ncbi.nlm.nih.gov/pmc/articles/PMC4194906/pdf/hcfr-27-1-009.pdf (abgerufen am 16.07.2024)

Schlette S, Lisac M, Blum K (2009) Integrated Primary Care in Germany. The Road Ahead. Int J Integr Care 9(2): e14. DOI: 10.5334/ijic.311. URL: https://www.ncbi.nlm.nih.gov/pmc/articles/PMC2691944/ (abgerufen am 16.07.2024)

Schlette S (2014–2017) What would Kaiser do? Kolumne in "Avances en gestión clínica", Online-Wochenzeitschrift der katalanischen Gesellschaft für Healthcare Management SCGS.

Schlette S (2013) Wie das Web und mobile Technologien Patientenkommunikation und Patienten-Coaching verändern: eine Momentaufnahme aus den USA. In: Burger S (Hrsg.) Alter und Morbidität. Herausforderungen an die Gesundheitsversorgung und die Arbeitswelt. Medhochzwei Heidelberg

Schlette S (2012) Patientenberatung in den USA. In: Schaeffer D, Schmidt-Kaehler, S (Hrsg.) Lehrbuch Patientenberatung. 2. überarbeitete Auflage. Huber Bern

Zanoni U (2012) Versorgung mit System: Im Gespräch mit Sophia Schlette, bis 2010 Beraterin bei Kaiser Permanente Institute for Health Policy. Care Management 5(4) 11–13

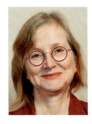

Sophia Schlette, MPH-Harvard

Sophia Schlette war bis 2022 Hauptgeschäftsführerin beim Berufsverband der Deutschen Dermatologen und ist heute freiberuflich tätig. Frühere Stationen waren Politik, Selbstverwaltung und Think Tanks. Bei der Bertelsmann Stiftung baute Sophia Schlette in den Nullerjahren den heutigen Gesundheitsbereich mit auf, rief internationale Expertennetzwerke für Gesundheitspolitik und Primary Care ins Leben und entwickelte Taxonomien für Gesundheitsreformvergleich und Good Practice Transfer. Von 2009–2010, während der Obama-Reformjahre, arbeitete sie in ähnlicher Funktion bei Kaiser Permanente in Oakland, CA, danach für die Weltbank in Washington.

Erste Berufsjahre in internationalen Organisationen und in der deutschen Entwicklungszusammenarbeit führten die Politikwissenschaftlerin in den Gesundheitsbereich und an die Harvard University, wo sie den postgraduierten Studiengang Public Health absolvierte. Wann immer möglich beschäftigt sich Sophia Schlette mit Methoden des Horizon Scanning, Wissenstransfer und Skalierung von Good Practice sowie mit digitaler Transformation und Patientenzentrierung, wenn sie nicht gerade über gesundheitspolitische Events twittert oder Kolumnen auf LinkedIn schreibt.

2

Populationsorientierte Shared-Savings-Modelle: ein Motor für die regionale Umsetzung von Value-Based Care-Ansätzen

Justin Rautenberg, Daniel Dröschel, Oliver Gröne und Helmut Hildebrandt

2.1 Aktueller Stand und Kontext

Die demografische Entwicklung ist eine der entscheidenden Herausforderungen im Gesundheitswesen. Die alternde Bevölkerung führt zu einem steigenden Bedarf an Gesundheitsversorgung und gleichzeitig zu einem Mangel an Fachkräften im Gesundheitswesen. Diese Entwicklung hat zur Folge, dass die Versorgungsengpässe zunehmen, da das Angebot an medizinischer Versorgung nicht mit der steigenden Nachfrage Schritt halten kann. Dies erfordert ein Umdenken in der Gesundheitspolitik, um eine nachhaltige und qualitativ hochwertige Versorgung sicherzustellen.

Die Schere zwischen dem Bedarf an Gesundheitsleistungen und dem tatsächlichen Angebot zwingt uns dazu, neue Ansätze in der Gesundheitsversorgung zu suchen. Eine vielversprechende Perspektive ist die Ausrichtung auf eine Versorgung, die den Fokus auf den erzeugten Patientennutzen, also die Verbesserung der Gesundheitsergebnisse der Patienten ausrichtet, im angloamerikanischen Raum als „Value-Based Care" (VBC) beschrieben. Wir übersetzen dies im Folgenden als patientennutzenorientierte Versorgung. Die Anreizsetzung spielt im VBC-Kontext eine entscheidende Rolle. Die Anbieter von Gesundheitsdienstleistungen sollen durch eine andere Form der Vergütung nicht auf die Menge, sondern auf den erzeugten Patientennutzen hin ausgerichtet werden. Damit soll die Effizienz im Gesundheitswesen gesteigert und gleichzeitig die Gesundheit der betreffenden Bevölkerung verbessert werden.

Das Ziel sollte ein neues Geschäftsmodell sein, dass das breite Feld der Akteure und Einrichtungen im Gesundheitswesen („digital – ambulant – stationär – rehabilitativ/pflegerisch") in Verfolgung ihrer wirtschaftlichen Interessen auf neue Arbeits- und

Versorgungsformen ausrichtet, um dann aus der Verbesserung der Gesundheit der Bevölkerung einer Region auf einer übergeordneten Gesamtebene für sie einen betriebswirtschaftlichen Erfolg zu erzielen. Derartige Vergütungsveränderungen sind auf der Ebene der einzelnen Leistungserbringer praktisch unmöglich. Die Zufälligkeit ihrer Patientenschaft, die Möglichkeiten der bewussten oder unbewussten Selektion, die sozialen Determinanten der Möglichkeiten von Gesunderhaltung machen eine auf das Gesundheitsergebnis bezogene Vergütung für den einzelnen Therapeuten heute noch unmöglich, das ist auch aus der Debatte um Qualität im Gesundheitswesen hinreichend bekannt.

VBC hat verschiedene Ausprägungen. Sie kann indikationsorientiert betrachtet werden, also sich auf die Behandlung einer ganz bestimmten Krankheit (also z.B. die Früherkennung, den Verlauf und die Behandlung der Parkinsonerkrankung) oder sogar einer bestimmten Krankheitsepisode (z.B. die chirurgische Behandlung des Prostatakrebses) ausgerichtet sein. Sie kann aber auch auf ganze Populationen, also eine definierte Bevölkerung z.B. eines Landkreises abzielen. In diesem Fall kommt zu der Vielzahl an Behandlungsfällen, die neu ausgerichtet werden müssen, noch die Prävention als ein weiterer zentraler Aspekt hinzu. Durch gezielte präventive Maßnahmen, durch eine Erhöhung der Gesundheitskompetenz der betreffenden Bevölkerung und durch eine gesundheitsförderliche Gestaltung der Lebens- und Arbeitsbedingungen kann die Entstehung von Krankheiten in Teilen vermieden bzw. zeitlich hinausgeschoben bzw. frühzeitig erkannt und in ihrem Schweregrad verringert werden, was langfristig zu einer Verringerung der benötigten personellen wie materiellen Ressourcen führt bzw. zu einem effizienteren Einsatz.

Die Nutzung von Landkreisen bzw. von Bezirken in den Großstädten mit ihrer gesamten Population oder zumindest den GKV-Versicherten als Bezugspunkt hat neben der besseren Möglichkeit einer bereits heute schon möglichen Ergebnismessung auch noch andere Gründe. Wenn wir den Blick über den Einzelnen hinaus auf die Bevölkerung richten wollen (man könnte auch sagen von „Healthcare" zu „Public oder Population Health"), dann ist die Region mit einer derartigen Bevölkerungszahl eine gut managebare Einheit. Gleichzeitig sind Landkreise bzw. entsprechend große kommunale Gebietskörperschaften auch die Leidtragenden von nicht funktionierender Prävention und Versorgung, sei es über die sehr kostenträchtigen Hilfen bei Pflegebedürftigkeit oder über den Ärger der Bürger über nicht mehr funktionierende Versorgung, den sie bei den Kommunalverwaltungen abladen. In Regionen solcher Größenordnung können mit einer aktiven Unterstützung von Gesundheitskompetenz, Bewegungsförderung, regionaler Ernährungsoptimierung und dem Zusammenwirken der verschiedenen Akteure in der Versorgung Veränderungen der Morbidität und des Eintrittsalters bestimmter Erkrankungen in einem Ergebniswettbewerb zu anderen Regionen festgestellt werden. 100.000 Menschen, das sind im Schnitt auch ca. 400 Millionen Euro Gesamtausgaben der GKV, die Ausgaben der Pflegeversicherung noch nicht eingerechnet.

Die Förderung der Gesundheitskompetenz und der Prävention wird immer wichtiger.

> **Accountable Care Organizations (ACOs)**
> Ein Beispiel für einen erfolgreichen populationsorientierten Ansatz in Richtung Value-Based Care findet sich in den USA mit den sogenannten ACOs. ACOs sind Zusammenschlüsse von Gesundheitsdienstleistern, die gemeinsam für die Ge-

2 Populationsorientierte Shared-Savings-Modelle: ein Motor für die regionale Umsetzung von Value-Based Care-Ansätzen

> sundheit und die Kosten der ihnen sich anvertrauenden Patienten verantwortlich sind. Diese Organisationen erhalten finanzielle Anreize, wenn sie vereinbarte Gesundheits- und Qualitätsziele erreichen und gleichzeitig die Kosten im Rahmen halten. Studien des ACO-Modells haben gezeigt, dass eine wertebasierte Versorgung nicht nur die Gesundheitsergebnisse verbessert, sondern auch zu Kosteneinsparungen führt (Kaufman et al. 2019; Jacobs et al. 2022). Über elf Millionen Menschen werden inzwischen durch über 500.000 Ärzte in diesem Programm versorgt und sechs Milliarden USD wurden in den vergangenen fünf Jahren dadurch gegenüber den normalen Kostensteigerungen eingespart. Die enge Zusammenarbeit der verschiedenen Akteure im Gesundheitswesen, die im ACO-Modell gefördert wird, trägt dazu bei, Versorgungslücken zu schließen und eine ganzheitliche Betreuung der Patienten sicherzustellen.

2.2 Das OptiMedis-Modell eines populationsorientierten VBC-Ansatzes

Eine spezifische Umsetzung des VBC-Ansatzes einer patientennutzenorientierten Versorgung hat OptiMedis 2005 im südbadischen Kinzigtal gestartet und inzwischen in zwei Regionen in Nordhessen weiterentwickelt. Das Geschäftsmodell von OptiMedis basiert dabei auf dem Triple Aim-Konzept von Donald M. Berwick, das die Idee des „Regionalen Integrators/Kümmerers" umschreibt und viele Komponenten eines VBC-Ansatzes mitträgt (Berwick 2008).

OptiMedis hat die Konzepte des Triple Aims und VBC mit einer Reihe von zehn Leitprinzipien kombiniert (s. Tab. 1), um ein einzigartiges integriertes Gesundheitsmodell zu schaffen. Im Kern dieses Modells liegt ein wertorientierter, populationsbezogener Shared-Savings-Vertrag mit einem regionalen „Integrator". Auf regionaler Ebene werden individualisierte Behandlungspläne und Zielsetzungen in Form von Kooperationsvereinbarungen zwischen Gesundheitslotsen, Ärzten und Patienten festgelegt, um eine personalisierte Versorgung sicherzustellen.

Die Befähigung der Patienten zur Eigenverantwortung in ihrem eigenen Gesundheitsmanagement steht dabei im Mittelpunkt, wobei Selbstmanagement und gemeinsame Entscheidungsfindung betont werden. Integrale Bestandteile sind weiterhin Präventivmaßnahmen, Nachsorge und effektives Fallmanagement, die langfristiges Wohlbefinden der Patienten in den Vordergrund rücken.

Das Modell strebt danach, die richtige Versorgung zur richtigen Zeit zu bieten, indem Prävention, digitale Lösungen und die Priorisierung ambulanter vor der stationären Versorgung betont werden. In diesem Kontext werden zunehmend alle digitalen Potenziale ausgeschöpft, wobei die Nutzung elektronischer Patientenakten sowie E-Health-Anwendungen und -Dienste helfen soll, aus Daten zu lernen und die Versorgungsprozesse zu verbessern. Um einen effizienten Ressourceneinsatz zu garantieren, wird eine umfassende Business-Intelligence-Infrastruktur, einschließlich Health Analytica, die eine datengesteuerte Optimierung im Gesundheitswesen unterstützt. Schließlich orientiert sich ein ausgewogenes Vergütungssystem an den Zielen des Triple Aim und bietet Anreize für Gesundheitsförderung und die Bereit-

Eigenverantwortung, Selbstmanagement und gemeinsame Entscheidungsfindung sind zentrale Aspekte.

I Value durch Vernetzung: integrierte und regionale Versorgungsmodelle

Tab. 1 Zehn Leitprinzipien von OptiMedis für ein integriertes Gesundheitsmodell

Nr.	Leitprinzipien
1	wertorientierter populationsbezogener Shared-Savings-Vertrag mit einem regionalen „Integrator"
2	individuelle Behandlungspläne und Zielvereinbarungen zwischen Gesundheitsregionen, Arzt und Patient
3	Patientenselbstmanagement und Shared Decision Making
4	Nachsorge und Fallmanagement
5	die richtige Versorgung zur richtigen Zeit (Prävention, digital, vor ambulant, vor stationär, vor Pflege)
6	Nutzung von elektronischen Patientenakten sowie E-Health-Anwendungen und -Diensten zur Förderung des Datenaustausches zwischen Patienten und Leistungserbringern
7	Implementierung einer umfassenden Business-Intelligence-Infrastruktur (inkl. Health Analytics)
8	ausgewogenes Vergütungssystem für Leistungserbringer, das auf die Erreichung des Triple Aim ausgerichtet ist
9	über das Gesundheitssystem hinausgehend, Integration von Sozialfürsorge, Freiwilligenverbänden und öffentlichem Gesundheitswesen
10	dynamisches und professionelles Beziehungsmanagement und Kommunikation in der Region

stellung qualitativ hochwertiger Versorgung. Das Modell integriert Aspekte der Sozialfürsorge, der Ehrenamtlichkeit, der Freiwilligenorganisationen und des öffentlichen Gesundheitswesens. Dynamisches und professionelles Beziehungsmanagement sowie effektive Kommunikation innerhalb der Region entwickeln „Caring Communities" und ermöglichen den betriebs- wie volkswirtschaftlichen Erfolg.

Die ökonomische Anreizstruktur wird durch den Shared-Savings-Vertrag geliefert, der den regionalen „Integrator" für sein Investment in diese Arbeit im Nachhinein dann belohnt, wenn er es schafft, zugunsten der Partnerkrankenkassen eine verringerte Steigerung der Gesamtgesundheitsausgaben gegenüber dem Benchmark der anderen Kassen zu erreichen. Aus dem erwirtschafteten Delta erhält der Integrator dann einen Anteil und auch die Krankenkasse behält einen Teil des Vorteils. Eine zeitliche Verschiebung des Eintretens bzw. der Verschlechterung chronischer Erkrankungen, ein besseres Krankheitsbewältigungsverhalten, eine effizientere Versorgung wird dem Integrator dadurch im Nachhinein belohnt. Er hat wiederum im eigenen Interesse dafür Sorge zu tragen, die Patienten und alle mit ihnen verbundenen Gesundheitsdienstleister direkt oder indirekt bestmöglich zu erreichen und auf diese Ziele entsprechend auszurichten.

> **Gesundes Kinzigtal**
>
> Im Leuchtturm-Projekt „Gesundes Kinzigtal" konnten über die Jahre ca. 5–7% Einsparungen für die GKV im Verhältnis zur bundesdurchschnittlichen Entwick-

lung erzielt werden (Groene u. Hildebrandt 2021). Neben der besseren Koordination und Vernetzung der Akteure in der Versorgung (Larrain u. Groene 2023), konnte auch eine Verringerung der Morbiditäts- und Mortalitätslast, eine erhöhte Überlebenswahrscheinlichkeit sowie eine zeitliche Verschiebung des Eintretens bestimmter Erkrankungen bzw. stationärer Pflegebedürftigkeit erreicht werden (Larrain et al. 2023). Die Patientenergebnisse aus den Patientenbefragungen zeigen, dass sie sich gesundheitlich unterstützt fühlen, einbezogen werden in die therapeutischen Entscheidungen und sich auch „gesünder verhalten" (Ehrmann et al. 2020).

2.3 Umsetzungserfahrung in Nordhessen

Durch das Shared-Savings-Konzept eröffnen sich die Möglichkeiten, VBC-Programme spezifisch für die jeweilige Region zu etablieren und gleichzeitig die notwendigen Anreize für die unterschiedlichen Stakeholder aufzubauen. Ohne entsprechendes Anreizsystem werden viel gute Versorgungsideen durch bestehende Strukturen erschwert bzw. gar nicht erst ermöglicht. Der gemeinsame Fokus auf der Nutzengenerierung, die sich dann auch finanziell in dem Shared-Savings-Ansatz widerspiegelt, ermöglicht eine optimale Ausrichtung der Versorgungsprogramme an den Bedürfnissen der betroffenen Bevölkerung.

In Nordhessen wurde durch OptiMedis in den beiden Landkreisen Werra-Meißen und Schwalm-Eder gemeinsam mit den lokal ansässigen Betriebskrankenkassen regionale Gesundheitsregionen nach dem Vorbild von Gesundes Kinzigtal auf Basis von § 140a-SGB-V-Verträgen etabliert mit der Zielsetzung, Prävention zu fördern und die Versorgung in der jeweiligen Region zu verbessern. Anhand zweier Beispiele wollen wir regionale Anwendungen von VBC im Rahmen der populationsorientierten integrierten Versorgung in den beiden genannten Regionen vorstellen.

2.3.1 Anwendungsbeispiel 1: ZusammenRücken

Das Programm „ZusammenRücken" ist ein hybrides Versorgungsprogramm für unspezifische Rückenschmerzen (s. Abb. 1) in Kooperation mit einem App-Anbieter, einem Großbetrieb und dessen Arbeitsmedizin sowie der Gesundheitsregion als Integrator.

Die erhöhte Prävalenz von unspezifischem Rückenschmerz bei den Mitarbeitenden, die im Rahmen der Check-ups in der Arbeitsmedizin des betroffenen Betriebes (Trägerunternehmens der beteiligten Krankenkasse) diagnostiziert wurden, war der Ausgangspunkt für das Anfang 2024 gestartete gemeinsame Versorgungsprogramm. Dabei lag der Fokus darauf, die richtige Versorgung, zur richtigen Zeit am richtigen Ort zu bieten, indem präventive Maßnahmen mit Zielvereinbarungen, Selbstmanagement, digitale Lösungen und persönlichem Coaching zur Stärkung der Adhärenz bei der Versorgung betont wurden, um am Ende den Gesundheitsstatus und die Arbeitsfähigkeit des Betroffenen zu verbessern und damit auch Arbeitsunfähigkeitstage (AU-Tage) und zusätzliche Kosten zu vermeiden.

Innerhalb des Rahmenwerks dieses Versorgungsprogramms werden neben der Arbeitsmedizin und den Hausärzten auch lokale Gesundheitsdienstleister in das Netz-

I Value durch Vernetzung: integrierte und regionale Versorgungsmodelle

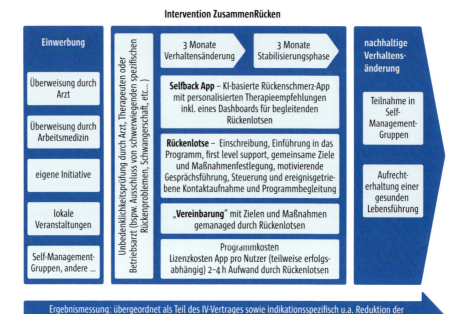

Abb. 1　Komponenten der VBC-Intervention „ZusammenRücken"

werk integriert, die Dienstleistungen in den Bereichen Fitness, Ernährung und Stressabbau anbieten. Darüber hinaus kommt eine intuitive App zum Einsatz, die dazu dient, das Selbstmanagement zu fördern, Nutzungsdaten zu sammeln und Feedback von den Nutzern einzuholen. Die App ist mit künstlicher Intelligenz ausgestattet, um personalisierte Maßnahmen für jeden Teilnehmer vorzuschlagen. Parallel wird die am Programm teilnehmende Person durch einen Rückenlotsen begleitet, der die Person im Rahmen der Beratungsgespräche bei ihrer positiven Verhaltensänderung und in der Umsetzung der Maßnahmen unterstützt. Die Rückenlotsen wurden im Rahmen von Lotsenschulungen speziell in der Kunst der Motivierenden Gesprächsführung ausgebildet.

Der Erfolg verschriebener Gesundheits-Apps hängt auch maßgeblich von der durchgehenden Nutzung durch den Teilnehmenden ab. Einer aktuellen Barmer-Umfrage zufolge liegt da aber eines der Herausforderungen bei den digitalen Helfern. Obwohl mit 53 % etwas mehr als die Hälfte die Gesundheitsapp über die vorgesehene Erstanwendungsdauer von 90 Tagen nutzen, so beendeten hingegen 38 % die Anwendung vorzeitig, 15 % bereits innerhalb des ersten Monats (aerzteblatt.de 2024).

Durch den hybriden Ansatz und die Begleitung durch Rückenlotsen soll der Erfolg der Intervention gesteigert, der Nutzen für den Teilnehmenden maximiert und die Abbruchrate signifikant gesenkt werden. Die KI-gestützte Personalisierung der Maßnahmen, durch die die vorgeschlagenen Maßnahmen auf das eigene Umfeld und persönliche Präferenzen ausgerichtet werden, soll die Adhärenz der Intervention erhöhen. Zu ähnlichen Erkenntnissen kommen auch Burdorf und Robroek in ihrem Kommentar „Promoting work ability through exercise programmes" (Burdorf u. Robroek 2019), die dabei die Ergebnisse einer RCT-Studie der Medizinischen Hochschule Hannover (Haufe et al. 2019) analysiert haben.

Die Einschreibung in das hybride Versorgungsprogramm erfolgt auf Basis eines Screenings durch den Arzt, den Therapeuten oder die Arbeitsmedizin. Dabei kommt das „STarT Back Tool" (Hill et al. 2008) zum Einsatz, um das Chronifizierungsrisiko von Patienten mit Rückenschmerzen einzuschätzen (s.a. Nationale Versorgungsleitlinien 2017). Die Dauer des Programms je Teilnehmer ist auf sechs Monate ausgerichtet, wobei die ersten drei Monate zur Etablierung einer Verhaltensänderung und zur Rückenstärkung dienen. Dabei zeigen klinische Studien, dass bei entsprechender Teilnahme die Rückenschmerzen nachweislich zurückgehen (s. hierzu u.a. Sandal et al. 2021; Øverås et al. 2022). Die zweite Phase (Monate 4–6) dient zur nachhaltigen Stabilisierung der Verhaltensänderung, sodass so weit wie möglich ein Zurückfallen in alte Verhaltensmuster verhindert wird.

Neben der Integration des Programms in den Shared-Savings-Vertrag mit der beteiligten Krankenkasse sowie eine Beteiligung des eingebundenen Betriebes erfolgt die Vergütung der Lizenzkosten an den beteiligten SW-Partner in Teilen in Abhängigkeit vom Outcome, d.h. basierend auf den erzielten Ergebnissen. Auch die Teilnehmenden werden neben deren primären Zielsetzung einer Schmerzreduktion zusätzlich für ihre Ausdauer belohnt, beispielsweise in Form finanzieller Anreize oder Gutscheine für zusätzliche Fitnessprogramme. Diese sind, je nach Situation und Typ des Teilnehmenden, durch den Rückenlotsen zu definieren. Zu den Erfolgskriterien, die gemessen werden, gehören die Reduktion der AU-Tage, eine niedrige Abbruchquote bei den Teilnehmenden (als Kriterium für die Effektivität der Intervention) sowie ausgewählte Patient-Reported Outcome Measures (PROMs) insbesondere zu Schmerzempfinden mit dem Ziel, am Ende die Patientenergebnisse zu verbessern, die Leistungspartner zu belohnen und gleichzeitig die Gesamtausgaben für die Kasse und den Betrieb zu reduzieren.

2.3.2 Anwendungsbeispiel 2: Re.cogni.ze

Das Projekt „Re.cogni.ze" zusammen mit der Firma Roche fokussierte auf die Früherkennung von Alzheimer durch eine appbasierte, sekundär-präventive Diagnostik bei subjektiv empfundenen Gedächtnisstörungen. Ein wesentlicher Vorteil der Value-basierten integrierten Versorgung innerhalb dieses Netzwerks ist die enge Zusammenarbeit zwischen Gesundheitsfachkräften und die Verfügbarkeit niederschwelliger Präventions-, Diagnostik- und Beratungsangebote. Jedoch werden standardisierte kognitive Screeningverfahren als Bestandteil des geriatrischen Basisassessments in der Routineversorgung zu selten angewendet (Düzel et al. 2019; Eichler et al. 2015). Sie sind zwar grundsätzlich vergütet, aber auch sehr zeit- und personalintensiv für die Arztpraxen und letztlich dann nicht sensitiv und spezifisch genug. Die Herausforderung liegt in der Hürde für Patienten, fachärztliche Untersuchungen aufzusuchen, insbesondere in ländlichen Gebieten.

Die Ressourcen in der Regelversorgung haben häufig allerdings auch keine zusätzlichen Kapazitäten und wenig Möglichkeiten, eigenständig Alternativen für die ausdünnende Versorgung zu finden. Häufig kommen auch Innovationen, welche die Versorgung entlasten können, nicht in der Primärversorgung an. Hier setzt die Value-basierte integrierte Versorgung an: Sie ermöglicht es, innovative, digitale Screening- und Diagnose-Tools wie die App „neotivCare" (www.neotiv.com/de) in die primärärztliche Versorgung zu integrieren. Diese App unterstützt Patienten dabei, selbstständig Gedächtnistests durchzuführen und liefert Vergleichswerte zu altersangepassten Referenzgruppen. Eine zentrale Rolle spielen Gesundheitslotsen und Community Health Nurses, die als erste Veränderungen der Gedächtnisleistung wahrnehmen. Sie sind oft die ersten Ansprechpartner und leiten Patienten frühzeitig in die Diagnostik weiter. Gesundheitslotsen begleiten die Patienten durch den gesamten Prozess, beantworten Fragen, bieten Unterstützung und koordinieren Termine. Dies erleichtert den Zugang zur Diagnostik und senkt die Hürden für die Patienten.

Patienten empfinden die regelmäßige, selbstständige Testdurchführung in der häuslichen Umgebung als positiv. Über einen Zeitraum von zwölf Wochen führten sie wöchentliche Tests durch, begleitet von Gesundheitslotsen, die bei Fragen helfen und Termine koordinieren. Das generierte Ergebnis gibt Aufschluss darüber, ob eine relevante Gedächtniseinschränkung vorliegt, und ermöglicht bei Bedarf eine gezielte Überweisung an Fachärzte zur weiterführenden Diagnostik.

Die integrierte Versorgung verbessert das Value-basierte Risikomanagement erheblich, indem sie präventive und krankheitsmodifizierende Maßnahmen rechtzeitig einleitet und somit die Progression der Alzheimer-Krankheit verzögern kann. Durch die Bildung regionaler Demenzversorgungsnetze aus Gedächtnisambulanzen und ärztlichen Praxen wird die Diagnostizierbarkeit von leichten kognitiven Störungen verbessert und die Versorgung bei Fachärzten und Kliniken entlastet.

Neben der Umsetzung in unseren Netzwerken in Nordhessen in Zusammenarbeit mit der Universitätsmedizin Göttingen wurden weitere Netzwerke in Bremen, Köln, Hessen/Odenwald und Berlin aufgebaut. Das Projekt „Re.cogni.ze" wurde im September 2023 abgeschlossen, wobei 765 Patienten in die Versorgungsstudie der Firma Roche eingeschlossen wurden. Die Ergebnisse zeigen eine hohe Motivation und Aktivierung der App-Nutzung durch die Patienten, was den Erfolg der integrierten Versorgung und der digitalen Diagnostik in der Früherkennung von Alzheimer unterstreicht.

> *Fazit*
>
> *Gesundheitslotsen und Community Health Nurses sind entscheidend für den Erfolg des Projekts, so kann eine Value-Basierung eine kontinuierliche Betreuung und Unterstützung der Patienten sicherstellen und somit die Früherkennung und Behandlung von Alzheimer optimieren.*

2.4 Erfolgsfaktoren für die Umsetzung und Skalierungsmöglichkeiten

Wie aus der internationalen Literatur bekannt ist, erfordert die erfolgreiche Umsetzung eines VBC-Ansatzes viele Maßnahmen und auch Kontextfaktoren (Gunawan 2022). Wir haben die Erfahrung gemacht, dass die Präsenz eines regionalen „Kümmeres", die Netzwerkarbeit sowie das Finanzierungsmodell des populationsorientierten Shared-Savings-Vertrages die Umsetzung von VBC stark unterstützen kann.

2 Populationsorientierte Shared-Savings-Modelle: ein Motor für die regionale Umsetzung von Value-Based Care-Ansätzen

Aus Praxissicht ist es zunächst unerlässlich, auf ein funktionierendes Netzwerk von Leistungspartnern und auf die interdisziplinäre Zusammenarbeit zwischen verschiedenen Akteuren im Gesundheitssystem wie Ärzten, Pflegekräften, Therapeuten und anderen Gesundheitsdienstleistern aufbauen zu können, um eine koordinierte und effiziente Versorgung sicherzustellen. Im Vordergrund der Kontaktaufnahme muss dabei der Patientenwert stehen, um Leistungspartner und Patienten/Bürger motivieren zu können, den VBC-Ansatz zu unterstützen. Um den Wert zu messen und zu überwachen, ist die Verfügbarkeit hochwertiger Daten, elektronischer Patientenakten und geeigneter Technologien zur Datenerfassung und -analyse unabdingbar. In diesem Bereich hinken wir in Deutschland im Vergleich zu anderen Ländern bekannterweise hinterher. Umso wichtiger sind die Potenzialanalysen zu Bedarfen und Inanspruchnahme sowie zu den Versorgungskosten, die im Rahmen der Shared-Savings-Verträge durchgeführt werden können. Diese Daten bieten auch die erforderlichen Informationen, um einerseits basierend auf Diagnose- und Fallzahlinformationen sowie den Kostenstrukturen Verträge zu Anreizstrukturen gestalten zu können und andererseits basierend auf Krankenkassendaten auch Qualitätsindikatoren zu entwickeln.

Ein weiterer wesentlicher Punkt für die erfolgreiche Umsetzung von VBC ist aus Praxissicht weiterhin die Schulung des Gesundheitspersonals, damit sie die Prinzipien des VBC verstehen und umsetzen können. Auch hierbei bietet der regionale Kontext des Kümmerers mit seinen bestehenden Managementstrukturen Vorteile, das regionales Personal für die Umsetzungsarbeit zur Verfügung stellen und zum Teil selbst schulen kann und weiterhin durch die Managementstrukturen Unterstützung erhält.

Zentral für die erfolgreiche Umsetzung eines VBC-Ansatzes ist, wie auch in der Literatur betont, ein kultureller Wandel im Gesundheitssystem hin zu einer stärkeren Ausrichtung auf den Wert. Dies erfordert die Akzeptanz und das Engagement aller Beteiligten auf allen Ebenen des Gesundheitssystems, von der Patientenebene bis zur politischen Ebene. Ein VBC-Ansatz zielt darauf ab, die Gesundheitsversorgung effizienter und wirksamer zu gestalten, indem er den Fokus auf die Verbesserung der Patientenergebnisse legt und gleichzeitig die Kosten im Auge behält.

Ein funktionierendes Netzwerk und interdisziplinäre Zusammenarbeit sind wichtige Voraussetzungen für effiziente Versorgung.

Dies erfordert ein starkes Bemühen des regionalen Kümmerers, der diesbezüglich mit allen regionalen Akteuren im Austausch ist. Die Umsetzung von VBC-Ansätzen kann somit von dieser Vorarbeit profitieren.

In Deutschland und anderen europäischen Ländern kann dieser Ansatz als Inspirationsquelle dienen (Simon u. Amelung 2022). Die Einführung von Anreizsystemen, die auf Qualitätskriterien basieren, und die Stärkung der präventiven Maßnahmen sind Schritte in Richtung einer patientennutzenorientierte Versorgung. Es gilt, die verschiedenen Akteure im Gesundheitswesen miteinzubeziehen und gemeinsam an Lösungen zu arbeiten, um die aktuellen Herausforderungen zu bewältigen.

Insgesamt zeigt die demografische Entwicklung, die Zunahme von Versorgungsengpässen und die Diskrepanz zwischen Bedarf und Angebot im Gesundheitswesen die Notwendigkeit eines Umdenkens hin zu einer auf den Patientennutzen orientierten Versorgung. Durch die Integration von erfolgreichen Modellen wie den ACOs in den USA und die Schaffung von Anreizen für eine qualitativ hochwertige Versorgung können wir sicherstellen, dass das Gesundheitswesen auch in Zukunft den Bedürfnissen der Bevölkerung gerecht wird und dabei effizient und nachhaltig agiert.

Literatur

aertzeblatt.de (2024) Gesundheits-Apps auf Rezept: Viele Versicherte brechen Anwendung vorzeitig ab. URL: https://www.aerzteblatt.de/nachrichten/148873/Gesundheitsapps-auf-Rezept-Viele-Versicherte-brechen-Anwendung-vorzeitig-ab?rt=0fdb4e0bf73418a585a5aed5c2bd0306 (abgerufen am 19.07.2024)

Berwick DM, Nolan TW, Whittington J (2008) The triple aim: care, health, and cost. Health Aff (Millwood) 27(3):759–69.

Burdorf A, Robroek S (2019) Promoting work ability through exercise programmes. The Lancet 4(7):E316–E317

Düzel E, Thyrian JR, Berron D (2019) Innovation in der Diagnostik – mobile Technologien. Nervenarzt 90(9):914–920

Ehmann AT, Groene O, Rieger MA et al. (2020) The Relationship between Health Literacy, Quality of Life, and Subjective Health: Results of a Cross-Sectional Study in a Rural Region in Germany. Int J Environ Res Public Health 17(5):1683

Eichler T, Thyrian JR, Dreier A et al. (2014) Dementia care management: going new ways in ambulant dementia care within a GP-based randomized controlled intervention trial. Int Psychogeriatr 26(2):247–56

Groene O, Hildebrandt H (2021) Integrated Care in Germany. Evolution and scaling up of the population-based integrated health care system "Healthy Kinzigtal". In: Amelung V, Stein V, Goodwin N et al (Hrsg.) Handbook Integrated Care. Springer Heidelberg

Gunawan E, Nadjib M, Soraya S (2022) Key Success in The Transformation from Volume-Based to Value-Based Healthcare: A Scoping Review. Journal of Social Science 3(5). URL: https://jsss.co.id/index.php/jsss/article/view/414/484 (abgerufen am 19.07.2024)

Haufe S, Kerling A, Protte G et al. (2019) Telemonitoring-supported exercise training, metabolic syndrome severity, and work ability in company employees: a randomised controlled trial. The Lancet 4(7):e00371

Hill JC, Dunn KM, Lewis M et al. (2008) A primary care back pain screening tool: identifying patient subgroups for initial treatment. Arthritis Rheum 59(5):632–41

Jacobs, D, Rawal P, Foeler L et al. (2022) Expanding Accountable Care's Reach among Medicare Beneficiaries. N Engl J Med 387:99–102

Kaufman BG, Spivack BS, Stearns SC et al. (2019) Impact of Accountable Care Organizations on Utilization, Care, and Outcomes: A Systematic Review. Med Care Res Rev 76(3):255–290

Larrain N, Groene O (2023) Improving the evaluation of an integrated healthcare system using entropy balancing: Population health improvements in Gesundes Kinzigtal. SSM Popul Health 22:101371

Larrain N, Wang S, Stargardt T et al. (2023) Cooperation Improvement in an Integrated Healthcare Network: A Social Network Analysis. Int J Integr Care 23(2):32

Nationale Versorgungsleitlinien (2017) NVL nicht-spezifischer Kreuzschmerz, 2. Auflage. URL: https://www.leitlinien.de/themen/kreuzschmerz/2-auflage/kapitel-3#3.4-screening-psychosozialer-und-arbeitsplatz-bezogener-risikofaktoren (abgerufen am 19.07.2024)

Øverås CK, Nilsen TIL, Nicholl BI et al. (2022) Multimorbidity and co-occurring musculoskeletal pain do not modify the effect of the SELFBACK app on low back pain-related disability. BMC Med 20(53)

Sandal LF, Bach K, Øverås CK et al. (2021) Effectiveness of App-Delivered, Tailored Self-management Support for Adults With Lower Back Pain–Related Disability: A selfBACK Randomized Clinical Trial. JAMA Intern Med 181(10):1288–1296

Simon B, Amelung VE (2022) 10 Jahre Accountable Care Organizations in den USA: Impulse für Reformen in Deutschland? Gesundheitswesen 84(3):e12–e24

2 Populationsorientierte Shared-Savings-Modelle: ein Motor für die regionale Umsetzung von Value-Based Care-Ansätzen

Justin Rautenberg, Dipl.-Kfm.

Justin Rautenberg ist Direktor Finanzen und Senior Manager Integrierte Versorgungslösungen bei der OptiMedis AG sowie Geschäftsführer der Gesunder Schwalm-Eder-Kreis + GmbH. Der Diplom-Kaufmann hat lange Zeit bei der Unternehmensberatung Accenture gearbeitet, zuletzt verantwortlich als Partner und Geschäftsführer für das Healthcare-Geschäft im deutschsprachigen Raum, und verfügt über 25 Jahre Projektmanagement- und Umsetzungserfahrung im Gesundheitswesen und in der Sozialversicherung.

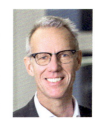

Daniel Dröschel, M.Sc.

Daniel Dröschel ist Leiter Versorgungsinnovationen & Geschäftsentwicklung bei der OptiMedis AG. Seine Schwerpunkte sind: Digitale Transformation im öffentlichen Gesundheitswesen und in der Gesundheitsversorgung, Entwicklung innovativer Versorgungslösungen (z.B. Gesundheitskioske und -regionen), EU-Vergabeverfahren und Verhandlungsführung.

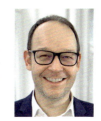

Prof. Dr. Oliver Gröne, PhD, M.Sc.

Oliver Gröne ist stellvertretender Vorstandsvorsitzender der OptiMedis AG und verantwortlich für den Bereich Analytik, Forschung & Innovation. Seine Schwerpunkte liegen u.a. in der Versorgungs- und Gesundheitssystemforschung. Der Soziologe und promovierte Gesundheitswissenschaftler war zuvor unter anderem für die WHO und die London School of Hygiene and Tropical Medicine tätig.

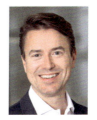

Dr. rer. medic. h.c. Helmut Hildebrandt

Helmut Hildebrandt ist Vorstandsvorsitzender der OptiMedis AG und Geschäftsführer der Gesunder Werra-Meißner-Kreis GmbH. Sein Schwerpunkt liegt im Aufbau und Management regionaler populationsbezogener IV-Systeme und -Lösungen. Der Apotheker und Gesundheitswissenschaftler wurde 2022 mit dem Vordenker-Award ausgezeichnet.

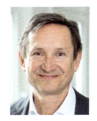

3

EXKURS: Was kommt nach ambulant und stationär? Perspektiven einer hybriden Gesundheitsversorgung

Djordje Nikolic

Die Zukunft kennt keine Sektorengrenzen

> „Guten Morgen, Herr Nikolic", begrüßt mich die Dame am Empfang. „Wir haben Ihnen Raum 3 reserviert. Sie kennen ja das Prozedere." Ich betrete den zugewiesenen Raum, ziehe meinen Mantel aus und setze die 3-D-Brille auf. Der Avatar einer Ärztin erscheint vor meinen Augen und beginnt die Untersuchung. „Bitte beschreiben Sie Ihre Beschwerden möglichst genau. Bewerten Sie dabei Ihren Schmerz-Score auf einer Skala von 1 bis 10." Ich beantworte eine Reihe von Fragen, und die KI wiederholt meine Antworten zur Bestätigung. „Gleich wird jemand kommen, um Sie beim Röntgen zu unterstützen. Bitte ziehen Sie in der Zwischenzeit die Bleischürze an." Ein Mitarbeiter erscheint, positioniert mich vor dem Röntgengerät und kontrolliert die Schutzkleidung. Nach ein paar Minuten kann ich mich wieder anziehen und erhalte wenig später die Diagnose. Mir wird eine konservative Therapie mit Medikation und Physiotherapie verschrieben. Bevor ich gehe, werde ich von der KI ausführlich über Einnahme und Wechselwirkungen der Medikamente aufgeklärt. Mein Rezept ist auf der Versicherungskarte hinterlegt, die Krankschreibung gleich an alle erforderlichen Stellen digital verschickt.

Was hier wie ferne Zukunftsmusik klingen mag, ist tatsächlich ein realistisches Zukunftsbild, auf das wir uns mit schnellen Schritten zubewegen. Geboren wird es al-

3 EXKURS: Was kommt nach ambulant und stationär? Perspektiven einer hybriden Gesundheitsversorgung

lerdings nicht aus einer idealistischen Vision, sondern aus einem akuten Notstand heraus. Denn wenn klassische Versorgungsformen an ihre Grenzen stoßen, Fachkräfte- und Ärztemangel nicht nur auf dem Land die Fundamente unserer Gesundheitsversorgung bedrohen und Versorgungseinrichtungen überall unter Kostendruck und bürokratischen Vorgaben ächzen, sind innovative Lösungen gefragt.

Mit der Einführung von sektorenübergreifenden Versorgungseinrichtungen, der Ausweitung ambulant erbringbarer Leistungen im Rahmen der Hybrid-DRG und der Schaffung von Gesundheitsregionen beschreibt die auf den Weg gebrachte Krankenhausreform eine Art Paradigmenwechsel. Dieser Wechsel wird absehbar wegführen von der Frage, wie genau welche Leistungserbringer welche Leistungen abrechnen können. Hin zu der Frage, wie wir in Zeiten von Fachkräftemangel, Kostendruck und demografischem Wandel zukünftig überhaupt noch eine flächendeckende und zugleich bezahlbare Versorgung für alle Menschen gewährleisten können.

Die Versorgung der Zukunft wird sich nicht mehr um Sektorengrenzen wie ambulant und stationär drehen, sondern um den Patienten, seine Bedürfnisse und seine individuelle Situation. Sie garantiert eine hochwertige und sichere Gesundheitsversorgung unabhängig von Vergütungsformen und Ländergrenzen. Sie erlaubt es unseren medizinischen und pflegerischen Fachkräften, ihre Fähigkeiten möglichst ablenkungs- und störungsfrei einzubringen.

Sektorenübergreifende Versorgung und mehr ambulante Leistungen sind entscheidend für einen Paradigmenwechsel.

Und Sie vereinigt Elemente aus ambulanten und stationären Bereichen sowie telemedizinischen, E-Health- und KI-Anwendungen zur Ausgestaltung neuer, vernetzter Versorgungsstrukturen. Eine solche hybride Gesundheitsversorgung, die mit der Diagnostik noch vor dem ersten Arztkontakt beginnt und Patienten über den gesamten Therapieverlauf, die Anschlussbehandlung und darüber hinaus begleitet, bietet uns die Chance, unser Gesundheitssystem aus einer angeschlagenen Situation heraus wieder auf gesunde Füße zu stellen.

Technik als Krücke unseres Gesundheitssystems

In vielen Supermärkten können wir unsere Produkte heute selbst einscannen und per Karte bezahlen. Wir tätigen sensible Bankgeschäfte in Sekundenschnelle per App. Und wir skypen über weite Entfernungen hinweg auf unserem Smartphone mit der Oma. Kurz: Digitale Lösungen erleichtern heute auf vielen Ebenen unseren Alltag. Und die Entwicklung verschreibungsfähiger digitaler Gesundheitsanwendungen (DiGA) in den letzten Jahren zeigt, dass selbst im sensiblen und stark regulierten Gesundheitswesen durchaus eine Aufgeschlossenheit gegenüber E-Health-Angeboten besteht – und das nicht nur unter jüngeren Patienten. Natürlich werden solche digitalen Helfer den Arztbesuch niemals vollständig ersetzen können. Das sollen sie auch gar nicht. Aber vorausschauend geplant und an den richtigen Schnittstellen eingesetzt, können sie dazu beitragen, unser überfordertes Gesundheitssystem zu entstressen, indem neue Versorgungsangebote geschaffen, unnötige Arztbesuche reduziert und Fachkräfte entlastet werden.

Einen Eindruck davon, wie das aussehen kann, geben uns Anwendungen, die es heute schon gibt. So macht etwa der psychiatrische Bereich gute Erfahrungen mit KI-gestützten Apps, die Patienten eng durch ihre Therapie begleiten. Immer mehr

Kliniken setzen in der Diagnostik auf Unterstützung durch Künstliche Intelligenz. Und hochpräzise OP-Roboter sind in vielen Krankenhäusern längst im Einsatz. In den kommenden Jahren werden sich KI-Anwendungsgebiete potenzieren, um etwa auch Prozesse zu verschlanken und dadurch das Fachpersonal zu entlasten. Das fängt an bei der Patientenaufnahme, bei Aufklärungsgesprächen und der Erstellung von Dienstplänen und hört bei der Dokumentation noch lange nicht auf, die in Gesundheitseinrichtungen viel Arbeitszeit frisst. Wenn wir es schaffen, die Fachkräfte in Medizin, Pflege und Therapie von jeglichem Ballast zu befreien, der mit ihrer eigentlichen Tätigkeit konkurriert, können sich diese künftig wieder auf ihren Kernauftrag fokussieren: die Patientenversorgung.

Dafür sollten wir bei der Gestaltung der zukünftigen Gesundheitsversorgung größer denken. Denn Entlastungen des Fachpersonals ließen sich potenzieren, wenn viele vermeidbare Fälle gar nicht erst im Krankenhaus oder in der Arztpraxis aufschlagen. Aufgefangen werden könnten diese durch eine ganz neue Form von Versorgungseinrichtungen, die telemedizinische, ambulante und KI-Komponenten vereinen – und überall verfügbar sind. Und damit sind wir wieder bei unserem Eingangsbeispiel.

Fachkräfte müssen sich wieder auf die Patientenversorgung konzentrieren können.

Versorgung neu denken: Ambulant oder stationär? Hybrid!

Das Potenzial, das in einer geschickten Lenkung vermeidbarer Patientenströme liegt, ist enorm. Bereits 2015 kam eine Untersuchung der Ludwig-Maximilians-Universität München im Auftrag des Zentralinstituts für die kassenärztliche Versorgung in Deutschland (Zi) zu dem Ergebnis, dass allein in Deutschland bis zu 3,7 Millionen Krankenhausfälle pro Jahr vermeidbar sind. Im ambulanten Bereich dürfte es nicht anders aussehen. Wenn nur jeder zweite dieser Fälle bei kleineren Beschwerden zunächst eine dieser oben beschriebenen Servicestationen aufsucht, kann das enorme Auswirkungen haben – zum Guten.

Man stelle sich nur vor, akute Fälle müssten nicht mehr über mehrere Stunden in der Arztpraxis oder in der Notaufnahme auf ihre Behandlung warten. Schlankere Prozesse dank KI-gestützter Aufnahme- und Evaluationsprozesse senkten Behandlungskosten und öffneten Spielraum für Investitionen, etwa in Medizintechnik, Personal und bauliche Strukturen. Dadurch stiege die Qualität der Patientenversorgung, während die Zahl der Kunstfehler dank Stressreduzierung beim Personal sänke. Fachkräfte hätten mehr Kapazitäten für jeden Patienten. Die Pflege müsste nicht mehr am Rande der Personaluntergrenzen jonglieren, Pausen könnten wieder eingehalten, die Dokumentation während der regulären Arbeitszeit erledigt und alle Patienten nach Lehrbuch versorgt werden. Dadurch stiege nicht nur die Zufriedenheit im Team, sondern die Attraktivität des Berufszweiges insgesamt. Neue Fachkräfte und Auszubildende würden leichter gewonnen, ein Ende des Fachkräftemangels wäre plötzlich greifbar.

Es klingt fast zu schön, um wahr zu sein. Aber das Potenzial – davon bin ich fest überzeugt – ist vorhanden. Damit es zu einer hybriden Versorgung in diesem Sinne kommt, braucht es allerdings noch einiges. Allen voran ein entsprechendes Mindset,

3 EXKURS: Was kommt nach ambulant und stationär? Perspektiven einer hybriden Gesundheitsversorgung

das den Nutzen solcher Veränderungen eher sieht als die Bedenken. Ein kommunikatives Bridging zwischen Leistungserbringern und Patienten, das Vorteile verständlich vermittelt und Befürchtungen sensibel abholt. Ein Empowerment gerade älterer Patienten, das sie für die neue Versorgungsrealität rüstet. Und klare rechtliche und regulatorische Rahmenbedingungen, die Risiken Tribut zollen, aber auch dem tagtäglichen Praxistest im Gesundheitswesen standhalten.

Das Potenzial für eine hybride Versorgung ist vorhanden.

Dann könnte am Ende tatsächlich wieder eine Gesundheitsversorgung stehen, die dem Anspruch ihres Namens gerecht wird.

Prof. Dr. med. Djordje Nikolic

Djordje Nikolic ist Arzt sowie Gründer und Vorsitzender der Geschäftsführung von consus.health. Das Management- und Beratungsunternehmen im Gesundheitswesen bietet Kunden im In- und Ausland vollumfängliche Unterstützung im Management von Gesundheitseinrichtungen.

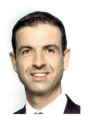

II

Outcomes messen und verstehen: Ergebnisqualität als Richtschnur

1 Qualitätssicherung in Krankenhäusern durch Value-Based Care

Heidemarie Haeske-Seeberg

1.1 Ist-Zustand

Qualitätssicherung von Krankenhausleistungen hat in Deutschland eine längere Tradition. Bereits seit 1989 sind Krankenhäuser gesetzlich verpflichtet, sich an Maßnahmen der Qualitätssicherung zu beteiligen. In der Folge sind es immer mehr Diagnosen und Prozeduren geworden, die zunächst mit datengestützter Qualitätssicherung und später auch mit anderen Instrumenten einer verpflichtenden Qualitätssicherung unterzogen wurden. Solche Instrumente sind:

- Planungsrelevante Qualitätsindikatoren
- Strukturvorgaben
- Zentrenbildung
- Mindestmengen
- Qualitätsverträge
- Zweitmeinungen

Für die konkrete Ausgestaltung hat der Gesetzgeber den Gemeinsamen Bundesausschuss (G-BA) beauftragt. Dieser hat ergänzend dazu auch eine Richtlinie für verbindlich einzuführende Maßnahmen des Qualitätsmanagements erarbeitet. Ein Gesamtkonzept für qualitätssichernde Maßnahmen, die sich auf die verschiedenen Beobachtungs- und Ausgestaltungsebenen Bund, Länder, Regionen und einzelne Gesundheitseinrichtungen richtet, ist jedoch nicht erkennbar.

Im Rahmen der Krankenhausreform, die in der Legislaturperiode 2021–2025 Gegenstand des Koalitionsvertrages (SPD, Bündnis 90/Die Grünen, FDP 2021) ist, wurden

II Outcomes messen und verstehen: Ergebnisqualität als Richtschnur

von der für diesen Zweck eingesetzten Regierungskommission für eine moderne und bedarfsgerechte Krankenhausversorgung in verschiedenen Stellungnahmen Vorschläge für die Weiterentwicklung der Qualitätssicherung in Krankenhäusern veröffentlicht. Bereits in der dritten Stellungnahme wurde angekündigt, dass „Mindestvoraussetzungen im Sinne einer mindestens erforderlichen Strukturqualität" (Regierungskommission für eine moderne und bedarfsgerechte Krankenhausversorgung 2022) erarbeitet werden sollten. Zudem wird empfohlen:

Ein Gesamtkonzept für qualitätssichernde Maßnahmen fehlt bisher.

> „Je nach Leistungsgruppe sollen geeignete Kriterien der Prozess- und Ergebnisqualität die Höhe des Vorhalteanteils beeinflussen und damit gute Qualität fördern" (Regierungskommission für eine moderne und bedarfsgerechte Krankenhausversorgung 2022).

Die bereits in der vorangegangenen Legislaturperiode diskutierten Versuche, für entsprechende Qualität Zu- und Abschläge zu konzipieren, ist nicht gelungen. Nunmehr kommt es also darauf an, ein tragfähiges Konzept zu entwickeln.

Ausführlich widmet sich die siebente Stellungnahme der Regierungskommission (Regierungskommission für eine moderne und bedarfsgerechte Krankenhausversorgung 2023) diesem Thema. Dort werden die bisherigen Instrumente analysiert und Verbesserungsvorschläge für die Weiterentwicklung der verschiedenen Instrumente der gesetzlichen Qualitätssicherung, die in den letzten Jahren durch den G-BA erarbeitet wurden, unterbreitet. Als Leitgedanke wird das Konstrukt des Value-Based Care (VBC) adressiert:

> „Value-Based Health Care postuliert einen Gesundheitswettbewerb, in dem sich Leistungserbringer in Netzwerken organisieren und dafür belohnt werden, dass sie für definierte Patientengruppen besonders gute Gesundheitsergebnisse zu möglichst niedrigen Kosten (Value = Gesundheitsergebnisse im Verhältnis zu den Kosten zum Erreichen dieser Ergebnisse) erzielen. Der Wettbewerb um Value hat vor allem Konsequenzen für die Versorgungsstrukturen und die Vergütung. Bestimmte Patientengruppen sollen nur in Abteilungen versorgt werden, die über die dafür notwendige Infrastruktur, das Personal und die Erfahrung verfügen. Und Vergütung soll nicht allein mengenbezogen erfolgen, sondern sie soll basierend auf kontinuierlicher Ergebnismessung Qualitätsaspekte berücksichtigen." (Regierungskommission für eine moderne und bedarfsgerechte Krankenhausversorgung 2023)

Erfahrung steht hier für angemessene Prozesse.

Ideen, welche qualitätssichernden Maßnahmen mit großer Wahrscheinlichkeit zu besseren Ergebnissen führen und zu zusätzlicher finanzieller Vergütung führen sollten, waren also gefragt. Um dieses Ziel zu erreichen, wurden in der Stellungnahme einerseits die bestehenden Qualitätssicherungsinstrumente und -vorgaben hinsichtlich ihrer Funktionstüchtigkeit bewertet. Andererseits werden neue Instrumente skizziert, um VBC als Leitgedanken zur Verbesserung von Qualität und Patientensicherheit in der stationären Versorgung in Deutschland zu etablieren.

1 Qualitätssicherung in Krankenhäusern durch Value-Based Care

1.2 Bessere Zusammenarbeit in Gesundheitsregionen und Versorgungsnetzwerken

Unabhängig davon, wie eine Reform der Krankenhausversorgung im Detail ausgestaltet werden wird, muss es zu einer engeren Zusammenarbeit zwischen den verschiedenen Krankenhäusern mit ihren unterschiedlich differenzierten Angeboten kommen. Diese wird sich über Datenströme, Telemedizin und unmittelbare persönliche Zusammenarbeit gestalten. Um diese Zusammenarbeit qualitativ hochwertig und patientenorientiert umsetzen zu können, sind verschiedenen Instrumente hilfreich (s. Abb. 1). Die Regierungskommission hat hier vorgeschlagen,

- gemeinsam geplante Behandlungsabläufe und sektorunabhängige bzw. -übergreifende klinische Pfade vor allem für solche Krankheitsbilder zu erarbeiten, bei denen eine arbeitsteilige Versorgung zwischen den Einrichtungen regelhaft stattfindet,
- dem Entlassmanagement dabei ein besonderes Augenmerk zu widmen,
- Datentransparenz im Netzwerk zu pflegen, da dies die Basis für qualitätsbezogene Analysen entlang der Versorgungskette ist,
- das prospektive Instrument der Indikationsboards – in Anlehnung auf die bekannten Tumorboards – für ausgewählte Fallkonstellationen zu etablieren,
- die retrospektiven analytischen Instrumente des Peer Review und gemeinsamer regionaler Morbiditäts- und Mortalitätskonferenzen jeweils interdisziplinär und interprofessionell sowie strukturiert und regelmäßig zu nutzen sowie
- eine gegenseitige Unterstützung bei der Etablierung innovativer und leitliniengerechter Behandlungsmethoden zu pflegen.

Diese qualitätssichernden Instrumente dienen der unmittelbaren Verbesserung der Patientenversorgung als einem Grundsatz von VBC und werden von der Regierungskommission auch als Bestandteil einer qualitätsabhängigen Vergütung beschrieben. Es könnte die Möglichkeit geschaffen werden, in einem Netzwerk die Durchführung mithilfe eines entsprechenden Zertifikates nachzuweisen.

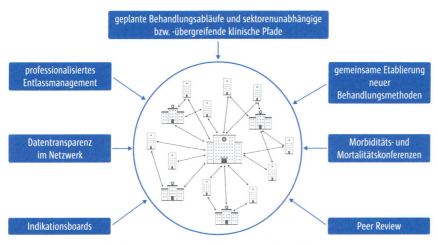

Abb. 1 Instrumente, die die Qualität in Gesundheitsnetzwerken verbessern

1.3 Indikationsboards

Dem Instrument der Indikationsboards kommt besondere Bedeutung zu, da mit einer richtigen Indikationsstellung die Grundlage für eine adäquate Behandlung gelegt wird. Hier sollten Vertreter der bei der Behandlung ausgewählter Patientengruppen beteiligten Fachdisziplinen und Berufsgruppen gemeinsam über Zeitpunkt und Art von Interventionen beraten. Dabei ist die Betrachtung sowohl medizinischer Befunde und sozialer Faktoren als auch von Patientenpräferenzen notwendig. Dabei müssten – je nach Indikationsgruppe – nicht alle Patienten Gegenstand der Beratungen sein. Besonders komplizierte Konstellationen, seltene Eingriffe oder ausgeprägte Multimorbidität könnten dazu führen, die Indikationsstellungen in einem gemeinsamen Austausch von Fakten und Bewertungen zu diskutieren. Die Ergebnisse sollten mit dem betroffenen Patienten im Sinne von Shared Decision Making (SDM) besprochen werden.

Die wissenschaftlich fundierte Erarbeitung eines Leitfadens, wie solche Indikationsboards erfolgreich initiiert und durchgeführt werden können, sollte gefördert werden.

Strukturierte Zusammenarbeit an den Schnittstellen zwischen Versorgungseinrichtungen verbessern Qualität und Patientensicherheit.

Indikationsboards helfen in kritischen Fällen, eine patientenorientierte Therapieentscheidung vorzuschlagen und verbessern die Qualität durch Zweitmeinung und einen interdisziplinären und interprofessionellen Ansatz.

1.4 Flächendeckende Einführung von PREM

Patienten ist es besonders wichtig, Vertrauen in ihre Behandler haben zu können. Dies kommt insbesondere durch Vorgehensweisen zustande, die Patienten in die Lage versetzen, ihre medizinische Versorgung aktiv mitzugestalten. Die Umsetzung der im Patientenrechtegesetz beschriebenen Vorgehensweisen spielen hier – neben anderen Faktoren – eine zentrale Rolle. Um dies verifizieren zu können, konnte durch das Picker Institut Boston gezeigt werden, dass patientengruppenübergreifend einheitliche Befragungsinstrumente genutzt werden können, um valide Ergebnisse mit Ansatzpunkten für Verbesserungen darzustellen. Mit sog. ereignisorientierten Fragen werden nicht Meinungen erfragt. Vielmehr wird eruiert, ob Prozesse so stattgefunden haben, wie dies geplant und vorgesehen war. Dazu ist notwendig, im Vorfeld zu eruieren, wie Prozesse ausgestaltet sein müssen, um patientenorientiert zu sein. Dazu gehören auch wesentliche Bestandteile der patientenbezogenen Kommunikation.

Mit der Einführung von einheitlichen PREM würden wichtige Erkenntnisse zum Stand der Patientenorientierung in der Gesundheitsversorgung gewonnen. Die Anwendung einer einheitlichen Befragung in allen Krankenhäusern und ggf. sogar in allen Gesundheitseinrichtungen ermöglicht Benchmarking. Damit könnten die Einrichtungen ihre sich aus der QM-Richtlinie des G-BA (G-BA o. J.) ergebenden Verpflichtung zur Durchführung einer Patientenbefragung erfüllen.

Die Ergebnisse solcher Befragungen liefern wesentliche Hinweise für die Patientenorientierung von Prozessen.

1.5 Shared Decision Making

Die Beteiligung von Patienten an der Entscheidungsfindung zu verbessern ist das Ziel von SDM. Mithilfe strukturierter Gesprächsführung und unter Nutzung von für diesen Zweck erstellten Informationsmaterialien soll die gesetzlich vorgeschriebene Patientenaufklärung auf ein neues Level gehoben werden. Beteiligung des Patienten an wichtigen Entscheidungen im Behandlungsverlauf ist ein wesentlicher Bestandteil der Zufriedenheit von Patienten mit ihrer Behandlung. Deshalb sollte dieses Instrument breiter genutzt werden. Vom Innovationsfond geförderte Pilotprojekte (Innovationsausschuss beim Gemeinsamen Bundesausschuss o. J.) haben gezeigt, dass es verschiedene Elemente sind, die die Einführung beeinflussen und Einrichtungen und ihre Mitarbeitenden befähigen, dieses Instrument einzusetzen. Als Umsetzungsinstrumente wurden das Training von Ärzten, die Qualifizierung des Pflegepersonals, die Aktivierung von Patienten sowie die Nutzung von Entscheidungshilfen für Patienten benannt.

Durch eine finanzielle Förderung könnte mit der freiwilligen Einführung von SDM begonnen werden. Die Evaluation einer erfolgreichen Umsetzung würde über eine PREM-Befragung erfolgen.

SDM bietet die Chance, Patienten informierte Entscheidungen in Bezug auf ihren Behandlungsverlauf zu ermöglichen.

1.6 Flächendeckende Einführung von PROM

Das medizinische Ergebnis einer Behandlung kann durch Patienten in wesentlichen Teilen beurteilt werden. Darüber besteht inzwischen Einigkeit. Mit welchem Instrumentarium dies bei einer flächendeckenden Einführung sinnvoll erfolgen kann, muss jedoch noch identifiziert werden. So ist ein komplett einheitliches Befragungsinstrument– anders als bei PREMs – nicht zielführend. Jedoch hat das Projekt PROMIS® (Charité o. J.) gezeigt, dass eine gemeinsame Befragungsbasis mit Fragen zum allgemeinen Gesundheitszustand wie Schmerzen, Schlaf oder auch depressive Symptome durchaus Verwendung finden kann. Das Ziel der PROMIS®-Initiative ist eine Standardisierung von Instrumenten zur Messung von Patient-Reported Outcomes (PROs).

Auf diese Weise könnte rasch mit einer Befragung begonnen werden, die relevante Ergebnisse zeigt. Gleichzeitig könnte die für die Befragung notwendige technische Infrastruktur geschaffen werden. Auch hier hat das PROMIS-Projekt relevante Vorarbeiten geleistet, indem Computer-Adaptive Tests entwickelt wurden, bei denen dem Befragten vom Computer nur solche Items vorgelegt werden, die zu dem bisherigen Antwortverhalten passen. Mit der Ergänzung von wenigen spezifischen Fragen für die verschiedenen Patientengruppen könnte eine nächste Stufe erreicht werden.

II Outcomes messen und verstehen: Ergebnisqualität als Richtschnur

Die Einführung in ersten Piloteinrichtungen könnte durch eine finanzielle Förderung unterstützt werden. Dadurch würde Zeit gewonnen werden, Benchmarking und Strategien zur Ergebnisdarstellung und -bewertung zu gewinnen, aber auch die Entwicklung interoperabler Software unterstützen.

> *Die Einführung von PROMs bildet eine wichtige Basis, die Patientenversorgung auf Patientenbedürfnisse auszurichten.*

1.7 Fazit

Die aufgezeigten Instrumente versprechen eine Entwicklung unserer Gesundheitsversorgung in Richtung VBC. Sie werden jedoch nur dann eine ausreichende Verbreitung erfahren, wenn sie die bisherige gesetzliche Qualitätssicherung ergänzen oder teilweise ersetzen. Um einen notwendigen Schub herbeizuführen, sollten ihre frühzeitige und freiwillige und ggf. regional begrenzte Einführung durch Gesundheitsorganisationen mit einem Aufschlag auf die Vergütung unterstützt werden (s. Abb. 2). Für einzelne Instrumente gibt es bereits Pilotprojekte und freiwillige Umsetzung in Qualitätsinitiativen wie der Initiative Qualitätsmedizin e.V. (IQM) (www.initiative-qualitaetsmedizin.de). Dort sind Peer Reviews seit Jahren der Kern der qualitätsverbessernden Maßnahmen. Erfahrungen und Konzepte für alle Etappen der Vorbereitung, Durchführung und Nachbereitung, aber auch die notwendige Schulung der Peers sind dort vorhanden. Eine Übertragung in eine zertifizierungsfähige bzw. in eine für die gesetzliche Qualitätssicherung geeignete Form ist sicher möglich.

Freiwillige Projekte sollten gefördert werden.

Auch Indikationsboards wurden von Mitgliedskliniken von IQM erprobt und werden als erfolgversprechend bewertet. Eine gemeinsame Einführung von PROMs ist dort ebenfalls in Vorbereitung. Andere Qualitätsinitiativen bedienen sich inzwischen einiger der aufgezeigten Maßnahmen. So haben zahlreiche Krankenhäuser begonnen, die Instrumente des SDM anzuwenden. Solche freiwilligen Projekte sollten gefördert werden, um weitere Erfahrungen zu sammeln. Dadurch könnte und sollte die Konzeptentwicklung für die verbindliche gesetzliche Anwendung bereichert werden.

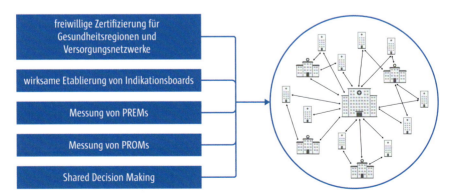

Abb. 2   Instrumente, für die es bei freiwilliger Nutzung einen finanziellen Aufschlag geben sollte

1 Qualitätssicherung in Krankenhäusern durch Value-Based Care

Literatur

Charité – Universitätsmedizin Berlin (o. J.) Patient-Reported Outcome Measures and Health-Related Quality of Life. URL: https://studycenter.charite.de/promis (abgerufen am 01.07.2024)

G-BA – Gemeinsamer Bundesausschuss (o. J.) Richtlinie des Gemeinsamen Bundesausschusses über grundsätzliche Anforderungen an ein einrichtungsinternes Qualitätsmanagement für Vertragsärztinnen und Vertragsärzte, Vertragspsychotherapeutinnen und Vertragspsychotherapeuten, medizinische Versorgungszentren, Vertragszahnärztinnen und Vertragszahnärzte sowie zugelassene Krankenhäuser. URL: https://www.g-ba.de/downloads/62-492-1296/QM-RL_2015-12-17_iK-2016-11-16.pdf, Berlin 2015 (abgerufen am 01.07.2024)

Innovationsausschuss beim Gemeinsamen Bundesausschuss (o. J.) Ergebnisbericht Förderkennzeichen 01NVF17009. URL: https://innovationsfonds.g-ba.de/downloads/beschluss-dokumente/374/2023-02-23_MAKING-SDM-A-REALITY_Ergebnisbericht.pdf (abgerufen am 01.07.2024)

Regierungskommission für eine moderne und bedarfsgerechte Krankenhausversorgung (2023) Weiterentwicklung der Qualitätssicherung, des Qualitäts- und des klinischen Risikomanagements (QS, QM und kRM) – Mehr Qualität – weniger Bürokratie. URL: https://www.bundesgesundheitsministerium.de/fileadmin/Dateien/3_Downloads/K/Krankenhausreform/BMG_Stellungnahme_7_Qualitaetssicherung_QM_kRM_Transparenz_und_Entbuerokratisierung.pdf (abgerufen am 01.07.2024)

Regierungskommission für eine moderne und bedarfsgerechte Krankenhausversorgung (2022) Grundlegende Reform der Krankenhausvergütung. URL: https://www.bundesgesundheitsministerium.de/themen/krankenhaus/regierungskommission-krankenhausversorgung (abgerufen am 01.07.2024)

Sozialdemokratische Partei Deutschlands (SPD), Bündnis 90/Die Grünen, Freie Demokratische Partei (FDP) (Hrsg.) (2021) Mehr Fortschritt wagen – Bündnis für Freiheit, Gerechtigkeit und Nachhaltigkeit, Koalitionsvertrag 2021–2025 zwischen der Sozialdemokratischen Partei Deutschlands (SPD), Bündnis 90/Die Grünen und den Freien Demokraten (FDP). URL: https://www.spd.de/fileadmin/Dokumente/Koalitionsvertrag/Koalitionsvertrag_2021-2025.pdf (abgerufen am 01.07.2024)

Dr. med. Heidemarie Haeske-Seeberg

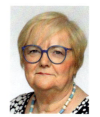

Heidemarie Haeske-Seeberg war von 2001–2022 Bereichsleiterin Qualitätsmanagement und klinisches Risikomanagement der Sana Kliniken AG Ismaning. Inzwischen leitet sie dort die Stabsstelle Qualitätsnetzwerke.

Jeweils mehrere Jahre war sie wissenschaftliche Mitarbeiterin im Deutsches Krankenhausinstitut e.V. Düsseldorf und Leiterin der SQS.

Als Gründungsmitglied der Gesellschaft für Qualitätsmanagement in der Gesundheitsversorgung e.V. ist sie derzeit deren Vorsitzende. Sie ist Autorin mehrerer wissenschaftlicher Monografien und zahlreicher Buch- und Zeitschriftenbeiträge. Seit Mitte 2022 ist sie Mitglied der Regierungskommission für eine moderne und bedarfsgerechte Krankenhausversorgung.

2 Qualität aus Patientensicht messen mit PREMs und PROMs

Viktoria Steinbeck und Sophie-Christin Ernst

Das Thema Qualitätsmessung, -sicherung und -transparenz gewinnt in Deutschland an Aufwind. Gesundheitsminister Karl Lauterbach wirbt für ein transparentes Qualitätsportal der Krankenhäuser, die Regierungskommission definiert relevante Qualitätskriterien. Nach dem klassischen Modell der Qualitätsmessung von Donabedian (Donabedian 1980) lässt sich Qualität allgemein in Struktur-, Prozess- und Ergebnisqualität unterteilen. Während bisher aufgrund der einfachen Erfassbarkeit im Hinblick auf Qualität vor allem Strukturqualität sowie Prozess- und Ergebnisqualität aus Sicht der Leistungserbringer betrachtet wurden, gewinnt in den aktuellen Reformvorschlägen die Patientenperspektive durch die geforderte flächendeckende Messung von Patient-Reported Experience Measures (PREMs) und Patient-Reported Outcome Measures (PROMs) an Bedeutung.

> **PREMs** sind Fragebögen zur Erfassung der Patientenerfahrung in Bezug auf die Auswirkungen einer zurückliegenden Behandlung, z.B. die Kommunikation oder auch die Unterstützung im Versorgungsprozess (Kingsley u. Patel 2017).
> **PROMs** sind Fragebögen, die den wahrgenommenen Gesundheitszustand und Auswirkungen von Erkrankungen und Interventionen auf diesen erfassen (Churruca et al. 2021).

Die Fragebögen geben somit Aufschluss über die Sicht von Patient:innen auf verschiedene Qualitätsebenen im Gesundheitssystem: PREMs lassen sich der Prozessqualität zuordnen und PROMs der Ergebnisqualität wie in Abbildung 1 verdeutlicht.

2 Qualität aus Patientensicht messen mit PREMs und PROMs

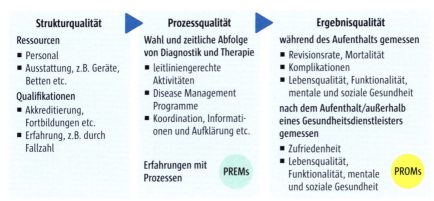

Abb. 1   Einordnung von PROMs und PREMs in die Qualitätsebenen im Gesundheitssystem

Allerdings kann beispielsweise das Erfassen von Fragebögen wie PROMs auch als Prozessqualitätskriterium verwendet werden.

2.1 PROMs und PREMs

PROMs und PREMs haben die Gemeinsamkeit, dass diese nicht als subjektiv betrachtet werden wie etwa die Zufriedenheitsmessung, sondern durch deren Design nach psychometrischen Gütekriterien (Reliabilität, Validität, Responsivität, Interpretierbarkeit, Machbarkeit, Angemessenheit und Akzeptanz) auch als objektive Messung der Gesundheit bzw. Erfahrung genutzt werden können (Mokkink et al. 2010; Prinsen et al. 2018).

PROMs können einerseits erkrankungsspezifische Symptome oder solche, die in bestimmten Therapiefeldern relevant sind, abdecken (krankheits- oder therapiespezifische PROMs). Andererseits können sie über verschiedene Krankheitsbereiche hinweg genutzt werden, z.B. indem die gesundheitsbezogene Lebensqualität allgemein erfasst wird (generische PROMs).

Die Zielsetzung bestimmt, welches Instrument oder ob eine Kombination sinnvoll ist.

Ebenso können PREMs generisch oder fach- bzw. behandlungsspezifisch sein (Mihaljevic et al. 2022).

Beide Arten von Fragebögen haben jedoch ihre Einschränkungen und Vorteile: Während generische Fragebögen Vergleiche über verschiedene Krankheiten und Bevölkerungsgruppen hinweg ermöglichen, sind spezifische Fragebögen häufig sensitiver für Veränderungen krankheits- oder behandlungsspezifischer Ergebnisse und Erfahrungen. Dadurch sind sie auf individueller Ebene handlungsorientierter (Black 2013). Ob der Einsatz eines generischen oder spezifischen Instrumentes sinnvoller ist, hängt von der jeweiligen Zielsetzung oder Fragestellung ab, wobei eine Kombinierung beides Arten häufig sinnvoll ist.

Im Einklang mit der WHO-Definition von Gesundheit umfassen PROMs bis zu drei übergreifende Gesundheitsdimensionen: körperliche, soziale und mentale Gesundheit. Die Organisation namens „Patient-Reported Outcomes Measurement Information System" (PROMIS) befasst sich mit der Entwicklung und Standardisierung von PROMs. PROMIS spezifiziert dabei auch, welche Aspekte die drei übergreifenden

Gesundheitsdimensionen einschließen. Die Dimension der körperlichen Gesundheit umfasst die Bereiche körperliche Funktionsfähigkeit, Schmerz, Erschöpfung und Schlafstörungen, während die Dimension der sozialen Gesundheit die Fähigkeit zur Teilnahme an sozialen Rollen und Aktivitäten umfasst. Die Dimension der mentalen Gesundheit umfasst die Bereiche Symptome von Depressionen, Angst und kognitive Funktionen. PREMs fragen detailliert einzelne Erfahrungen ab, die nach der Picker-Methode die folgenden acht Dimensionen abdecken (Jenkinson et al. 2002):

1. effektive Behandlung von vertrauenswürdigem Fachpersonal
2. Kontinuität der Behandlung und geregelte Überleitsysteme
3. Beteiligung an Entscheidungen und Respekt für Präferenzen
4. psychisches Wohlbefinden und eine saubere wie sichere Umgebung
5. emotionale Unterstützung, Empathie und Respekt
6. Einbeziehung der Familie und Freunde
7. klare, verständliche Informationen und Unterstützung für die Selbstversorgung
8. schneller Zugang zu zuverlässiger Gesundheitsversorgung

PROMs und PREMs können vielfältig eingesetzt werden: Auf der individuellen Patientenebene können PROMs vor und während bzw. nach einer Intervention Veränderungen aufzeigen, die über andere Parameter nicht erfasst werden. Sie können so Teil eines ganzheitlichen Symptommonitorings bilden, Informationsgrundlage für eine verbesserte Kommunikation und gemeinsame Entscheidungsfindung zwischen Patient:innen und Behandelnden sein und Patient:innen befähigen, eine aktivere Rolle im Behandlungsprozess einzunehmen. Ergebnisse der PREMs helfen dabei, den zukünftigen Behandlungspfad patientenzentrierter zu gestalten. Auf Systemebene können aggregierte PRO- und PRE-Daten zur Leistungsbeurteilung von Organisationen oder Gesundheitssystemen herangezogen werden sowie in qualitätsbasierte Vergütungsansätzen einfließen. PROs können zudem Bestandteil von Kosten-Nutzen-Bewertungen sein. Weitere mögliche Verwendungszwecke von PROMs sind in Abbildung 2 aufgeführt.

Bezogen auf die individuelle Ebene konnten Studien zeigen, dass die Verwendung von PROMs die Kommunikation zwischen dem Pflegenden und Patient:innen verbessert (Desomer et al. 2018) sowie dass ein regelmäßiges PROM-Monitoring nach onkologischen Behandlungen die Sterberate senken kann (Basch et al. 2017). PROMs können zudem ermöglichen, dass bestimmte Themen gezielt angesprochen werden, die andernfalls in Konsultationen nicht systematisch besprochen würden (zum Beispiel die Auswirkungen einer Krankheit oder Behandlung auf die Sexualität). Im Gegensatz dazu ist es auf Systemebene schwieriger, die Auswirkungen der Nutzung dieser Fragebögen zu bewerten, umso mehr, weil die Fragebogenimplementierung in vielen Ländern und Regionen fragmentiert ist.

Für die Nutzung von PROMs und PREMs sind Organisationen und Leistungserbringer mit verschiedenen Fragen konfrontiert, die im Folgenden beleuchtet werden.

2.2 Die Auswahl von PROMs und PREMs

Bei der Auswahl von PROMs und PREMs ist es hilfreich und ratsam, sich an internationalen und nationalen Empfehlungen zu orientieren. Für die Auswahl von PROMs dienen Leitlinien von Organisationen wie dem International Consortium for Health

2 Qualität aus Patientensicht messen mit PREMs und PROMs

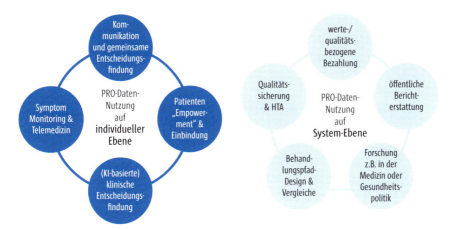

KI = Künstliche Intelligenz, PRO = Patient-Reported Outcome, HTA = Health-Technology Assessment

Abb. 2   Nutzungszwecke von PROMs auf individueller und Systemebene (Steinbeck et al. 2021)

Outcomes Measurement (ICHOM), PROMIS und der Organisation für wirtschaftliche Zusammenarbeit und Entwicklung (OECD) als wertvolle Orientierungspunkte. Letztere schließen zugleich Empfehlungen für PREMs ein. Ebenso spielen indikationsspezifische Organisationen wie die European Organisation for Research and Treatment of Cancer (EORTC) eine wichtige Rolle (Wintner et al. 2016). Für die Auswahl von PREMs kann beispielsweise auf die Picker-Methode (Jenkinson et al. 2002), den Patient Experience Questionnaire (PEQ) der Weissen Liste oder auf die Übersetzungen von etablierten PREMs aus anderen Ländern wie dem Consumer Assessment of Healthcare Providers and Systems (CAHPS) in den USA oder dem Consumer Quality Index (CQI) aus den Niederlanden zurückgegriffen werden.

Ein wesentliches Kriterium für die Auswahl der Fragebögen ist die Validierung der Fragebögen sowohl auf internationaler als auch auf nationaler Ebene unter Berücksichtigung der Sprachen und Sprachniveaus, in denen sie verwendet werden sollen. Wichtig ist dabei für Deutschland, dass nicht nur Fragebögen ausgewählt werden, die auf Deutsch verfügbar sind, sondern auch auf anderen verbreiteten Sprachen, um den Ausschluss von verschiedenen Bevölkerungsgruppen zu vermeiden. Dies unterstreicht auch die Bedeutung der digitalen Erfassung, da ein Wechsel zwischen Sprachen über digitale Mittel einfach umgesetzt werden kann. Die Wahl sollte den Nutzungsinteressen entsprechen, was bereits zu Beginn eine klare Zielsetzung voraussetzt und dementsprechend relevante Gesundheitsdimensionen abdecken. Für die krankheits- oder therapiespezifische Qualitätsmessung und Nutzung durch das Behandlungsteam ist eine Verwendung spezifischer Fragebögen aufgrund der handlungsorientierten Ausrichtung empfehlenswert, während für den Vergleich mit anderen Indikationen generische Fragebögen bevorzugt werden.

Kriterien für die PROM-/PREM-Auswahl

- *Empfehlungen von internationalen Organisationen oder nationalen Fachgruppen*

- *Validierung in den zu nutzenden Sprachen bereits durchgeführt*
- *passend für den Nutzungszweck*
- *Patientenperspektive bedenken (z.B. Länge, Sprache und Sprachniveau)*
- *praktische Implikationen wie Lizenzierung*
- *Häufigkeit der Nutzung und der zeitlichen Abstände (z.B. nur Abfrage, wenn auch zeitlich angemessen darauf reagiert werden kann)*

Zu beachten ist die Zeit, die Patient:innen in die Beantwortung der Fragen investieren müssen sowie welche PROM/PREM-Informationen tatsächlich verarbeitet werden können und ob bzw. wie angemessen darauf reagiert werden kann. Dies beinhaltet sowohl eine kritische Betrachtung der Länge der Fragebögen, um eine ausgewogene Balance zwischen Belastung durch die Befragung und valide Konstruktmessung zu gewährleisten, als auch die Häufigkeit und zeitliche Abstände der Befragung. PROs können entlang des gesamten Behandlungsweges gemessen werden – vor der Behandlung, nach dem Verlassen einer Einrichtung zu festgelegten Nachuntersuchungsterminen, kontinuierlich bei chronisch kranken Patient:innen oder am Lebensende in palliativer Versorgung. Bei der Entscheidung für einen bestimmten Intervall sollten auch sogenannte minimale klinisch bedeutsame Unterschiede (Minimally Clinical Important Differences, MCIDs) berücksichtigt werden. Die MCID repräsentiert den kleinsten Unterschied im Punktwert, den Patient:innen als vorteilhaft empfinden und der, sofern keine störenden Nebenwirkungen und übermäßige Kosten vorliegen, eine Änderung im Management der Patient:in erfordern würde (Jaeschke et al. 1989). Eine Befragung sollte häufig genug erfolgen, um MCIDs zu detektieren.

Zudem ist der Einbezug von Patientenorganisationen und Fachgesellschaften (in separaten Fokusgruppen analog des niederländischen Models) bei der Fragebogenauswahl und Festlegung des Befragungsintervalls besonders empfehlenswert. Abschließend sind auch die praktischen Implikationen zu bedenken wie beispielsweise die Lizenzierung der ausgewählten Instrumente, um deren legale Verwendung sicherzustellen, Lizenzgebühren in der Kostenkalkulation zu berücksichtigen und eine breite Anwendung zu ermöglichen.

2.3 Sicherstellung der Nachhaltigkeit bei der Implementierung von PROMs/PREMs

Eine strategische Auswahl von PROMs und PREMs unter Berücksichtigung der beschriebenen Aspekte bildet eine erste Grundlage für deren erfolgreiche Implementierung. Für eine nachhaltige Implementierung sowie einen möglichst breiten Einsatz der Fragebögen auf individueller und Systemebene sind jedoch weitere Faktoren entscheidend, die in Abbildung 3 zusammengefasst werden.

Erfolgsfaktoren: Sechs Erfolgsfaktoren wurden für die Implementierung von PROMs in einem internationalen Vergleich identifiziert (Steinbeck et al. 2021). Hierzu zählen:

1. Ein starker Patientenfokus entlang des gesamten Implementierungsprozesses,
2. die Standardisierung von Fragebögen, Richtlinien für die Datenerfassung und -verarbeitung,

2 Qualität aus Patientensicht messen mit PREMs und PROMs

3. ein Kulturwandel getrieben durch sogenannte „Clinical Champions", medizinische Fachkräfte, die Initiativen vorantreiben,
4. einer IT-Infrastruktur, die effiziente Datenerhebung und -nutzung innerhalb von Organisationen und übergreifend unterstützt,
5. monetäre und nichtmonetäre Anreize, die einen Mehraufwand kompensieren und honorieren inklusive der Zertifizierung von Zentren, die PROMs nutzen sowie
6. ein politisches Rahmenprogramm, das die Ausweitung von Initiativen fördert.

Implementierung auf Organisationsebene: Während die ersten beiden Erfolgsfaktoren bereits in der Fragebogenauswahl relevant sind und beleuchtet wurden, sollten bei Implementierung auf Organisationsebene insbesondere die Einbettung in bestehende Prozesse und die IT-Infrastruktur sowie der Kulturwandel mitbedacht werden. Im Hinblick auf Prozesse und Infrastruktur zur PROMs-Erhebung spielen IT-Lösungen eine entscheidende Rolle. Zwar erfolgt die PROMs-Erfassung initial häufig papierbasiert, doch mit wachsender Patientenzahl und einer Vielfalt an Nutzungsmöglichkeiten für PRO-Daten werden digitale Lösungen unverzichtbar, um eine effiziente Datenerhebung und eine zeitnahe Nutzung zu ermöglichen. Die Interoperabilität der hierzu genutzten Anwendungen mit bestehenden Gesundheitsinformationssyste-

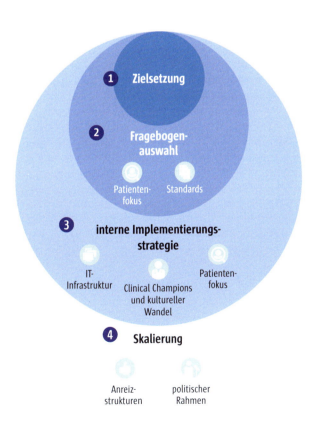

Abb. 3   Ebenen der nachhaltigen PROMs- und PREMs-Implementierung

men sowie eine gemeinsame oder interoperable IT-Infrastruktur ist wesentlich und ermöglicht

1. eine Zusammenführung von Patienteninformation einschließlich PROMs und anderen Daten und ist
2. Voraussetzung für groß angelegte nationale und internationale Initiativen.

Einbeziehung relevanter Stakeholder: Ebenso von großer Bedeutung für den Erfolg einer PROMs-Implementierung ist die Einbeziehung von relevanten Stakeholdern und die Förderung einer entsprechenden Kultur. Der Einsatz von PROMs und PREMs erfordert die Akzeptanz als weiterem, validen Datenpunkt, der Aufschluss über die Patientenperspektive ermöglicht sowie die Bereitschaft zur Qualitätsmessung und -transparenz mit Etablierung einer konstruktiven Fehler- und Lernkultur. Eine starke Involvierung von medizinischen Fachkräften, die innerhalb ihrer Organisation die Implementierung vorantreiben, sowie Initiativen, die ein Change Management unterstützen, fördern einen kulturellen Wandel hin zur Nutzung von PROMs auf verschiedenen Ebenen. Der Mehrwert einer PROMs- und PREMs-Erhebung muss dabei für alle involvierten Stakeholder erlebbar sein. Ergebnisse sollten daher regelmäßig im Behandlungsteam, aber auch das Management diskutiert werden, Teil von Lernzyklen (sog. Plan-Do-Control-Act-Zyklen) bilden und Erfolge intern und extern kommuniziert werden. Die Kommunikation von Erfolgen z.B. in Form von Publikationen kann hierbei auch als nichtmonetärer Anreiz fungieren.

Anreize setzen: Zwar sind Anreize und ein politisches Rahmenprogramm in frühen Stadien der Implementierung häufig nicht vorhanden, jedoch für eine Ausweitung auf regionale oder Systemebene unabdingbar. Um eine weitere Skalierung über einzelne Leistungserbringer hinweg zu ermöglichen, sind etablierte Standards, Empfehlungen zu den Fragebögen und IT-Anbietern sowie Anreizstrukturen essenziell.

Für Stakeholder ist der erzielte Mehrwert von PROMs- und PREMs-Erhebungen entscheidend.

Von einer reinen Top-down-Implementierung ist allerdings abzuraten, denn bei der Nutzung von PROMs und PREMs gilt, dass der Mehrwert der Erfassung vor Ort im Behandlungskontext für Patient:innen und Behandelnde erlebbar sein muss, um eine nachhaltige Nutzung vor Ort sowie für andere Zwecke z.B. zum Benchmarking zu ermöglichen. In Übergangsstadien ist eine Unterstützung durch Brückenorganisationen wie Fachgesellschaften oder Leistungserbringerverbänden förderlich, um politische Entscheidungsträger zu erreichen. Untersucht wurden diese Faktoren primär für PROMs, sind jedoch auf die PREMs-Implementierung übertragbar.

2.4 Fazit

In der Qualitätsmessung im Gesundheitswesen sollten PROMs und PREMs eine zentrale Rolle einnehmen, da sie die Perspektive der Patient:innen in die Bewertung und Verbesserung der Versorgungsqualität integrieren und diese auch außerhalb von Leistungserbringern in der eigenen Lebensrealität ermöglichen. Ihre erfolgreiche Implementierung erfordert eine strategische Herangehensweise, beginnend mit der klaren Definition der Nutzungszwecke. Bei der Auswahl und Implementierung geeigneter Instrumente sollten verschiedene Faktoren sorgfältig berücksichtigt werden: allem voran, ob für Patient:innen relevante Aspekte gemessen werden, ob die Sprache für sie verständlich ist und ob auf die erhobenen Informationen angemessen reagiert werden kann.

Um die aktuellen Reformpläne zur Qualitätstransparenz von PROMs und PREMs erfolgreich umzusetzen und eine breitere Anwendung auf nationaler Ebene zu ermöglichen, bedarf es jedoch auch des Engagements und der Unterstützung seitens der Politik, die die notwendigen Rahmenbedingungen und Ressourcen schaffen muss, um die Integration von PROMs und PREMs in die Versorgungspraxis zu fördern und eine weitere Fragmentierung zu vermeiden. Ein nachhaltiger Erfolg setzt darüber hinaus eine Infrastruktur voraus, die die PROMs- und PREMs-Erhebung und Nutzung effizient gestaltet, und erfordert einen Kulturwandel innerhalb der jeweiligen Organisation sowie eine konsequente Involvierung von Patient:innen entlang des gesamten Prozesses. PROMs und PREMs nur für die Qualitätsmessung auf Systemebene zu nutzen, ohne eine gleichzeitige zeitnahe Nutzung der Daten von Behandelnden und Patient:innen zur Verbesserung der Versorgung zu ermöglichen, könnte die Nachhaltigkeit der Implementierung gefährden. Das Aufzeigen des durch den Einsatz von PROMs und PREMs erzielten Mehrwertes für die verschiedenen Stakeholder des Systems spielt eine Schlüsselrolle darin das Potenzial von PROMs und PREMs voll auszuschöpfen.

Erfolgreiche Implementierung erfordert eine klare Definition der Nutzungszwecke.

Literatur

Basch E, Deal A M, Dueck A C et al. (2017) Overall Survival Results of a Trial Assessing Patient-Reported Outcomes for Symptom Monitoring During Routine Cancer Treatment. JAMA 318:197–198. DOI: 10.1001/jama.2017.7156

Black N (2013) Patient reported outcome measures could help transform healthcare. BMJ 346:f167–f167. DOI:10.1136/bmj.f167

Churruca K, Pomare C, Ellis L A et al. (2021) Patient-reported outcome measures (PROMs): A review of generic and condition-specific measures and a discussion of trends and issues. Health Expectations 24:1015–1024. DOI: 10.1111/hex.132

Desomer A, Van den Heede K, Triemstra M, Paget J, De Boer D, Kohn L, Cleemput I (2018) KCE Report 303. Use of patient-reported outcome and experience measures in patient care and policy. URL: https://kce.fgov.be/sites/default/files/2021-11/KCE_303_Patient_reported_outcomes_Report_2.pdf (abgerufen am 26.06.2024)

Donabedian A (1980) The Definition of Quality and Approaches to Its Assessment, Explorations in Quality Assessment and Monitoring. Band 1, Health Administration Press

Jaeschke R, Singer J, Guyatt GH (1989) Measurement of health status. Ascertaining the minimal clinically important difference. Control Clin Trials 10(4):407–15. DOI: 10.1016/0197-2456(89)90005-6

Jenkinson C, Coulter A, Bruster S (2002) The Picker Patient Experience Questionnaire: development and validation using data from in-patient surveys in five countries. Int J Qual Health Care 14:353–358. DOI:10.1093/intqhc/14.5.353

Kingsley C, Patel S (2017) Patient-reported outcome measures and patient-reported experience measures. BJA Education 17:137–144. DOI:10.1093/bjaed/mkw060

Mokkink LB, Terwee CB, Patrick DL et al. (2010) The COSMIN study reached international consensus on taxonomy, terminology, and definitions of measurement properties for health-related patient-reported outcomes. J Clin Epidemiol 63:737–745. DOI: 10.1016/j.jclinepi.2010.02.006

Mihaljevic AL, Michalski C, Kaisers U et al. (2022) Patientenorientierung. Chirurgie 93:861–869. DOI: 10.1007/s00104-022-01629-4

Prinsen CAC, Mokkink LB, Bouter LM et al. (2018) COSMIN guideline for systematic reviews of patient-reported outcome measures. Qual Life Res 27:1147–1157. DOI: 10.1007/s11136-018-1798-3

Steinbeck V, Ernst SC, Pross C (2021) Patient-Reported Outcome Measures (PROMs): ein internationaler Vergleich. Bertelsmann Stiftung Gütersloh. DOI: 10.11586/2021053

Wintner L, Sztankay M, Aaronson N et al. (2016) The use of EORTC measures in daily clinical practiced – A synopsis of a newly developed manual. EJC 68:73–81. DOI: 10.1016/j.ejca.2016.08.024

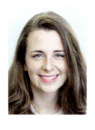

Dr. rer. oec. Viktoria Steinbeck

Viktoria Steinbeck ist Wissenschaftliche Mitarbeiterin im Fachgebiet Management im Gesundheitswesen der Technischen Universität Berlin und spezialisiert sich in ihrer Forschung auf Patient-reported Outcomes und Value-Based Care. Sie ist Co-Creator des ersten deutschen VBC-Seminars, welches seit 2021 jährlich in Berlin stattfindet. Erfahrungen im Gesundheitsbereich sammelte sie zuvor unter anderem an der Columbia University in New York, bei DG Sante der Europäische Kommission sowie als gesundheitspolitische Beraterin in Brüssel. Seit August 2024 ist sie als Harkness Fellow in den USA an der Harvard Medical School und der Brown School of Public Health tätig.

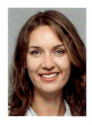

Dr. med. Sophie-Christin Ernst

Sophie-Christin Ernst ist Ärztin in Weiterbildung am Universitätsspital Basel und als Wissenschaftliche Mitarbeiterin am Fachgebiet Management im Gesundheitswesen (MiG) der Technischen Universität Berlin tätig. Sie studierte an der Westfälischen Wilhelms-Universität Münster und an der Université Paris Descartes Medizin. Für die Verbreitung des VBC-Ansatzes setzt sie sich als Co-Creator und als Facultymitglied des ersten deutschsprachigen VBC-Intensivseminars an der TU Berlin und als Mitgründerin der gemeinnützigen Organisation Patients4Digital ein.

3

PARTNERPERSPEKTIVE: Patient-Reported Outcomes in Win-Win-Infrastruktur: wie das Health Outcomes Observatory das Gesundheitssystem revolutionieren kann

Tanja Stamm und Meni Styliadou

3.1 Was, wenn Patient:innen reden, aber niemand zuhört? Warum PROs allein nur die halbe Miete sind.

Die meisten von uns würden vermutlich zustimmen, dass die Stimme der Patient:innen zentraler Taktgeber in unserem Gesundheitssystem sein sollte. Trotzdem ist das derzeit oft noch wenig der Fall, in Deutschland, sowie auch in vielen anderen Ländern. Entsprechend gibt es einige Projekte und Initiativen, die sich dem Sammeln sogenannter Patient-Reported Outcomes (PROs) verschrieben haben. Auch wir im Rahmen des Health-Outcomes-Observatory (H2O)-Projekts beschäftigen uns damit, wie wir Patient:innen eine Stimme verleihen können. Gleichzeitig ist dies aber nur eine Seite der Medaille. Damit die Stimme der Patient:innen gehört, verstanden und weiterverfolgt werden kann, müssen alle Beteiligten im Gesundheitssystem in der Lage sein, sie aufzunehmen und auf die gleiche Weise zu entschlüsseln. Oder anders ausgedrückt: Es bedarf einer gemeinsamen Sprache und einer Infrastruktur, in der alle relevanten Akteure Zugang zu dem Gesagten haben.

3.2 Alle Akteure an einen Tisch bringen: das H2O-Ökosystem und die Stärke (und Herausforderung) des Multi-Stakeholder-Ansatzes

Wie kann man eine gemeinsame Sprache schaffen? Indem man eine Reihe von Vokabeln, Grammatikregeln und vielleicht sogar Etikette und Aussprache festlegt. In Bezug auf PROs ist dies der Prozess der Standardisierung. Nur wenn bei der Erhebung dieselben Begriffe und Regeln verwendet werden, nur wenn die Daten auf dieselbe

II Outcomes messen und verstehen: Ergebnisqualität als Richtschnur

Weise gespeichert werden – ganz gleich, ob sie in Amsterdam oder Berlin erhoben werden –, nur wenn Kliniker:innen und Forscher:innen Zugang zu ihnen haben und ein gemeinsames Verständnis für ihre Entschlüsselung vorliegt, nur dann haben diese Daten die Kraft, das Gesundheitssystem zu verändern. Für andere Erhebungstechniken in der Medizin wie zum Beispiel im Labor untersuchte Blutwerte gibt es bereits eine flächendeckende und international anerkannte Standardisierung. H2O konzentriert sich darauf, genau das auch für die von Patinten:innen selbst erhobenen Daten zu schaffen: Eine gemeinsame Sprache und ein robustes Governance- und Infrastrukturmodell, das es allen beteiligten Akteuren ermöglicht, die Daten in ihrem Alltag zu nutzen.

> *„Als ich das erste Mal von H2O hörte, dachte ich, dass dies das intelligenteste Projekt ist, das ich seit langem gesehen habe. Patientendaten zu sammeln, genau da wo die Patienten sind, diese dann zu standardisieren, sodass sie zu aussagekräftigen Gesundheitsdaten führen, und sie kompatibel und sogar vorteilhaft für den klinischen Alltag zu machen, ist eine Win-Win-Situation für alle – und damit hat H2O das Potenzial, das Gesundheitssystem nachhaltig zum Besseren zu verändern." (Prof. Dr. Matthias Rose, Direktor der Medizinischen Klinik mit Schwerpunkt Psychosomatik, Zentrum für Innere Medizin und Dermatologie, Charité – Universitätsmedizin Berlin)*

Dabei macht sich H2O seine eigene Struktur zunutze. Das IMI-finanzierte Projekt ist eine strategische Partnerschaft zwischen öffentlichem und privatem Sektor, die alle relevanten Akteure auf Augenhöhe zusammenbringt. Gemeinsam war es möglich, sich in ersten Schwerpunkt-Bereichen auf bestimmte Domänen zu einigen, die überall gleich erhoben werden. Diese sogenannten „Outcome-Sets" schaffen nicht nur das Vokabular für eine gemeinsame Sprache, sondern definieren auch die Art und Weise wie sie gesprochen wird. Dabei setzen sie einen Rahmen, der je nach individueller Situation jedoch beliebig angepasst werden kann. In den Bereichen Onkologie, Diabetes und chronisch entzündliche Darmerkrankungen wurden solche Core-Outcomes-Sets entwickelt, die standardisiert eine Fülle an Daten sammeln können, ohne dabei den klinischen Alltag oder auch die Patient:innen selbst zu überfordern.

Die Standardisierung von Gesundheitsdaten ist ein leistungsstarkes Instrument.

> *„H2O gibt den Patienten die Möglichkeit mit ihren Daten eine Plattform zu kreieren, die Transparenz für sich und andere schafft. Darüber hinaus werden sie befähigt an der Entscheidungsfindung für ihre Behandlung aktiv mitzuwirken und gleichzeitig einen Beitrag zu grenzübergreifender Forschung zu leisten." (Karin Strube, geschäftsführende Gesellschafterin Strube Stiftung, NCT Patientenforschungsrat)*

Diese gemeinsame Sprache ermöglicht es den Patient:innen zu artikulieren, was für sie am wichtigsten ist, verbessert die Kommunikation zwischen Patient:innen und ihren Behandlungsteams und kann eine gemeinsame Entscheidungsfindung im Gesundheitswesen ermöglichen. Eine bessere Kenntnis der Patientendaten und eine verbesserte Kommunikation wiederum können die Zuweisung von Gesundheitsressourcen dorthin ermöglichen, wo diese die größte Wirkung entfalten können. Die von den Patient:innen berichteten Ergebnisse sind die Grundlage für diese gemeinsame Sprache. Dabei handelt es sich um PROs, die von den Patient:innen komplett eigenständig eingetragen werden. Um dies zu tun, sind die Patient:innen auf digi-

3 PARTNERPERSPEKTIVE: Patient-Reported Outcomes in Win-Win-Infrastruktur: wie das Health Outcomes Observatory das Gesundheitssystem revolutionieren kann

tale Technologien angewiesen. Der Aufbau eines vertrauenswürdigen digitalen Ökosystems ist entsprechend ein entscheidender Teil der Arbeit von H2O.

Gleichzeitig ermöglicht H2O durch die Nutzung digitaler Technologien und die Schaffung eines digitalen Ökosystems den länderübergreifenden Zugang zu pseudonymisierten, sicheren und interoperablen PRO-Daten. Breitere und tiefere Pools von Gesundheitsdaten können die aus statistischen Analysen gewonnenen Erkenntnisse erheblich erweitern. Die Standardisierung von Gesundheitsdaten durch H2O ist daher ein leistungsstarkes Instrument, das sowohl die medizinische Forschung als auch die gesundheitspolitische Entscheidungsfindung stärken kann.

> „Forschung sollte nicht durch nationale Grenzen eingeschränkt werden, denn auch Daten kennen in unserer heutigen Welt keine Grenzen. Indem H2O einen europaweiten Fluss von Gesundheitsdaten ermöglicht und dennoch eine auf höchsten ethischen Standards basierende Governance sowie einen praktikablen Zugang für Forscher gewährleistet, zeigt es, wie der kommende europäische Gesundheitsdatenraum in der Praxis funktionieren kann. Mithilfe dieser Daten können Forscher Systemvergleiche besser verstehen und visualisieren, um damit einen positiven Wettbewerb für bessere Outcomes in der Versorgung zu ermöglichen." (Mani Rafii, Healthcare Management, ehemaliger Vorstand BARMER)

Sowohl in der Standardisierung als auch in der Schaffung des Ökosystems ist der Multi-Stakeholder-Ansatz der Schlüssel zum Erfolg. Dabei sind Patient:innen nicht nur beteiligt, sondern integraler Bestandteil der Entwicklung – vom Fragebogen, über die Gestaltung der App bis hin zur juristischen Patientenvereinbarung. Ebenso sind Kliniker:innen und Expert:innen der technischen Umsetzung Teil des Teams, um sicherzustellen, dass das, was auf dem Papier entwickelt wird, auch im klinischen Alltag funktioniert. Forscher:innen überlegen, welche Datenpunkte tatsächlich benötigt werden, und Anbieter:innen digitaler Lösungen stellen sicher, dass alle theoretischen Überlegungen auch in der Praxis umsetzbar sind. Mit diesem kollektiven Ansatz ist die Initiative in der Lage, PROs in großem Umfang zu sammeln und sowohl für Patient:innen, Behandlungsteams, politische Entscheidungsträger:innen und die Forschung auf sinnvolle Art und Weise nutzbar zu machen.

Der Multi-Stakeholder-Ansatz ist der Schlüssel zum Erfolg.

> „Wenn es um Veränderung des Gesundheitssystems unter den zu erwartenden Rahmenbedingungen – insbesondere der demografischen Entwicklung – geht, ist die Verbesserung der Qualität der Versorgung der wichtigste Faktor. Diskussionen über reine Kostensenkungen sind da kontraproduktiv. Eine Initiative wie H2O zielt primär darauf ab, die Interaktion zwischen PatientInnen und ihren ÄrztInnen zu verbessern, und gleichzeitig zur Ressourceneffizienz beizutragen. Das ist die Richtung, in die wir gehen sollten." (Dr. Heidemarie Haeske-Seeberg, Leiterin Stabsstelle Qualitätsnetzwerke, Sana Kliniken AG)

3.3 „If you can make it there, you'll make it anywhere": wie man eine innovative Idee in einem Dschungel von Bürokratie umsetzt

Die Komplexität des deutschen Gesundheitswesens ist allen Beteiligten wahrscheinlich bekannt. Föderale Systeme haben z.B. oft nicht immer trennscharfe Zuständigkeiten verschiedener Ministerien und heterogene Länderinteressen sowie eine komplexe Kostenträgerstruktur. Nicht trotz, sondern gerade wegen dieser Komplexität bedarf es einer Vereinheitlichung und einer gemeinsamen Sprache. H2O kann benötigte Brücken bauen und Interessen verbinden.

H2O zielt sogar noch eine Stufe höher: Daten werden nicht nur auf nationaler Ebene gesammelt und gespeichert, sondern die Datenbestände in den verschiedenen EU-Ländern werden über ein paneuropäisches Observatorium miteinander verbunden, sodass Forschung über die Grenzen hinweg möglich und machbar wird. Dies greift nicht nur der bald in Kraft tretenden EU-weiten Regelung vor, die mit dem sogenannten European Health Data Space (EHDS) auf uns zukommt, sondern gewährleistet auch die Skalierbarkeit von PROs und die Nachhaltigkeit von H2O über die derzeitige Finanzierungsstruktur hinaus.

> *„Auch im Gesundheitswesen gehört die Zukunft Plattformen. H2O schafft eine solche Plattform, die ein zentrales Daten-Management ermöglicht und damit die Zusammenarbeit von Krankenhäusern deutlich vereinfachen kann. Dabei ist der Zugriff auf Patientendaten, unabhängig davon, wo sie erfasst wurden, nicht nur ein echter Gewinn für Patient:innen und Kliniken in ganz Deutschland. Darüber hinaus ist dies ein wichtiger Schritt für eine echte digitale Transformation und ‚Plattformisierung' des Gesundheitswesens. Es wächst nachhaltig zusammen, was zusammengehört und wir überwinden nicht nur regionale, sondern auch sektorale und sogar nationale Grenzen."* (Dr. Peter Gocke, Leiter Digitale Transformation, Charité – Universitätsmedizin Berlin)

3.4 Veränderung ist möglich, wenn alle davon profitieren: wie H2O die Gesundheitsversorgung nachhaltig revolutionieren kann

Alle Beteiligten an Bord zu haben, ist gut – aber nicht gut genug. Um einen nachhaltigen Mechanismus zu schaffen, der das Potenzial hat, das System wirklich zu verändern, müssen alle Beteiligten davon profitieren, an Bord zu bleiben. H2O ist ein Modell, in dem jeder gewinnt. Der Vorteil für die Patient:innen liegt auf der Hand: Sie haben die Kontrolle über ihre Daten und können nicht nur ihren eigenen Werdegang verfolgen, sondern sich auch mit anderen vergleichen. Dadurch werden sie in die Lage versetzt, informierte und qualifizierte Entscheidungen zu treffen. Indem sie zudem den Datenpool erweitern, tragen sie aktiv dazu bei, Forschungsgrundlagen zu verbessern. Behandlungsteams und Krankenhäuser gewinnen, weil sie gleichzeitig die Qualität der Versorgung verbessern und ihre Ressourcen effizienter einsetzen können. Das macht die Kostenträger gleichzeitig zu Gewinnern. Forschungsteams gewinnen durch den grenzübergreifenden Zugang zu reichhaltigen und gleichzeitig standardisierten Daten. Bessere Forschungsgrundlagen helfen wiederum der Industrie. Und wenn all diese Gruppen profitieren, liegt es auf der Hand, dass sich politische Entscheidungsträger ebenfalls zu den Gewinnern eines solchen Systems zählen können. Nun bleibt die Frage, ist das zu schön, um wahr zu sein? Ist es nicht! Es braucht dafür einen Rahmen, in dem alle Gruppen eben genau diese Win-Win-Situation erleben. Wir sind fest überzeugt, der Wille zur Veränderung folgt dann von ganz allein.

H2O ist ein Modell, mit dem jeder gewinnt.

3 PARTNERPERSPEKTIVE: Patient-Reported Outcomes in Win-Win-Infrastruktur: wie das Health Outcomes Observatory das Gesundheitssystem revolutionieren kann

Über H2O und seine Partner

Das Health Outcomes Observatory (H2O) ist ein öffentlich-privates Konsortium, das Patienten, Leistungserbringer, Regulierungsbehörden und Entscheidungsträger des Gesundheitswesens zusammenbringt. H2O wird derzeit an mehreren Standorten in Europa eingerichtet (Deutschland, Niederlande, Spanien, Österreich, sowie ein paneuropäisches Observatory mit Sitz in Dänemark).

Unterstützt durch einen Zuschuss der IMI

Dieses Projekt wurde vom Gemeinsamen Unternehmen Innovative Medicines Initiative (IMI) 2 im Rahmen der Finanzhilfevereinbarung Nr. 945345-2 gefördert. Das Gemeinsame Unternehmen wird durch das Forschungs- und Innovationsprogramm Horizont 2020 der Europäischen Union sowie durch EFPIA und Trial Nation und JDRF unterstützt.

Das H2O Konsortium

Zu den 22 Partnern gehören: Medizinische Universität Wien (Koordinator) und Takeda Pharmaceuticals International AG (Projektleiter); Charité – Universitätsmedizin Berlin, Erasmus Universitair Medisch Centrum Rotterdam, Institut Català de la Salut – Hospital Universitari Vall d'Hebron, Novartis Pharma AG, F. Hoffmann-La Roche Ltd, und Eli Lilly International als Mitglieder des Exekutivausschusses; und King's College London, Katholieke Universiteit Leuven, Forum Europeen des Patients/European Patients' Forum, The European Institute for Innovation through Health Data, The Hyve BV, teamit Research, Karolinska Universitetssjukhuset, Università Vita-Salute San Raffaele, De Stichting Integraal Kankercentrum Nederland, AbbVie INC, JDRF, Pfizer Ltd, Sanofi-Aventis Recherche & Development, und Trial Nation als Konsortiumsmitglieder.

II Outcomes messen und verstehen: Ergebnisqualität als Richtschnur

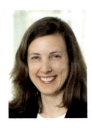

Univ.-Prof. Mag. Dr. Tanja Stamm, PhD, M.Sc., MBA

Tanja Stamm ist habilitierte Gesundheitswissenschaftlerin. Einen Großteil ihrer Ausbildung absolvierte sie im Ausland, unter anderem am Karolinska Institute in Stockholm, an der University of Brighton in England und an der medizinischen Fakultät der Ludwig-Maximilians-Universität München. Elf Jahre leitete sie die Arbeitsgruppe Biometrie an der Abteilung für Rheumatologie der MedUni Wien und darüber hinaus den naturwissenschaftlich-technischen Studiengang Health Assisting Engineering an der FH Campus Wien.

Tanja Stamm hat über 270 wissenschaftliche Publikationen verfasst. Seit Dezember 2015 ist Tanja Stamm Professorin für Outcomes Research am Zentrum für Medical Data Science der MedUni Wien, seit 2018 außerdem Vize-Leiterin des Zentrums und seit 2022 auch Leiterin des Ludwig-Boltzmann-Instituts für Arthritis und Rehabilitation. Sie koordiniert derzeit das Health-Outcomes-Observatory (H2O)-Projekt der Innovative Medicines Initiative (IMI) und eine Arbeitsgruppe zu Value-Based Care der Europäischen Allianz der Universitätskrankenhäuser.

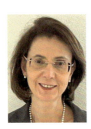

Meni Styliadou, LL.M.

Meni Styliadou ist Gründerin und Co-Projektleiterin von H2O. Außerdem leitet sie als Vizepräsidentin „Global Program Leader – Health Data Partnerships" ein globales Programm von Takeda zum Aufbau nachhaltiger Partnerschaften im Bereich Gesundheitsdaten. Vor ihrer Zeit bei Takeda war Meni Styliadou neun Jahre lang bei Novartis in verschiedenen Funktionen in den Bereichen öffentliche Politik und ethische Führung tätig.

Davor hatte sie eine Reihe von Führungspositionen im öffentlichen und privaten Sektor inne. Meni Styliadou begann ihre Karriere bei der Europäischen Kommission als Rechtsexpertin mit Schwerpunkt Telekommunikationsrecht und -politik. Sie hat in Griechenland und Belgien Jura studiert und sich auf Kartellrecht spezialisiert.

4 Patientenrelevante Ergebnisqualität bei stationären Eingriffen: Was können Qualitätsverträge leisten?

Matthias Kretzler, Christian Busch und Patricia Ex

4.1 Grundüberlegungen zu Qualität im Solidarsystem

4.1.1 Qualität als Ziel der gesetzlichen Krankenversicherung

Die Hauptaufgaben der Gesetzlichen Krankenversicherung (GKV) sind Erhaltung, Wiederherstellung und Verbesserung der Gesundheit der Versicherten (§ 1 SGB V). Ein Begriff, mit dem der Gesetzgeber diese Aufgabe in diversen Rechtsnormen weiter ausgestaltet, ist der der Qualität. So haben die von der GKV finanzierten Leistungen hinsichtlich Qualität „dem allgemeinen Stand der medizinischen Erkenntnisse zu entsprechen und den medizinischen Fortschritt zu berücksichtigen" (§ 2 Abs. 1 S. 3 SGB V). Als Ziel formuliert bedeutet Qualität, im Gesundheitssystem eine hochwertige Versorgung zu erreichen und liegt damit im ureigenen Interesse und Verantwortungsbereich der Krankenkassen.

Qualität wiederum schafft „Wert", der im Sinne des Value-Based Care-Ansatzes von Porter u. Teisberg (2006) als Quotient aus Outcome und Kosten entsteht. Die meisten Definitionen unterteilen Qualität in Ergebnis-, Prozess- und Strukturqualität (Donabedian 2005). Hohe Qualität im Gesundheitswesen äußert sich z.B. in besseren Vitalwerten (Ergebnis), dem Vorhandensein von Personal und medizinisch-technischer Ausstattung (Struktur) oder positiven Patientenerlebnissen (Prozess), aber auch im effizienten Einsatz von Versicherungsmitteln (Prozess). Sie kann also den Outcome erhöhen und die Kosten senken. Anreize zu setzen, den Value zu maximieren, erscheint intuitiv sinnvoll, da hiervon Patienten, Beitragszahlende und Leistungserbringer, indirekt auch Wirtschaft und Gesellschaft als Ganzes profitieren.

4.1.2 Fehlanreize behindern Qualität

Anreize im deutschen Gesundheitssystem sind jedoch in vielerlei Hinsicht so gesetzt, dass keine Maximierung des Value erfolgt. „Schlechte Qualität" entsteht dann in Form schlechter Behandlungsergebnisse, unsinniger Patientenpfade oder unnötiger Patientenkontakte. Ursächlich hierfür ist oft, dass Leistungen isoliert organisiert und auch vergütet werden, sodass auch engagierte Leistungserbringer üblicherweise nicht den gesamten Behandlungsverlauf kennen und verantworten können.

Qualität muss daher langfristig betrachtet, transparent gemacht und möglichst präzise gemessen werden. Hierfür stehen z.B. Indikatoren bereit, die das Institut für Qualitätssicherung und Transparenz im Gesundheitswesen (IQTIG) im Auftrag des Gemeinsamen Bundesausschuss (G-BA) zum Zweck der Qualitätssicherung erstellt. Diese stehen jedoch selten für sich allein und können oft erst im Rahmen von Versorgungsanalysen Qualitätsunterschiede zutage führen.

Die Perspektive der Patienten wird im G-BA durch die Patientenvertretung repräsentiert. Im Versorgungsalltag sollte sie im Arzt-Patienten-Gespräch vorgetragen bzw. abgefragt werden. In den seltensten Fällen findet jedoch eine standardisierte Erfassung der Patientenperspektive, etwa in Form von Patient-Reported Outcome Measures (PROMs), statt. Das wäre jedoch wichtig, etwa wenn das eigentlich gute medizinische Ergebnis einer Behandlung durch schwache Kommunikation riskiert wird (Thorne et al 2007). Ebenso kann es im Sinne des „Choosing-wisely"-Ansatzes auch individuell notwendig sein, auf Interventionen zu verzichten (Hasenfuß et al 2016).

Qualität muss langfristig betrachtet, transparent gemacht und möglichst präzise gemessen werden.

> **PROs und PROMs**
>
> Die Patientenperspektive kann mithilfe sogenannter Patient-Reported Outcomes (PROs) quantifiziert werden. Hierbei handelt es sich um Gesundheitsergebnisse, die direkt bei dem Patienten erhoben werden.
> Mit Patient-Reported Outcome Measures (PROMs) wiederum werden die hierfür verwendeten standardisierten Fragebögen bezeichnet. Dies ist international unterschiedlich organisiert (Bertelsmann Stiftung 2021). Ein Beispiel für einen weitverbreiteten PROM ist der EQ-5D-5L, in dem für fünf Dimensionen (Mobilität, Selbstversorgung, alltägliche Tätigkeiten, Schmerzen/Beschwerden, Angst/Niedergeschlagenheit) der jeweilige Schweregrad abgefragt wird (von 1 für leicht bis 5 für schwer) (EuroQol Research Foundation 2019).

Im Folgenden wird daher am Beispiel von Qualitätsverträgen nach § 110a SGB V dargestellt, welche Anstrengungen die Krankenkassen unternehmen, um diesen Ansprüchen gerecht zu werden und die oben genannten Herausforderungen bei der Erzeugung von „Value" zu meistern.

4 Patientenrelevante Ergebnisqualität bei stationären Eingriffen: Was können Qualitätsverträge leisten?

4.2 Vertragliche Instrumente zur Steigerung von Qualität

4.2.1 Qualitätsverträge zur Erprobung innovativer Qualitätskonzepte

Krankenkassen haben verschiedene Gestaltungsmöglichkeiten, um die medizinische Versorgung in Deutschland „Value-maximierend" voranzutreiben. Zum einen sind sie regelhaft an der Entwicklung von Qualitätssicherungsrichtlinien durch den G-BA beteiligt. Des Weiteren eröffnet das SGB V den Versicherern verschiedene Möglichkeiten, das Thema Qualität in Eigeninitiative zu bearbeiten. Der aktuell für diese Ziele zentrale Hebel sind Qualitätsverträge nach § 110a SGB V.

Diese wurden mit dem Krankenhausstrukturgesetz (KHSG) vom 10.12.2015 eingeführt. Das genaue Verfahren wurde zwischen GKV-Spitzenverband und Deutscher Krankenhausgesellschaft in einer Rahmenvereinbarung erstmals am 16.07.2018 festgelegt. Mit dem Gesetz zur Weiterentwicklung der Gesundheitsversorgung (GVWG) vom 11.07.2021 kamen weitere Anpassungen.

Zweck der Qualitätsverträge, die von einzelnen oder mehreren Krankenkassen mit Krankenhausträgern geschlossen werden können, ist herauszufinden, wie eine bessere stationäre Versorgung durch das Setzen von „Anreizen sowie höherwertigen Qualitätsanforderungen" erzielt werden kann (§ 110a Abs. 1 SGB V). Anreize können beispielsweise direkte Bonuszahlungen oder eine Empfehlung für ein Krankenhaus sein, wenn dieses eine vereinbarte Qualitätsanforderung erfüllt (vgl. § 7 Rahmenvereinbarung).

Der G-BA hat in Beschlüssen von 2017 und 2022 insgesamt jeweils vier Leistungsbereiche festgelegt, in denen heute Qualitätsverträge abgeschlossen werden können (IQTIG 2023). Für die ersten vier Bereiche sind bereits zahlreiche Qualitätsverträge geschlossen worden. Hierzu veröffentlicht der G-BA eine fortlaufende Statistik (vgl. Tab. 1).

Je nach Leistungsbereich sind in den tragenden Gründen der Beschlüsse Qualitätsziele definiert. Für den Bereich Endoprothetik sind das z.B. die Herstellung größt-

Tab. 1 Qualitätsverträge und BKK-Beteiligung je Leistungsbereich, Stand 15.02.2024 (G-BA 2024)

Leistungsbereich	Anzahl Verträge	Anzahl beteiligter Krankenhäuser	Anzahl beteiligter Krankenkassen	davon Anzahl beteiligter BKK
endoprothetische Gelenkversorgung	51	47	51	31
Prävention des postoperativen Delirs bei der Versorgung von älteren Patienten	14	13	27	16
Respiratorentwöhnung von langzeitbeatmeten Patienten	23	26	34	29
Versorgung von Menschen mit geistiger Behinderung oder schweren Mehrfachbehinderungen im Krankenhaus	3	3	16	4

möglicher Funktionalität oder die Verringerung von Schmerzen (G-BA 2017). In Qualitätsverträgen werden diese Ziele durch Qualitätsanforderungen konkretisiert und mithilfe von Evaluationskennziffern, die das IQTIG zusammengestellt hat, quantifiziert. Für die Endoprothetik schlägt das Institut z.B. die Erhebung und Verbesserung des präoperativen HOOS/KOOS-Scores vor, eines für Hüft-/Knieoperationen ausgelegten PROM (IQTIG 2017).

Um den Abschluss von Qualitätsverträgen anzureizen, haben Krankenkassen einen obligatorischen jährlichen Betrag von durchschnittlich 0,31 EUR (2023) pro Versicherten aufzuwenden. Gibt eine Krankenkasse weniger aus, muss sie die darunterliegenden Beträge an die Liquiditätsreserve des Gesundheitsfonds abführen (§ 110a Abs. 3 SGB V).

Qualitätsverträge sind grundsätzlich zeitlich befristet, können aber auch verlängert werden. Das Ziel des Gesetzgebers ist die „Erprobung" neuer Ansätze, die über die Regelversorgung potenziell allen Patienten zur Verfügung stehen könnten. Daher müssen je nach Indikationsgebiet unterschiedliche Daten zur Evaluation der Verträge an das IQTIG übermittelt werden. Einen Abschlussbericht wird das Institut bis Ende 2028 vorlegen.

4.2.2 Weitere Möglichkeiten der gesetzlichen Krankenkassen

Neben Qualitätsverträgen gibt es weitere Möglichkeiten für Krankenkassen, individuellen Einfluss auf den Value von Behandlungspfaden zu nehmen, z.B. im Rahmen von Selektivverträgen (§ 140a SGB V) oder auch von Disease-Management-Programmen für chronisch Kranke (§ 137f. SGB V). Auch Modellvorhaben, die in den §§ 63 bis 65 SGB V geregelt sind, beteiligen Krankenkassen an der Weiterentwicklung der Versorgung mit potenziellem Blick auf den Value, beispielsweise die Modellvorhaben zur Förderung der sektorenübergreifenden Leistungserbringung in der Psychiatrie (§ 64b SGB V).

Projekte des Innovationsfonds (§ 92a SGB V) sind eine weitere Möglichkeit für Krankenkassen, an der Erforschung und Erprobung neuer Versorgungsideen teilzunehmen. Hier ist insbesondere das Projekt PROMoting Quality zu nennen, das in den nachfolgend dargestellten Qualitätsverträgen PROValue Endo weitgehend reproduziert wurde.

4.3 Qualitätsverträge und Value

4.3.1 Mehr Value durch intensivere Betreuung

Derzeit sind die Betriebskrankenkassen an Qualitätsverträgen in allen Leistungsbereichen nach dem ersten G-BA-Beschluss (vgl. Tab. 1) beteiligt. Insbesondere in den Bereichen Respiratorentwöhnung von langzeitbeatmeten Patienten und endoprothetische Gelenkversorgung sind die BKK aktiv und oft federführend. Beitritte zu weiteren Verträgen in unterschiedlichen Bereichen werden in einer bundesweiten Arbeitsgruppe fortlaufendend durch die BKK-Familie geprüft und systemisch koordiniert.

Beispielhaft sollen an dieser Stelle die Verträge PROValue Endo vorgestellt werden, da PROMs hierin eine zentrale Rolle spielen. Verträge hierzu wurden zunächst 2022

4 Patientenrelevante Ergebnisqualität bei stationären Eingriffen: Was können Qualitätsverträge leisten?

von der Techniker Krankenkasse mit drei Kliniken geschlossen. Seither sind weitere Krankenkassen, darunter diverse BKK, den Verträgen beigetreten und das Konzept wurde auch in Abstimmung zwischen den Ersatzkassen und den Betriebskrankenkassen auf weitere Krankenhäuser übertragen.

Das Vertragskonzept hat zum Ziel, die Behandlungsergebnisse von einseitigen Eingriffen an Hüfte, Knie und Schulter mit Total- oder Teilgelenkersatz durch höherwertige Qualitätsstandards und Anreize zu verbessern. Konkret sollen eine bessere Indikationsstellung, weniger Komplikationen vor und nach der Operation, weniger Revisionseingriffe und eine höhere Zufriedenheit und gesundheitsbezogene Lebensqualität der Patienten erreicht werden (G-BA 2024).

Entlang des Behandlungspfades erfolgt ein fortlaufendes Monitoring in Form von Befragungen. Vor dem Eingriff werden die Patienten zum aktuellen Gesundheitszustand, Vorerkrankungen und Risikofaktoren befragt, dann drei, sechs und zwölf Monate danach auf Grundlage von PROMs, die über eine technische Plattform ausgewertet werden. Werden auf diese Weise Probleme erkannt, erfolgt eine Kontaktaufnahme durch das Krankenhaus, sodass im Bedarfsfall rechtzeitig Maßnahmen eingeleitet werden können. Die Krankenhäuser werden für den zusätzlichen Aufwand entschädigt und können darüber hinaus für die Steigerung der PROs neben der regulären Vergütung für die eigentliche Behandlung eine Erfolgsvergütung erhalten (Bertelsmann Stiftung 2023).

4.3.2 Wirksamkeit für Patienten und Kostenträger

Zum gegenwärtigen frühen Zeitpunkt kann die Wirksamkeit der Verträge noch nicht bewertet werden. Festzuhalten ist jedoch, dass das Konzept für die eingeschriebenen Versicherten sofort das Erlebnis einer engmaschigeren Betreuung bedeutet. Das frühzeitige Erkennen von Komplikationen ermöglicht eine rechtzeitige Intervention und kann damit die Notwendigkeit von Folgebehandlungen – im schlimmsten Fall von erneuten Eingriffen am betroffenen Gelenk – verhindern. Dies steigert die Lebensqualität bei Patienten und die auf diese Weise eingesparten Mittel können von den Krankenkassen in die weitere Verbesserung der Versorgung investiert werden.

Weitere Hinweise auf die Wirkung der Intervention bietet das dem Vertrag zeitlich vorausgegangene und weitgehend inhaltsgleiche Innovationsfondsprojekt PROMoting Quality, das von April 2019 bis März 2023 gefördert wurde. In dem Projekt wurden unter Einsatz von PROMs die Behandlungsverläufe beim Einsatz von Hüft- oder Kniegelenkprothesen aus der Patientenperspektive bewertet. In der u.a. vom BKK Dachverband unterstützten Studie wurden in den neun teilnehmenden Kliniken Patienten von 24 Betriebskrankenkassen sowie der BARMER eingeschlossen und in den gleichen Abständen wie oben dargestellt zu ihrem Gesundheitszustand befragt. Bei Überschreitungen definierter Schwellenwerte erfolgten eine Kontaktaufnahme und ggf. eine zusätzliche Behandlung. Zur Ergänzung der PROs wurden Routinedaten der Krankenkassen durch die TU Berlin und das ebenfalls beteiligte aQua Institut für angewandte Qualitätsförderung und Forschung im Gesundheitswesen ausgewertet. Eine leichte Verbesserung von Gesundheitsoutcomes konnte bereits gezeigt werden (Steinbeck et al. 2023). Mit der Veröffentlichung der Ergebnisse der Kosteneffektivitätsanalyse ist im Laufe des Jahres 2024 zu rechnen.

4.4 Diskussion

4.4.1 Potenzial für die Regelversorgung

Value-Based Care funktioniert, wenn Prozesse entlang eines Patientenpfades klar definiert, alle Kosten erfasst sowie von anderen Prozessen abgrenzbar sind und schließlich die Prozessergebnisse im Sinne von medizinischem Nutzen und Qualitätskennzahlen ausreichend präzise bewertet werden können. In den dargestellten Qualitätsverträgen ist dies der Fall: Implantationen von Knie-, Hüft- und Schultergelenken sind klar definierte Standardprozeduren, die 2022 in Deutschland 199.527-mal (Knie), 255.886-mal (Hüfte) bzw. 32.628-mal (Schulter) durchgeführt wurden, womit die beiden erstgenannten zu den 20 häufigsten Eingriffen zählten (DESTATIS 2023). Entsprechend umfangreiche Routinedaten zu diesen Behandlungen liegen bei den Krankenkassen vor. Die Kosten, die durch die Operation und die zusätzliche Vergütung infolge des Qualitätsvertrags entstehen, sind definiert. Mit der Befragung von Patienten in Form von wissenschaftlich anerkannten PROM-Katalogen wird eine wichtige Forderung an die Bewertung des „Values" erfüllt. Die im Innovationsfondsprojekt PROMoting Quality erprobte kontinuierliche Überwachung der Patienten wird mit dem Qualitätsvertrag zu einem echten Qualitätssicherungselement ausgebaut und auf mehrere Jahre verstetigt. Aufgrund der hohen Zahl an infrage kommenden Versicherten könnte ein flächendeckender Einsatz zudem Einsparpotenzial heben.

Solange eine Aufnahme von Elementen der Qualitätsverträge in die Regelversorgung aussteht, scheinen sie immerhin geeignet zu sein, gemeinsame innovative Qualitätsanstrengungen von Krankenhäusern und Krankenkassen zu fördern. Für Krankenhäuser ergeben sich so Chancen, Vorteile im Qualitätswettbewerb zu anderen Krankenhäusern zu erreichen und Krankenkassen werden in die Lage versetzt, die Versorgungsqualität ihrer Versicherten zielgruppengerecht mitzugestalten und zu optimieren.

4.4.2 Verbesserung und Weiterentwicklung von Qualitätsverträgen und ihren Rahmenbedingungen

Diesen Chancen und Möglichkeiten stehen Herausforderungen entgegen, die die heutigen Grenzen für Qualitätsverträge aufzeigen. Einige Krankenkassen sind beim Abschluss von Qualitätsverträgen noch zurückhaltend. Grund hierfür sind neben der Unsicherheit über den tatsächlich messbaren Nutzen, dass die Beteiligten vor dem administrativen Aufwand zurückschrecken, der mit dem Abschluss und dem Beitritt zu einem Qualitätsvertrag verbunden ist. Die BKK stellen sich solchen Herausforderungen durch vermehrten Austausch und Arbeitsteilung innerhalb ihrer Kassenart. Anpassungen auf regulatorischer Ebene sind dennoch notwendig. Zu prüfen wäre etwa, wie die Verfahren zu Projektplanung, zur Dokumentation und Datenübermittlung an das IQTIG für die Evaluation und auch die Meldeverfahren an den GKV-Spitzenverband vereinfacht werden könnten.

Weiteres Potenzial eröffnet sich beim Blick auf die Indikationsbreite. Die derzeit durch den G-BA ausgewählten acht Leistungsbereiche zeichnen sich durch die gute Verfügbarkeit von Evaluationskennzahlen aus. Dadurch kann zwischen den Qualitätsverträgen Vergleichbarkeit hergestellt werden. Aus Sicht der Kassen führt dies

4 Patientenrelevante Ergebnisqualität bei stationären Eingriffen: Was können Qualitätsverträge leisten?

einerseits zu Übersichtlichkeit und Transparenz und verhindert eine weitere Zersplitterung der Vertragslandschaft bzw. fördert die Skalierung von Verträgen. Andererseits schränkt dies das Potenzial der Qualitätsverträge als Versorgungsinstrument ein, da Patienten mit anderen Indikationen nicht von ihnen profitieren können. Über die behutsame Öffnung für weitere Bereiche sollte daher kontinuierlich weiterberaten werden.

Aber auch für die vorhandenen Leistungsbereiche muss sichergestellt werden, dass allen Patienten eines Krankenhauses an einem Qualitätsvertrag teilnehmen können. Qualitätsverträge sollten daher von den verschiedenen Krankenkassen als gemeinsames Instrument zur Qualitätssteigerung und nicht als Wettbewerbsfeld verstanden werden. Darum sollten alle Krankenkassen, die Interesse daran haben, an bestehenden Qualitätsverträgen anderer Krankenkassen teilzunehmen, gegenüber den Vertragspartnern ihren Beitritt erklären können. Je mehr Kostenträger beteiligt sind, desto attraktiver werden Qualitätsverträgen auch für die Kliniken, da Prozessanpassungen für eine größere Anzahl von Patienten und damit deutlich effizienter umgesetzt werden könnten.

Qualitätsverträge sollten nicht als Wettbewerbsfeld verstanden werden.

4.5 Fazit

Qualitätsverträge sind für die Betriebskrankenkassen eine von mehreren Möglichkeiten, ihre Versicherten dem Ziel einer patientenzentrierten Versorgung näherzubringen. Die Rahmenbedingungen sollten jedoch vereinfacht werden, um mehr Kostenträger und Leistungserbringer zum Abschluss der Verträge zu bewegen. Davon wird abhängen, ob nach Ende der Evaluationsphase Projekte in die Regelversorgung übergehen. Das Potenzial dazu haben sie.

Literatur

Bertelsmann Stiftung (Hrsg.) (2021) Patient-Reported Outcome Measures (PROMs): ein internationaler Vergleich. Herausforderungen und Erfolgsstrategien für die Umsetzung von PROMs in Deutschland. URL: https://www.bertelsmann-stiftung.de/de/publikationen/publikation/did/patient-reported-outcome-measures-proms-ein-internationaler-vergleich (abgerufen am 22.06.2024)

Bertelsmann Stiftung (Hrsg.) (2023) Lebensqualität als Erfolgsmaß für Vergütung. In: Patient-Reported Outcomes – Wie die Patientenperspektive die Versorgung transformieren wird. 110–117. URL: https://www.bertelsmann-stiftung.de/de/publikationen/publikation/did/patient-reported-outcomes-3 (abgerufen am 22.06.2024)

DESTATIS – Bundesamt für Statistik (2023) Operationen und Prozeduren an vollstationären Patienten: Deutschland, Jahre, Operationen und Prozeduren (1–4-Steller Hierarchie). URL: https://www-genesis.destatis.de/genesis/online

Donabedian A (2005) Evaluating the Quality of Medical Care. The Milbank Quarterly 83(4), 691–729

EuroQol Research Foundation (2019) EQ-5D-5L User Guide. URL: https://euroqol.org/publications/user-guides (abgerufen am 22.06.2024)

G-BA – Gemeinsamer Bundesausschuss (2017) Beschluss des Gemeinsamen Bundesausschusses über die Festlegung der Leistungen oder Leistungsbereiche gemäß § 136b Absatz 1 Satz 1 Nummer 4 SGB V für Qualitätsverträge nach § 110a SGB V. URL: https://www.g-ba.de/beschluesse/2960/ (abgerufen am 22.06.2024)

G-BA – Gemeinsamer Bundesausschuss (2024) Übersicht der geschlossenen Qualitätsverträge (Stand: 15.02.2024). URL: https://www.g-ba.de/downloads/17-98-5656/2024-02-15_Abgeschlossene_Qualitaetsvertraege_Uebersicht.pdf (abgerufen am 22.06.2024)

Hasenfuß G, Märker-Herrmann E, Hallek M, Fölsch UR (2016) Initiative „Klug Entscheiden". Gegen Über- und Unterversorgung. Deutsches Ärzteblatt 113(13), 600–602

IQTIG – Institut für Qualitätssicherung und Transparenz im Gesundheitswesen (2017) Qualitätsverträge nach § 110a SGB V. Evaluationskonzept zur Untersuchung der Entwicklung der Versorgungsqualität gemäß § 136b Abs. 8 SGB V. Abschlussbericht. URL: https://iqtig.org/downloads/berichte/2018/IQTIG_Evaluationskonzept-Qualitaetsvertraege_Abschlussbericht-mit-Addendum_2018-08-17.pdf (abgerufen am 22.06.2024)

IQTIG – Institut für Qualitätssicherung und Transparenz im Gesundheitswesen (2023) Qualitätsverträge nach § 110a SGB V. Erweiterung des Evaluationskonzepts zur Untersuchung der Entwicklung der Versorgungsqualität gemäß § 136b Abs. 8 SGB V. Abschlussbericht. URL: https://iqtig.org/downloads/berichte/2023/IQTIG_Qualitaetsvertraege_Erweiterung-Evaluationskonzept_Abschlussbericht_2023-08-25_01.pdf (abgerufen am 22.06.2024)

Porter ME, Teisberg E (2006) Redefining Health Care. Creating Value-based Competition on Results. 98–105. Harvard Business School Press Boston Massachusetts

Steinbeck V, Langenberger B, Schöner L, Wittich L, Klauser W, Mayer M, Kuklinski D, Vogel J, Geissler A, Pross C, Busse R (2023) Electronic Patient-Reported Outcome Monitoring to Improve Quality of Life After Joint Replacement Secondary Analysis of a Randomized Clinical Trial. JAMA Network Open 6(9), e2331301

Thorne SE, Hislop TG, Armstrong E, Oglov V (2007) Cancer care communication: The power to harm and the power to heal? Patient Educ Couns 71(1), 34–40

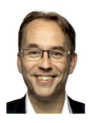

Matthias Kretzler

Matthias Kretzler ist beim BKK Dachverband verantwortlich für krankenhausspezifische Innovationsfondsprojekte und vertritt die Interessen der BKK-Gemeinschaft in Belangen der stationären psychiatrischen Versorgung und der Qualitätssicherung. Der Diplom-Volkswirt und Master in Health and Medical Management war zuvor viele Jahre in der gesundheitspolitischen Beratung tätig.

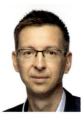

Christian Busch

Christian Busch leitet beim BKK Dachverband in der Abteilung Versorgungsmanagement die Bereiche Krankenhaus und ambulante ärztliche und zahnärztliche Versorgung und vertritt die Interessen der Betriebskrankenkassen in zahlreichen Gremien auf Bundesebene. Der Gesundheitsökonom ist seit 20 Jahren in verschiedenen Positionen für die gesetzliche Krankenversicherung tätig.

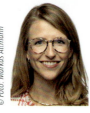

Dr. Patricia Ex

Patricia Ex leitet die Abteilung Versorgungsmanagement beim BKK Dachverband und ist u.a. verantwortlich für die Akutversorgung sowie deren strategische Weiterentwicklung. Vor ihrer Tätigkeit beim BKK Dachverband war Patricia Ex u.a. als Geschäftsführerin des Bundesverbands Managed Care, im Deutschen Bundestag und bei einer Politikberatungsfirma tätig. Für ihre Forschung zu Erstattungsanreizen im stationären Sektor an der TU Berlin und UC Berkeley wurde sie 2018 promoviert.

© Foto: Markus Altmann

5

PARTNERPERSPEKTIVE: Die Bedeutung von Qualitätsverträgen für die Gesundheitsversorgung

Interview mit Gertrud Demmler

Welchen Hebel haben Krankenkassen auf dem Weg zu Value-Based Care (VBC)?

Value-Based Care (VBC) bedeutet: Messbare Qualität für Patienten und das gesamte Gesundheitssystem[1]. Es geht darum, die Gesundheitsversorgung zu einer qualitativ hochwertigen, patientenzentrierten und kosteneffizienten Praxis zu transformieren. Weg von der reinen Mengenorientierung, die Qualität nur als Nebenbedingung sieht. Gerade vor dem Hintergrund immer knapper werdender Ressourcen müssen wir uns dafür einsetzen, immer mehr Menschen qualitativ hochwertig zu versorgen. Qualität als Voraussetzung für eine nachhaltige Ressourcennutzung und nicht mehr Ressourcen als Voraussetzung für mehr Qualität zu sehen. Um diesen Wandel erfolgreich zu gestalten, braucht es verschiedene Ansätze und Ideen, aber vor allem braucht es ein Miteinander und den gemeinsamen Willen aller Akteure im Gesundheitswesen.

Eine fundamentale Voraussetzung für VBC und systemische Qualitätsorientierung ist mehr (Qualitäts-)Transparenz. Transparenz beginnt in dem Grundverständnis, dass jedem Akteur im Gesundheitswesen zu jeder Zeit Leistungs- und Versorgungsinformationen zur Verfügung stehen müssen, um gute Entscheidungen treffen zu können. Davon sind wir heute noch meilenweit entfernt. Wenn die elektronische Patientenakte, die ePA, in den nächsten Jahren tatsächlich mit all diesen Informationen gefüllt wird und zur Verfügung steht, könnte das ein entscheidender Grundstein für diese Transparenz sein. Gleichzeitig müssen alle Versorgungsinformationen

---

[1] Einen umfassenden Einblick bietet das Buch: Das Value-Based Health Care Buch: Gesundheitsversorgung nachhaltig gestalten. Hrsg. von J. Deerberg-Wittram, V. Kirchberger, F. Rüter; Medizinisch Wissenschaftliche Verlagsgesellschaft Berlin 2023.

am Ort der Entstehung in standardisierten Datenformaten für das gesamte Gesundheitssystem zur Verfügung stehen. Auch dieser Grundsatz wirkt zum heutigen Zeitpunkt noch wie Utopie. Aber nur so werden wir in eine VBC-orientierte Weiterentwicklung des Gesundheitswesens kommen. Die wissenschaftliche und klinische Evidenz bringt diese Qualitätsorientierung dagegen niemals zustande, weil sie methodisch das gar nicht kann.

Ein weiterer Weg, diese Transparenz herzustellen, ist die umfassende Veröffentlichungspflicht von einheitlichen und vergleichbaren Qualitätskennzahlen aller Akteure im Gesundheitswesen. Von Krankenkassen über Kliniken, Praxen, Pflegepersonal etc. Mit dem Krankenhaustransparenzgesetz[2] wurde dieser Anspruch jetzt auch verpflichtend für die Krankenhäuser eingeführt. Auch hier werden erste Schritte für eine gute Informationsbasis für alle Entscheider im Gesundheitswesen geschaffen und damit auch für Patientinnen und Patienten.

Ohne die eigene Qualität zu kennen, gibt es keine Qualitätsverbesserung. Das ist der Kern von Qualitätstransparenz. Was allerdings weitgehend noch fehlt, ist der Abgleich mit der tatsächlichen Versichertenerfahrung. PROMs und PREMs sind zentrale Elemente von VBC (Deerberg-Wittram et al. 2023, S. 127ff.). Erst dann kann auch mit Fug und Recht von Real-World-Evidenz gesprochen werden. Gleichzeitig ist das Feedback der Patientinnen und Patienten ein entscheidender Treiber hin zu mehr Patientenzentrierung im Gesundheitswesen.

Eine besondere Möglichkeit, um diesen Wandel auch als Krankenkasse über das eigene Unternehmen hinaus in der Praxis umzusetzen, sind Qualitätsverträge nach § 110a SGB V. Eingeführt am 01.01.2016 mit dem Ziel, konkret Anreize für eine bessere Qualität, Effizienz und Ergebnisorientierung zu schaffen. Gemeinsam mit den Vertragspartnern und im Hinblick auf die regionale Versorgungsstruktur.

Welche Strategie verfolgen Sie in der SBK mit Qualitätsverträgen?

Qualitätsverträge sind für uns ein Weg, neue Methoden zu pilotieren und Erfahrungen zu sammeln, wie Qualität und Effizienz in der Gesundheitsversorgung verbessert werden können, ganz im Sinne des VBC-Konzepts. Wir beginnen im Kleinen, schließen Verträge mit einzelnen Kliniken, verhandeln, testen und lernen dabei.

Unsere Erfahrungen haben gezeigt, dass Qualitätsverträge ein guter Ansatzpunkt für mehr Qualitätsorientierung sind. Wirkliche Schlagkraft entfalten sie aber erst, wenn sich möglichst viele Kassen und Kliniken beteiligen. Dann wird sichtbar, ob z.B. die ausgehandelten Rückvergütungen in der Praxis zum Tragen kommen und unter welchen Konstellationen. Unsere Devise lautet deshalb: kein Qualitätsvertragswettbewerb, sondern ein Qualitätswettbewerb der Kliniken und Versorgungsverbünde. Unsere Verträge waren von Beginn an immer offen für den Beitritt weiterer Kliniken und Kassen – eben um ausreichend viele Patientinnen und Patienten in die Prozesse zu bekommen. (Kassen-)Wettbewerb am Krankenbett oder in der Arztpraxis funktioniert nicht. Das ist und war eine der Fehlfunktionen des § 140er SGB V im selektiven Vertragswettbewerb. Seit 2023 hat sich auch die Gesetzgebung geändert und es gibt eine Verpflichtung für Kassen, Geld für Qualitätsverträge auszugeben. Ein indirektes

---

2 Mit dem Krankenhaustransparenzgesetz flankiert die Bundesregierung die geplante Krankenhausreform. Das Gesetz ist Basis für die geplante Veröffentlichung von Struktur- und Leistungsdaten der Krankenhäuser in Deutschland. Inkrafttreten: 28.03.2024.

5 PARTNERPERSPEKTIVE: Die Bedeutung von Qualitätsverträgen für die Gesundheitsversorgung

Förder- und Anreizprogramm, um das Engagement und die Beitritte zu erhöhen. Kommen sie dem nicht nach, fließt das Geld in den Gesundheitsfonds zurück. Wir begrüßen diese Vorgehensweise, da sie dazu führt, dass mehr Kassen den Verträgen beitreten. Grundsätzlich ist aber zu überlegen, ob ab einem qualifizierten Quorum von z.B. 50% eine Beitrittspflicht etabliert werden sollte.

Mittlerweile setzen wir neben den von uns initiierten Verträgen darauf, alle bestehenden Verträge am Markt im Auge zu behalten und die jeweiligen Verträge durch einen Beitritt zu stärken. So haben wir den größten Hebel, um unserem eigenen Anspruch nachzukommen: Am Ende wird eine große Wirkung nur erreicht, wenn sich viele beteiligen. Die verpflichtenden Ausgaben von aktuell 0,31 Cent (im Jahr 2023) je Versicherten sind anspruchsvoll, aber machbar.

Haben Sie konkrete Beispiele und was sind ihre Erkenntnisse?

Begonnen hat alles mit einem sogenannten Weaning-Vertrag im Jahr 2018, der eine absolute Versorgungslücke adressierte, nämlich die Entwöhnung beatmeter Patientinnen und Patienten von der Dauerbeatmung durch einen Entwöhnungsprozess. Das Besondere an dieser Initiative ist, dass die Entwöhnung mittlerweile in die Regelversorgung aufgenommen wurde. Genauso stellen wir uns qualitätsverbessernde Initiativen vor. Ein weiterer Vertrag beschäftigt sich mit der Verhinderung von Delirzuständen insbesondere von älteren Menschen infolge einer Narkose (SBK-Vertrag zusammen mit der Alexianer Krefeld GmbH). Zwei weitere Verträge aus dem Bereich der Endoprothetik möchten wir im Folgenden genauer vorstellen.

Beispiel Pay-for-Performance: Qualitätsvertrag Fast-Track-Endoprothetik

Den Qualitätsvertrag Fast-Track-Endoprothetik haben wir im Jahr 2022 gemeinsam mit den Asklepios Kliniken geschlossen. Durch den Vertrag erhalten SBK-Versicherte und alle weiteren teilnehmenden Kassen ihren Knie- und Hüftersatz im Klinikum Bad Abbach im sogenannten Fast-Track-Verfahren. Die Vorteile sind ein kürzerer Krankenhausaufenthalt bei gleichzeitig verringerten Risiken für Thrombose und Lungenembolie, weniger Schmerzen und eine schnellere Verbesserung der Mobilität. Selbst wenn die Klinik das nicht will, die Fast-Track-Methode war in den DRGs nicht abgebildet und sie konnten es schlicht nicht abrechnen. Der Qualitätsvertrag hat dies geändert. Wir haben einen Weg gefunden, der den Kliniken die Abrechnung ermöglicht und damit eine erhebliche Qualitätsverbesserung für die operierten Personen erwirkt.

Der Anreiz? Die Klinik erhält eine zusätzliche Vergütung, wenn das Fast-Track-Verfahren erfolgreich angewendet wurde. Können die Versicherten bereits nach einem bis zwei stationären Behandlungstagen entlassen werden (Ultra-Fast-Track), erfolgt eine weitere zusätzliche Vergütung. Auch wenn das Verfahren beispielsweise aus medizinischen Gründen nicht wie geplant vollständig umgesetzt werden kann, erhält die Klinik eine höhere Vergütung als für das Standardverfahren.

Unser Fazit: Durch unsere Endoprothetik-Verträge konnten bisher 42 SBK-Versicherte vom neuartigen, schnelleren Fast-Track-Verfahren profitieren. Da dies noch nicht der große Wurf ist, sind wir aktuell dabei, den Vertrag umzustellen. Von einem Einzelvertrag hinzu einem großvolumigen Vertrag mit der gesamten Asklepios-Gruppe (insgesamt 15 Kliniken). Eine inhaltliche Erweiterung soll im Anschluss für Entbindungen erfolgen. Für 2025 rechnen wir damit, über 200 SBK-Versicherte mit dem Fast-Track-Ansatz versorgen zu können. Das klingt nicht viel, aber wenn man die Zahl entsprechend dem Marktanteil der SBK auf die gesamte GKV hochrechnet, wären das über 13.000 Patientinnen und Patienten pro Jahr, die von einem solchen Verfahren profitieren könnten. Diese Weiterentwicklung ist ein wichtiger und notwendiger Schritt, um diesen wichtigen Versorgungsweg aus der Nische zu bringen.

Beispiel PROM: Qualitätsvertrag PROvalue Endo

Ein weiteres Beispiel aus dem Bereich endoprothetische Gelenkversorgung ist der Vertrag PROvalue Endo mit der Helios ENDO-Klinik Hamburg. Wir sind dem Vertrag im März 2023 beigetreten (führender Kassenpartner ist die Techniker Krankenkasse). Das Interessante: Im Vertrag kommen Patient-Reported Outcomes (PRO-Daten) zum Einsatz. Das Ziel? Die Vermeidung von postoperativen Komplikationen durch die digitale Nutzung von PRO-Daten in der klinischen Routine.

Die digitale Erhebung von validierten Patient-Reported Outcomes in der klinischen Routine geht ganz klar über die Regelversorgung hinaus. Die PROMs werden vor dem operativen Eingriff, nach der OP und nach der Entlassung immer zu definierten Zeitpunkten digital erfasst und in Echtzeit zur Auswertung bereitgestellt. Nach Klinikentlassung werden unvorteilhafte Heilungsverläufe in den erfassten Daten über eine Schwellenwertsystematik kategorisiert. Bei Überschreiten eines Schwellenwertes wird eine digitale Meldung ausgelöst. Über dieses Frühwarnsystem wird dem Krankenhauspersonal ein vorzeitiges Eingreifen bei postoperativen Komplikationen ermöglicht.

Unser Fazit: Für uns sind PROM-Ansätze ein wichtiges Mittel, um Patientenfeedback stärker in die Gesundheitsversorgung zu integrieren und Outcome-Orientierung zu fördern. PROMs erfassen die Auswirkungen einer Krankheit oder Behandlung auf das Wohlbefinden, die Funktionsfähigkeit und die Lebensqualität aus der Perspektive der Patientinnen und Patienten. Für uns ist das ein wichtiger Schritt in Richtung VBC. Wichtig ist uns, dass diese Erkenntnisse nicht in kleinen Fallzahlen verschwinden, sondern so belastbar sind, dass sie im besten Fall in die Regelversorgung übergehen. Je mehr Daten wir haben, desto aussagekräftiger sind die Ergebnisse.

Was ist ihr Fazit? Sind Qualitätsverträge der richtige Ansatz für mehr VBC?

Bislang konnten SBK-Versicherte im zweistelligen Bereich im Rahmen der Qualitätsverträge behandelt werden. Für 2024 rechnen wir mit deutlich mehr. Aber um VBC aus der Nische in die Breite zu bringen, brauchen wir trotzdem deutlich größere Hebel. Allein durch eine breite Kassenbeteiligung, die über die Ausgabeverpflichtung erreicht werden könnte, werden schnell mehrere 10.000 Patientinnen und Patienten erreicht. Das gemeinsame Ziel muss es sein, die Erkenntnisse aus den Verträgen in die Regelversorgung zu bringen und damit das Translationsproblem im Innovationsfonds zu vermeiden. Mit einer begleitenden wissenschaftlichen Untersuchung und dem Willen zur Gestaltung bei allen Beteiligten.

Insgesamt scheint der Weg zu VBC noch weit. Er liegt aber sehr nah und lässt sich auch heute schon umsetzen, wenn alle Beteiligten die Haltung zu einer konsequenten Qualitätsorientierung haben. Das ist nicht mehr und nicht weniger als ein echter Kulturwandel. Gesundheit und Versorgung müssen konsequent von den Patientinnen und Patienten gedacht werden – das darf keine bloße Floskel sein. Qualität wird zum verbindenden Element in der Partnerschaft zwischen Kassen, Leistungserbringenden und Versicherten. Es darf auch nicht schmerzen, die eigene Qualität infrage zu stellen. Vielmehr muss Transparenz motivieren, besser zu werden. Wer sich dieser Herausforderung nicht stellt, sondern in der Bestandssicherung verharrt, gefährdet seine Zukunft und die Zukunft des Gesundheitswesens. Diese Haltung auch im Miteinander ist die Voraussetzung, dass wir die Versorgung für unsere Versicherten neu denken und gestalten können. So geht qualitätsorientierte und nachhaltige Gesundheitsversorgung. Ich denke, dafür lohnt sich der Aufwand.

Literatur

Deerberg-Wittram I, Kirchberger V, Rüter F (Hrsg.) (2023) Das Value-Based Healthcare Buch. MWV Medizinisch Wissenschaftliche Verlagsgesellschaft Berlin

SBK Siemens-Betriebskrankenkasse (2023) Transparenzbericht 2022. URL: https://www.sbk.org/fileadmin/user_upload/11_Dokumente/Allgemeine_Dokumente/SBK_Transparenzbericht_2022.pdf (abgerufen am 23.06.2024)

Dr. Gertrud Demmler

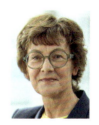

Gertrud Demmler ist Vorständin bei der SBK Siemens-Betriebskrankenkasse. Sie ist seit 1998 bei der SBK und war vor ihrer Berufung in den Vorstand zunächst verantwortlich für Geschäftsplanung und Strategie. Anschließend arbeitete sie als Regionalgeschäftsführerin für die Region Ost in Berlin. Vor ihrem Wechsel zur Kasse sammelte sie Erfahrungen im Gebiet der Krankenhausfinanzierung an der Universität der Bundeswehr in München, als Referentin für Sozialpolitik, Arbeitsmarktpolitik und Europa bei der Vereinigung der Arbeitgeberverbände in Bayern und als Projektleiterin eines Krankenversicherungsprojektes auf den Philippinen. Gertrud Demmler promovierte in Volkswirtschaft an der Universität der Bundeswehr in München. Seit Januar 2022 fungiert sie als Alleinvorständin bei der SBK.

6

PARTNERPERSPEKTIVE: Wenn Werte Wert stiften: moderne Diagnostik als Beitrag zur Qualitätssteigerung

Dirk Schick und Verena Osterkamp

Gesundheit manifestiert sich als ein gesellschaftlicher Megatrend (Zukunftsinstitut 2023), der zunehmend als essenzieller Lebenswert betrachtet wird und in den letzten Jahren vermehrt mit einer hohen Lebensqualität assoziiert wird. Individuen ergreifen die Initiative, ihre Gesundheit eigenverantwortlich zu managen, indem sie ihre Gesundheitsdaten verfolgen und analysieren und einen ausgewogenen physischen und psychischen Lebensstil anstreben.
Die monetären gesellschaftlichen Aufwendungen für die Gesundheit sind beträchtlich: Gemäß der Rangliste der Organisation für wirtschaftliche Zusammenarbeit und Entwicklung (OECD) belaufen sich die Gesundheitsausgaben in Deutschland im Jahr 2021 auf 12,9 Prozent des Bruttoinlandsprodukts, was im europäischen Vergleich den Spitzenplatz einnimmt (DESTATIS 2024). Trotz dieser finanziellen Investitionen sind die Resultate in Bezug auf Lebenserwartung, Mortalitätsrate und Selbsteinschätzung des Gesundheitszustands bestenfalls durchschnittlich. Dieser Umstand ist zum Teil darauf zurückzuführen, dass der Fokus des Systems bisher primär auf der Krankheitsbehandlung lag und weniger auf der nachhaltigen Verbesserung der Gesundheit. Gegenwärtig spielt die Frage, ob Patient:innen nach der Behandlung gesund sind oder wie der Heilungsprozess verläuft, im Vergütungssystem eine eher untergeordnete Rolle. Der demografische Wandel in Deutschland verschärft diese Problematik weiter. Die progrediente Zahl älterer Menschen, die damit einhergehende Zunahme chronischer Krankheiten und der Mangel an qualifizierten Fachkräften setzen das deutsche Gesundheitssystem zunehmend unter finanziellen Druck.

6 PARTNERPERSPEKTIVE: Wenn Werte Wert stiften: moderne Diagnostik als Beitrag zur Qualitätssteigerung

6.1 Wertebasiertes Gesundheitssystem und Diagnostik

Welche Steuerungsmechanismen erlauben es nun, dieser Entwicklung entgegenzuwirken? Eine Antwort auf diese Frage liefert das Value-Based Care-Konzept (VBC), indem es ein wertebasiertes Gesundheitssystem beschreibt, das die individuell bestmögliche Versorgung für alle Menschen gewährleistet und dabei nachhaltig finanzierbar ist.

Der Erfolg einer Behandlung darf nicht ausschließlich anhand der Effektivität einzelner medizinischer Maßnahmen oder allgemeiner Kennzahlen beurteilt werden. Vielmehr sollte die Beurteilung primär anhand des Werts für die Patient:innen erfolgen.

Porter definiert Value als „health outcomes achieved per dollar spent" und setzt damit medizinische Ergebnisqualität (erzielbar durch die Behandlung des Krankheitsbildes) ins Verhältnis zu den dafür aufgewendeten Kosten des gesamten Behandlungsprozesses (Porter u. Teisberg 2006). Dadurch rückt die Perspektive der Patient:innen in den Vordergrund.

Die Voraussetzung für einen nutzenorientierten Wettbewerb ist die systematische Erfassung der medizinischen Ergebnisqualität und Behandlungskosten für jedes relevante Krankheitsbild. So kann die Erfassung subjektiver Gesundheitsmerkmale mittels Patient-Reported Outcome Measures (PROMs) eine kritische und vollständige Einschätzung des erreichten Nutzens für Patient:innen ermöglichen. Nach dem VBC-Prinzip werden patientenrelevante klinische und patientenberichtete Outcomes (CROMs und PROMs) zunächst erhoben. Mithilfe der Datensammlung können dann z.B. Patientenpfade abgebildet und entstehende Kosten zugeordnet werden. Mithilfe von Variabilitätsanalysen können Muster in den Behandlungspfaden identifiziert und Optimierungsmöglichkeiten erkannt werden (Deerberg-Wittram et al. 2023).

> *Der Wert der Diagnostik liegt in der Gewissheit.*

In diesem System spielt die Diagnostik eine Schlüsselrolle, da sie entlang der Patientenpfade wiederholt zum Einsatz kommt, um Entscheidungen über weitere Schritte zu unterstützen. Dies beginnt mit einer frühzeitigen und präzisen Diagnose, insbesondere auch im Kontext von Prävention und Früherkennung, und setzt sich im Therapiemonitoring und der Verlaufskontrolle fort.

> *Diagnostische Tests stellen daher wertvolle Instrumente dar, um die Gesundheitsergebnisse zu verbessern und die Ressourcen effizienter einzusetzen, indem sie dafür erforderliche Datenpunkte bereitstellen (Bertelsmann Stiftung 2023).*

6.2 Beitrag der Diagnostik zu mehr-Wert in der Patientenversorgung

> **Diagnostik**
> Das Wort „Diagnostik" kommt aus dem Altgriechischen und bedeutet „Unterscheidung", „Entscheidung" (www.dwds.de/wb/Diagnostik). Das ureigene Wesen der Diagnostik ist es, entscheidungsrelevante Informationen (Werte) bereitzustellen.

Die Diagnostik bietet Patient:innen und ihren Angehörigen auch emotional-sozialen Nutzen.

Diagnostische Daten wie beispielsweise Laborwerte werden herangezogen, um klinische Entscheidungen zu treffen, die am besten geeignete Therapie auszuwählen und den Krankheits- bzw. Therapieverlauf zu überwachen. Sie beeinflussen etwa 70 Prozent aller klinischen Entscheidungen, machen dabei aber nur ungefähr zwei Prozent der globalen Gesundheitskosten aus (Beastall 2008; DESTATIS 2022). Werden diese auch als CROMs bezeichneten klinischen Parameter noch durch sogenannte Patient-Reported Outcome Measures (PROMs) ergänzt, kann die „Patient Journey" mit weiteren entscheidungsrelevanten Daten angereichert werden. PROMs beziehen explizit die Patientenperspektive ein und spielen eine wachsende Rolle in der Gesundheitsversorgung. Dies schafft einen echten Mehrwert für Patient:innen und ihre Behandelnden.

Die Diagnostik trägt nicht nur zur Verbesserung der Gesundheitsergebnisse bei, sondern bietet auch einen emotional-sozialen (nichtklinischen) Nutzen für Patient:innen und ihre Angehörigen. Durch eine beschleunigte und optimierte Entscheidungsfindung verringert sie das Leid, das mit Unsicherheiten einhergeht. Gleichzeitig entlastet eine etablierte Diagnostik die Gesundheits- und Sozialsysteme, da vermiedene oder effizient behandelte Krankheiten einen gesellschaftlichen und volkswirtschaftlichen Nutzen generieren (s. Abb. 1).

6.3 Mehrwert generierende Anwendungsfälle moderner Diagnostik aus der Praxis

Anhand von exemplarischen Beispielen soll im Folgenden gezeigt werden, wie wertebasierte Versorgung in der Praxis aussehen kann und welchen Stellenwert die Diagnostik darin einnimmt.

6.3.1 Klassische In-vitro-Diagnostik (IVD): Risikovorhersage bei Präeklampsie

Präeklampsie (Schwangerschaftsvergiftung) ist eine häufige Bluthochdruckerkrankung. Sie betrifft drei bis fünf Prozent der Schwangeren. Präeklampsie ist weltweit eine der Hauptursachen für Morbidität und Mortalität bei Schwangeren. Durch den Einsatz von labordiagnostischen Tests, die bestimmte Biomarker nachweisen, können Ärzt:innen das Risiko einer Präeklampsie vorhersagen. Dies verringert Schwangerschaftskomplikationen und führt zu geringeren durchschnittlichen Kosten von 3.374 CHF pro hospitalisierter Patientin. Das sind Einsparungen von insgesamt 2,4 Mio. CHF pro Jahr (Hodel et al. 2020).

6.3.2 Digitalisierte Diagnostik: der Navify-GAAD-Algorithmus im Einsatz an der MH Hannover

Moderne diagnostische Analysegeräte produzieren enorme Datenmengen. Diese so zu verarbeiten, dass sie eine belastbare Grundlage für die klinische Entscheidungsfindung bilden und Ärzt:innen in der täglichen Routine entlasten, ist die Aufgabe spezialisierter Algorithmen. Was diese in der Praxis leisten können, zeigt ein Anwendungsbeispiel an der Medizinischen Hochschule Hannover (MHH).

6 PARTNERPERSPEKTIVE: Wenn Werte Wert stiften: moderne Diagnostik als Beitrag zur Qualitätssteigerung

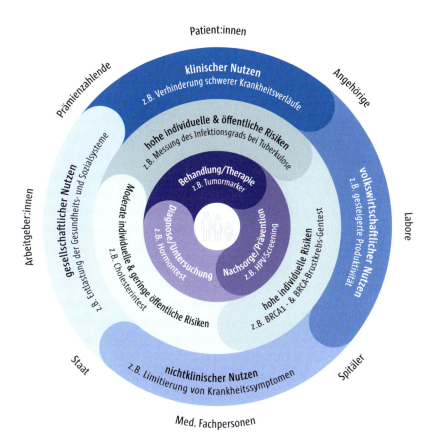

Abb. 1 Diese Abbildung präsentiert ein Denkmodell zur Bewertung des Wertes der Diagnostik. Im Zentrum dieses Modells stehen die Bedürfnisse der Patient:innen. Der erste Ring um das Zentrum repräsentiert die Anwendungsmöglichkeiten diagnostischer Tests entlang des gesamten Patientenpfads – von der Prävention über die Diagnostik und Therapie bis hin zur Nachsorge. Der zweite Ring verdeutlicht die Relevanz der Diagnostik in Bezug auf die Vermeidung von Krankheiten sowohl für das individuelle Wohlergehen als auch für die Öffentlichkeit. Der dritte Ring stellt die vielfältigen Nutzenbereiche der Diagnostik dar. Im äußersten Ring sind die Akteur:innen aufgeführt, die von der Diagnostik profitieren.

Das hepatozelluläre Karzinom (HCC) ist die sechsthäufigste maligne Tumorerkrankung weltweit. Im Jahr 2018 wurden mehr als 841.000 neue primäre Lebermalignome diagnostiziert, 782.000 Patienten starben daran (Rawla et al. 2018). Um die Überlebenschancen zu verbessern, ist es wichtig, das HCC frühzeitig zu erkennen und eine Behandlung schneller einzuleiten. Biomarker wie alpha-Fetoprotein (AFP) können dazu beitragen, dass hepatozelluläre Tumoren früher identifiziert werden. Allerdings liefern die Biomarker allein keine ausreichende Spezifität oder Sensitivität und die Empfehlungen in den Leitlinien dazu sind uneinheitlich (Vogel et al. 2018; Marrero et al. 2018; Omata et al. 2017). Hinzu kommt, dass sowohl die Biomarkeranalysen selbst als auch der eventuelle Einsatz von Algorithmen meist manuell erfolgen. Das geht mit einem hohen Arbeitsaufwand und mit einem hohen Risiko für menschliche Fehler einher.

Algorithmen für die evidenzbasierte Unterstützung klinischer Entscheidungen

Die Medizinische Hochschule Hannover setzt auf die kombinierte digitale Lösung von GAAD und navify® Algorithm Suite bei der HCC-Diagnostik. Der CE-gekennzeichnete multivariate GAAD-Algorithmus kombiniert als Teil der navify® Algorithm Suite quantitative Biomarkermessungen im Humanserum bzw. -plasma mit Geschlecht und Alter der Patient:innen. Der dadurch ermittelte Risiko-Score wird automatisiert an das Laborinformationssystem (LIS) übermittelt. Aufgrund des hohen Automatisierungsgrades reduzieren sich manuelle Arbeitsschritte, was die Effizienz steigert und Fehlerquellen minimiert.

Der GAAD-Algorithmus hilft Ärzt:innen, Patient:innen mit chronischer Lebererkrankung ein hepatozelluläres Karzinom (HCC) bereits im Frühstadium zu diagnostizieren. Die MHH konnte mithilfe des GAAD-Algorithmus und der navify® Algorithm Suite klinische Arbeitsabläufe so optimieren, dass die Anzahl der erforderlichen einzelnen manuellen Schritte um 90 Prozent reduziert wurden, wodurch das Fehlerpotenzial deutlich sank. Alles in allem konnten auf diese Weise Kosten in der Höhe von ca. 12.000 € pro Jahr eingespart werden (Roche u. MHH Hannover o.J.).

Hohe Automatisierung steigert die Effizienz und minimiert Fehler.

6.3.3 Diagnostik und VBC: Lungenkrebsversorgung am Universitätsspital Basel

In einem gemeinsamen Projekt untersuchen das Universitätsspital Basel (USB) und Roche den Patientennutzen und effizienten Ressourceneinsatz bei Lungenkrebs. Das Projekt setzt die Behandlungsergebnisse aus Patientensicht (gemessen in PROMs) mit dem Kostenaufwand über den Behandlungszyklus hinweg in Relation. So lässt sich der Wert der gesamten Behandlung darstellen. Die PROM-Daten fließen dabei direkt in den Behandlungsprozess ein. Ziel des Kooperationsprojektes ist es, zu belegen, dass der Patientennutzen mit den verfügbaren Daten berechnet werden kann. Daneben soll untersucht werden, inwieweit eine Umsetzung des Verfahrens in den Klinikalltag möglich ist.

Die Projektpartner analysieren hierzu die anonymisierten Daten der Lungenkrebspatient:innen und gewinnen daraus neue Erkenntnisse zu personalisierten Diagnose- und Therapieoptionen. Das bessere Verständnis über den individuellen Patientennutzen fördert gleichzeitig innovative Vergütungsmodelle, in denen die Effektivität von Behandlungen aus Patientensicht stärker in den Vordergrund rückt.

Die Vorgehensweise:

- PROMs u. CROMs werden mithilfe einer Software erhoben. Zusätzlich werden Fragebögen zum Lungenkarzinom (gemäß ICHOM, www.ichom.org/accreditation/) in die Datensammlung einbezogen.
- Aus bereits existierenden Finanzdaten werden relevante Daten extrahiert.
- Die Datensätze werden verknüpft, um eine Auswertung möglich zu machen.
- Auf der Basis festgelegter Hypothesen werden die Daten ausgewertet, um Muster bzw. Ineffizienzen in den Behandlungspfaden zu analysieren.

- Im letzten Schritt werden Lernschleifen eingebaut, indem durch die gewonnenen Erkenntnisse Verbesserungen im Patientenpfad vorgenommen werden.

Nach etwa fünf Jahren befindet sich das Projekt (Stand 2024) in der vierten Dateninterpretationsphase. Alles in allem bewerten die Projektpartner auf der Basis ihrer bisherigen Erfahrungen und Erkenntnisse VBC in diesem systematischen, partnerschaftlichen Ansatz als gangbaren Weg. Verschiedene Herausforderungen, die die Projektumsetzung erschweren können, wie beispielsweise Datenbereitstellung, Datenverständnis und Infrastruktur, werden angegangen (Deerberg-Wittram et al. 2023).

6.4 Wertebasierte Versorgung durch Diagnostik erreichen

In unserem aktuellen Gesundheitssystem liefern diagnostische Daten fundierte Informationen und Entscheidungsgrundlagen für die Prävention, die Erkennung von Krankheiten und die Therapieüberwachung. Mit einem nur geringen Anteil an den Gesundheitsausgaben tragen Diagnostika erheblich zur Effektivität und Effizienz des Gesundheitswesens bei.

In einem wertebasierten und patientenzentrierten Gesundheitswesen (VBC) bildet diagnostische Information angereichert mit PROMS die zentrale Steuerungsgröße für kontinuierliches Lernen und Verbesserung der patientenindividuellen Behandlungspfade zum Wohle der Patient:innen.

Damit dies Realität wird, ist eine enge Zusammenarbeit aller Stakeholder notwendig. Sie ist der Katalysator für diese Revolution. Dafür ist neben politischen Rahmenbedingungen, finanziellen Anreizen und akteursübergreifende Kooperationen auch gedankliche Offenheit für innovative Lösungen notwendig. Voraussetzung dafür ist eine vertrauensvolle Zusammenarbeit auf Augenhöhe zwischen allen Akteuren. Nur so können Dialoge und Veränderungen angestoßen werden.

Literatur

Beastall GH (2008) The modernisation of pathology and laboratory medicine in the UK: networking into the future. Clin Biochem Rev 29(1):3–10

Bertelsmann Stiftung (Hrsg.) (2023) Patient-Reported Outcomes – Wie die Patientenperspektive die Versorgung transformieren wird. URL: https://www.bertelsmann-stiftung.de/de/publikationen/publikation/did/patient-reported-outcomes-3 (abgerufen am 22.06.2024)

Deerberg-Wittram I, Kirchberger V, Rüter F (Hrsg.) (2023) Das Value-Based Healthcare Buch. MWV Medizinisch Wissenschaftliche Verlagsgesellschaft Berlin

DESTATIS – Bundesamt für Statistik (2024) Deutschland mit höchsten Gesundheitsausgaben der EU. URL: https://www.destatis.de/Europa/DE/Thema/Bevoelkerung-Arbeit-Soziales/Gesundheit/Gesundheitsausgaben.html (abgerufen am 22.06.2024)

DESTATIS – Bundesamt für Statistik (2022) Gesundheitsausgaben nach Leistungsarten. URL: https://www.destatis.de/DE/Themen/Gesellschaft-Umwelt/Gesundheit/Gesundheitsausgaben/Tabellen/leistungsarten.html (abgerufen am 22.06.2024)

Hodel M, Blank PR, Marty P, Lapaire O (2020) Preeclampsia in Switzerland: a cost analysis in two hospitals. Journal of Medical Economics 23(9):926–931

Marrero JA, Kulik LM, Sirlin CB et al. (2018) Diagnosis, Staging, and Management of Hepatocellular Carcinoma: 2018 Practice Guidance by the American Association for the Study of Liver Diseases. Hepatology 68(2):723–750

Omata M, Cheng AL, Kokudo N et al. (2017) Asia-Pacific clinical practice guidelines on the management of hepatocellular carcinoma: a 2017 update. Hepatol Int 11(4):317–370

Porter ME, Teisberg E (2006) Redefining Health Care. Creating Value-based Competition on Results. 98–105. Harvard Business School Press Boston Massachusetts

Rawla P, Sunkara T, Muralidharan P et al. (2018) Update in global trends and aetiology of hepatocellular carcinoma. Contemp Oncol (Pozn) 22(3):141–50

Roche, MHH Hannover (o.J.) Eine Fallstudie über den Einsatz der navify® Algorithm Suite an der Medizinischen Hochschule Hannover. Whitepaper. URL: https://www.roche.de/diagnostik/produkte-loesungen/digitale-loesungen/navify-algorithm-suite/navify-algorithm-suite-mhh (abgerufen am 22.06.2024)

Vogel A, Cervantes A, Chau I et al. (2018) Hepatocellular carcinoma: ESMO Clinical Practice Guidelines for diagnosis, treatment and follow-up. Ann Oncol29(Suppl 4):iv238–iv255

Zukunftsinstitut GmbH (2023) Megatrend Gesundheit. URL: https://www.zukunftsinstitut.de/zukunftsthemen/megatrend-gesundheit (abgerufen am 22.06.2024)

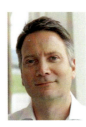

Dirk Schick

Dirk Schick ist Head of Market Development, Insights and Communications bei der Roche Diagnostics Deutschland GmbH. Von 1998–2000 war Schick Co-Founder einer Start-up-Company. Er hat Betriebswirtschaftslehre an der Universität Mannheim studiert. Seit 2019 ist Dirk Schick Mitglied des Vorstandes beim Verband der Diagnostika Industrie (VDGH) und Beisitzer im Vorstand der Gesundheitsplattform Rhein-Neckar.

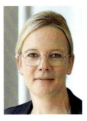

Verena Osterkamp

Verena Osterkamp ist Head of Market Access und Health Policy bei der Roche Diagnostics Deutschland GmbH. Sie hat Betriebswirtschaftslehre u.a. in Mannheim und an der Tufts University, Boston studiert. Mit langjähriger Projekt- und Führungserfahrung im Diagnostics und Diabetes Care Markt liegen ihre Schwerpunkte u.a. auf VBC, partnerschaftlicher Entwicklung von innovativen Lösungen für patientenzentrierte Versorgung sowie agilen Methoden (Scrum Master).

III

Wertorientierte Finanzierungs- und Rechnungsinstrumente

1 Bundled Payment: Ein innovatives Vergütungsmodell für das deutsche Gesundheitssystem?

Matthias Arnold, Dominik Rottenkolber und Volker E. Amelung

1.1 Der Umsetzungsstand von Value-Based Care und Bundled Payment in Deutschland

Die Herausforderung bei der Wahl von Vergütungssystemen sind zwei konkurrierende Ziele: optimale Versorgungsqualität und nachhaltige Kostenkontrolle. Da beides nicht gleichzeitig erreicht werden kann, sind Kompromisse notwendig: Bundled Payment – als ein Bestandteil von Value-Based Care (VBC) – könnte genau einen solchen Kompromiss darstellen.

> Unter **VBC** wird die Messung von Ergebnissen (Outcomes) im Verhältnis zu den Kosten verstanden.

Aufgrund der Strukturen und unterschiedlichen Interessenslagen der Akteure im deutschen Gesundheitssystem ist das Verhältnis von Ressourceneinsatz und erbrachtem Wert – dem Value-Begriff nach Porter und Teisberg (Porter u. Teisberg 2006) – jedoch nicht optimal (Organisation for Economic Co-operation and Development 2023). Ungeachtet globaler Forschungstrends ist eine weitreichende Umsetzung dieses Konzepts in Deutschland gegenwärtig nicht festzustellen (Krebs et al. 2023), was auch auf die großen Hürden bei der Implementierung zurückzuführen sein dürfte (Kuck et al. 2022). Zudem fehlt ein klarer Fokus auf Gesundheitsoutcomes. Dazu tragen insbesondere die komplexen Governance-Strukturen sowie die ausgeprägte Trennung zwischen dem ambulanten und stationären Sektor mit ihren unterschiedlichen Vergütungssystemen bei, die der Koordinierung einer kontinuierlichen Patientenbehandlung im Wege stehen (Blümel et al. 2020). Das erklärte Ziel muss sein, die unterschiedlichen Anreizstrukturen der Akteure (z. B. Kostenträger, Leistungserbringer) zu harmonisieren, um – vor dem Hintergrund einer klaren Ergebnisorientierung aus der Perspektive der Patientinnen und Patienten *(Value)* – die akteursspezifischen Zielfunktionen zu harmonisieren, statt diese – wie bisher – inkongruent zu verfolgen (Porter u. Teisberg 2006).

Durch unterschiedliche Vergütungsstrukturen entstehen in Deutschland Zielkonflikte zwischen den beiden größten Leistungssektoren. Eine zentrale Herausforderung in der weiteren Entwicklung eines wertbasierten Gesundheitssystems wird darin bestehen, die Sektorengrenzen zu überwinden, um ein reibungsloses Zusammenspiel zu gewährleisten. Die Vergütung kann dabei nicht außer Acht gelassen werden, damit das Geld der Leistung und nicht die Leistung dem Geld folgt (Beivers u. Emde 2020).

Bundled Payment wurde prominent als ein Vergütungssystem bezeichnet, das Leistungserbringer dazu befähigt, ihre Leistungen zu koordinieren und zu integrieren (Porter u. Kaplan 2016). Neben der Überwindung der sektoralen Trennung ist es das Bestreben dieser Vergütungsform, einen Qualitätsgewinn zu erzielen und gleichzeitig die Versorgungskosten zu reduzieren (Amelung 2022). Mit der Einführung der Integrierten Versorgung (§ 140a SGB V) bestand durch ein Herauslösen aus den kollektivvertraglichen Vergütungsstrukturen und dem Sicherstellungsauftrag der Kassenärztlichen Vereinigungen in Deutschland erstmals die Chance, auch Elemente von Bundled Payment einzuführen.

Eine zentrale Herausforderung ist die Überwindung von Sektorengrenzen.

Allerdings haben sich die ambitionierten Erwartungen an diese neue Versorgungsform nicht erfüllt (Brandhorst 2017). Darüber hinaus ist der Gedanke, auf die Leistungserbringung steuernd einzuwirken, indem relevante Leistungserbringer durch gemeinsame Vergütung an Qualitätserbringung und Kostenkontrolle profitieren, in den Verträgen der Integrierten Versorgung noch nicht ausreichend berücksichtigt.

Das Ziel dieses Beitrags ist, die Grundlagen des Bundled Payment zu beschreiben und zu erläutern, ob und wie dieses Vergütungsmodell in Deutschland eine Rolle spielen könnte.

1.2 Grundlagen von Vergütungssystemen

Vergütungssysteme sollen Anreize schaffen, um einerseits die Versorgungsqualität zu steigern, aber auch Über-, Unter- und Fehlversorgung zu vermeiden. Durch die Gestaltung der Vergütungsmodelle kann somit sowohl die Steuerung als auch die Verteilung und Innovation der ärztlichen Leistungen beeinflusst werden (Amelung 2022). Für die Einschätzung dieser Anreizfunktionen der Vergütung werden häufig prototypische Vergütungssysteme kontrastiert. Die sich diametral gegenüberstehenden Idealtypen sind dabei die Pauschalvergütung *(Capitation)* und die Einzelleistungsvergütung *(Fee-for-Service)*:

- **Die Pauschalvergütung** setzt hohe Anreize für Effizienz und Kostensenkung (mit der tendenziellen Gefahr einer resultierenden Unterversorgung), wobei die Leistungsqualität stetig verifiziert werden muss.

1 Bundled Payment: Ein innovatives Vergütungsmodell für das deutsche Gesundheitssystem?

- **Die Einzelleistungsvergütung** hingegen setzt einen Anreiz zur Mengenausweitung medizinischer Leistungen, die nicht notwendigerweise mit einer Verbesserung der Versorgungsqualität einhergehen muss (Greß u. Schnee 2018, Kuck et al. 2022).

Durch Hybridformen der Ausprägungen können die Vorteile beider Varianten kombiniert bzw. die Nachteile ausgeglichen werden. Die Vergütungsform des Bundled Payment verfolgt das Ziel, die Anreize mehrerer Leistungserbringer durch vertragliche Bindung zu harmonisieren. Insbesondere im deutschen Kontext, in dem die ambulante und stationäre Versorgung in Bezug auf die gesetzten Anreize sehr stark divergieren, kann Bundled Payment bei Erkrankungen Vorteile bringen, bei denen eine enge Kooperation zwischen ambulanten und stationären Leistungserbringern essenziell ist.

1.2.1 Einzelleistungsvergütung

Bei der Einzelleistungsvergütung werden alle erbrachten Leistungen separat vergütet. Somit bestehen Anreize, auch medizinisch nicht notwendige Leistungen abzurechnen, solange diese von den Kostenträgern vergütet werden und keine globale Budgetierung vorgesehen ist. Daraus resultiert eine Überversorgung „[…] insbesondere bei Leistungserbringern, die viel Erfahrung mit dieser Leistung haben […], und zwar sowohl indem Leistungen bei Patienten ganz ohne Bedarf für die jeweilige Leistung erbracht werden als auch für die unnötige Mehrfacherbringung bei Patienten mit Bedarf. Dadurch besteht eine Tendenz zur Indikationsausweitung mit negativen Effekten für die Qualität der Versorgung." (Busse et al. 2020, S. 210)

Je mehr Leistungen erbracht werden, desto höher ist der Umsatz. Das budgetäre Risiko liegt bei diesem Vergütungsmodell auf der Seite der Kostenträger, also der Krankenversicherungen (Hajen u. Rottenkolber 2023). Einzelleistungsvergütungen finden sich im Rahmen des Einheitlichen Bewertungsmaßstabs (EBM) sowie vorrangig in der Gebührenordnung für Ärzte (GOÄ) und der Gebührenordnung für Zahnärzte (GOZ), die privatärztliche Leistungen abdecken (Lüngen 2010).

1.2.2 Fallpauschale

Die Einführung von diagnosebezogenen Fallgruppen (*Diagnosis Related Groups*, DRG) im Jahr 2003 war eine der letzten zentralen Reformen der Vergütungssystematiken innerhalb des deutschen Gesundheitssystems. Das Ziel war es, den Wettbewerb zwischen den einzelnen Kliniken zu intensivieren, um Impulse für die Spezialisierung der Krankenhäuser in bestimmten Fachbereichen zu setzen, innerhalb derer sie durch bessere Qualität und Effizienz entsprechende Wettbewerbsvorteile erzielen können (Burchardi 2018).

Fallpauschalen ermöglichen die Vergütung eines genau definierten medizinischen Falls mit dem Ziel der Effizienz- und Produktivitätssteigerung. Dabei werden unterschiedliche Schweregradausprägungen durch die Verwendung von Haupt- und Nebendiagnosen berücksichtigt.

Vor dem Hintergrund der Erlösmaximierung geht jedoch die Gefahr einer Mengenausweitung der erlösattraktiven Fälle und einer Risikoselektion von Patientinnen und Patienten mit einem günstigen Verhältnis von Vergütung und eigenem Kostenaufwand (*Cherry Picking*) einher (Hajen u. Rottenkolber 2023). Grundsätzlich stellen Fallpauschalen einen frühen Versuch der Implementierung von episodenbezogener Behandlung (die auch die Basis von Bundled Payment ist) dar, wenngleich die Episoden hier lediglich auf den stationären Aufenthalt beschränkt und niedergelassene Leistungserbringer im nachstationären Setting nicht berücksichtigt werden (Robinson et al. 2009). Weltweit lässt sich eine Tendenz der Abkehr von traditionellen Fallpauschalensystemen hin zu episodenbasierten Vergütungssystematiken beobachten (Milstein u. Schreyögg 2024).

Weltweit gewinnen episodenbasierte Vergütungssysteme an Bedeutung.

1.2.3 Kopfpauschale

Eine Alternative bieten Kopfpauschalen (*Capitation*). International existiert eine Reihe populationsbezogener Capitation-Modelle, die Ansätze zur Effizienzsteigerung durch die Überwindung von Sektorengrenzen bieten. In einem Capitation-Modell erhalten ein oder mehrere Leistungsbringer von den Kostenträgern ein populationsbezogenes Budget, um mit diesem die Bevölkerung in einem abgegrenzten Gebiet eigenverantwortlich vollständig medizinisch zu versorgen. Das finanzielle Risiko wird dabei durch die Leistungserbringer getragen. Somit entsteht der Anreiz, eine ex ante definierte Population möglichst kostengünstig bei gleichzeitiger Steigerung der Effizienz zu versorgen. Der Unterschied zu den bisherigen Vergütungsformen ist eine prospektive Zahlung, die unabhängig davon erfolgt, ob bzw. in welcher Höhe Leistungen von den Patientinnen und Patienten in Anspruch genommen werden (Hajen und Rottenkolber 2023). Der Fokus liegt hierbei auf der Begrenzung der Gesamtmenge der zu erbringenden Leistungen, ohne die Outcomes an individuelle Patienten oder Leistungserbringer zu binden (Porter u. Kaplan 2016). Als Nachteil der Kopfpauschalen sind insbesondere eine drohende Unterversorgung und Risikoselektion (*Cream Skimming*) zu nennen, da finanzielle Interessen und nicht die der Patientinnen und Patienten im Vordergrund stehen (Lüngen 2010).

1.3 Bundled Payment: Eine anreizkompatible Alternative?

> Während bei Capitation-Modellen die Leistungserbringer einen festen Vergütungsbetrag pro Jahr und Versichertem erhalten, um alle medizinischen Leistungen einer breiten Patientenpopulation zu erfüllen, werden sie bei Bundled-Payment-Modellen für die Versorgung eines Gesundheitszustands der Patientinnen und Patienten über die gesamte Versorgungsepisode hinweg bezahlt (Porter u. Kaplan 2016).

Mehrere Leistungserbringer erhalten von den Kostenträgern eine feste Vergütung (oftmals basierend auf den historischen Durchschnittskosten für die Versorgung der Episode inkl. der Durchschnittskosten im Zusammenhang mit Komplikationen) für alle prädefinierten, koordinierten Leistungen. Vergütet wird pro Behandlungsepiso-

1 Bundled Payment: Ein innovatives Vergütungsmodell für das deutsche Gesundheitssystem?

de, also für den gesamten Versorgungsprozess einer bestimmten Erkrankung innerhalb eines definierten Zeitraums. Der die Zahlung erhaltende Akteur trägt das ökonomische Risiko und hat somit Anreize, die Versorgung sektorenübergreifend zu koordinieren (z. B. durch Selektivverträge mit Leistungserbringern) bzw. bei stationären Behandlungen keinen zu frühen Entlassungszeitpunkt zu wählen. Erfolgt die Versorgung mit unterdurchschnittlichen Komplikationsraten, so ergibt sich ein Potenzial für ökonomische Gewinne, während bei überdurchschnittlichen Komplikationsraten das finanzielle Risiko besteht, zusätzliche Versorgungsleistungen ohne entsprechende Vergütung erbringen zu müssen. Die Leistungserbringer teilen sich das Risiko gemäß einer bei Vertragsabschluss vereinbarten Gewinn-/Verlustbeteiligung. Diese erzielen eine höhere Marge, wenn eine Patientin oder ein Patient geringere Kosten verursacht, tragen aber auch das finanzielle Risiko von (Wieder-)Aufnahmen und Komplikationen (Bindman 2014). Es wird somit nicht nur die finanzielle Haftung, sondern auch die Verantwortung bezüglich der Qualität der erbrachten Leistungen auf die teilnehmenden Leistungserbringer übertragen.

> Im engeren Sinne beschreibt der Begriff der „**Versorgungsepisode**" eine Reihe von medizinischen Dienstleistungen (z. B. stationäre und ambulante Versorgung einschließlich Labor und Bildgebung, verschreibungspflichtige Arzneimittel und Medizinprodukte sowie Koordination und Coaching), die für die Behandlung einer bestimmten Akuterkrankung als Trigger-Ereignis (oftmals definiert über entsprechende DRG-Codes) oder eines medizinischen Zustands (z. B. Schwangerschaft) erforderlich sind und in einem vorab definierten Zeitfenster erbracht werden.

Diese Definition berücksichtigt jedoch nicht explizit die Behandlung einer chronischen Erkrankung (z. B. Herzinsuffizienz) über einen bestimmten Zeitraum. Alternativ könnte bei chronischen Erkrankungen (die oftmals progressiv verlaufen und per Definition nicht kurativ behandelt werden können) eine Episode auch durch eine Reihe an zustandsbezogenen medizinischen Leistungen mit einem bestimmten Zeitbezug (normalerweise zwölf Monate) definiert werden (3M Health Information Systems 2020; Chernew 2011; Robinson et al. 2009). Zusätzlich erschweren die bei chronischen Erkrankungen oftmals vorliegenden Komorbiditäten die Zuordnung von Leistungen zu einem spezifischen Bundle (O'Byrne et al. 2013). Neben der Tatsache, dass der Beginn und das Ende einer Episode klar definiert sein sollten, muss die Episode auch im Abrechnungssystem abgebildet werden können (im Idealfall durch ein Abrechnungskennzeichen) (Moeller 2011). Neben der eigentlichen Vergütung sind dabei auch erfolgsbasierte Komponenten (*Pay-for-Performance*, P4P) möglich (s. Abb. 1). Zudem sollten die administrativen Hürden bei der Ermittlung fairer Bundle-Preise nicht unterschätzt werden. Es empfiehlt sich darauf zu achten, dass die Berechnungsgrundlage nicht auf zu kleinen Stichproben und unvollständigen Daten basiert. Zu hohe Vergütungssätze eröffnen Anreize für die Erbringung unnötiger Leistungen, zu niedrige Vergütungssätze resultieren in ökonomischen Schieflagen der Leistungserbringer bzw. einer unzulänglichen Versorgung (Kirby et al. 2016; Robinson et al. 2009).

III Wertorientierte Finanzierungs- und Vergütungsinstrumente

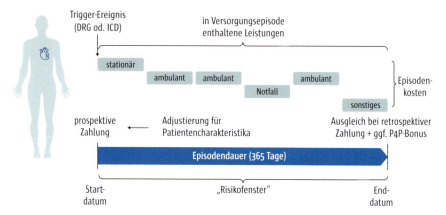

Abb. 1   Episodendefinition und Vergütungsumfang (eigene Darstellung in Anlehnung an Eriksson et al. 2020; Quinn et al. 2017; Sheckter et al. 2018)

1.4   Exkurs: sekTOR-HF als Proof-of-Concept

Das Projekt „Transsektorale bedarfsorientierte Versorgung von Patienten mit Herzinsuffizienz und Schaffung eines regionalen Vergütungsmodells" (sekTOR-HF) wurde als neue Versorgungsform innerhalb des Innovationsfonds zwischen 2021 und 2024 erprobt (Arnold 2024). Ziel war es, die intersektorale bedarfsorientierte Versorgung von Patientinnen und Patienten, die an linksseitiger Herzinsuffizienz leiden, zu verbessern. Dies wurde durch die Koordination der Versorgung zwischen dem ambulanten und dem stationären Bereich und die Entwicklung eines Bundled-Payment-Vergütungssystems angestrebt (Chernew 2010). In Deutschland werden jährlich etwa 440.000 Patienten aufgrund von Herzinsuffizienz (ICD-10-GM I50) hospitalisiert (Statistisches Bundesamt 2023a). Im Jahr 2020 wurden ungefähr 7,43 Milliarden Euro für die Behandlung von Herzinsuffizienz ausgegeben (Statistisches Bundesamt 2023b). Die Nationale Versorgungsleitlinie „Chronische Herzinsuffizienz" in Deutschland betont die Bedeutung von intersektoralen und konsistenten Ansätzen als grundlegende Aspekte einer effektiven Behandlung (Bundesärztekammer et al. 2019). Die Implementierung eines angemessenen ambulanten Managements kann als ein wesentlicher Hebel zur Vermeidung von Krankheitsprogression und stationärer Pflege angesehen werden. Das Bundled Payment wurde im Rahmen eines partizipativen Designprozesses entwickelt. Zunächst wurden hierfür die Einschlusskriterien definiert und aus unterschiedlichen Designoptionen ein passender Fit für die Erkrankungsform gewählt. Von vier Szenarien, basierend auf den Klassen der New York Heart Association (NYHA), wurde ein Szenario ausgewählt, in dem das Bundle vorrangig auf die mittleren Schweregrade fokussiert ist. Das Ziel ist es, bei der Patientenpopulation mit NYHA-Grad II oder III dem sogenannten Drehtüreffekt – also der wiederholten Einweisung ins Krankenhaus – entgegenzuwirken. Für die Berechnung der Bundles für Patientinnen und Patienten mit diagnostizierter linksseitiger Herzinsuffizienz wurde eine retrospektive Analyse von Abrechnungsdaten der Gesetzlichen Krankenversicherung (2018–2019) verwendet. Generalisierte lineare Modelle mit einer Gamma-Verteilung und Link-Funktion wurden zur Kalkulation der Bundle-Vergütung und der relevanten Kostenfaktoren herangezogen.

1 Bundled Payment: Ein innovatives Vergütungsmodell für das deutsche Gesundheitssystem?

Insgesamt wurden 129.262 Patienten mit Herzinsuffizienz analysiert, um die durchschnittliche Erstattung pro Patient in jedem Szenario zu schätzen. Der jährliche Bundle-Erstattungspreis reichte von 1.928 € (NYHA-I-Patienten) bis zu 5.567 € (NYHA-IV-Patienten). Die Bundle-Vergütung für NYHA II- und NYHA-III-Patienten lag bei 3.103 €. Mehrere kostensteigernde Komorbiditäten (*Bundle Breaker*) wurden identifiziert, einschließlich Nierenversagen, multiplem Myelom und Herzstillstand.

> *Das sekTOR-HF-Projekt zeigte, dass es möglich ist, einen Designprozess zu beschreiten und ein Bundled Payment auf Basis der verfügbaren Daten in Deutschland zu berechnen. Die Erfahrungen im Projekt zeigten allerdings auch, dass es viele offene Fragen zu diskutieren gibt, wie ein solches Bundled Payment in der Realität erprobt werden könnte. Da die Bundled-Payment-Implementierung als iterativer Prozess gestaltet werden muss, sind Pilotierung und wissenschaftliche Begleitung von essenzieller Bedeutung.*

1.5 Lehren aus dem Ausland zu Bundled Payment

In einem Literaturreview des Commonwealth Funds wurden 32 Studien über 23 verschiedene Bundled-Payment-Initiativen weltweit identifiziert und näher analysiert. Die Projekte stammten alle aus einkommensstarken Ländern, die Mehrheit (n = 15) aus den Vereinigten Staaten von Amerika, aber auch aus europäischen Ländern, wie z. B. den Niederlanden. Die meisten Initiativen fokussierten sich dabei auf ein bestimmtes Krankheitsbild oder spezielle operative Eingriffe. Die Autoren kommen zu dem Schluss, dass Bundled-Payment-Modelle positive Auswirkungen sowohl auf die Kosten als auch die Behandlungsqualität haben, unabhängig vom nationalen Kontext, der medizinischen Behandlung, der Erkrankung und der angewandten Forschungsmethode. In 20 von 32 Studien wurde von geringeren Leistungsausgaben bzw. Ausgabenwachstum berichtet und 18 Studien beschrieben eine Verbesserung der Behandlungsqualität. Nur in zwei Studien wurden negative Auswirkungen beschrieben (Struijs et al. 2020).

Ein systematischer US-amerikanischer Literaturreview zeigte, dass Bundled-Payment-Modelle die Versorgungsqualität erhalten oder verbessern und gleichzeitig die Versorgungskosten für einen Gelenkersatz der unteren Extremitäten senken können, jedoch nicht für andere Krankheiten oder medizinische Verfahren. Die Autoren schlussfolgern, dass die Entscheidungsträger beim Design neuer Bundled-Payment-Modelle zukünftig die Heterogenität auf Patientenebene sowie die Risikostratifizierung für bestimmte Gesundheitszustände einbeziehen sollten (Agarwal et al. 2020). Die Effekte von Bundled Payment wurden in einer Reihe an Studien untersucht, wobei die größten Kosteneinsparungen bei chirurgischen Eingriffen in den Bereichen der stationären Akutversorgung, der nachstationären Behandlung sowie in einer Senkung der Wiederaufnahmerate zu verzeichnen waren (Greenwald et al. 2016).

Gerade bei Erkrankungen im Bereich der Inneren Medizin (z. B. Herzinsuffizienz) liegt das größte Einsparungspotenzial sicherlich eher in der Vermeidung von stationären Aufenthalten als in der nachstationären Versorgung (Mjaset et al. 2020). Hier sollen Bundled-Payment-Modelle entsprechende Anreize liefern, um niedergelassene Ärztinnen und Ärzte zu einer multidisziplinären Zusammenarbeit zu motivieren und ein integriertes, evidenzbasiertes Krankheitsmanagement im ambulanten Bereich zu schaffen (Elissen et al. 2012). Insbesondere die Schnittstellen an den Versorgungsübergängen zwischen einzelnen Institutionen/Akteuren (Krankenhaus, niedergelassene Ärztinnen und Ärzte, Apotheken etc.) sind ein kommunikationsintensiver Bereich, der für den Erfolg von Bundled Payment von zentraler Bedeutung ist (Delisle 2019). Erfahrungen zur Primärversorgung aus den USA zeigen jedoch, dass sowohl Kostenträger als auch Leistungserbringer die Capitation-Modelle dem Bundled Payment vorziehen (Kary 2013).

Die Kommunikation zwischen den Schnittstellen ist entscheidend für den Erfolg.

Der Fokus der bisherigen Evidenz zu Bundled-Payment-Modellen liegt auf stationären Trigger-Ereignissen (z. B. operativer Gelenkersatz) mit einem 30–90-tägigen Follow-up-Zeitraum als „Garantieperiode". Insbesondere bei chronischen Krankheitsbildern werden jedoch vor diesem Hintergrund die Herausforderungen ersichtlich, eine Episode klar zu definieren und abzugrenzen.

Im Kontext von psychischen Erkrankungen zeigte eine US-amerikanische Studie einen möglichen alternativen Ansatz in Form eines monatlichen Bundled Payments als Ergänzung zur ärztlichen Einzelleistungsvergütung („*Collaborative Care for Depression*"). Die Definition einer „Episode" für Zahlungszwecke weicht hier von dem gemeinhin tradierten Verfahren ab, da die Zahlungsperiode (definiert als festes Zeitfenster nach dem Start, z. B. ein Jahr) nicht zwangsläufig mit einer Krankheitsepisode (aufgrund klinischer Kriterien) zusammenfallen muss und lediglich die Kosten für das Fallmanagement, regelmäßige psychiatrische Konsultationen und administrative Kosten (Register und Reporting-System) abdeckt (Bao et al. 2011). Im Gegensatz zu chirurgischen Interventionen, die in Bundled Payments vergütet werden, wird für die gesamte Versorgung im Zusammenhang mit Diagnosecodes (z. B. Knieschmerzen) eine Vergütung in Form eines monatlichen Betrags pro Mitglied („*per member per month*") vorgeschlagen (Jacofsky et al. 2017).

1.6 Bundled Payment für das deutsche Gesundheitssystem

Um Bundled Payment im Rahmen der Kollektivvertragsstrukturen in Deutschland zu entwickeln und auch zu pilotieren, bieten sich Modellprojekte mit freiwilliger Teilnahme der Leistungserbringer an (s. Kap. 1.4). Dabei sollte – um einerseits entsprechende Erfahrung mit der episodenbasierten Vergütung zu sammeln und auch deren Anreizwirkung in der Realität beobachten zu können – eine mehrjährige Laufzeit bereits in der Pilotierung vorgesehen werden (Jacofsky 2017; Liao et al. 2020). Zur Risikominimierung für partizipierende Akteure empfiehlt sich eine einjährige Testphase zur Erhebung relevanter Daten, in der noch keine finanzielle Risikoübernahme stattfinden sollte (Kazberouk et al. 2016).

Die in Deutschland existierenden Vergütungssysteme ermöglichen grundsätzlich die Einführung von Bundled-Payment-Modellen, wenngleich die rechtlichen Rahmenbedingungen im Vorfeld zu klären sind. Beispielhaft sind hier Schnittstellen mit bereits bestehenden Strukturen anzuführen. Darüber hinaus ist die Verknüpfung mit existierenden Disease-Management-Programmen zu prüfen, da hier auch Leistungskomponenten und Vergütungsanreize gesetzt werden (Eapen et al. 2011). Davon abgesehen besteht im deutschen Gesundheitssystem das Recht auf freie Arztwahl, das auch unter Bundled Payment nicht eingeschränkt sein dürfte. Somit bedarf es einer aktiven Rolle durch die budgetverantwortlichen Akteure, die Versorgung zu koordinieren (Sood et al. 2011), was jedoch die Transaktionskosten nennenswert erhöht. Hierin dürfte im Vergleich zum US-Gesundheitssystem eine der größten Hürden bestehen, da dieses viel stärker auf eine integrierte Leistungserbringung mit klar definierten Versorgungspfaden fokussiert als das deutsche Gesundheitssystem (Delisle 2019; Kazberouk et al. 2016). Abschließend sind mit der Implementierung von Bundled-Payment-Modellen erhebliche Entwicklungs- und Implementierungskosten verbunden, die es ebenso wie die langen Planungszeiten zu berücksichtigen gilt (Scamperle 2013; Tsiachristas et al. 2014).

1.7 Fazit

Zusammenfassend gibt es gute Gründe, dass Bundled Payment in Deutschland eine relevante Rolle spielen könnte, wenngleich diese Vergütungsform nur ein Element der strategischen Agenda hin zu einer patientenzentrierten Versorgung darstellt, da auch ein umfassender Kulturwandel in der Zusammenarbeit von Healthcare Professionals damit einhergehen muss (van der Nat 2022). Deutsche Expertinnen und Experten schätzen die Umsetzbarkeit von Bundled Payment auf dem Weg hin zu VBC als eher schwierig ein (Krebs et al. 2023). Ein Vergütungskonzept, das die etablierten Mechanismen jedoch in Teilen ersetzt, dürfte schwer zu pilotieren sein und benötigt eigentlich eine gesetzliche Grundlage (Leao et al. 2024). Die Möglichkeiten, durch selektivvertragliche Arrangements die Anreizeffekte zu etablieren, sind limitiert, da hierzu die kollektivvertragliche Vergütung ersetzt werden muss. Für eine vollständige Anreizwirkung benötigt es also einer Implementierung. Diese darf allerdings nicht als einmalige Gesetzesreform verstanden werden, sondern erfordert einen wissenschaftlich begleiteten iterativen Prozess, in dem die Definitionen von Value, Qualitätsmessung, Patientenbeteiligung, Organisationsreform und Vergütungsadaption schrittweise von Erkrankungsbild zu Erkrankungsbild und von Region zu Region entwickelt werden müssen.

Literatur

3M Health Information Systems (2020) Bundling payment for episodes of care. Balancing the financial risk of health care. URL: https://multimedia.3m.com/mws/media/885503O/3m-bundled-payment-ebook.pdf (abgerufen am 29.06.2024)

Agarwal R, Liao JM, Gupta A, Navathe AS (2020) The Impact Of Bundled Payment On Health Care Spending, Utilization, And Quality: A Systematic Review. Health Aff (Millwood) 39(1), 50–57

Amelung VE (2022) Managed Care. Neue Wege im Gesundheitsmanagement. 6., aktualisierte und erweiterte Auflage. Springer Wiesbaden

Arnold M (2024) Wie kann ein innovatives Vergütungssystem gestaltet werden? Entwicklung eines Bundled Payment Vergütungsmodells bei Patientinnen und Patienten mit Linksherzinsuffizienz im Projekt sekTOR-HF. Vortrag im Rahmen der 16. Jahrestagung der Deutschen Gesellschaft für Gesundheitsökonomie e.V. (dggö) Ethik und Ökonomie im Gesundheitssystem, Halle

Bao Y, Casalino LP, Ettner SL, Bruce ML, Solberg LI, Unutzer J (2011) Designing payment for Collaborative Care for Depression in primary care. Health Serv Res 46(5), 1436–1451

III Wertorientierte Finanzierungs- und Vergütungsinstrumente

Beivers A, Emde A (2020) DRG-Einführung in Deutschland: Anspruch, Wirklichkeit und Anpassungsbedarf aus gesundheitsökonomischer Sicht. In: Klauber J, Geraedts M, Friedrich J, Wasem J, Beivers A (Hrsg.) Krankenhaus-Report 2020: Finanzierung und Vergütung am Scheideweg. 3–24. Springer Berlin, Heidelberg

Bindman AB (2014) Health care reform and its impact on radiology practice. J Am Coll Radiol 11(3), 252–254

Blümel M, Spranger A, Achstetter K, Maresso A, Busse R (2020) Germany: Health System Review. Health Syst Transit 22(6), 1–272

Brandhorst A (2017) Kooperation und Integration als Zielstellung der gesundheitspolitischen Gesetzgebung. In: Brandhorst A, Hildebrandt H, Luthe E-W (Hrsg.) Kooperation und Integration – das unvollendete Projekt des Gesundheitssystems. 13–30. Springer Wiesbaden

Bundesärztekammer, Kassenärztliche Bundesvereinigung, Arbeitsgemeinschaft der Wissenschaftlichen Medizinischen Fachgesellschaften (2019) Nationale VersorgungsLeitlinie Chronische Herzinsuffizienz – Langfassung

Burchardi H (2018) Introduction of the flat rate reimbursement system in Germany: A historical review. Med Klin Intensivmed Notfmed 113(1), 5–12

Busse R, Eckhardt H, Geraedts M (2020) Vergütung und Qualität: Ziele, Anreizwirkungen, internationale Erfahrungen und Vorschläge für Deutschland. In: Klauber J, Geraedts M, Friedrich J, Wasem J, Beivers A (Hrsg.) Krankenhaus-Report 2020: Finanzierung und Vergütung am Scheideweg. 205–230. Springer Berlin Heidelberg Berlin, Heidelberg

Chernew M (2010) Bundled payment systems: can they be more successful this time. Health Serv Res 45(5 Pt 1), 1141–1147

Chernew ME (2011) Why physicians should like bundled payment. Health Serv Res 46(6 pt 1), 1693–1697

Delisle DR (2019) Big Things Come in Bundled Packages: Implications of Bundled Payment Systems in Health Care Reimbursement Reform. Am J Med Qual 34(5), 482–487

Eapen ZJ, Reed SD, Curtis LH, Hernandez AF, Peterson ED (2011) Do heart failure disease management programs make financial sense under a bundled payment system? Am Heart J 161(5), 916–922

Elissen AM, Duimel-Peeters IG, Spreeuwenberg C, Spreeuwenberg M, Vrijhoef HJ (2012) Toward tailored disease management for type 2 diabetes. Am J Manag Care 18(10), 619–630

Eriksson T, Tropp H, Wirehn AB, Levin LA (2020) A pain relieving reimbursement program? Effects of a value-based reimbursement program on patient reported outcome measures. BMC Health Serv Res 20(1), 805

Greenwald AS, Bassano A, Wiggins S, Froimson MI (2016) Alternative Reimbursement Models: Bundled Payment and Beyond: AOA Critical Issues. J Bone Joint Surg Am 98(11), e45

Greß S, Schnee M (2018) Harmonisierung der Vergütungssysteme in der ambulanten ärztlichen Versorgung. Gesundheits- und Sozialpolitik 72(4-5), 16–21

Hajen L, Rottenkolber D (2023) Gesundheitsökonomie. Strukturen – Methoden – Praxisbeispiele. 9., erweiterte und aktualisierte Auflage. Kohlhammer Stuttgart

Jacofsky DJ (2017) Episodic payments (bundling): PART I. Bone Joint J 99-B(10), 1280–1285

Jacofsky DJ, Jawin P, Walton G, Fraser L (2017) Contracting Strategies for Arthroplasty-Bundles to Population Health. J Knee Surg 30(1), 19–27

Kary W (2013) Bundled Episode Payment and Gainsharing Demonstration. Technical White Paper. URL: https://www.iha.org/wp-content/uploads/2020/10/Technical-White-Paper.pdf (abgerufen am 29.06.2024)

Kazberouk A, McGuire K, Landon BE (2016) A Survey of Innovative Reimbursement Models in Spine Care. Spine (Phila Pa 1976) 41(4), 344–352

Kirby JS, Delikat A, Leslie D, Miller JJ (2016) Bundled Payment Models for Actinic Keratosis Management. JAMA Dermatol 152(7), 789–797

Krebs F, Engel S, Vennedey V, Alayli A, Simic D, Pfaff H, Stock S, On Behalf Of The Cologne Research Development Network CoRe-Net (2023) Transforming Health Care Delivery towards Value-Based Health Care in Germany: A Delphi Survey among Stakeholders. Healthcare (Basel) 11(8), 1187

1 Bundled Payment: Ein innovatives Vergütungsmodell für das deutsche Gesundheitssystem?

Kuck A, Kinscher K, Fehring L, Hildebrandt H, Doerner J, Lange J, Truebel H, Boehme P, Bade C, Mondritzki T (2022) Healthcare Providers' Knowledge of Value-Based Care in Germany: An Adapted, Mixed-Methods Approach. Int J Environ Res Public Health 19(14), 8466

Leao DLL, Pavlova M, Groot WNJ (2024) How to facilitate the introduction of value-based payment models? Int J Health Plann Manage 39(2), 583–592

Liao JM, Navathe AS, Werner RM (2020) The Impact of Medicare's Alternative Payment Models on the Value of Care. Annu Rev Public Health 41, 551–565

Lüngen M (2010) Vergütung medizinischer Leistungen und ihre Anreizwirkung auf Qualität und Zugang. In: Lauterbach KW, Lüngen M, Schrappe M (Hrsg.) Gesundheitsökonomie, Management und Evidence-based Medicine: Handbuch für Praxis, Politik und Studium. 134–179. Schattauer Stuttgart

Milstein R, Schreyögg J (2024) The end of an era? Activity-based funding based on diagnosis-related groups: A review of payment reforms in the inpatient sector in 10 high-income countries. Health Policy 141, 104990

Mjaset C, Byrkjeflot H, Hanssen F, Wynn-Jones W (2020) An introduction to bundled payments. Tidsskr Nor Laegeforen 140(12)

Moeller D (2011) Building Your Automated Bundled Payment for an Episode-of-Care Initiative. Am Health Drug Benefits 4(6), 403–405

O'Byrne TJ, Shah ND, Wood D, Nesse RE, Killinger PJ, Litchy WJ, Stroebel RJ, Wagie AE, Naessens JM (2013) Episode-based payment: evaluating the impact on chronic conditions. Medicare Medicaid Res Rev 3(3), mmrr.003.003.a007

Organisation for Economic Co-operation and Development (2023) Health at a Glance 2023: OECD Indicators. OECD Publishing Paris

Porter ME, Kaplan RS (2016) How to Pay for Health Care. Harv Bus Rev 94(7–8), 88–98, 100, 134

Porter ME, Teisberg EO (2006) Redefining Health Care: Creating Value-based Competition on Results. Harvard Business Review Press Boston

Quinn AE, Hodgkin D, Perloff JN, Stewart MT, Brolin M, Lane N, Horgan CM (2017) Design and impact of bundled payment for detox and follow-up care. J Subst Abuse Treat 82, 113–121

Robinson JC, Williams T, Yanagihara D (2009) Measurement of and reward for efficiency In California's pay-for-performance program. Health Aff (Millwood) 28(5), 1438–1447

Scamperle K (2013) The fee-for-service shift to bundled payments: financial considerations for hospitals. J Health Care Finance 39(4), 55–67

Sheckter CC, Razdan SN, Disa JJ, Mehrara BJ, Matros E (2018) Conceptual Considerations for Payment Bundling in Breast Reconstruction. Plast Reconstr Surg 141(2), 294–300

Sood N, Huckfeldt PJ, Escarce JJ, Grabowski DC, Newhouse JP (2011) Medicare's bundled payment pilot for acute and postacute care: analysis and recommendations on where to begin. Health Aff (Millwood) 30(9), 1708–1717

Statistisches Bundesamt (2023a) Krankenhauspatienten: Deutschland, Jahre, Hauptdiagnose ICD-10 (1–3-Steller Hierarchie). URL: https://www-genesis.destatis.de/genesis/online (abgerufen am 29.06.2024)

Statistisches Bundesamt (2023b) Krankheitskosten, Krankheitskosten je Einwohner: Deutschland, Jahre, Krankheitsdiagnosen (ICD-10). URL: https://www-genesis.destatis.de/genesis/online (abgerufen am 29.06.2024)

Struijs JN, de Vries EF, Baan CA, van Gils PF, Rosenthal MB (2020) Bundled-Payment Models Around the World: How They Work and What Their Impact Has Been. URL: https://www.commonwealthfund.org/publications/2020/apr/bundled-payment-models-around-world-how-they-work-their-impact (abgerufen am 29.06.2024)

Tsiachristas A, Waters BH, Adams SA, Bal R, Molken MP (2014) Identifying and explaining the variability in development and implementation costs of disease management programs in the Netherlands. BMC Health Serv Res 14, 518

van der Nat PB (2022) The new strategic agenda for value transformation. Health Serv Manage Res 35(3), 189–193

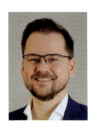

Dr. Matthias Arnold, MBR

Matthias Arnold promovierte im Bereich Gesundheitsökonomie an der LMU München. Zudem hält er Abschlüsse als Master of Business Research (LMU München), M.Sc. Global Health and Development (UCL) und als Diplom-Volkswirt (Uni Heidelberg). Sein wissenschaftlicher Werdegang führte ihn als Fellow an die University of York, UK, und ans College of Medicine in Malawi. Seit Anfang 2020 ist er als Senior Gesundheitsökonom am inav – privates Institut für angewandte Versorgungsforschung tätig, im April 2023 wurde er dort zudem Mitglied der Geschäftsleitung. Die Arbeitsschwerpunkte von Matthias Arnold liegen in der Evaluation und der Gesundheitsökonomie.

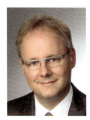

Prof. Dr. Dominik Rottenkolber, MBR

Dominik Rottenkolber studierte Betriebswirtschaftslehre mit den Schwerpunkten Gesundheitsökonomie sowie Wirtschaftsinformatik und Neue Medien an der Ludwig-Maximilians-Universität München. Von 2007–2013 war er wissenschaftlicher Mitarbeiter am Institut für Gesundheitsökonomie und Management im Gesundheitswesen der LMU München, Lehrstuhl Prof. Dr. Reiner Leidl. Von 2013–2018 übte er verschiedene Tätigkeiten in öffentlichen und privaten Einrichtungen des Gesundheitswesens in Deutschland und der Schweiz aus. Seit 2018 hat Dominik Rottenkolber die Professur für Gesundheitsökonomie und Gesundheitspolitik an der Alice-Salomon-Hochschule Berlin inne.

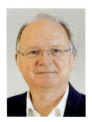

Prof. Dr. Volker E. Amelung

Volker Amelung hat seit 2001 eine Professur für Internationale Gesundheitssystemforschung an der Medizinischen Hochschule Hannover. Er studierte Betriebswirtschaftslehre an der Hochschule St. Gallen sowie an der Universität Paris-Dauphine und promovierte an der Universität St. Gallen. Von 2007–2022 war er Vorstandsvorsitzender des Bundesverbandes Managed Care e. V. (BMC). 2011 gründete er das inav – privates Institut für angewandte Versorgungsforschung GmbH. Über seine Tätigkeiten kann er auf ein breites Netz an Expertinnen und Experten zurückgreifen und ist in Wissenschaft, Praxis und Politik etabliert. Die Arbeits- und Forschungsschwerpunkte von Volker Amelung liegen in den Bereichen Managed Care und Integrierte Versorgung, der Beratung von Stakeholdern im Gesundheitswesen sowie der Entwicklung und Evaluation innovativer Versorgungskonzepte.

2 Value-Based Care: Ansätze für eine Ergebnisorientierung und ihre Honorierung

Beatrix Bender, Stephanie Sehlen und Harald Möhlmann

2.1 Warum ist eine Orientierung an Value-Based Care-Ansätzen aus der Perspektive einer Krankenkasse notwendig?

In der Bundesrepublik mehren sich in den letzten Jahren die Zweifel, ob die Gesundheitsversorgung mit Blick auf die zentrale Bedeutung von Gesundheit aktuell noch einen hinreichend effektiven und effizienten Beitrag leistet. Zu dieser kritischen Situation in der jetzigen Struktur kommen die sich immer klarer abzeichnenden Herausforderungen der Zukunft hinzu: Veränderungen beim Bedarf an Gesundheitsleistungen wie auch beim Angebot an Leistungserbringern durch den demografischen Wandel, die Entwicklung der Technologien und die Veränderungen in den Arbeitswelten.

Anspruch der Versicherten in der Gesetzlichen Krankenversicherung ist es, Zugang zu gleichbleibend guten Versorgungsangeboten vor Ort zu haben und die notwendigen Leistungen zu bekommen. Deshalb kommt es sehr stark auf die Leistungsangebote unseres Gesundheitssystems an, um auch künftig diesen Zugang zur Gesundheitsversorgung zu ermöglichen.

Leistungsangebote werden derzeit nicht gleichmäßig zur Verfügung gestellt. Die Gründe dafür sind vielfältig und liegen u.a. in einer Bedarfsplanung, die weder sektoren- noch bundesländerübergreifend erfolgt. Die vorhandenen Bedarfsplanungsinstrumente stellen auf Normwerte (Einwohner-/Arzt-Relationen) ab, Faktoren wie z.B. „eine für chronisch kranke Versicherte akzeptable Entfernung zum nächsten Hausarzt" finden keine Berücksichtigung, mehr noch: Die diesbezüglichen Präferenzen der Versicherten sind gar nicht bekannt.

Hinzu kommen Fehlanreize durch die häufig fallbezogene Vergütung und die verhältnismäßig höhere Vergütung technischer Leistungen bei gegebenem technischem Fortschritt. Bei begrenzten Kapazitäten geht dies häufig zulasten der sogenannten sprechenden Medizin, die Möglichkeit der aktiven Mitwirkung des Versicherten bleibt damit unbeachtet.

EBM und DRGs stehen einer effizienten Ressourcenallokation bezogen auf den gesamten Behandlungspfad entgegen. Die Qualität der Versorgung ist lediglich dort von Relevanz, wo über Mindestanforderungen Abrechnungsvoraussetzungen festgelegt werden. Berücksichtigung findet – wenn überhaupt – die Struktur- und Prozessqualität, die Ergebnisqualität kaum.

Neben der skizzierten Regelversorgung eröffnet der Gesetzgeber jedoch Spielräume für vertragliche Lösungen; für regionale Spezifika ebenso wie für abweichende Vergütungsverfahren und Anpassungen in der Bedarfsplanung. Damit ist es möglich, eine Reihe von Ansätzen von Value-Based Care (VBC) zu berücksichtigen bzw. die Gesundheitsversorgung entsprechend auszurichten: Durch Vereinbarungen mit einem Leistungskonsortium können finanzielle wie qualitative Ziele bezogen auf Versorgungsregionen vereinbart werden.

Falls überhaupt, findet die Struktur- und Prozessqualität Berücksichtigung, die Ergebnisqualität kaum.

Die AOK Nordost hat in diesem Sinne entsprechend des bisher rechtlich Möglichen verschiedene solcher selektivvertraglichen Lösungen mit verschiedenen Leistungspartnern erprobt und etabliert. Im Rahmen der Verträge „Mein AOK – Gesundheitsnetz®" verfolgt sie den Grundsatz der Qualität und Wirtschaftlichkeit der Versorgung gemeinsam mit Arztnetzen.

2.2 Was ist unter VBC im Kontext der oben skizzierten Herausforderungen zu verstehen?

Allgemein ist VBC eine Rahmenstruktur für die Umstrukturierung von Gesundheitssystemen mit dem übergeordneten Ziel des Nutzens für die Patienten, wobei der Wert als Gesundheitsergebnisse pro Kosteneinheit definiert ist (Porter 2010). Unter diesem Regime werden Leistungserbringer wie z.B. Krankenhäuser und Ärzte auf der Grundlage der Gesundheitsergebnisse der Patienten bezahlt (NEJM Catalyst 2017).

Die Orientierung auf Ergebnisse in der Gesundheitsversorgung mit dem Blick auf Qualität, Wirtschaftlichkeit und die Anstrengungen, die Honorierung der Versorgungsanbieter daran zu binden, kennzeichnen den Ansatz der AOK Nordost: „pay for result". Diese Abweichung zu der häufig verwandten Formulierung „pay for performance" begründet sich dadurch, dass das, was umgangssprachlich als „performant" beschrieben wird, sich oftmals auch auf Inputs bezieht und weniger auf Ergebnisse. Demgegenüber besteht bei den Ansätzen der AOK Nordost das Bemühen, Ergebnisdimensionen wie Qualität der Versorgung, Zufriedenheit der Patienten mit der Versorgung und Wirtschaftlichkeit zu erfassen und die Honorierung (zu einem Teil) darauf zu beziehen.

Erste Erfahrungen wurden in dem Ansatz „Arzt an Bord der Pflegeeinrichtung" (ARBUMA Consulting o.J.) gesammelt, bei dem die Pflegeeinrichtungen und die beteiligten Ärzte zusätzlich zu der Honorierung der Leistungen durch gute Ergebnisse bei der Vermeidung von Krankenhausfällen einen Bonus erzielen konnten. In ähnlicher Weise folgte der Rheuma-Vertrag zwischen der KV Brandenburg und der AOK Nordost der Idee des „pay for result": Die behandelten Patienten wurden in kurzen Intervallen z.B. hinsichtlich der ihnen durch den Arzt gegebenen Informationen, ihrer Zufriedenheit mit der Behandlung und weiteren, aus Sicht der Patienten relevanten Ergebnissen befragt. Abhängig von diesen Ergebnissen erhielten die Ärzte einen Zuschlag zu der Grundhonorierung.

Die bisher dauerhafteste und breiteste „pay-for-result"-Lösung der AOK Nordost ist mit dem Ansatz „Mein AOK – Gesundheitsnetz®" ab 2004 entwickelt worden.

2.3 Welche Ansätze von VBC werden durch den Ansatz „Mein AOK – Gesundheitsnetz®" aufgegriffen?

2.3.1 Kooperation als konstituierendes Instrument für Vertrauen

Aktuell bestehen zwischen der AOK Nordost und zwölf Arztnetzen in Berlin, Brandenburg und Mecklenburg-Vorpommern die Verträge „Mein AOK – Gesundheitsnetz®" zur hausärztlich-basierten integrierten Versorgung auf der Grundlage von § 140a ff. SGB V. Insgesamt nehmen damit rund 40.000 Versicherte der AOK Nordost und aktuell 429 Haus- und Fachärzte an der integrierten Vollversorgung teil. Konstituierend für den Ansatz „Mein AOK – Gesundheitsnetz®" sind u.a.:

- „Mein AOK – Gesundheitsnetz®" wird ausgehend von Hausärzten aufgebaut und organisiert.
- Ein professionelles Management muss eingesetzt werden.
- Die Versorgungsabläufe werden entlang von Behandlungspfaden und Verfahrensregelungen strukturiert. Für die Behandlungspfade gilt, dass sie unabhängig von Dritten, orientiert an den jeweils aktuellen Leitlinien interdisziplinär-fachübergreifend auszuarbeiten sind und die regionale Versorgungssituation zu berücksichtigen ist.
- Die integrierte Versorgung wird über Verträge mit Kooperationspartnern aus mehreren Bereichen der gesundheitlichen Versorgung (z.B. Krankenhäuser, Fachärzte, ambulante Pflegedienste und Apotheker) gesichert.
- Die ökonomische Verantwortung für die Versorgung der eingeschriebenen Versicherten wird leistungssektorenübergreifend mit übernommen (fiktive Ausgabenverantwortung).

Relevant sind Unterschiede in den Versorgungsregionen: Während für Berlin bei den Fachärzten deutschlandweit eine der höchsten Arztdichten charakteristisch ist, gilt für die Brandenburger Regionen mit Arztnetzen das Gegenteil. Die Arztdichte – und hier speziell die Facharztdichte – fällt niedriger aus. Für die Organisation der Netze ergeben sich dementsprechend sehr unterschiedliche regionale Ausrichtungen.

Berliner Arztnetze: Sie konzentrieren sich mehr auf eine Stärkung der hausärztlichen Versorgungsfunktionen und auf die Koordination nachgelagerter Versorgungsbereiche, u.a. auch mit dem Ziel, dass die Inanspruchnahme von Fachärzten zielgerichteter und entsprechend der Aufgabenteilung zwischen haus- und fachärztlicher Versorgung erfolgt.

Brandenburger Arztnetze: In den Brandenburger Arztnetzen steht bedingt durch strukturelle Defizite in den Angeboten dagegen die Versorgungssicherung für alle Patienten stärker im Blickpunkt. Um die vielerorts bestehende Überlastung der Fachärzte abzumildern, stimmen sich Hausärzte und Fachärzte eng ab, wann ein Wechsel von der hausärztlichen in die fachärztliche Versorgung angezeigt ist und welche Diagnostik vor einer Überweisung bereits abgeschlossen sein sollte. Um die angespannte Situation in den Hausarztpraxen so weit als möglich zu lösen, übernehmen speziell qualifizierte medizinische Fachangestellte wichtige Versorgungs- und Betreuungsaufgaben.

Im gemeinsamen Verständnis einer Entwicklungspartnerschaft besteht ein Teil des Rollenverständnisses der AOK Nordost darin, dass Netzmanagement und die Netzärzte in ihrem Bemühen um eine qualitativ hochwertige und zugleich wirtschaftliche Versorgung zu unterstützen. Dabei teilt die AOK Nordost ihre annähernd zwanzigjährige Erfahrung mit den Vertragspartnern.

2.3.2 Honorierung durch „pay for result"

Anders als in der Regelversorgung erfolgt eine zusätzliche Vergütung im Rahmen der Verträge nach dem erzielten wirtschaftlichen Erfolg. Dieser liegt darin, dass die Leistungsausgaben für veranlasste und verordnete Leistungen für die Versicherten in Arztnetzen geringer sind als für Versicherte mit vergleichbarer Morbidität, Alter, Status, Wohnort etc. (insgesamt über 450 Kriterien), die nicht in einem Arztnetz versorgt werden (retrospektiv berechnete fiktive Ausgaben).

Damit im Vergleich von tatsächlichen und fiktiven Ausgaben auf Unterschiede in der Wirtschaftlichkeit des Netzes geschlossen werden kann, müssen für die Berechnung des Ausgabenvolumens die Morbiditätsstrukturunterschiede der Versicherten des jeweiligen Netzes im Vergleich zum Gesamtbestand der AOK möglichst exakt „kontrolliert" werden. Das gewählte Berechnungsverfahren der Regressionsanalyse orientiert sich am Verfahren des Morbiditätsorientierten Risikostrukturausgleichs (RSA), über das einer Krankenkasse in Abhängigkeit von der Morbiditätsstruktur ihrer Versicherten risikoäquivalente Ausgaben berechnet und aus dem Gesundheitsfonds zugewiesen werden. Analog zur Risikopool-Lösung im RSA werden zudem Ausgabenabweichungen oberhalb von 100.000 EUR nur anteilig dem Arztnetz zugeschrieben. Die Ergebnisse der Ausgabenbewertung werden auf einzelne Leistungsbereiche heruntergebrochen und zusätzlich erfolgt ein zeitnahes Controlling einzelner Kennziffern der Leistungsinanspruchnahme wie z.B. von Polymedikation und potenziell vermeidbarer Krankenhausfälle.

Der gemeinsame Blick auf Ergebnisse und dahinterliegende Daten ermöglicht das Erkennen und Erschließen von Wirtschaftlichkeitsreserven. Die so realisierten Minderausgaben werden von Arztnetz und AOK geteilt, wobei die Aufteilung zwischen den Mitgliedern des Arztnetzes dort geregelt wird.

2.3.3 Qualität der Leistungen

In Kooperation der AOKs Nordost und Bayern mit dem AOK-Bundesverband ist im Rahmen des Projektes „Qualität in Arztnetzen – Transparenz mit Routinedaten" (QuATRo) ein speziell für Arztnetze entwickeltes Set von Qualitätsindikatoren implementiert worden. Diese Qualitätsindikatoren werden aus Routinedaten der gesetzlichen Krankenversicherung gewonnen und dann in ihrer Entwicklung über die Zeit beobachtet. Die methodische Grundlage für QuATRo liefert das Qualitätsindikatorensys-

2 Value-Based Care: Ansätze für eine Ergebnisorientierung und ihre Honorierung

tem für die ambulante Versorgung (QiSA), das die Qualität in der Arztpraxis auf wissenschaftlich fundierter Basis messbar macht. Die QiSA-Indikatoren sind in mehrjähriger Zusammenarbeit zwischen dem AOK-Bundesverband und dem Institut für angewandte Qualitätsförderung und Forschung im Gesundheitswesen (AQUA) entwickelt worden (Milde u. Arnold 2014).

QuATRo beinhaltet sowohl indikationsspezifische als auch indikationsübergreifende Indikatoren. Auf dieser Basis wird die Versorgungsqualität in 51 Arztnetzen gemessen und mit anderen Arztnetzen und der Regelversorgung verglichen. Indikationsspezifische Indikatoren gibt es z.B. für Diabetes, Koronare Herzkrankheit, Herzinsuffizienz, Rückenschmerz, Asthma/COPD und Depression. Bisher fließen mehr als 61 Qualitätsindikatoren in die Analyse ein, die verschiedene Aspekte der Qualität abbilden. In enger Zusammenarbeit mit den Arztnetzen und einem Expertenbeirat wird das QuATRo-Verfahren einem ständigen Validierungs- und Optimierungsprozess unterzogen.

Die Netze können die Berechnungsergebnisse für ein internes Qualitätsmonitoring nutzen. In Qualitätszirkeln der Ärzte untereinander und gemeinsam mit den AOKs können Ansatzpunkte für eine Verbesserung der Versorgung gefunden werden: z.B. mit Detailauswertungen bezogen auf Netz-Patienten im Vergleich zum Netzbenchmark. Ebenso werden fachlich-inhaltliche Hinweise zum Antibiotikaeinsatz, zu weiteren leitliniengerechten Pharmakotherapien, zur Prävention etc. gegeben.

Ein Paradigmenwechsel zu einer ergebnisbezogenen Vergütung ist notwendig.

Die Ergebnisse der Qualitätsarbeit von Netzverbünden werden von sieben AOKs mit dem QuATRo-Siegel in der Basisstufe, in Silber oder in Gold gewürdigt und im Arztnavigator transparent gemacht. Der standardisierte Blick auf Qualitätsparameter und Leistungsausgaben hat Potenzial, von der aktuellen Vergütung hin zu einer ergebnisbezogenen Vergütung im Sinne eines erweiterten Pay-for-(quality-)results-Ansatzes zu gelangen – womöglich auch als eine Konkretisierung von VBC in Deutschland?

2.4 Welche Erfahrungen ergeben sich aus der Zusammenarbeit mit Arztnetzen?

„Mein AOK – Gesundheitsnetz®" hat das Ziel, Patientenströme zu leiten, um Fehlinanspruchnahmen zu reduzieren und Ressourcen sinnvoll einzusetzen; oder anders formuliert: Dem Patienten die Versorgung zukommen zu lassen, die er tatsächlich benötigt. Arztnetze sind im Kern noch immer den Regelversorgungsmechanismen unterworfen, jedoch bieten sie zusätzlich Möglichkeiten, die Versorgung selbst zu gestalten. Sie verfügen über ein Management, das gemeinsam mit den Ärzten und weiteren Leistungsanbietern sektorenunabhängig fehlende Versorgungsbedarfe erkennt und lokale Lösungen entwickelt. Natürlich ist das eine Aufgabe, die auch der einzelne Arzt in seiner Praxis angehen kann. Allerdings bietet die Vernetzung erhebliche Potenziale. Der Arzt und andere Leistungserbringer wissen aus ihrer praktischen Arbeit heraus, woran es in der Region mangelt; sie können bedarfsgerechte Anforderungen formulieren. Der Vorteil einer kleinen und sich finanziell selbsttragenden Organisation ist, dass sie zielgerichteter, flexibler und schneller agieren kann als Organisationen mit einer größeren Flächendeckung, einem sektorierten Versorgungsauftrag oder einer kommerziellen oder fiskalisch finanzierten Trägerschaft es tun. Sie sucht sich kooperationswillige Partner, stimmt sich mit ihnen über die Bedarfe und Möglichkeiten ab und schließt erforderlichenfalls Kooperationen mit weiteren Kompetenzträgern vor Ort, die ihr dabei helfen, Versorgungsaufträge zu erfüllen, ohne dabei Doppelstrukturen am Bedarf vorbei aufzubauen.

Dennoch stehen Arztnetze vor besonderen Herausforderungen. Als formaljuristisch nur wenig berücksichtigte Gruppe von Leistungserbringern stehen sie häufig gewichtigen Interessenvertretern gegenüber, die in den Gesetzmäßigkeiten der Vergütung unseres Gesundheitswesens und der Betriebswirtschaft gefangen sind. Versichertenbedarfe sind dort unstrittig in der medizinischen Versorgung maßgeblich, jedoch nicht handlungstreibend in versorgungsstrukturellem Angebotsdenken. Hier gilt es, gemeinsam mit allen Partnern vor Ort die vorhandenen Spielräume im Interesse einer hochwertigen Versorgung der Versicherten in der Gesetzlichen Krankenversicherung zu gestalten.

Daraus folgend sind Arztnetzmanagements also gezwungen, Lösungen zu finden, die die Situation ihrer Ärzte berücksichtigt und verbessert, ohne dabei etablierte Strukturen anzugreifen und Existenzbedrohungen auszulösen. Das betrifft tatsächlich auch die Ärzte selbst; allerdings wächst die Erkenntnis zunehmend, dass qualifizierte Unterstützung eben auch zu ihrer Entlastung führt. Ein Beispiel, das gut geeignet ist, um dies zu veranschaulichen, ist die Pflegefachkraft, die delegierte Aufgaben vom Arzt übernimmt und Fallmanagementtätigkeiten ausübt. In den Netzen, in denen solche Pflegefachkräfte mit Anstellung direkt zum Einsatz kommen, sind zum Teil deutliche qualitative und wirtschaftliche Effekte erkennbar, auch wenn ein kausaler Zusammenhang hier nur schwer nachgewiesen werden kann.

2.5 Geht noch mehr Regionalität?

Wie oben beschrieben gibt es bereits jetzt Möglichkeiten, Ergebnisorientierung und ihre Honorierung und damit auch VBC-Ansätze zu realisieren. Gleichzeitig bleibt aber (selbstkritisch) festzuhalten, dass es bisher keine sehr breite Entwicklungsdynamik in diesen Veränderungen gibt. Die zentrale Frage lautet daher: Wie geht hier noch mehr?

Die Gründe für die begrenzte Dynamik lassen sich klar formulieren:

> „Die starren, zum Teil zentralistischen und nicht mehr zeitgemäßen sektoralen Rahmenbedingen hemmen dringend notwendige Transformationsprozesse. Die traditionellen Strukturen bieten in ihrer sektoralen Ausrichtung oftmals keine Lösung für die Aufnahme von Innovationen und für sektorenübergreifende Weiterentwicklungen zur Bewältigung regionaler Versorgungsprobleme." (AOK-BV 2024)

Und auch die Grundsätze für Lösungen sind durch die für die gesundheitliche Versorgung der gesetzlich Krankenversicherten Verantwortlichen klar benennbar:

> „Schwierigkeiten entstehen vielmehr häufig durch die vorgegebenen Regelungen. Deshalb müssen wir in Deutschland noch mehr Regionalität wagen, wir müssen Koalitionen der Willigen ermöglichen, Freihandelszonen im SGB V einrichten und eine stärkere Nutzung der Kompetenz vor Ort sicherstellen." (Teichert 2023)

Der zentrale Wegbereiter für eine breitere Entwicklungsdynamik scheint in einer belastbaren Einsicht Betroffener wie Beteiligter zu liegen, dass Gesundheit in ihrer Gefährdung wie auch in ihrer Versorgung erheblich lokal bzw. regional gekennzeichnet ist.

> *„Arztpraxen und Krankenhäuser erreichen mit ihren Versorgungsstrukturen die Bevölkerung in einem je nach Spezialisierung mehr oder weniger großen regionalen oder auch nur lokalen Einzugsbereich. ... Insofern unterscheiden sich die Regionen in ihrer Versorgungsdichte und auch im Versorgungsbedarf, da sich ja auch die Bevölkerung regional in ihrer Dichte und in der soziodemografischen Zusammensetzung sehr stark unterscheidet. Dies äußert sich in regional sehr unterschiedlichen Erreichbarkeiten, Wegezeiten und vielen anderen Indikatoren. ... Von daher ist es konsequent, Versorgung regional zu gestalten, um den Erfordernissen gerecht werden zu können."* (Richard 2024)

Wenn ein „Mehr an Regionalität" den Nutzen für die Patienten erhöht und VBC eine entsprechende Rahmenstruktur für die Umstrukturierung von Gesundheitssystemen bereitstellen will, ergibt sich die Frage, welche Elemente hier hilfreich sein können. Beispielhafte Erfahrungen bietet auch das Templiner IGiB-StimMT-Projekt sowie das nachfolgend gegründete Konsortium zur Sicherung der Gesundheitsregion Mittelbereich Templin (bestehend aus Arztnetz, Krankenhaus, Kommune und Kassenärztlicher Vereinigung) (G-BA Innovationsausschuss 2022). Über diese regionalen Spielräume könnte von der klassischen sektorenbezogenen Bedarfsplanung abgewichen werden, andere Vergütungsverfahren könnten vereinbart werden. Und mit einem solchen Leistungskonsortium könnten bezogen auf eine Versorgungsregion Ziele vereinbart werden, sowohl in finanzieller Hinsicht als auch im Hinblick auf das qualitative Ergebnis der Versorgung. Damit wäre es möglich, eine Reihe von Ansätzen von VBC zu berücksichtigen und die Gesundheitsversorgung entsprechend auszurichten. Einen Vorschlag für entsprechende gesetzliche Regelungen bietet das Konzept „Gesundheitsregionen – sektorenunabhängige Versorgung gestalten" (AOK-BV 2024).

Literatur

AOK-BV (2024) Gesundheitsregionen: Sektorenunabhängige Versorgung gestalten. URL: https://www.aok.de/pp/fileadmin/bereiche/rheinland-pfalz-saarland/05-Content-PDF/Presse/Gesundheitsregionen_Sektorenunabh_Versorgung_gestalten_Positionspapier_AOK.pdf (abgerufen am 21.06.2024)

ARBUMA Consulting (o.J.) Das Berliner Projekt – Die Pflege mit dem Plus. URL: https://www.arbuma.de/cms/index.php/expertise/berlinerprojekt (abgerufen am 21.06.2024)

IGiB – Gemeinsamer Bundesausschuss Innovationsausschuss (2022) IGiB-StimMT – Strukturmigration im Mittelbereich Templin. URL: https://innovationsfonds.g-ba.de/beschluesse/igib-stimmt-strukturmigration-im-mittelbereich-templin.65 (abgerufen am 21.06.2024)

Milde S, Arnold M (2014) Qualitätsvergleich für Arztnetze. Gesundheit und Gesellschaft 3:14–15

NEJM Catalyst (2017) What Is Value-Based Healthcare? URL: https://catalyst.nejm.org/doi/full/10.1056/CAT.17.0558 (abgerufen am 21.06.2024)

Porter ME (2010) What is value in health care. N Engl J Med 363(26):2477–81

Richard S, Stegmaier P (2024) Mehr Möglichkeiten für Gestaltung regionaler Gesundheitsversorgung. Monitor Versorgungsforschung 3:12–15

Teichert D, Stegmaier P (2023) Mit einer Koalition der Willigen mehr Regionalität ermöglichen. Monitor Versorgungsforschung 6:6–10

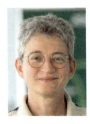

Beatrix Bender

Beatrix Bender ist seit 2005 im Versorgungsmanagement der AOK Brandenburg, der AOK Berlin-Brandenburg und der AOK Nordost, in der Rekrutierung, dem Aufbau und der ergebnisverantwortlichen Betreuung von Arztnetzen tätig. Sie arbeitet bei der Entwicklung von Vertrags- und Steuerungstechniken für Arztnetze mit. Ihr nebenberufliches Studium mit dem Abschluss Diplom-Betriebswirtin (VWA) absolvierte Beatrix Bender nach der Ausbildung zur Sozialversicherungsfachangestellten bei der AOK für das Land Brandenburg.

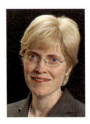

Dr. Stephanie Sehlen

Stephanie Sehlen ist Teamleiterin des Teams Strategische Versorgungsanalysen/ GeWINO im Versorgungsmanagement der AOK Nordost mit den Aufgaben: Durchführung u. Begleitung von Forschungs- und Innovationsfondsprojekten, integrative Analysen, Evaluationen von Selektivverträgen. Seit 2012 ist sie Mitarbeiterin der AOK Nordost. Von 2002 bis 2011 war Stephanie Sehlen als Projektleiterin und Senior Consultant im IGES Institut GmbH und bei AGENON – Gesellschaft für Forschung und Entwicklung im Gesundheitswesen mbH beschäftigt. Sie studierte Wirtschaftswissenschaften an der Universität Göttingen, war Wissenschaftliche Mitarbeiterin und promovierte am Lehrstuhl für Volkswirtschaftslehre, insbes. Mikroökonomik und Ordnungspolitik an der Universität Bamberg.

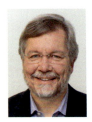

Harald Möhlmann

Harald Möhlmann ist seit 2016 Berater des Vorstands der AOK Nordost. Von 1990 bis 2016 war er u.a. als Mitglied der Geschäftsleitung, Beauftragter des Vorstandes, Geschäftsführer des Bereichs Versorgungsmanagement in der AOK Berlin, der AOK Berlin-Brandenburg und der AOK Nordost tätig. Zudem war Harald Möhlmann Dozent an verschiedenen Berliner Hochschulen und übernahm verschiedene Beratungstätigkeiten im Auftrag der Bundesregierung bzw. der Europäischen Union in den Gesundheitssystemen der damaligen Tschechoslowakei, Rumäniens, Bulgariens und des Kosovo. Er war Mitglied im Beirat Public Health Berlin beim Aufbau entsprechender Strukturen. Er studierte Wirtschaftswissenschaften an der Universität Hannover und war Wissenschaftlicher Mitarbeiter im Institut für Soziale Medizin an der Freien Universität Berlin.

3 Innovative Tarifmodelle in der privaten Krankenversicherung

Jobst Kamal, Claudia Linke, Sarah Pott, Krisztina Schmitz-Grosz und Andreas Bogusch

In diesem Artikel wird die Bedeutung von Value-Based Care (VBC) für die private Krankenversicherung (PKV) am Beispiel von alternativen Tarifmodellen für die Krankenvollversicherung betrachtet. Grundlage dafür bilden die derzeitige Marktsituation und Rahmenbedingungen in der PKV in Deutschland wie auch die Erfahrungswerte, die über die Jahre in der Schweiz gesammelt werden konnten. Abschließend wird eine mögliche Umsetzungsform für den deutschen Markt betrachtet.

3.1 Value-Based Care in der privaten Krankenversicherung

VBC zielt darauf ab, den Wert (Value) der Gesundheitsversorgung für Patienten zu maximieren, indem das Verhältnis von Patientenergebnissen zu den angefallenen Behandlungskosten optimiert wird. Dieses Konzept gewinnt insbesondere für PKV in Deutschland an Bedeutung, um dem steigenden Kostendruck entgegenzuwirken. Es adressiert die Effizienzsteigerung über drei wesentliche Hebel (vgl. Deerberg-Wittram et al. 2023, S. 54):
- das Versichertenkollektiv
- die Leistungserbringer
- die Krankenversicherungen

Insbesondere mit dem letzten Hebel hat die PKV die Chance, das Nachfrageverhalten ihrer Versicherten bspw. über besondere Tarifangebote so zu beeinflussen, sodass eine effizientere Angebotsnutzung gefördert wird. Angesichts des bisher gewohnten direkten Zugangs zur Versorgung der PKV-Versicherten und der Komplexität des Gesundheitssystems war dieser wenig genutzt.

PKVen müssen zu Versorgungsgestaltern werden.

Der Wandel von der reinen Kostenerstattungsrolle hin zu einem Versorgungsgestalter erfordert von den PKVen, innovative Versorgungsansätze in ihre Versicherungstarife zu integrieren, die über den reinen Leistungsumfang hinausgehen. Durch die Implementierung von VBC-Prinzipien kann die PKV dabei eine nachhaltige Positionierung im Wettbewerb erreichen, indem sie nicht nur Kosten spart, sondern auch durch die Verbesserung der Versorgungsqualität attraktiver für potenzielle Neuversicherte wird.

VBC verspricht für die PKV somit nicht nur eine effizientere Nutzung der Ressourcen, sondern stellt auch einen strategischen Ansatz dar, um durch Qualitätsoptimierung und patientenorientierte Versorgungssteuerung langfristig wettbewerbsfähig zu bleiben.

3.2 Telemedizinische Managed-Care-Modelle als Blaupause für VBC

Ärztliche Konsultationen per Telefon oder Video haben sich in der Schweiz in Form von Managed-Care-Modellen bzw. telemedizinischen Krankenversicherungspolicen etabliert. Versicherte, die diese Policen wählen, verpflichten sich, den Telemedizinanbieter als primäre medizinische Anlaufstelle zu nutzen. Eine Nichtbefolgung kann zu höheren Kosten für Versicherte führen, während die Einhaltung die Prämien um 10–15% senkt, da die Effizienz von Telemedizin belegt ist (Daily-Amir et al. 2019). Mittlerweile wählen rund 70% der Versicherten eine Form von Managed-Care-Modell und etwa 16% der Bevölkerung wählt ein telemedizinisches Tarifmodell (De Pietro et al. 2015). Etwa 50% der Fälle werden vollständig telemedizinisch abgeschlossen (Telecare-Rate), ohne dass eine weitere Vor-Ort-Behandlung nötig ist (Rimner et al. 2011). Bei Bedarf erfolgt eine gezielte Überweisung der Patienten an den passenden Leistungserbringer (sog. „Point of Care") zur richtigen Zeit (sog. „Time to Treat"), wodurch unnötige Überweisungen und mehrfache Arztbesuche vermieden werden. So werden Patienten bspw. oft zu Hausärzten geleitet, statt direkt Spezialisten aufzusuchen. Durch die frühzeitige telemedizinische Bewertung können auch Krankenhausaufenthalte bzw. Besuche von Notfallstationen vor allem außerhalb der regulären Praxiszeiten, vermieden werden.

3.2.1 Darstellung des Managed-Care-Modells von Medgate in der Schweiz

Um patientenorientierte und qualitativ hochwertige neue Versorgungsangebote zu fördern, stützen Versicherungen in der Schweiz ihre telemedizinische Managed-Care-Modelle auf sogenannte integrierte digitale Versorgungsprogramme (Integrated Health Care Scheme, IDHS), die Digitalisierung, Vergütung und Patientenanreize kombinieren. Diese Modelle nutzen strukturierte Behandlungspfade basierend auf Nachweise aus der Literatur (vgl. Monahan et al. 2019; De Guzman et al. 2022), um medizinische Ergebnisse zu optimieren bei gleichzeitiger Kostenreduktion (s. Abb. 1). Sie erhöhen die Patientenorientierung signifikant, indem sie eine individuell optimale Betreuung schnell und niederschwellig zugänglich machen, was insbesondere

3 Innovative Tarifmodelle in der privaten Krankenversicherung

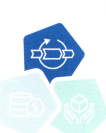

1 Vollständig digitalisierte Wertschöpfungskette des Patienten
- Integrierte Abdeckung der gesamten Wertschöpfungskette des Patienten (Prävention, Versorgung akuter und chronischer Erkrankungen, Überweisung etc.)

2 Alternative Konzepte zur Vergütung medizinischer Dienstleister
- Gewinn- und Risikoaufteilung zwischen Anbietern und Kostenträgern für die Versicherten
- Einbindung leistungs- und wertbasierter Komponenten in die Dienstleistervergütung

3 Patientenanreize für die effiziente Nutzung von Gesundheitsdiensten
- Versicherungsverträge bieten Anreize für die Nutzung von Remote-Kanälen
- Bonusleistungen oder Sanktionen für bestimmtes Patientenverhalten
- Eingeschränkter Zugang zu Gesundheitsdienstleistern

Abb. 1   Integrierte Digitale Versorgungsprogramme

bei Immobilität oder in schlecht versorgten Gebieten Nutzen stiftet. Solche Ansätze erhöhen die Zufriedenheit der Patienten und können finanzielle Vorteile aufgrund Einsparungen von nicht notwendigen Vor-Ort-Versorgungsoptionen für Versicherungen erzeugen, die möglicherweise als Prämienreduktionen an die Versicherten weitergegeben werden.

IDHS-Modelle zeigen sehr gut, wie Krankenversicherungen mit Angeboten der Telemedizin attraktive und moderne Tarife anbieten können. Versicherte erhalten in diesen Tarifen über den telemedizinischen Einstieg bei Medgate eine günstigere und jederzeit verfügbare und dadurch rechtzeitig nutzbare medizinische Versorgung. Je nach Modell können Patienten bei Bedarf oder zum Teil verpflichtend über BetterDoc, einem Unternehmen für die qualitätsbasierte Suche für passende Spezialisten und Mitglied der Medgate-Gruppe, gezielt Information und Unterstützung für die geeignete Vor-Ort-Versorgung erhalten. So können Versicherungen Anreize für die Nutzung neuer Gesundheitsangebote setzen, die an den Bedarfen der Patienten ausgerichtet sind und gleichzeitig dem wachsenden Kostendruck begegnen.

Strukturierte Behandlungspfade erhöhen die Patientenorientierung signifikant.

3.2.2 Telemedizinische Prozesse als integraler Bestandteil des Tarifmodells

Telemedizinische Konsultationen bieten über die direkte Kontaktaufnahme von Patienten und Ärzten per Video oder Telefon eine umfassende medizinische Betreuung – von der Diagnose bis zur Empfehlung einer Therapie, der Ausgabe von E-Rezepten und Planung weiterer Behandlungsschritte sowie die Ausstellung medizinischer Dokumente (z. B. Arbeitsunfähigkeitsbescheinigungen). Folgetermine sichern eine anhaltende Betreuung und Anpassung der Therapie, besonders wichtig für Patienten mit Risiko für Komplikationen (vgl. Blozik et al. 2012) oder diejenigen mit chronischen oder psychischen Leiden.

Die gewohnt hohe Qualität und Genauigkeit der medizinischen Betreuung wird auch in der Telemedizin beibehalten, erfordert jedoch ein gezieltes, konzentriertes Vorgehen, um die räumliche Distanz zu überbrücken und erstklassige Behandlungsergebnisse sicherzustellen. Medgate betont mit dem Motto „Telemedizin ist kein Hobby" die Notwendigkeit, telemedizinische Beratungen mit gleicher Sorgfalt und Präzision wie persönliche Konsultationen durchzuführen. Durch diese Herangehensweise verbessern Telekonsultationen signifikant die Effizienz und Qualität der Betreuung der Patienten.

Telekonsultationen verbessern die Qualität der Patientenbetreuung enorm.

Telemedizinische Konsultationen müssen standardisiert, wo verfügbar an evidenzbasierten Richtlinien orientiert und durch kontinuierliche Schulung sowie Supervision unterstützt werden (vgl. World Medical Association 2021). Digitale Hilfsmittel und KI-gestützte Entscheidungsfindung spielen eine zentrale Rolle, telemedizinisch tätige Ärzte zu unterstützen. Da sich Ärzte und Patienten in der Telemedizin virtuell begegnen, basiert die Anamnese sowohl auf dem ärztlichen Eingangsgespräch als auch auf vorab digital erhobenen Daten bspw. durch Symptomchecker und digital verfügbaren Patienteninformationen. Für die Untersuchung können digitale Geräte genutzt und Patienten zu Selbstuntersuchungen angeleitet werden (Telestatus: z. B. Nierenlogen Klopfdolenz-Test).

Durch die Vernetzung digitaler Ressourcen rund um Patienten und deren sozialer Umgebung trägt Telemedizin dazu bei, Versorgung mit Patienten im Mittelpunkt zu organisieren. Nicht nur die Zugänglichkeit zu Behandlung, sondern auch die Qualität der medizinischen Betreuung wird dadurch optimiert.

3.2.3 Hybride Versorgung: Weiterleitung in notwendige Vor-Ort-Versorgung

Erweist sich die medizinische Fragestellung als nicht vollständig telemedizinisch lösbar, erfolgt eine Überweisung in die verschiedenen weiterführenden Angebote der Vor-Ort-Versorgung. Somit entsteht eine hybride Versorgung, die zum Ziel hat, Patienten in einem integrierten Pfad bis zum passenden Angebot zu begleiten.

Planbare Behandlungen: Die Suche nach geeigneten Leistungserbringern erfolgt bei planbaren Behandlungen durch das Unternehmen BetterDoc, das Patienten mit einer Qualitätsdatenbank im Sinne eines VBC-Ansatzes bei der Suche nach passenden Behandlern unterstützt. Dadurch soll ein möglichst ideales Gesundheitsergebnis für den Patienten/die Patientin erreicht werden. Die individuell am besten geeigneten Ärzte mit entsprechender Fachrichtung werden nach ausführlicher Patientenprofilierung identifiziert und dem Versicherten begründet übermittelt, mit dem Ziel, die Versicherten für eine eigenverantwortliche informierte Entscheidung für die passenden Behandler zu befähigen. Je nach Ausprägungsgrad des Versicherungsmodells können Daten direkt an die in Präsenz weiter behandelnde Einrichtung übermittelt werden oder über den Versicherten weitergeleitet werden. Die qualitätsbasierte Weiterleitung in die Vor-Ort-Versorgung intendiert, Fehl- und Überversorgung entgegenzuwirken und so langfristig zur Beitragssatzstabilität des Versicherungskollektivs beizutragen.

Dringende Präsenzbehandlung: Ist aus medizinischen Gründen eine dringende Präsenzbehandlung notwendig, erfolgt eine Überweisung vom Telemedizinanbieter in eine Notaufnahme/Notdienstpraxis. Im Rahmen der Telekonsultation wird ermittelt, welche Notdiensteinrichtung in Bezug auf den erhobenen Befund am besten qualifiziert und für die betreffenden Patienten schnell zu erreichen ist. In besonders dringlichen Fällen sollen Mitarbeitende eines Telemedizinanbieters zukünftig methodisch und technologisch in der Lage sein, den Rettungsdienst zum Standort der Patienten zu koordinieren und gleichzeitig die Patienten oder Angehörige am Telefon zu begleiten – bei Bedarf bis hin zu einer telemedizinischen Anleitung zur kardiopulmonalen Reanimation (CPR).

3.2.4 Ökonomische Effekte der telemedizinischen Managed-Care-Modelle

Telemedizinische Leistungen führen zu direkten und indirekten Kostenvorteilen für Krankenversicherungen gegenüber der reinen herkömmlichen Vor-Ort-Versorgung. **Direkte Einsparungen** können dadurch erreicht werden, indem beispielsweise Prozessstandardisierungen im administrativen Bereich (z. B. Einführung einer vereinfachten Direktabrechnung zwischen den Versicherungen und Anbieter) oder auch in den Prozessen in der Leistungserbringung selbst eingeführt werden (z. B. Ausstellen von Dokumenten im Behandlungsprozess, wie z. B. Rezepten oder Überweisungen). Digitales Monitoring ersetzt unnötige Arztbesuche, was besonders bei akuten und chronischen Erkrankungen Einsparungen ermöglicht.

Indirekte Einsparungen entstehen durch eine effiziente medizinische Triage, die eine zeitnahe und passende Versorgung sicherstellt, unnötige Notaufnahmebesuche vermeidet und zu einer schnelleren Genesung des Versicherten beiträgt. Dies führt zu niedrigeren Ausfallzeiten bei der Arbeit, weniger Verkehrsunfällen und nebenbei zu einer Reduktion der CO_2-Emissionen durch weniger Patientenfahrten (Schaetz et al. 2020; GBD 2015 Mortality and Causes of Death Collaborators 2016; Schmitz-Grosz et al. 2023).

Die resultierenden Einsparungen betreffen nicht nur den ambulanten Bereich, sondern den gesamten Versorgungsprozess, was in den telemedizinischen Tarifen zu finanziellen Vorteilen für die Versicherten von bis zu 20% führt (Manz 2023).

> *Warum bieten die Schweizer Krankenversicherer alternative telemedizinische Tarifmodelle an?*
> - *Ökonomische Anreize für Patienten und Versicherer, spezifische Tarife (Managed Telecare) anzubieten und zu nutzen.*
> - *Eigenständige Telemedizinanbieter neben den ambulanten Arztpraxen stellen sicher, dass die telemedizinische Versorgungsqualität hochwertig erbracht werden kann (Blozik et al. 2010).*
> - *Telecare-Rate von rund 50%, sowie die Vermeidung von nicht notwendigen Inanspruchnahmen des Gesundheitssystems (Rimner et al. 2011) Einsparungen von bis zu 20% über alle Stufen des Versorgungsprozesses.*

Durch hybride Versorgungsstrukturen entstehen Einsparungen für Versichertenkollektive in zweierlei Hinsicht: Bei häufig vorkommenden Gesundheitsanliegen führt eine hohe Telecare-Rate zu Einsparungen gegenüber der Vor-Ort-Versorgung (Hochvolumen). Einsparungen durch das Navigations- und Informationsangebot für die Vor-Ort-Versorgung (erbracht von BetterDoc) werden vor allem im Hochkostenbereich, also bei komplexeren und zum Teil stationär zu behandelnden Erkrankungen, generiert.

Der Überleitung zur spezialisierten Vor-Ort-Versorgung überzeugt dabei auch die Versicherten: Mit einem Net-Promoter-Score-Wert (NPS-Wert) von 71 und einer Weiterempfehlungsrate von 94% auf der Basis von mehr als 70.000 betreuten Fällen trägt diese zu einem positiven Kundenerlebnis entlang der Patient Journey bei.

3.3 Strategien für die Implementierung und Integration in Deutschland

Im Juli 2023 wurde im deutschen Markt ein neuer PKV-Vollversicherungstarif eingeführt, der telemedizinische Konsultationen und eine bedarfsorientierte Überleitung in die Vor-Ort-Versorgung als ergänzende medizinische Versorgungsstufe einschließt. Obwohl die Inanspruchnahme freiwillig ist, werden die Versicherten finanziell bei Nutzung dieser z. B. über die Unschädlichkeit des Selbstbehalts und der Beitragsrückerstattung incentiviert. Die Versicherten werden mittels digitaler Lösungen effektiv durch ihre Patient Journey geleitet, unnötige Behandlungen vermieden sowie Patienten gezielt in die angemessene Versorgung überführt.

Auch in deutschen Tarifmodellen bilden telemedizinische Konsultationen über Medgate den ersten Kontaktpunkt den Einstieg in die medizinische Versorgung. Sollte eine Weiterbehandlung notwendig sein, wird der Zugang und die Auswahl durch Anbieter wie BetterDoc qualitativ gesichert. Medgate spielt in diesen Tarifen eine zentrale koordinierende Rolle innerhalb der Versicherungsangebote und ermöglicht den Versicherten einen einfachen, übersichtlichen Zugang zu notwendigen Leistungen. Erfahrungen aus der Schweiz zeigen zudem, dass für den Erfolg solcher Tarife eine klare Struktur und konsequente Umsetzung entscheidend sind (s. Tab. 1).

Die oben genannten Inhalte sind in der deutschen PKV grundsätzlich umsetzbar und es zeigen sich im deutschen Markt gegenüber der Schweiz einige strukturelle Vorteile (s. Tab. 2).

3.4 Fazit und Ausblick

Nicht nur die PKVen, sondern auch die gesetzlichen Krankenkassen müssen sich zunehmend mit wirksamen Hebeln der Optimierung von patientenorientiertem Outcome zu Kosten für die Gesundheitsversorgung im Sinne von VBC beschäftigen, um der Gefahr steigender Ausgaben und damit einhergehend steigender Versicherungsbeiträge entgegenzuwirken. Gleichzeitig zeigt sich, dass neue vor allem digitale Gesundheitsangebote nicht von sich aus in eine Standardnutzung durch Versicherte gelangen, sondern Anreize benötigen, damit sie als Regelangebot im Sinne von digital vor Vor-Ort-Versorgung betrachtet werden. Wie dieser Beitrag zeigt, können dafür neue, innovative Tarife konzipiert werden, um Verhaltensveränderungen bei Versicherten hin zu einer stärkeren Nutzung von neuen qualitätsorientierten Gesundheitskonzepten zu erreichen. Die Schweiz liefert dafür einige Erfahrungen und Impulse, auf denen aufgebaut werden kann.

3 Innovative Tarifmodelle in der privaten Krankenversicherung

Tab. 1 Erfolgsfaktoren telemedizinischer Tarifmodelle in der Schweiz

Hebel Erfolgsfaktoren	Effekt
Anstellungsverhältnis der Ärzte bei Telehealth-Anbietern	Die Anstellung der Ärzte garantiert durch Spezialisierung und gezielte Aus- und Fortbildung ein hohes telemedizinisches Niveau. Die Kapazitäten können durchgehend 24/7 inkl. Service-Level zur Verfügung gestellt werden.
medizinische Qualität durch Guidelines	Telemedizinische Guidelines führen zu Standardisierung und Messbarkeit der Behandlungsprozesse und -ergebnisse.
Lotsenfunktion durch die Telemedizin	Die Patienten werden zielgerichtet und zeitgerecht durch die Angebote im Gesundheitswesen gelotst. So können die Patienten gemäß „Point of Care" und „Time to Treat" eingeschätzt und bei Bedarf gezielt weitergeleitet werden.
Incentivierung der Versicherten	Die Versicherten erhalten für die Einhaltung der Vorgaben in einem alternativen Tarifmodell einen finanziellen Vorteil. Dieser kann verschiedentlich gestaltet sein, bspw. als Tarifvergünstigung oder die Unschädlichkeit von Selbstbehalt bzw. Beitragsrückerstattung.
Bindung an spezifische Tarife	Die Integration in spezielle Tarife mit finanziellen Anreizen stärkt die Bindung der Versicherten an die vorgegebene Patient Journey und die (tele-)medizinischen Empfehlungen.
Digitalisierung relevanter Prozessschritte (E-Rezept, eAU etc) und Angebot verschiedener Kanäle	Über die Medgate-App oder Telefon können telemedizinische Behandlungen 24/7 inkl. der Abgabe von Rezepten, ärztliches Attest, Überweisungen und Verordnungen via präferierten Kanal in Anspruch genommen werden.
Verzahnung in die physische Versorgung	Bei Bedarf ist eine gezielte Überleitung in eine physische Versorgung entscheidend, um unnötige Behandlungen zu vermeiden und hohe Behandlungsqualität zu gewährleisten. Dies kann entweder durch ein bestehendes Behandlernetzwerk (Schweiz) oder durch eine qualitätsbasierte Auswahl von Behandlern (Deutschland) über BetterDoc erfolgen.

Tab. 2 Vorteile telemedizinischer Tarifmodelle im deutschen PKV-Markt

Vorteil	Effekt
Die Versicherten verbleiben i.d.R. viele Jahre in privaten Krankenvollversicherungstarifen und sichern die Einsparungen langfristig.	In der Schweiz neigen gesunde Versicherte dazu, zunächst günstige telemedizinische Tarife zu wählen und bei Krankheit in Tarife mit umfangreicheren Leistungen zu wechseln und die Lerneffekte mitzunehmen. Da in Deutschland die Versicherten in der PKV Tarife nur selten wechseln, bleiben die Wirkungseffekte im Kollektiv des Tarifs. Dieses ist langfristig besonders im Alter bei steigendem Morbiditätsrisiko und Leistungsausgaben von ökonomischer Bedeutung.
In Deutschland ist die Telecare-Rate potenziell höher.	In Deutschland führt eine stärkere Risikoselektion in der PKV zu einer höheren Telecare-Rate als in der Schweiz, wo die Populationen heterogener sind.

Vorteil	Effekt
durchgängig digitale Patient Journey	Versicherte haben über eine App von Medgate jederzeit Zugang zu telemedizinischen Konsultationen. Die Abrechnung erfolgt digital und pauschal direkt zwischen der Krankenversicherung und dem Telemedizinanbieter, wodurch der administrative Aufwand für Versicherte und andere Beteiligte erheblich reduziert wird.
hybride Versorgung	Die Kombination aus akuter telemedizinischer Unterstützung und qualitätsorientierter Navigation in die Vor-Ort-Versorgung ermöglicht eine frühzeitige Erkennung und sinnvolle Begleitung von Erkrankungen.
datengesteuerte Versorgung	Das Modell ermöglicht PKVen, auf eine größere Datengrundlage zu Analysezwecken als in herkömmlichen Versicherungsmodellen zuzugreifen. Aktuell führt das Kostenerstattungsprinzip und das Streben nach Beitragsrückerstattungen sowie Selbstbehalten zu lückenhaften Daten zur tatsächlichen medizinischen Versorgung in der PKV. Diese Daten sind wichtig für zielgerichtete Versorgungsforschung und die Entwicklung neuer, relevanter Angebote für die PKV-Versicherten.

In der Schweiz werden Versicherte jedoch stark sanktioniert, sofern diese sich nicht an die in den Allgemeinen Versicherungsbedingungen genannten Vorgaben halten: So können Zuzahlungen gekürzt oder gar ganz gestrichen werden. Aufgrund der regulatorischen Vorgaben ist diese Sanktionierung deutscher PKV-Versicherter weder umsetzbar, noch scheint sie vereinbar mit bisherigen Erwartungen der PKV-Versicherten. Daher müssen andere Ansätze implementiert werden, die die Versicherten dazu motivieren, die nachweislichen Qualitätssteuerungsinstrumente zu nutzen. Instrumente zur Incentivierung z. B. die Unschädlichkeit von Selbstbehalt und Beitragsrückerstattung für die Nutzung der Telemedizinangebote können erste Motivatoren sein, sich auf neue Versorgungsangebote einzulassen. Zusätzlich stellen nachhaltige Tarifmodelle mit geringeren Tarifsteigerungen über die Lebenszeit eine hohe Attraktivität dar und geben Einsparungen über VBC-Ansätze an Versicherte weiter. Auch die Vertragsparteien PKV und Telemediziner können zukünftig über erfolgsbasierte Vergütungsbestandteile die Ergebnisorientierung der neuen Tarifmodelle verbessern und zum Beispiel Qualitätsparameter (u. a. Telecare-Rate, NPS, Service Level etc.) als Teil der Vergütungslogik untereinander vereinbaren.

Es ist an der Zeit, dass PKVen ihre Handlungsrahmen nutzen und mit innovativen Tarifen Rahmenbedingungen für Verhaltensveränderung schaffen und so im deutschen Gesundheitsmarkt mehr patientenorientierte Versorgungsansätze für Versicherte etablieren. Im Bereich der gesetzlichen Krankenversicherungen sind jedoch regulatorische Anpassungen notwendig, um vergleichbare Modell umzusetzen.

Literatur

Blozik E, Wildeisen IE, Fueglistaler P, von Overbeck J (2012) Telemedicine can help to ensure that patients receive timely medical care. J Telemed Telecare 18(2), 119–121. DOI: 10.1258/jtt.2011.110812

Blozik E, Sommer-Meyer C, Cerezo M, von Overbeck J (2010) UTI in women. Consider telemedical management. BMJ (Clinical research ed.) 340, c1464. DOI: 10.1136/bmj.c1464

Daily-Amir D, Albrecher H, Bladt M, Wagner J (2019) On Market Share Drivers in the Swiss Mandatory Health Insurance Sector. Risks 7(4), 114. DOI: 10.3390/risks7040114

Deerberg-Wittram J, Kirchberger V, Rüter F (Hrsg.) (2023) Das Value-Based Health Care Buch. Gesundheitsversorgung nachhaltig gestalten. MWV Medizinisch Wissenschaftliche Verlagsgesellschaft Berlin

De Guzman KR, Snoswell CL, Taylor ML, Gray LC, Caffery LJ (2022) Economic Evaluations of Remote Patient Monitoring for Chronic Disease: A Systematic Review. Value Health 25(6), 897–913. DOI: 10.1016/j.jval.2021.12.001

De Pietro C, Camenzind P, Sturny I, Crivelli L, Edwards-Garavoglia S, Spranger A, Wittenbecher F, Quentin W (2015) Switzerland: Health System Review. Health Syst Transit. 17(4):1–288, xix. PMID: 26766626

GBD 2015 Mortality and Causes of Death Collaborators (2016) Global, regional, and national life expectancy, all-cause mortality, and cause-specific mortality for 249 causes of death, 1980–2015: a systematic analysis for the Global Burden of Disease Study 2015. Lancet (London, England) 388(10053), 1459–1544. DOI: 10.1016/S0140-6736(16)31012-1

Manz B (2023) Vor- und Nachteile von Telmed-Modellen. URL: https://www.moneyland.ch/de/telmed-modell-vergleich-schweiz (abgerufen am 29.08.2024)

Monahan M, Jowett S, Nickless A et al. (2019) Cost-Effectiveness of Telemonitoring and Self-Monitoring of Blood Pressure for Antihypertensive Titration in Primary Care (TASMINH4). Hypertension 73(6), 1231–1239. DOI: 10.1161/HYPERTENSIONAHA.118.12415

Rimner T, Blozik E, Begley C, Grandchamp C, von Overbeck J (2011) Patient adherence to recommendations after teleconsultation: survey of patients from a telemedicine centre in Switzerland. J Telemed Telecare 17(5), 235–239. DOI: 10.1258/jtt.2011.101013

Schaetz L, Rimner T, Pathak P et al. (2020) Employee and Employer Benefits From a Migraine Management Program: Disease Outcomes and Cost Analysis. Headache 60(9), 1947–1960. DOI: 10.1111/head.13933

Schmitz-Grosz K, Sommer-Meyer C, Berninger P et al. (2023) A Telemedicine Center Reduces the Comprehensive Carbon Footprint in Primary Care: A Monocenter, Retrospective Study. J Prim Care Community Health 14, 21501319231215020. DOI: 10.1177/21501319231215020

World Medical Association (Hrsg.) (2021) Handbook of WMA Policies. URL: https://www.wma.net/wp-content/uploads/2022/11/HB-E-Version-2022-2-2.pdf

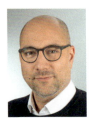

Jobst Kamal, MBA

Seit über 22 Jahren im Gesundheitssektor tätig, bekleidete Jobst Kamal u.a. Positionen bei einer Krankenkasse, einer Kassenärztlichen Vereinigung und privatwirtschaftlichen Health-Unternehmen, bevor er zu Europas führendem Telemedizinunternehmen Medgate wechselte. Wissenschaftlich befasste er sich u. a. mit Managed-Care-Modellen und dem Versorgungsmanagement. Neben seiner ehrenamtlichen Tätigkeit doziert er in den Fächern Gesundheit & Prävention sowie Wirtschafts- und Gesundheitspsychologie an der SRH Fernhochschule – The Mobile University.

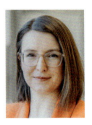

Dr. Claudia Linke

Claudia Linke ist seit April 2023 Geschäftsbereichsleiterin Business Development und Marketing bei der BetterDoc GmbH. Zuvor verantwortete sie als Geschäftsführerin ZAVA Deutschland GmbH das Deutschlandgeschäft des europäischen Telemedizin-Anbieters. Weitere Stationen waren als Senior Beraterin bei McKinsey & Company mit Fokus auf den Gesundheitssektor und digitale Transformationen sowie knapp zehn Jahre beim global tätigen Medizinprodukteanbieter Zimmer Biomet. Sie ist promovierte Gesundheitsökonomin der Universität Bayreuth.

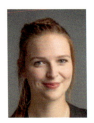

Sarah Pott, M.Sc.

Sarah Pott ist seit 2022 bei der BetterDoc GmbH tätig. Dort ist sie als Senior Business Development Managerin für die Akquise und Weiterentwicklung strategischer Partnerschaften mit privaten Versicherungsunternehmen in Deutschland zuständig. Sie ist studierte Gesundheitsökonomin (M.Sc.) der Universität zu Köln.

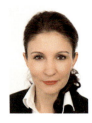

Dr. med. Krisztina Schmitz-Grosz

Krisztina Schmitz-Grosz ist Chief Medical Officer (CMO) der Medgate Group, wo sie den internationalen medizinischen Lenkungsausschuss von Medgate, das medizinische Expertenteam für KI-gesteuerte Triage und die Medgate Academy leitet. Zuvor war sie in verschiedenen Positionen bei Medgate tätig, so bspw. als Head of Medical Affairs. Sie ist Mitglied und Sprecherin der VBC-Gesellschaft in der Schweiz, der DGTelmed in Deutschland (Deutsche Gesellschaft für Telemedizin) und Ehrenmitglied der Ethikkommission der Ärztekammer Nordrhein.

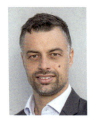

Andreas Bogusch, Dipl.-Univ.

Andreas Bogusch ist Gesundheitsökonom (Dipl.-Univ.) und seit über 15 Jahren im Gesundheitswesen tätig. Vor seiner Rolle als Geschäftsführer bei Medgate Deutschland zeichnete er als Head of International Business Development bei Medgate für die internationale Expansion der Medgate Gruppe verantwortlich. Als Unternehmensberater zweier Consulting-Firmen und Projektleiter innerhalb der MunichRe-Gruppe hat er Projekte sowohl in Deutschland wie auch international v. a. in der Golfregion und Ostafrika für öffentliche, private und halb-staatliche Gesundheitsorganisationen betreut.

4

...gsbasierte Vergütungsmodelle bei DiGA: ...pause für ein nachhaltig ausgerichtetes Gesundheitssystem?

Nicolas Busch und Benjamin Westerhoff

Zu hohe Kosten, Kritik einiger Krankenkassen am unklaren Nutzen, Herstellerinsolvenzen, niedrige Nutzungsraten sowie ein deutlich eingetrübtes Investitionsklima. Es gibt viele Herausforderungen für Digitale Gesundheitsanwendungen (DiGA) – aber wie kann ein langfristiges Modell zur erfolgreichen Nutzung von digitalen Versorgungslösungen aussehen?

4.1 Ausgangslage

Aktuell umfasst das DiGA-Verzeichnis über 55 Anwendungen (BfArM 2024), die eine Vielzahl von Erkrankungen abdecken, von psychischen Störungen bis hin zu lebensstilbedingten chronischen Krankheiten. Das DiGA-Rahmenwerk ermöglicht sowohl vorläufige als auch endgültige Listungen und bietet somit einen Weg für die Bewertung und Integration digitaler Gesundheitslösungen in das Gesundheitssystem. Laut einer Umfrage der Stiftung Gesundheit verschreiben 45 % der Hausärzte in Deutschland zumindest gelegentlich DiGA (Sicking 2024)

Mit der im März 2023 veröffentlichten Digitalisierungsstrategie (BMG 2023b) will das Bundesgesundheitsministerium (BMG) die Rolle der DiGA stärken. Sie sollen deutlich strukturierter als bisher integraler Bestandteil der Versorgung werden – beispielsweise über ihre Einbettung in medizinische Leitlinien oder als Bestandteil der (digital unterstützten) Disease-Management-Programme (dDMP).

Durch die daraus erwartbare Steigerung der Verordnungshäufigkeit wird allerdings noch weiter verschärft, worauf sich die aktuelle Diskussion um die DiGA bereits wesentlich konzentriert: nämlich den Kosten-/Vergütungsaspekt. Die aus unserer Sicht relevanteren Themen wie insbesondere die Betrachtung der Outcomes und Wirkung auf die Versorgung findet hingegen in der Diskussion bisweilen kaum statt.

Der Gesetzgeber und die Vertragsparteien des Rahmenvertrages haben ursprünglich den patientenrelevanten Nutzen einer DiGA zu einem zentralen Preisbewertungskriterium gemacht. Allerdings geben weder das SGB V noch die Rahmenvereinbarung zwischen dem GKV-Spitzenverband (GKV-SV) und den Herstellerverbänden klare Richtlinien oder einen Algorithmus vor, wie ein angemessener, wertorientierter DiGA-Preis aussehen kann und abgeleitet werden soll. Das Gesetz zur Beschleunigung der Digitalisierung des Gesundheitswesens (DigiG) konkretisiert nun, dass spätestens ab Januar 2026 „der Anteil erfolgsabhängiger Preisbestandteile mindestens 20% des Vergütungsbetrages betragen muss" (BMG 2023a) und stellt klar, dass derartige Regelungen zwischen den Vertragsparteien auch tatsächlich zu treffen sind.

Die Outcomes und ihre Auswirkungen auf die Versorgung müssen fokussiert werden.

Andere Vertragsbereiche beinhalten das Prinzip erfolgsabhängiger Vergütung bereits. Zu nennen sind verschiedene selektivvertragliche Vereinbarungen auf Basis des § 140a SGB V, nutzenorientierte Preisverhandlungen zu patentgeschützten, hochpreisigen Arzneimitteln oder auch die Qualitätsverträge auf Basis des § 110a SGB V. Im Segment digitaler Versorgung ist allerdings keine dieser Vertragsformen wirklich verbreitet, u.a. da die Verträge entweder durch hohe Individualität gekennzeichnet oder in ihrer Ausgestaltung hochgradig komplex und langwierig sind. Diese Tatsache muss Anlass sein, die Konzepte zu überdenken und die Ausgestaltung eines nutzenorientierten Modells für die DiGA anders anzugehen.

4.2 Sieben Erfolgsfaktoren

Um eine gemeinsame Diskussion zum Messen von Outcomes in der digitalen Versorgung zu starten, gibt es aus unserer Sicht und internationaler Erfahrung sieben Erfolgsfaktoren.

4.2.1 Preisbildung präzisieren

> *Erfolgsfaktor 1: Klare gesetzliche Grundlagen zu genaueren Ausgestaltungsmöglichkeiten von erfolgsabhängigen Preisbestandteilen bei DiGA sollten geschaffen werden.*

Die allgemeine Regelung zur Preisbildung bei DiGA ist in § 134 SGB V dargelegt. Weitere Informationen zur genauen Ausgestaltung, etwa in welcher Form die variable Vergütung umgesetzt werden soll oder welche Parameter dafür genutzt werden sollen, finden sich nicht. Im Leitfaden zum Fast-Track-Verfahren für DiGA nach § 139e SGB V (BfArM 2023) findet sich lediglich der Hinweis auf „Kennzahlen des Nutzungserfolgs wie z.B. eine niedrige Abbrecherquote". In § 139e Abs. 13 SGB V ist nun allerdings die Verpflichtung der DiGA-Hersteller zu lesen, dem BfArM ab Januar 2026

4 Erfolgsbasierte Vergütungsmodelle bei DiGA: Blaupause für ein nachhaltig ausgerichtetes Gesundheitssystem?

   a. die Dauer und Nutzungshäufigkeiten,
   b. die Patientenzufriedenheit in Bezug auf die Qualität der DiGA und
   c. den patientenberichteten Gesundheitszustand während der DiGA-Nutzung zu berichten.

Neben einem Prozessparameter werden künftig also zumindest zwei patientenseitig berichtete Parameter erhoben.

Bezüglich der genauen Ausgestaltung der erfolgsabhängigen Preisbestandteile finden sich aktuell keine präzisen gesetzlichen Angaben. Zur Orientierung können § 130a Abs. 8, § 130a Abs. 8a oder § 130c Abs. 1 SGB V dienen, die sonst als rechtliche Grundlage von Pay-for-Performance-Verträgen im pharmazeutischen Bereich fungieren (BAS 2022). Ebenfalls genauere Angaben macht § 110a SGB V, der Qualitätsverträge zwischen Krankenkassen und Krankenhäusern regelt. Wird von den Herstellern der DiGA und Krankenkassen die Vereinbarung von erfolgsabhängigen Preisbestandteilen erwartet, sollte eine dementsprechende rechtliche Grundlage weiter ausformuliert werden.

Es ist zu beachten, dass die Zustimmung jedes Versicherten zur Datenverarbeitung erforderlich ist. Tatsächlich kann ein Versicherter der Datensammlung, die für erfolgsabhängige Preise notwendig ist, nur entgegentreten, indem er der gesamten Einwilligung und somit der Nutzung der DiGA widerspricht. Das kürzlich verabschiedete Gesundheitsdatennutzungsgesetz dürfte ebenfalls dazu beitragen, die Messung von Qualitätsindikatoren in diesem Zusammenhang zu erleichtern. Des Weiteren ist „über die Verpflichtung nach § 374a SGB V [...] gesichert, dass Vitaldaten aus Hilfsmitteln und Implantaten zukünftig fortlaufend von DiGA abgerufen, für die Therapie genutzt und über die ePA an die Ärzte und andere Leistungserbringer weitergegeben werden können" (BMG 2023a). Ein sinnvoller erster Schritt wäre es daher, Rahmenparameter gemeinsam zu präzisieren und zu fixieren.

4.2.2 Rahmenparameter festlegen

Erfolgsfaktor 2: Krankenkassen und Leistungserbringer müssen sich je Indikationsgebiet auf definierte Parameter einigen, die den Krankheitsstand sowie Therapieerfolg erfassen. Grundlage können die ICHOM-Sets sowie durch das IQTIG festgelegte Evaluationskennziffern sein.

Sollen erfolgsabhängige Preisbestandteile vorhanden sein, muss ein Behandlungserfolg definiert werden. Um diesen messen zu können, müssen Stakeholder sich auf Parameter einigen, die genutzt werden, um im Gesamten eine Aussage über den Krankheitsverlauf und somit das Ergebnis der Behandlung zu treffen. Häufig findet sich eine Einteilung nach klinischen Parametern (u.a. Laborwerte, Eintritt von bestimmten Krankheitskomplikationen, Hospitalisierung). Diese werden auch als CROMs (Clinician-Reported Outcome Measures) bezeichnet (EIT Health 2020). Im Gegensatz dazu stehen PROMs (Patient-Reported Outcome Measures). Diese erfassen subjektive Parameter (u.a. Schmerz, Dauer bis zur erneuten Arbeitsfähigkeit, finanzielle Belastung der Erkrankung). Eine weitere Kategorie stellen PREMs (Patient-Reported Experience Measures) dar. Diese sind jedoch eher als Prozessparameter denn als Ergebnisparameter zu verstehen, da sie vor allem subjektive Aspekte bewerten (u.a. Zufriedenheit mit der Therapie oder der Interaktion mit Leistungserbringern). Grundlegend sollte der Fokus auf CROMs und PROMs gelegt werden und diese sollten zu mehreren Zeitpunkten vor, während und nach der Therapie gemessen werden. Eine suffiziente Grundlage hierfür wird durch die ICHOM zur Verfügung gestellt (ICHOM 2024).

Das 2012 gegründete Konsortium entwickelt zusammen mit Patientenrepräsentanten, klinisch führenden Ärzten und relevanten Stakeholdern entsprechende Frameworks, die aktuell für 45 Indikationen zur Verfügung stehen. Zum aktuellen Stand sind für fast alle Indikationen, für die es DiGA gibt, entsprechende ICHOM-Sets vorhanden. Ebenfalls leitet das IQTIG in seinem Abschlussbericht zu Qualitätsverträgen nach § 110a SGB V „mögliche Qualitätsanforderungen für Qualitätsverträge für den jeweiligen Leistungsbereich sowie hiervon abgeleitete, empfohlene Qualitätskennzahlen (Evaluationskennziffern)" ab (IQTIG 2023). Analog können diese, gegebenenfalls unter Berücksichtigung der ICHOM-Sets, für DiGA erstellt werden. Idealerweise erfolgt eine Einigung auf Ebene der Indikationen, damit nicht für einzelne DiGA innerhalb einer Erkrankung verschiedene Vereinbarungen getroffen werden.

4.2.3 Gesundheitsdaten erfassen

Erfolgsfaktor 3: Die Erfassung von Gesundheitsdaten muss optimiert werden. Ein erster Schritt in diese Richtung kann durch Datenerfassung im Rahmen der Verwendung von DiGA erfolgen.

Neben der Einigung auf Parameter stellt die Erfassung der entsprechenden Daten eine weitere Hürde dar. Bisher stand in Deutschland der Datenschutz im Vordergrund, die Sorge um Datendiebstahl mit entsprechenden Folgen war groß. Mit Verabschiedung des Digitalgesetzes sowie Inkrafttreten des Gesundheitsdatennutzungsgesetzes wird der Weg für die Datenerfassung geebnet. Am Beispiel von Schweden kann man sehen, wie eine erfolgreiche Implementierung von Datenerfassungsmöglichkeiten aussehen kann. Das Projekt „Primary Care Quality Sweden" (Elmroth 2018) ist dabei ein beeindruckendes Beispiel dafür, wie Schweden in puncto Datenverfügbarkeit Maßstäbe setzt. Ziel dieses Projekts war es, die Koordination in der primären Gesundheitsversorgung zu verbessern. Hierfür wurde ein umfangreiches System zur Qualitätssicherung entwickelt, das rund 150 Qualitätskriterien und technische Verfahren zur automatischen Datenerfassung beinhaltet. Somit müssen Gesundheitsdienstleister sich nicht mehr mit dem zeitraubenden Prozess der Datensammlung befassen. Zudem werden die gewonnenen Daten sowohl auf lokaler als auch auf nationaler Ebene zur Verfügung gestellt (Economist Intelligence Unit 2019). Diese Tiefe und Präzision in der Datenverfügbarkeit unterstreichen eindrucksvoll, wie eine erfolgreiche Implementierung aussehen kann. DiGA stellen hier eine hervorragende Möglichkeit für Deutschland dar, die Datenerfassung zu verbessern. Dies wird z.B. in der obligatorischen Übertragung der DiGA-Daten in die ePA sichtbar. Können hier

4 Erfolgsbasierte Vergütungsmodelle bei DiGA: Blaupause für ein nachhaltig ausgerichtetes Gesundheitssystem?

positive Effekte demonstriert werden, öffnet das ebenfalls die Tür für die optimierte Datenerhebung in anderen Bereichen.

4.2.4 Gesundheitsdaten auswerten

> *Erfolgsfaktor 4: Die Auswertung von Gesundheitsdaten muss transparent und unter Beteiligung aller Stakeholder erfolgen. Eine Lösung könnte die Einrichtung einer Arbeitsgruppe sowie technologische Unterstützung durch Drittanbieter sein.*

Nach erfolgreicher Erfassung der Daten müssen diese in Hinblick auf die Erfüllung der vorgegebenen Qualitätsziele evaluiert werden. Grundlage hierfür stellen Transparenz, Kompatibilität zwischen den verschiedenen Systemen sowie Kooperation der Stakeholder dar. Orientiert man sich am Vorbild der Qualitätsverträge nach § 110a SGB V wird klar, dass die Ausgestaltung vermutlich einen deutlichen Spielraum haben wird. So finden sich in den Rahmenvereinbarungen Vorgaben für die Organisationsform, entsprechende verfahrenstechnische Voraussetzungen, anzuwendende elektronische Datensatzformate, die Softwarespezifikationen und maßgebliche Übermittlungsintervalle (GKV-Spitzenverband und Deutsche Krankenhausgesellschaft 2021).

Krankenkassen und Leistungserbringer/Hersteller müssen sich also einigen, wie bestimmt wird, ob bestimmte Parameter erfüllt sind. Neben einer unabhängigen Auswertung auf beiden Seiten ist dabei die Einrichtung einer gemeinsamen Einheit zur Auswertung, ggf. unterstützt durch Drittanbieter, denkbar. Dies fördert eine Berücksichtigung der verschiedenen Interessen und bietet eine Plattform zur Lösung von Konflikten. Die Integration von Drittanbietern, wie z.B. Logex (www.logex.de), honic (www.honic.eu/de/) oder Heartbeat Medical (www.heartbeat-med.com/de/) kann bei der Bereitstellung der Infrastruktur sowie der Integration verschiedener Datentypen helfen. Drittanbieter können zudem fortschrittliche Technologien wie prädiktive Analytik und künstliche Intelligenz nutzen, um die Genauigkeit und Effizienz der Datenauswertung zu verbessern.

4.2.5 Erfolgsbasierte Bezahlung klar definieren

> *Erfolgsfaktor 5: Erfolgsbasierte Zahlungen für DiGA müssen nach einem klar definierten System erfolgen, ein möglicher Ansatz wäre eine Basiszahlung sowie ein zusätzlicher ergebnisorientierter Anteil.*

Neben gesetzlicher Grundlage, Datenverfügbarkeit und Notwendigkeit der Organisation unter Integration aller Stakeholder muss sich ebenfalls über den genauen Modus einer erfolgsbasierten Vergütung geeinigt werden. Während in Amerika häufig

Shared-Savings-Ansätze zum Einsatz kommen (CMS 2024), gibt es in Deutschland im pharmazeutischen Bereich das Rückerstattungs- sowie das Ratenzahlungsmodell. Wie im Sondergutachten des Bundesamtes für soziale Sicherung beschrieben, wird dabei vor allem Ersteres genutzt (BAS 2022). Dabei zahlt die Krankenkasse anfänglich den gesamten oder einen rabattierten Betrag für ein Medikament direkt an den Hersteller. Der Erfolg der Therapie wird anschließend über einen Nachbeobachtungszeitraum betrachtet. Sollte sich herausstellen, dass die Therapie nicht erfolgreich ist, erstattet der Hersteller einen Teil des Medikamentenpreises an die Krankenkasse zurück. Die Höhe der Rückerstattung kann je nach Zeitpunkt des festgestellten Misserfolgs der Therapie variieren. Der Nachteil von solchen Rückerstattungsmodellen liegt jedoch im erhöhten administrativen Aufwand. Des Weiteren können bei komplexeren Modellen finanztheoretische Aspekte eine Rolle spielen (ebenfalls im Sondergutachten dargestellt). Insgesamt wird so die Implementierung erschwert. Eine mögliche Alternative stellen Modelle dar, in denen eine initiale Basiszahlung mit einem kleineren Anteil an erfolgsabhängiger Komponente gekoppelt wird (Cattel et al. 2020). Diese wird nur ausgezahlt, wenn bestimmte Zielparameter erreicht werden. Darüber hinaus entspricht ein solches Vorgehen auch den Qualitätsverträgen nach § 110a SGB V, bei denen Anreize im Sinne von zusätzlichen Zahlungen an Krankenhäuser ermöglicht werden. Jedoch muss hier auch genau definiert werden, wie diese im Detail auszugestalten sind. So kommen als Anreize z.B. „die Empfehlung des Krankenhauses durch die Krankenkasse, einmalige Zahlungen oder erfolgsabhängige Zahlungen sowie Mischformen in Betracht" (IQTIG 2023). Idealerweise werden hier dann indikationsübergreifende Parameter (z.B. Nutzung), mit PROMs und indikationsspezifischen CROMs kombiniert.

4.2.6 Implementierungskosten berücksichtigen

Erfolgsfaktor 6: Der Umgang mit durch die Implementierung von erfolgsbasierten Zahlungen für DiGA zusätzlich entstehenden Kosten muss organisiert werden, z.B. durch die vorausschauende Bildung von Rücklagen zur Auszahlung variabler Preisbestandteile.

Steht einer vermehrten Anwendung von DiGA eine nicht stattfindende Therapie gegenüber (zum Beispiel, weil es aufgrund von Ressourcenknappheit keine Therapieplätze gibt, wie zuletzt häufig im psychotherapeutischen Bereich beobachtet), entstehen zunächst zusätzliche Kosten (ter Balk 2022). Dabei wird davon ausgegangen, dass in Zukunft stattfindende Therapiemaßnahmen verhindert werden können und Kosten somit insgesamt gesenkt werden. Unabhängig davon kann die Implementierung von erfolgsabhängiger Vergütung auf zwei Arten zu erhöhten Kosten führen, bevor sich diese amortisieren. Zum einen durch erhöhten bürokratischen und infrastrukturellen Aufwand zur Sammlung, Speicherung und Auswertung von Daten sowie durch gegebenenfalls anfallende Bonuszahlungen. Entsprechende Kosten müssen getragen werden. Dies kann zum Beispiel durch gezielte Anschubinvestitionen sichergestellt werden. Bezogen auf die aktuellen Kosten der DiGA könnte man die Erstattung so anpassen, dass ein Teil des Betrags flexibel gezahlt wird. Basierend

4 Erfolgsbasierte Vergütungsmodelle bei DiGA: Blaupause für ein nachhaltig ausgerichtetes Gesundheitssystem?

darauf werden nun 20% des Betrags durch die Krankenkassen zurückgehalten. DiGA werden im Folgeintervall zu 80% fix und 20% variabel vergütet, zum Beispiel über ein Punktesystem analog zum Einheitlichen Bewertungsmaßstab (KBV 2023).

4.2.7 Zielgrößen festlegen

Erfolgsfaktor 7: Bei der Festlegung von Zielparametern sollte zunächst pragmatisch vorgegangen werden, bevor man sich in den Details der Risikoadjustierung verliert.

Bei der Definition der konkreten Zielgrößen kann auf eine breite Basis an Standards (z. B. ICHOM-Sets, Empfehlungen von Fachgesellschaften) zurückgegriffen werden und es sollte eine pragmatische und praktisch anwendbare Definition der Zielgrößen erfolgen.

Zur Bestimmung der Wirksamkeit der (digitalen) Intervention bietet sich dann die Betrachtung einer Kohorte und nicht des Individuums an. Die Bestimmung des Zielniveaus ist aus mehreren Gründen komplex. Sollen die Zielwerte nicht nur absolut (z. B. Gewichtsreduktion von X%), sondern auch relativ (z. B. Gewichtsreduktion besser/gleich gut wie in einer Kohorte mit einer anderen Intervention) gezeigt werden, braucht es eine Vergleichsgruppe mit anderer/ohne Intervention. Zudem bedarf es eines analytisch klaren Vorgehens, um die Korrelation vs. Kausalität und auch die Stärke der einzelnen Einflüsse zu isolieren. Insbesondere bei chronischen Erkrankungen mit vielen verschiedenen Interventionen (medizinische Behandlungen, Medikamente, Hilfsmittel, Präventionskurse, DiGA etc.) und der Messung außerhalb eines Studiensettings, sondern in der Lebensrealität der Patienten braucht es große Datensätze bzw. Patientenkollektive.

In anderen Ländern werden für eine genaue Risikoadjustierung in der Regel Modelle eingesetzt, die demografische, sozioökonomische und auf Diagnosen basierende Morbiditätsinformationen umfassen (Cattel u. Eijkenaar 2020). Die meisten dieser Initiativen übernehmen dabei bereits existierende Algorithmen. Ein Beispiel ist das Medicare Shared Savings Program, das CMS Hierarchical Condition Category (HCC) Risikoanpassungsmodelle verwendet, welches Diagnosen mit ähnlichen Kostenimplikationen in spezifischen Kategorien zusammenfasst.

In Bezug auf die DiGA könnten zunächst pragmatisch subgruppenspezifische Zielwerte vereinbart werden, indem man Zielgrößen an Durchschnittswerte der entsprechenden Kohorte knüpft. Kohorten können dabei je nach Zielwert aufgrund von demografischen, sozioökonomischen, klinischen sowie weiteren Daten gebildet werden. Die durchschnittliche Veränderung des zu optimierenden Zielwertes, z. B. die Reduktion des HbA1c („Langzeitzuckerwert") innerhalb von 12 Monaten bei Patienten mit Diabetes mellitus Typ 2, könnte für die entsprechende Kohorte als Referenzwert genommen werden. Führt der Gebrauch einer DiGA zu einer stärkeren Reduktion, wird dies mit einem höheren Bonus honoriert, andersherum kann eine Bonuszahlung ausfallen.

4.3 Fazit

Eine Entwicklung von umsetzbaren Konzepten zur Integration von Outcome-Messungen und erfolgsabhängiger Vergütung im Bereich der DiGA hat die Chance, sowohl den dauerhaften Kostenkonflikt zu lösen als auch Blaupause für andere Bereiche im Gesundheitswesen zu sein. Dafür wird es wichtig sein, dass alle Stakeholder eingebunden sind und man sich in angemessener Geschwindigkeit annähert. Der Startschuss muss dennoch schnell erfolgen, denn 2026 ist nicht fern. Ohne Experimentieren und Ausprobieren wird es nicht funktionieren. Nicht zuletzt ist die Umsetzung stark abhängig von der Digitalisierung im Gesundheitswesen. So bilden der weitere Aufbau der Telematikinfrastruktur und ein hoher Verbreitungsgrad der elektronischen Patientenakte (ePA) entscheidende Grundlagen, um die Outcome-Messungen und Value-Betrachtungen in eine breite Anwendung zu bringen, die weit über DiGA hinausgehen. Sie sollte sukzessive zum Standard in der gesamten Versorgung werden, damit Deutschland nicht nur bei den Pro-Kopf-Ausgaben für Gesundheitsversorgung, sondern auch bei der Versorgungsqualität eine Spitzenposition im internationalen Vergleich einnimmt.

DiGA können helfen, Kostenkonflikte zu lösen und als Blaupause dienen.

Literatur

BfArM – Bundesinstitut für Arzneimittel und Medizinprodukte (2024) DiGA-Verzeichnis. URL: https://DiGA.bfarm.de/de/verzeichnis (abgerufen am 10.07.2024)

BfArM – Bundesinstitut für Arzneimittel und Medizinprodukte (2023) DiGA-Leitfaden (Stand: 28.12.2023, Version 3.5). URL: https://www.bfarm.de/SharedDocs/Downloads/DE/Medizinprodukte/diga_leitfaden.html (abgerufen am 10.07.2024)

BAS – Bundesamt für Soziale Sicherung (2022) Sondergutachten zu den Wirkungen von Pay-for-Performance-Verträgen vor dem Hintergrund des Risikopools. URL: https://www.bundesamtsozialesicherung.de/fileadmin/redaktion/Risikostrukturausgleich/Weiterentwicklung/20221025Sondergutachten_BAS_P4P_Vertraege_Risikopool.pdf (abgerufen am 10.07.2024)

BMG – Bundesministerium für Gesundheit (2023a) Digital-Gesetz (DiGiG). URL: https://www.bundesgesundheitsministerium.de/service/gesetze-und-verordnungen/detail/digital-gesetz.html (abgerufen am 10.07.2024)

BMG – Bundesministerium für Gesundheit (2023b) Digitalisierungsstrategie für das Gesundheitswesen und die Pflege – Gemeinsam Digital. URL: https://www.bundesgesundheitsministerium.de/fileadmin/user_upload/BMG_Broschuere_Digitalisierungsstrategie_bf.pd (abgerufen am 10.07.2024)

Cattel D, Eijkenaar F (2020) Value-Based Provider Payment Initiatives Combining Global Payments With Explicit Quality Incentives: A Systematic Review. Medical Care Research and Review 77(6):511–37. DOI: 10.1177/1077558719856775

Cattel D, Eijkenaar F, Schut FT (2020) Value-based provider payment: towards a theoretically preferred design. Health Economics, Policy and Law 15(1):94–112. DOI: 10.1017/S1744133118000397

CMS – Centers for Medicare & Medicaid Services (2024) About the Program. URL: https://www.cms.gov/medicare/payment/fee-for-service-providers/shared-savings-program-ssp-acos/about (abgerufen am 10.07.2024)

Economist Intelligence Unit (2019) Value-based Healthcare in Sweden – Reaching the next level. URL: https://impact.econ-asia.com/perspectives/sites/default/files/value-basedhealthcareinswedenreachingthenextlevel.pdf (abgerufen am 10.07.2024)

EIT Health (2020) Implementing Value-Based Health Care in Europe: Handbook for Pioneers (Director: Gregory Katz). URL: https://eithealth.eu/wp-content/uploads/2020/05/Implementing-Value-Based-Healthcare-In-Europe_web-4.pdf (abgerufen am 10.07.2024)

4 Erfolgsbasierte Vergütungsmodelle bei DiGA: Blaupause für ein nachhaltig ausgerichtetes Gesundheitssystem?

Elmroth U (2018) Primary Care Quality Sweden Made by primary care, for primary care. URL: https://www.nfgp.org/files/29/nfgp_august_2018_presentation_sweden_1_of_2_.pdf (abgerufen am 10.07.2024)

GKV-Spitzenverband, und Deutsche Krankenhausgesellschaft (2021) Rahmenvereinbarung für Qualitätsverträge in der stationären Versorgung. URL: https://www.gkv-spitzenverband.de/media/dokumente/krankenversicherung_1/krankenhaeuser/qualitaetsvertraege/Rahmenvereinbarung_fuer_Qualitaetsvertraege_in_der_stationaeren_Versorgung_Lesefassung_Stand_06.12.2021.pdf (abgerufen am 10.07.2024)

ICHOM (2024) Patient-centred outcomes through value-based healthcare: ICHOM. URL: https://www.ichom.org/ (abgerufen am 10.07.2024)

IQTIG (2023) Qualitätsverträge nach § 110a SGB V. Erweiterung des Evaluationskonzepts zur Untersuchung der Entwicklung der Versorgungsqualität gemäß § 136b Abs. 8 SGB V. Abschlussbericht. URL: https://iqtig.org/downloads/berichte/2023/IQTIG_Qualitaetsvertraege_Erweiterung-Evaluationskonzept_Wuerdigungen_2023-08-25.pdf (abgerufen am 10.07.2024)

KBV – Kassenärztliche Bundesvereinigung (2023) EBMURL: https://www.kbv.de/html/ebm.php (abgerufen am 10.07.2024)

Sicking M (2024) DiGA: 45% der Hausärzte nutzen die digitalen Helfer bereits". In: Arzt & Wirtschaft. URL: https://www.arzt-wirtschaft.de/digital-health/DiGA-45-der-hausaerzte-nutzen-die-digitalen-helfer-bereits (abgerufen am 10.07.2024)

ter Balk H (2022) Kein Therapieplatz: Was das für Betroffene und Therapeut:innen bedeutet. In: Psylife. URL: https://psylife.de/magazin/psychotherapie/kein-therapieplatz (abgerufen am 10.07.2024)

Dr. Nicolas Busch

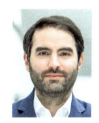

Nicolas Busch ist Partner u. Associate Director bei der Boston Consulting Group. Er berät insbesondere europäische Krankenversicherungen, Gesundheitssysteme und Leistungserbringer zur Optimierung ihrer Versorgungsansätze und Identifikation von neuen Möglichkeiten durch die Digitalisierung. Seit 2022 leitet er die AG Value-Based Care vom Bundesverband Managed Care. Nicolas Busch hat ursprünglich Medizin in Bonn und Istanbul studiert.

Dr. Benjamin Westerhoff

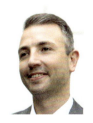

Benjamin Westerhoff ist Direktor der Strategieberatung nyvist. Neben vordringlich deutschen Krankenversicherungen berät er internationale Medizintechnikunternehmen und Investoren mit einem Fokus auf Versorgungsthemen, systemische Transformation und Digitalisierung. Vor seiner Tätigkeit bei nyvist war er in leitenden Funktionen bei einer großen gesetzlichen Krankenversicherung tätig. Er ist ausgebildeter Sozialversicherungsfachangestellter und studierte Wirtschaftswissenschaften in Kassel und Public Health in Düsseldorf.

IV

Gesundheitspotenziale durch Digitalisierung erschließen

1

Good Data, Good Health: wie wir Gesundheitsversorgung messen, verstehen und verbessern können

Jan Kreimendahl, Dorothee Brakmann und Jochen Kleining

1.1 Value-Based Care und seine Implementierungsherausforderungen in Deutschland

Deutschland ist eines der wohlhabendsten Länder der Welt mit einem der leistungsstärksten Gesundheitssysteme – und hat damit die besten Voraussetzungen, um die individuelle Gesundheit und damit die Gesundheit unserer Gesellschaft wirksam zu schützen. Jeder Mensch verdient die Chance, die individuell am besten geeignete Therapie zu erhalten. Es muss also ein Gesundheitssystem etabliert werden, das genau das leistet – aber gleichzeitig bezahlbar ist. Das Ziel ist ein Gesundheitssystem im Sinne von Value-Based Care (VBC).

Die Implementierung von VBC in den Versorgungsalltag ist jedoch schwieriger, als es in der Theorie klingt. Eine kürzlich erschienene Übersichtsarbeit, die verschiedene Studien zu VBC untersucht hat, kommt zu dem Schluss, dass die Umsetzung von VBC in der Praxis noch nicht weit verbreitet ist (Van Staalduinen et al. 2022). Als Gründe dafür führen die Autoren u.a. an, dass die Herausforderung einer einheitlichen Definition von VBC gelöst werden muss: Während die rein „mathematische" Gleichung von Porter und Teisberg (2006) *Value = Health Outcomes/Costs* theoretisch keine Fragen offen lässt, herrschen Uneinigkeiten darüber, wie eine einheitliche Definition von Health Outcomes aussehen kann bzw. ob diese überhaupt möglich ist, da die Messbarkeit individuellen Patientennutzens sehr heterogen sein kann.

Die Implementierung von VBC durch die Zusammenarbeit von Gesundheits- und Managementwissenschaften zu verbessern, bleibt eine zukunftsweisende Herausforderung für das deutsche Gesundheitssystem, denn unabhängig von der Diskussion um die Definition ist eines klar:

> **Das patientenindividuelle Therapieziel muss die Wahl der Therapie sowie die Sequenz dieser vorgeben.**

Das lässt sich ausschließlich in einem sektorenübergreifenden und holistischem Gesamtprozess abbilden. Entscheidend ist, welches Ergebnis patientenindividuell erzielt werden kann. Damit einhergehend sind es Kultur und Einstellungen der Beteiligten, die beeinflussen, ob VBC funktioniert.

Patient:innen brauchen Anreize zur aktiven Beteiligung am Behandlungsprozess.

Das Ziel dieses Beitrags ist, die Eckpfeiler und theoretischen Grundlagen einer wertbasierten und patientenzentrierten Gesundheitsversorgung in Deutschland zu beleuchten: Von der Wichtigkeit der Selbstbestimmung der Patient:innen, den Potenzialen der Technologie, über die Qualitätskriterien der Daten hin zu den Möglichkeiten, die Gesundheitsplattformen und digitale Ökosysteme dabei spielen können.

1.2 Voraussetzungen einer erfolgreichen Anwendung

1.2.1 Selbstbestimmung und Datenhoheit: der Patient im Fokus

Die verantwortungsvolle Verwaltung und Sicherung der Daten sind von großer Bedeutung, um das Vertrauen der Patient:innen zu gewinnen und zu bewahren. Gesundheitsplattformen müssen sicherstellen, dass sensible Informationen angemessen geschützt und nur für legitime Zwecke verwendet werden. Die Europäische Datenschutz-Grundverordnung (DSGVO) von 2018 enthält Vorschriften zum Schutz natürlicher Personen bei der Verarbeitung personenbezogener Daten und zum freien Verkehr solcher Daten. Sie dient als Leitplanke der Datensicherheit – mit Erfolg: Laut einer Umfrage aus dem Jahr 2022 würden 73% aller Patient:innen ihre Daten für die medizinische Forschung bereitstellen (Lesch et al. 2022) und zwar unabhängig von Alter, regionaler Herkunft oder Gesundheitsstatus.

1.2.2 Entscheidung und Kontrolle: die Patient:innen in Verantwortung

Um Patient:innen im Fokus der Therapie zu stärken, bedarf es Anreize für diese, sich am Prozess der Bestimmung der Behandlung aktiv zu beteiligen. Unter anderem sind die folgenden Ansätze denkbar.

Informationen: Die Bereitstellung von verständlichen Informationen über verschiedene Therapieoptionen kann den gemeinsamen Entscheidungsfindungsprozess und Austausch auf Augenhöhe zwischen Arzt/Ärztin und Patient/Patientin unterstützen/erleichtern. Die systematische Erfassung und Bewertung von Patientenergebnissen ist ein weiterer wichtiger Aspekt.

Feedback: Damit im Einzelfall die vielversprechendste Therapie ausgewählt werden kann, ist entscheidend, das Feedback der Betroffenen zu ihren Erwartungen an die

1 Good Data, Good Health: wie wir Gesundheitsversorgung messen, verstehen und verbessern können

und ihre Erfahrungen mit der Therapie zu berücksichtigen. Digitale Gesundheitsplattformen können hier einen entscheidenden Beitrag leisten. Eine optimale Gesundheitsplattform hat, unabhängig von der Indikation das Ziel, die medizinische Versorgung auf den größtmöglichen Wert für die Patient:innen auszurichten. Um dieses Ziel zu erreichen, kann eine optimale Gesundheitsplattform verschiedene Maßnahmen anwenden wie beispielsweise die Integration von evidenzbasierten Behandlungsleitlinien, die Förderung einer interdisziplinären Zusammenarbeit zwischen medizinischem Personal und die aktive Einbindung der Patient:innen in den Entscheidungsprozess. In Zukunft werden derartige Plattformen deshalb einen entscheidenden Beitrag zum Wohle der Patient:innen und zur Effizienz des deutsche Gesundheitssystems leisten. Mithilfe digitaler Technologien wie Künstlicher Intelligenz (KI) und Maschinellem Lernen (ML) kann die enorme Menge an täglich, stündlich und minütlich generierten Informationen effizient und für Patient:innen und Ärzt:innen nutzbar aufbereitet zu werden.

Daten: Zunächst sollte die Relevanz und die Qualität der Daten betrachtet werden. Denn es reicht nicht, eine große Menge an Daten vorliegen zu haben: Frei nach dem Motto „Garbage in – Garbage out" sind die Qualität und die Aufbereitung bzw. Kuration der Daten für eine effiziente und nutzenstiftende Anwendung von VBC essenziell. Denn: Je methodisch solider und umfangreicher die Daten, desto einfacher ist es, hochwertige Schlussfolgerungen daraus zu ziehen und fundierte Therapieentscheidungen zu treffen. Selbst wenn in Analysen keine signifikanten Zusammenhänge gefunden werden, verbessert eine solide Datenbasis die Entscheidungssicherheit und ermöglicht verlässlichere „richtig-negative" Entscheidungen, d.h. der korrekte Ausschluss des Vorliegens einer Krankheit.

> *Alle Anreizmechanismen für eine stärkere Einbindung von Patient:innen und eine stärkere sektorenübergreifende Vernetzung haben eines gemeinsam: Sie beruhen auf qualitativ hochwertigen medizinischen Daten, die als Grundlage für Information, Entscheidung, Therapieerfolg und Vergütung dienen können.*

1.3 Potenziale erkennen und den Schatz heben: Technologie und VBC

Im Zuge der rasch voranschreitenden technologischen Entwicklung, die einen erheblichen Einfluss auf die Art und Weise der medizinischen Versorgung in Deutschland hat, macht sich dieser Beitrag dafür stark, Patient:innen verstärkt in die Therapieauswahl und -methodik miteinzubeziehen, und zwar durch die effiziente Nutzung von digitalen Gesundheitsplattformen und Ökosystemen.

Datenformate spielen dabei eine entscheidende Rolle. Um die Effektivität von Gesundheitsplattformen zu maximieren, ist es wichtig, dass Daten in standardisierten Formaten vorliegen. Das erleichtert den Austausch und die Analyse von Informationen zwischen verschiedenen Plattformen und medizinischen Einrichtungen. Durch einheitliche Datenformate wird die Interoperabilität verbessert und der Nutzen von Gesundheitsplattformen maximiert.

Einheitliche Datenformate maximieren den Nutzen von Gesundheitsplattformen.

1.3.1 Datenqualität und Datenzugang

Die Quantität sowie Qualität von Gesundheitsdaten ist im Rahmen von VBC von entscheidender Bedeutung für Gesundheitsplattformen. Daten sind gleichsam die Energiequelle für Plattformen. Sie ermöglichen medizinischem Fachpersonal und Wissenschaftler:innen, Muster zu erkennen und Ableitungen für eine Verbesserung der Versorgung zu ziehen. Voraussetzung dafür ist der Zugang zu Daten.

> Das Wort „Zugang" soll in diesem Kontext verstanden werden als die grundsätzliche Möglichkeit, die erhobenen Daten für medizinische Zwecke in Forschung und Versorgung nutzbar zu machen.

Therapieentscheidungen basieren neben einer soliden medizinischen Diagnose im besten Falle auf einer Fülle von Daten und Datenquellen, darunter medizinische Aufzeichnungen wie Laborberichte, Medikation, Komorbiditäten, aber auch subjektiven Patientenerfahrungen oder bildgebenden Verfahren. Ein umfassender Zugang zu diesen Daten ermöglicht es Forscher:innen und Fachkräften, hochwertige und aussagekräftige medizinische Erkenntnisse zu gewinnen und Analysen durchzuführen. Dies ermöglicht wiederum die Entwicklung neuer/verbesserter Therapieansätze und die Identifizierung von Best Practices.

Die Menge und Qualität der Daten korrelieren positiv mit den daraus zu ziehenden Erkenntnissen.

> **Je mehr Daten in methodisch adäquat aufbereiteter Qualität vorliegen, desto verlässlicher lassen sich daraus qualitativ hochwertige Schlüsse für die patientenindividuelle Versorgung generieren.**

Unabhängig davon, ob Daten für die Forschung oder für die individuelle Auswahl und Steuerung von Versorgungsleistungen genutzt werden: Entscheidend ist ihre Qualität. Schmerzpatient:innen beispielsweise mussten sich bei ihren Arztbesuchen noch vor wenigen Jahren möglichst detailliert an ihren Gesundheitszustand der vergangenen Wochen erinnern und ihn beschreiben. Dokumentiert wurde mittels umfangreicher, papierbasierter Fragebögen. Für Patient:innen heute gibt es digitale Schmerztagebücher, die eine bequeme und sichere Dokumentation ermöglichen. Dies spart Zeit und minimiert Fehler, während die Chance auf eine maßgeschneiderte Behandlung, die auf den tatsächlichen Gesundheitszustand abgestimmt ist, erhöht wird.

In einem ganzheitlichen, sektorenübergreifenden und holistischen Gesamtprozess im Sinne von VBC spielt der Mensch die zentrale Rolle. Entscheidend ist, welches Ergebnis für die Patient:innen individuell erzielt werden kann. Sogenannte Patient Reported Outcomes und Experience Measures (PROMs/PREMs) werden heute schon vielerorts erfasst, indem Betroffene z.B. via Fragebogen gebeten werden, das Ergebnis einer Behandlung zu bewerten. Solche Abfragen gilt es für sämtliche Indikationen und Behandlungsprozesse zu eta-

Datenquantität und -qualität sind entscheidend für Gesundheitsplattformen.

1 Good Data, Good Health: wie wir Gesundheitsversorgung messen, verstehen und verbessern können

blieren. Im Sinne von VBC ist das für die Patient:innen relevante Ergebnis einer Behandlung Maßstab für die Bewertung ihrer Qualität. Inwieweit bewahrt oder verbessert sie die Gesundheit und Lebensqualität, welchen „Value" hat sie für die Betroffenen und für die Gesellschaft? Das Ziel muss also sein, ein System zu implementieren, in dem Patient:innen ihre Therapieerfahrungen einfach dokumentieren und Feedback über speziell dafür entwickelte digitale Plattformen oder Apps geben können. Dadurch könnten Gesundheitsdienstleister die Perspektive der Patient:innen besser verstehen und den Wert der bereitgestellten Versorgung verbessern.

> *Daten sind somit ein fundamentaler Katalysator der Verwendung von Gesundheitsplattformen im VBC-Kontext. Der Zugang zu Daten, die Datenhoheit und Selbstbestimmung der Betroffenen darüber, mit wem und wofür sie ihre Daten teilen wollen, sowie die Verwendung von standardisierten Datenformaten (wie z.B. OMOP, das Observational Medical Outcomes Partnership Common Data Model) sind entscheidend, um das Potenzial von Plattformen zur Verbesserung der Gesundheitsversorgung auszuschöpfen. Wie aber müssen diese Ökosysteme und Plattformen konstruiert sein, und was müssen sie für eine Gesundheitsversorgung im Sinne von VBC bieten?*

1.3.2 Digitale Ökosysteme und Gesundheitsplattformen

Digitale Ökosysteme und Gesundheitsplattformen spielen eine immer wichtigere Rolle in der medizinischen Versorgungslandschaft. Es handelt sich um spezielle Plattformen oder Netzwerke, die es verschiedenen Akteur:innen im Gesundheitswesen ermöglichen, miteinander zu interagieren und Informationen auszutauschen. Ärzt:innen, Krankenkassen, Patient:innen und andere Beteiligte können darüber Daten teilen, Behandlungspläne erstellen und Erkenntnisse gewinnen. Digitale Ökosysteme umfassen auch eine Vielzahl von digitalen Diensten und Anwendungen, die über Gesundheitsplattformen zugänglich sind, beispielsweise Telemedizin, digitale Gesundheitsakten, mobile Gesundheitsanwendungen und Führungsinstrumente. Sie bieten eine nahtlose Integration von Gesundheitsdaten und ermöglichen eine effizientere und personalisierte medizinische Versorgung.

Ein zentraler Unterschied zwischen Ökosystem und Plattform ist folgender: Das Ökosystem beschreibt die Gesamtheit einer Umgebung, in der verschiedene Parteien miteinander interagieren und Informationen austauschen. Es ist vergleichbar mit einem natürlichen Ökosystem, in dem verschiedene Arten zusammenleben. Die Plattform dagegen ist das Medium oder der Ort, über den dieses Miteinander stattfindet. In einem digitalen Ökosystem könnte dies beispielsweise eine Gesundheitsplattform sein, über die Ärzt:innen, Patient:innen und andere Beteiligte miteinander kommunizieren und Daten teilen.

Ein Ökosystem kann allerdings in der Regel nicht ohne eine Plattform funktionieren. Die Plattform ist das Bindeglied, das den Informationsfluss und die Interaktion ermöglicht. In biologischen Ökosystemen gibt es keine vergleichbare Steuerung durch Plattformbetreiber wie im digitalen Bereich. Daher unterscheiden sich die Herausforderungen und Probleme, die in digitalen Ökosystemen auftreten können, von denen in natürlichen Ökosystemen. In der Gesundheitsbranche können beispielsweise Probleme im Zusammenhang mit Datenzugang und Datensicherheit auftreten, da der Plattformbetreiber auch ein aktiver Teilnehmer im Ökosystem ist und eigene Interessen verfolgt.

Aber genauso wie ein Ökosystem nicht ohne seine Plattform funktionieren kann, sind auch digitale Gesundheitsplattformen auf Daten angewiesen. Daten sind der Treibstoff, der den Plattformen ermöglicht, hochwertige medizinische Erkenntnisse zu gewinnen und Analysen durchzuführen. Ganz im Sinne von VBC können solche Gesundheitsplattformen dazu beitragen, den Zugang zu hochwertigen Gesundheitsdiensten zu verbessern, die Effizienz der Behandlung zu steigern und die gesundheitsbezogenen Ergebnisse bei den Patient:innen zu optimieren. Wenn es also um die Transformation des Gesundheitswesens hin zu einer wertorientierten Gesundheitsversorgung geht, sind digitale Gesundheitsplattformen unausweichlich.

Ohne Plattformen ist eine wertorientierte Gesundheitsversorgung nicht möglich.

1.4 Fazit: Was braucht es, damit Value-Based Care funktioniert?

Das Ziel von VBC ist, den Wert der Versorgung für Patient:innen nachhaltig zu maximieren. Daraus folgt, dass Gesundheitsplattformen und digitale Anwendungen das Feedback von Patient:innen zu ihren Therapieerfahrungen verstärkt abbilden müssen – in strukturierter Form, unter Berücksichtigung der Datensouveränität der Patient:innen. Das Potenzial von Daten und digitalen Plattformen für eine bedarfsorientierte, effiziente Gesundheitsversorgung ist enorm, die Implementierung von VBC im deutschen Gesundheitssystem ohne sie undenkbar. Was braucht es also, um das Potenzial bestmöglich zu heben?

Die optimale Gesundheitsplattform muss unabhängig vom Erkrankungsgebiet das Ziel verfolgen, die medizinische Versorgung auf den größtmöglichen Wert für die Patient:innen auszurichten. Sie muss Ärzt:innen und Patient:innen alle Möglichkeiten bieten, den „Value" für die Betroffenen zu maximieren. Etwa, indem Patient:innen regelmäßig ihre Erfahrungen mit der Behandlung dokumentieren, relevante und verständliche Informationen zu ihrer Erkrankung finden, Kontakt mit Patientenverbänden aufnehmen sowie Termine oder Videosprechstunden vereinbaren können.

Weitere wünschenswerte Funktionen sind die Einreichung von E-Rezepten sowie eine Schnittstellenfunktion für die individuelle elektronische Patientenakte (ePA) – sofern medizinisch sinnvoll und von den Patient:innen zugelassen. Mittels Einsatzes von KI könnten auf der Basis retrospektiver empirischer Daten darüber hinaus Aussagen über die mögliche Entwicklung des individuellen Gesundheitszustands der Patient:innen getroffen werden. Dadurch könnten Gesundheitsfachkräfte und Ärzt:innen potenzielle Entwicklungen im Zustand der Betroffenen antizipieren und Behandlungspläne entsprechend anpassen. Dieses Beispiel betont erneut die potenziellen Vorteile der Nutzung von Daten und digitalen Plattformen für eine personalisierte und effiziente Gesundheitsversorgung im Sinne von VBC.

1 Good Data, Good Health: wie wir Gesundheitsversorgung messen, verstehen und verbessern können

Eine wert- und ergebnisorientierte Versorgung ist nicht nur effizienter, sondern vor allem besser für die Patient:innen.

Hinsichtlich technischer und infrastruktureller Voraussetzungen ist relativ klar: Es braucht eine strukturierte Erhebung von Daten aus dem Versorgungsalltag in hoher Qualität, die systematische Auswertung und Bündelung, eine IT-Infrastruktur, die die Interoperabilität von Daten und Systemen gewährleistet und nicht zuletzt den gleichberechtigten Zugang aller in die Forschung und den Versorgungsprozess eingebundenen Akteure. Und: Es braucht Vertrauen. Was passiert mit den Daten? Wer kann darauf zugreifen, was daraus ablesen? Klar ist: Jeder Mensch muss zu jeder Zeit die Hoheit über seine bzw. ihre Daten behalten – zugleich müssen diese Daten für Forschung und Versorgung nutzbar gemacht werden.

Dafür braucht es eine umsichtige, innovationsfreundliche Balance aus Datenschutz und erlaubter Datennutzung, transparente, verbindliche Vorgaben für die Erhebung, Speicherung und den Zugriff auf Gesundheitsdaten – und eine vertrauensbildende Kommunikation. Für die technischen und infrastrukturellen Rahmenbedingungen ist die Politik gefragt. Das Vertrauen der Menschen müssen wir gemeinsam erarbeiten.

Literatur

Lesch W, Richter G, Semler SC (2022) Daten teilen für die Forschung: Einstellungen und Perspektiven zur Datenspende in Deutschland. Datenreiche Medizin und das Problem der Einwilligung. In: Richter G, Loh W, Buyx A, Graf von Kielmansegg S (Hrsg.) Datenreiche Medizin und das Problem der Einwilligung. 211. Springer Berlin, Heidelberg

Porter, ME, Teisberg EO (2006) Redefining health care: Creating value-based competition on results. Harvard Business School Press Brighton, Massachusetts

Van Staalduinen DJ, van den Bekerom P, Groeneveld S, Kidanemariam M, Stiggelbout AM, van den Akker-van Marle ME (2022) The implementation of value-based healthcare: a scoping review. BMC Health Services Research 22(1), 270

Dr. Fabian Kreimendahl

Fabian Kreimendahl verantwortet bei Johnson & Johnson Innovative Medicine Deutschland die Themen Biostatistik & Datenmanagement sowie die Implementierung von Künstlicher Intelligenz. Zuvor bekleidete er verschiedene Positionen in der pharmazeutischen Industrie, u.a. als Leiter der Biometrie der Business Unit Allergologie bei Merck, wo er klinische Entwicklungsprogramme betreute. Sein Tätigkeitsschwerpunkt liegt auf den Themen Artificial Intelligence, Machine Learning und Biostatistik in der medizinischen Forschung.

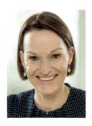

Dorothee Brakmann

Dorothee Brakmann, die nach beruflichen Stationen bei Kostenträgern im Gesundheitswesen, einem IT-Unternehmen und zuletzt bei Janssen Cilag den Bereich Onkologie/Hämatologie kommerziell verantwortete, ist seit 2019 Mitglied des Bundesverbandes der Arzneimittelhersteller (BAH)Vorstandes und zum 01.04.2024 Hauptgeschäftsführerin des BAH. Sie ist Apothekerin und Fachinformatikerin und besitzt sowohl einen Master in Health Business Administration als auch in Medical Management.

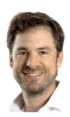

Jochen Kleining

Jochen Kleining leitet bei Johnson & Johnson Innovative Medicine Deutschland den Bereich Market Access. Er verfügt über eine mehr als 10-jährige Erfahrung in der pharmazeutischen Industrie, im Produktmanagement sowie Market Access, auf nationaler wie europäischer Ebene. Er beschäftigt sich insbesondere mit der Nutzenbewertung sowie Erstattungsbetragsverhandlungen von Arzneimittelinnovationen im Rahmen des AMNOG.

2

EXKURS: Europäischer Gesundheitsdatenraum: die zukünftige Ausgestaltung digitaler Infrastrukturen

Martin Gersch, Arthur Kari, Tim Schurig, Florian Lauf und Harald Wagener

Verändernde europäische Rahmenbedingungen erfordern neue digitale Infrastrukturen

Die globale Datenökonomie wurde in den vergangenen Dekaden zunehmend von Plattformen internationaler Akteure dominiert (Gleiss et al. 2021). Die amerikanischen Vertreter sind als GAFAM (Google, Apple, Facebook, Amazon, Microsoft) und die chinesischen als BATX (Baidu, Alibaba, Tencent, Xiaomi) bekannt. Europa positionierte sich bislang als regulatorische Instanz, welche die Datennutzung großer internationaler Unternehmen nach Markteintritt beschränkte. Mit dem ersten domänenspezifischen Regulierungsentwurf, dem „European Health Data Space (EHDS)", zeigt sich ein Wendepunkt hin zu einer proaktiven Gestaltung einer zukünftigen europäischen Datenökonomie, die von europäischen Werten geprägt ist (Europäische Kommission 2022). Hierbei verwendet der EHDS explizit den Begriff „Data Space" (Datenraum) als soziotechnisches Konstrukt, der weit über den bloßen technischen, rechtlichen und organisatorischen Regulierungsrahmen hinausgeht (Hoeyer et al. 2024). Vielmehr werden explizit die Implikationen im Hinblick auf eine umfassende Digitalisierung und der damit verbundenen neuen Möglichkeiten und Herausforderungen für die beteiligten Akteure betont. Mit dem EHDS entsteht jedoch nicht – wie der deutsche Begriff des Datenraums anmuten lässt – ein abgegrenzter Raum, sondern viele interoperable Lösungen, die in einem „theoretisch unbegrenzten" Weltraum (Space) (Hoyer et al. 2024) neue Anwendungsszenarien in Versorgung und Forschung ermöglichen.

Ein Datenraum beschreibt ein offenes Datenökosystem, welches auf föderierten Infrastrukturen aufbaut. Statt die Daten in einer zentralen Cloud zusammenzutragen, bleiben die Daten bei den ursprünglichen Datenhaltern und werden zweckbezogen in sicheren Verarbeitungsumgebungen (sVU) kombiniert (Schurig et al. 2024). Alle Akteure werden technisch und organisatorisch befähigt, Daten souverän auszutauschen, indem die Dateneigner maschinenlesbar definieren, wer, für welchen Zweck und in welchem Zeitraum Daten nutzen darf (Kari et al. 2023; Otto u. Jarke 2019). Im Falle von Gesundheitsdatenräumen kann dies realisiert werden, indem die Patient:innen als Dateneigner stets einen Überblick über ihre digitalen Gesundheitsdaten erhalten und einen Datenhalter, wie bspw. eine Klinik, auffordern können, die Daten für eine wissenschaftliche Studie bereitzustellen. Gegenüber bisher dominierenden Plattformlösungen zeichnen sich Datenräume durch eine partizipative Governance aus, bei der kooperierende Stakeholder grundlegende technische, rechtliche und organisatorische Aspekte im Gestaltungsrahmen der EU-Verordnung festlegen und kontinuierlich weiterentwickeln (Schurig et al. 2024).

> Datenräume zeichnen sich durch eine partizipative Governance aus.

Die Europäische Kommission treibt mit dem EHDS jedoch nicht den Aufbau einer komplett neuen Infrastruktur voran, sondern rahmt vielmehr die Vernetzung und Konsolidierung bisheriger nationaler Entwicklungspfade, wie zum Beispiel in Deutschland die Medizininformatik-Initiative (MII), die zukünftige Telematikinfrastruktur 3.0 (TI 3.0) und internationale Initiativen, wie Sundhedsdatastyrelsen in Dänemark und ELIXIR in Luxemburg (Gersch u. Wessel 2023; Raab et al. 2023). Basierend auf der Digitalstrategie der EU positionierte sich das Bundesministerium für Gesundheit (BMG 2023) im März 2023 mit einer nationalen Digitalstrategie und einer Reihe von nachfolgenden Gesetzen, u.a. Digitalgesetz (DigG), Gesundheitsdatennutzungsgesetz (GDNG) sowie dem Medizinforschungsgesetz (MFG), um die nötigen regulativen nationalen Rahmenbedingungen für EHDS-konforme Datenräume zu schaffen. In Form einer EU-Verordnung wird der EHDS voraussichtlich im Jahr 2026 für alle Mitgliedsstaaten rechtswirksam bindend. Diese müssen innerhalb einer gesetzten Frist anschließend vorgegebene technische und institutionelle Bedingungen schaffen, die eine nationale EHDS-konforme Dateninfrastruktur realisieren, womit ab 2027 zu rechnen ist.

Die praktische Umsetzung der sukzessiv in Kraft tretenden regulatorischen Impulse erfordert parallel entstehende und sich kontinuierlich weiter entwickelnde Dateninfrastrukturen (u.a. Health-X und TI 3.0, s.u.). Der vorliegende Beitrag skizziert die aktuell entstehenden infrastrukturellen Grundvoraussetzungen zur Schaffung einer EHDS-konformen souveränen Dateninfrastruktur und der damit verbundenen Vision eines theoretisch unbegrenzten, zukünftig auch domänenübergreifenden europäischen Datenraums.

Föderierte Datenräume als Infrastruktur einer europäischen Datenökonomie

Föderierte Datenräume als sichere Verarbeitungsumgebung in Abgrenzung zu dominierenden Plattformen

Föderierte Datenräume im Sinne des EHDS werden offene und interoperable sVU für die primäre und sekundäre Nutzung von Gesundheitsdaten aus verschiedenen, bisher getrennten Datenquellen ermöglichen. Hierbei werden neben technischen Vor-

2 EXKURS: Europäischer Gesundheitsdatenraum: die zukünftige Ausgestaltung digitaler Infrastrukturen

gaben auch institutionelle Innovationen sicherstellen, dass sVU sowohl Nutzen für die Individuen und die Bevölkerung (gemeinwohlorientiert) haben, aber gleichzeitig auch organisationsübergreifend offen sind und eine Datennutzung durch die Bürger:innen und/oder einen gesellschaftlichen Konsens legitimiert wird. Auf nationaler Ebene werden zum Beispiel durch opt-in- oder opt-out-Regeln Abwägungen zwischen den Interessen einzelner Bürger:innen bzgl. der Verwendung individueller Daten und einem gesellschaftlichen Interesse an als sinnvoll erachteter breiter Datennutzung getroffen. Die Auflösung dieses ethischen Dilemmas, welches als „Privacy Exploitation Barrier" bekannt ist, stellt eine zentrale Herausforderung, aber auch große Chance des EHDS dar (Raab et al. 2023, S. 840; Gersch et al. 2023). Föderierte Datenräume bilden mit sVU einen europäischen Kompromiss, wie man Gesundheitsdaten für gemeinwohlorientierte Nutzungsszenarien verfügbar machen kann, ohne dass einzelne Bürger:innen die Souveränität über ihre Daten verlieren und individuelle Nachteile erfahren.

> *Die Auflösung des ethischen Dilemmas ist zugleich eine Herausforderung und eine Chance.*

Layerarchitektur mit Bürgerzentrierung, Datensouveränität und Interoperabilität

Datenräume bauen auf Plattformstrategien auf, die typischerweise durch eine modulare Layerarchitektur gekennzeichnet sind, die einen Infrastruktur- und Datenservicelayer beinhaltet sowie durch Layer komplementärer Angebote erweitert werden können. Diese flexible Architektur erlaubt es beispielsweise Komplementären, eigene Innovationen zu entwickeln und durch die wiederholte Ausgestaltung zu skalieren. Im Gegensatz zu den heute dominierenden Plattformangeboten von Google (u.a. Android) und Apple (u.a. iOS) erzwingt ein EHDS-konformer Datenraum die Umsetzung europäischer Werte, die „by Design" in der Layerarchitektur verankert werden (Kari et al. 2023).

Datensouveränität und Bürgerzentrierung

Vor allem Bürger:innen, aber auch Institutionen erhalten einen digitalen Service, zum Beispiel in Form einer Data Wallet App (s.u.), der es ihnen ermöglicht, nachzuvollziehen, in welchen Systemen ihre Daten liegen und, wenn gewollt, feingranular den Zugang für Dritte zu steuern (von Scherenberg et al. 2024). Da alle digitalen Anwendungen in Forschung und Versorgung, die persönliche Daten verarbeiten möchten, auf die Erlaubnis der Dateneigner angewiesen sind, wird das Interesse der Bürger:innen in das Zentrum gerückt. Dateneigner können den Zugriff jedoch auch wieder entziehen.

Gemeinwohlorientierung

Das Solidarprinzip (Busse et al. 2017) gilt zukünftig in einer Gesundheitsdatenökonomie und bedeutet hierbei einen geeigneten Kompromiss zu finden – zwischen der Eigenbestimmung der Bürger:innen und einem gesellschaftlichen Interesse an der Verwendung aggregierter, anonymisierter und pseudonymisierter Daten für geprüfte Szenarien in Versorgung und Forschung. Durch die regulatorische Verankerung von u.a. Health Data Access Bodies auf nationaler Ebene sowie technisch-organisatorische Lösungen, wie z.B. Data Trustees und Identifikationsservices, wird es eine Reihe neuer Möglichkeiten geben, erforderliche Kompromisse in der entstehenden digitalen Infrastruktur rechtssicher, sowie technisch-organisatorisch sicher umzusetzen.

Transparenz

Zur Umsetzung der Transparenz im Datenraum erhalten alle Akteure einen Überblick über die tatsächlichen Zugriffe auf ihre Daten, z.B. über eine Data Wallet App (s.u.). Für mögliche Vergehen wird in jedem europäischen Mitgliedsstaat eine Digital Health Authority (DHA) eingerichtet, welche die Einhaltung der Regeln im Datenraum prüft und überwacht. Im Falle einer Nichteinhaltung können einzelne Teilnehmer:innen mit hohen Strafen sanktioniert werden.

Föderation

Offene Spezifikationen sowie verbindliche Standards sichern eine Herstelleroffenheit und Interoperabilität auf der Anwendungsebene und fördern die Wiederverwendbarkeit, auch von Open-Source-Lösungen auf der Infrastrukturebene (Stegemann 2023). Bereits entstandene Institutionen, wie u.a. der IOP-Council bei der gematik, sind hierbei geeignet weiterzuentwickeln, um die Zulassung einer EHDS-konformen sVU sicherzustellen.

Otto u. Burmann (2021) beschreiben fünf zentrale Merkmale der technischen Architektur von Datenräumen:

1. Verteilte Datenhaltung, die keine physische Integration der Daten erfordert.
2. Datenintegration auf einer semantischen Ebene, die kein einheitliches Datenbankschema erfordert.
3. Vernetzung der Daten durch Linked-Data-Konzepte, um die verteilten Daten bei Bedarf durch eine Uniform Resource Identifier (URI) zu verknüpfen.
4. Interoperabilität zwischen verschachtelten und überlappenden Datenräumen sicherstellen.
5. Transparenz der Transaktionen durch eine „Zero-Trust-Architektur", in der Dateneigner stets Datensouveränität ausüben und die Einhaltung kontrollieren können.

Konkrete Umsetzung durch Health-X auf Basis von Gaia-X, IDSA und Eclipse

Eine mögliche konkrete technische Lösung für entstehende Datenräume bietet Gaia-X, das eine sichere domänenagnostische Referenzarchitektur bereitstellt (Bundesministerium für Wirtschaft und Klimaschutz o.J.). Gaia-X realisiert drei primäre Aufgaben, die anderen ermöglichen, Datenräume aufzubauen:

1. Es spezifiziert die technische Infrastruktur, die eine Umgebung für komplementäre Softwarekomponenten ergibt. Das umfasst die Spezifizierung von föderierten Diensten (Federated Services), die einen datensouveränen und transparenten Datenaustausch ermöglichen.
2. Es entwickelt Standard-Datenmodelle und Regeln für einen fairen Datenaustausch.

2 EXKURS: Europäischer Gesundheitsdatenraum: die zukünftige Ausgestaltung digitaler Infrastrukturen

3. Es akkreditiert anhand des Gaia-X Trust Frameworks die teilnehmenden Akteure und angebotenen Dienste durch die Einrichtung von Registern sowie Authentifizierungs- und Zertifizierungsmechanismen.

Auf Grundlage der Gaia-X-Prinzipien fördert das Bundesministerium für Wirtschaft und Klimaschutz seit 2021 insgesamt elf Forschungsprojekte in verschiedenen Domänen mit insgesamt 117 Millionen Euro. Darunter befindet sich Health-X dataLOFT als Konsortium und als sogenanntes „Leuchtturmprojekt", welches die Referenzarchitektur nach Gaia-X adaptiert und um Services erweitert, die für einen bürgerzentrierten Gesundheitsdatenraum nach EHDS notwendig sind (Health-X 2022). Die technische Architektur von Health-X mit den zentralen Bausteinen ist in der Tabelle 1 beschrieben und exemplarisch für einen Use Case in Abbildung 1 dargestellt.

Die Data Wallet App bildet in der Architektur eine entscheidende Anwendung für den Aufbau eines bürgerzentrierten Datenraums von Services für Anwendungsszenarien in Versorgung und Forschung. Sie fungiert als Persönliches Informationssystem (PIS) und damit als eine Art Dashboard für verteilte Gesundheitsdaten und deren Verwen-

Tab. 1 Zentrale Bausteine der Health-X dataLOFT Infrastruktur

Baustein	Beschreibung
Data Wallet App	Die Data Wallet App ist eine Applikation, die auf den Endgeräten der Bürger:innen installiert oder aufgerufen werden kann und so den Zugang zum Datenraum ermöglicht. Die Bürger:innen erhalten Zugang zu allen verfügbaren persönlichen Daten innerhalb des Datenraums und können den jeweiligen Zugang für Dritte bei Bedarf feingranular steuern. Zudem erhalten sie einen Überblick über angebotene komplementäre Services.
Consent Management	Das Consent Management steuert die grundlegenden Zustimmungserklärungen der Dateneigner:innen zur Nutzung und Weitergabe personenbezogener Daten. Auf Grundlage von u.a. IDS-Regelklassen und der Open Digital Rights Language (ODRL) können interoperabel die Beschreibungen, zulässige Interpretationen sowie die Durchsetzung von verschiedenen Einwilligungstypen technisch realisiert werden (Otto u. Burmann 2021).
Health-X Konnektor	Der Health-X Konnektor stellt die Schnittstelle dar, die technisch den bilateralen Datenaustausch zwischen Datenraumteilnehmerinnen ermöglicht und dabei die technische Umsetzung definierter Regeln sicherstellt. Hierbei handelt es sich um eine Adaption und Weiterentwicklung eines EDC-Konnektors (Open source via github: https://github.com/eclipse-edc/Connector).
Federated Catalogue	Der Federated Catalogue bietet eine Auflistung von Metadaten der Datenbestände, Serviceangebote und Verzeichnisse, die im Datenraum verfügbar sind.
Identity Management	Das Identity Management stellt ein Angebot von verifizierten Identitäten für natürliche Personen, Organisationen sowie zugewiesenen Rollen dar. Identitäten können auch in bestehenden Verhältnissen (bevollmächtigte Personen) zueinander verknüpft werden. Um dies zu realisieren, wird auf bestehende Standards zurückgegriffen (z.B. W3C Self-Sovereign Identity [SSI] und ISO/IEC X.509).

IV Gesundheitspotenziale durch Digitalisierung erschließen

dung, wie auch als Instrument zur Erteilung (und Entziehung) von Einwilligungen. Hierbei steht es jeder Bürgerin/jedem Bürger frei, dies selbst auszuüben oder auch durch vertrauenswürdige Akteure unterstützt zu werden. Neben den sich im Aufbau befindlichen GKV-Applikationen sind auch andere Intermediäre des Vertrauens möglich, von Angehörigen bis zu Patienten-Communities. Um das Schutzbedürfnis der Bürger:innen weiter zu stärken, ist eine Weitergabe der eigenen Daten erst nach Pseudonymisierung oder Anonymisierung umsetzbar, sodass keine personenbezogenen Daten den Quellort verlassen. Gleichzeitig wird es technisch möglich sein, dass nicht (personenbezogenen) Daten an Dritte übertragen werden, sondern dass die Algorithmen zu den Daten kommen, um dort ex ante vereinbarte Operationen vorzunehmen. Bei diesen Compute-to-Data-Ansätzen werden sowohl hohe Sicherheitsanforderungen erfüllt als auch dezentral ungenutzte Verarbeitungskapazitäten effizienter ausgelastet. Eine kombinierte Lösung, um den Compute-to-Data-Ansatz für Akteure zu ermöglichen, die eigenständig technisch nicht in der Lage sind, bilden Intermediäre in Form von darauf ausgelegten Datentreuhänder-Modellen (Lauf et al. 2023). Ergänzend können über die Data Wallet App auch Anreize für die Bürger:innen koordiniert werden, von Gamification bei der Teilnahme an Befragungen bis zur Transaktion eines Digitaleinkommens in Form z.B. von Honoraren für das Teilen von Daten oder die Teilnahme an longitudinalen Studien (Lauf et al. 2022). Die zentralen Bausteine der Infrastruktur ermöglichen zahlreiche datengetriebene Anwendungsszenarien in Versorgung und Forschung. Im nächsten Kapitel wird ein Anwendungsszenario exemplarisch beschrieben.

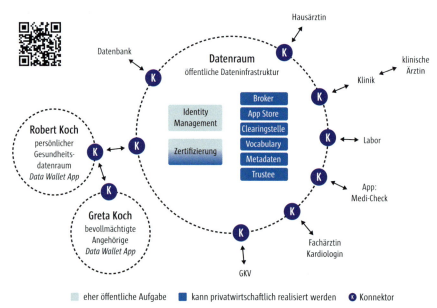

Abb. 1 Architektur der Health-X dataLOFT Infrastruktur

2 EXKURS: Europäischer Gesundheitsdatenraum: die zukünftige Ausgestaltung digitaler Infrastrukturen

Anwendungsbeispiel in einer Datenrauminfrastruktur

Das Anwendungsszenario „Use Case mit Herz" verdeutlicht eine präventive Intervention für kardiovaskuläre Erkrankungen, um den Nutzen für Bürger:innen konkret darzustellen (Health-X 2023, s. QR-Code in Abb. 1). Das Anwendungsszenario baut darauf auf, dass Daten, die mit Smartwatches erhoben werden, einen Beitrag zur Prävention von kardiovaskulären Erkrankungen leisten und so die Qualität der Versorgung steigern. Gemäß den Richtlinien der Europäischen Gesellschaft für Kardiologie ist ein Ein-Kanal-EKG in unregulierten Wearables bereits ausreichend, um Vorhofflimmern zuverlässig zu diagnostizieren und eine Antikoagulationstherapie zu verschreiben (Hindricks et al. 2021). Auch wenn Vorhofflimmern bereits mit einer Apple Watch sehr effektiv erkannt werden kann (Vervoort et al. 2020), werden die ohnehin erhobenen Daten im Normalfall aktuell nicht verwendet. Eine frühe Erkennung und Prävention können jedoch eine irreversible Verschlechterung des Gesundheitszustandes der betroffenen Patient:innen verhindern oder verzögern.

Wie in Abbildung 1 dargestellt, erhalten Bürger:innen, im exemplarischen Fall des Anwenders Robert Koch, mit der Nutzung der Data Wallet App Zugang zu einem persönlichen Gesundheitsdatenraum, der die Barrieren zwischen dem primären und sekundären Gesundheitsmarkt abbaut. Meldet die Smartwatch durch eine longitudinale Messung der Herzfrequenz eine identifizierte Irregularität, kann dem Anwender empfohlen werden, einen Termin in einer spezialisierten Klinik zu vereinbaren. Die erfassten Daten aus der Smartwatch können bei der Untersuchung durch das behandelnde Fachpersonal in Kombination mit hierfür vorgesehenen komplementären Software-as-a-Service-(SaaS)-Lösungen angefragt und von dem Anwender freigegeben werden. Bestätigt sich der Verdacht auf eine mögliche kardiovaskuläre Erkrankung, können nachfolgend Langzeit-EKGs und laboranalytische Untersuchungen zu einer Diagnose verhelfen. Auf dieser Basis wird ein Arztbrief erstellt, ein Medikament oder gegebenenfalls eine Digitale Gesundheitsanwendung (DiGA) verschrieben. Stehen dem Anwender in der Data Wallet App beispielsweise pharmakogenetische Tests zur Verfügung, die im Laufe des Lebens durchgeführt wurden, können diese auf Anfrage genutzt werden, um den Medikationsplan individuell auf die genetischen Eigenschaften des Anwenders anzupassen.

Der Erfolg der Behandlung kann durch Patient-Reported Outcome Measures (PROMs) begleitend überprüft und mit Clinician-Reported Outcome Measures (CROMs) verknüpft werden. Komplementäre haben wiederum die Möglichkeit, digitale Therapien (DTx; Fürstenau et al. 2023) anzubieten, die mit Konzepten der Real-World-Evidence (RWE) evaluiert werden (Shermann et al. 2016). Zusammen mit den fallspezifischen Analysedaten werden potenziell relevante Daten des Anwenders im Krankenhausinformationssystem maschinenlesbar verfügbar. Durch die Data Wallet App erhält auch der Anwender wiederum Transparenz über die verfügbaren Daten und kann diese gesammelt für die Forschung bereitstellen (Datenspende).

Derart können die Bürger:innen auf alle Versorgungsdaten zugreifen und diese für die Sekundärnutzung in der Forschung freigeben. Auch hier sind Komplementärangebote durch private und öffentliche Dienstleister möglich. Beispielsweise können Dateneigner und Forschende auf einer Plattform im Gesundheitsdatenraum vernetzt werden. So können den Bürger:innen individuell passende Forschungsvorhaben angezeigt werden und sie entscheiden jeweils individuell sowie anlassbezogen, ob die Daten für diesen Zweck freigegeben werden sollen. Weiterhin könnte durch eine

IV Gesundheitspotenziale durch Digitalisierung erschließen

Bürger:innen können individuell sowie anlassbezogen über die Weiterverwendung ihrer Daten entscheiden.

Nutzung der Daten die Wirkung von Medikationen in passenden Kohorten evaluiert werden, welches wiederum Pharmaunternehmen incentiviert, zum Beispiel in einem Pay-for-Performance-Modell, bei dem die Krankenkassen erfolgsorientiert für die tatsächliche Auswirkung versorgungsrelevanter Interventionen vergüten, langfristig als wirksam evaluierte Behandlungsinnovationen zu entwickeln – unter der aktiven Mitwirkung der Bürger:innen.

Fazit

Die Zukunft der digitalen Transformation im Gesundheitswesen (Gersch 2022) und der europäischen Datenökonomie wirft Fragen über die Rolle von GAFAM und BATX auf, die sich durch datenbasierte Services eine monopolähnliche Position erarbeitet haben. Trotz ihrer dominanten Stellung wird die Einbindung dieser Akteure in europäische Datenräume als Option und Chance gesehen, solange sie die definierte EHDS-Konformität einhalten. Die proaktive Neugestaltung der Dateninfrastruktur in Europa bietet unter Betonung der europäischen Werte die Chance auf einen Neuanfang (Gersch et al. 2023; Schurig et al. 2024).

Die jetzt entstehenden Entwürfe für die zukünftige Datenrauminfrastruktur zeigen interessante Wege eines auch datenbasierten Solidarprinzips. Gegenüber GAFAM und BATX überlegene Optionen zur Überwindung der „Privacy Exploitation Barrier" zwischen konsequentem Datenschutz einerseits und einer gemeinwohlorientierten Datennutzung andererseits bei gleichzeitiger Implementierung einer konsequenten Datensouveränität (von Scherenberg et al. 2024) werden Realität. Durch die so ermöglichte Primär- und Sekundärnutzung von Daten werden in Europa viele neue, zum Teil innovative Szenarien in der Versorgung und Forschung ermöglicht. Damit betritt Europa einen neuen Weg und setzt auf starke, gegebenenfalls sogar pfadbrechende Impulse im globalen Wettbewerb, mindestens aber für die EU-Mitgliedsstaaten.

Literatur

BMG (2023) Digitalisierungsstrategie. URL: https://www.bundesgesundheitsministerium.de/themen/digitalisierung/digitalisierungsstrategie.html (abgerufen am 20.08.2024)

Bundesministerium für Wirtschaft und Klimaschutz (o.J.) Das Gaia-X Ökosystem – Souveräne Dateninfrastruktur für Europa. URL: https://www.data-infrastructure.eu/GAIAX/Navigation/EN/Home/home.html (abgerufen am 20.08.2024)

Busse R, Blümel M, Knieps F, Bärnighausen T (2017) Statutory health insurance in Germany: a health system shaped by 135 years of solidarity, self-governance, and competition. The Lancet 390(10097), 882–897

Europäische Kommission (2022) Proposal for a Regulation of the European Parliament and of the Council on the European Health Data Space. URL: https://eur-lex.europa.eu/legal-content/EN/TXT/?uri=celex%3A52022PC0197 (abgerufen am 20.08.2024)

Fürstenau D, Gersch M, Schreiter S (2023) Digital Therapeutics (DTx). Business & Information Systems Engineering 65(3), 349–360

Gersch M (2022) Digitalisierung im Gesundheitswesen. In: Roth S, Corsten H (Hrsg.) Handbuch Digitalisierung. 1015–1042. Vahlen München

Gersch M, Schurig T, Kari A (2023) Europäische Datenräume als öffentliche Güter und Wettbewerbsvorteil: 10 Jahre zu spät oder gerade noch rechtzeitig?! WINGBusiness 56, 26–31

2 EXKURS: Europäischer Gesundheitsdatenraum: die zukünftige Ausgestaltung digitaler Infrastrukturen

Gersch M, Wessel L (2023) Digital Transformation in Health Care: The Role of Professional Practices. The Oxford Handbook of Industry Dynamics

Gleiss A, Kohlhagen M, Pousttchi K (2021) An apple a day – how the platform economy impacts value creation in the healthcare market. Electronic Markets 31(4), 849–876

Health-X (2022) Health-X dataLOFT: Die Zukunft der Gesundheitsversorgung. URL: https://www.health-x.org/home (abgerufen am 02.04.2024)

Health-X (2023) Health-X dataLOFT: Usecase mit Herz. URL: https://www.health-x.org/news/titel-2-0-0 (abgerufen am 02.04.2024)

Hindricks G, Potpara T, Dagres N et al. (2021) 2020 ESC Guidelines for the diagnosis and management of atrial fibrillation developed in collaboration with the European Association for Cardio-Thoracic Surgery (EACTS). Eur Heart J 42(5), 373–498

Hoeyer K, Green S, Martani A, Middleton A, Pinel C (2024) Health in data space: Formative and experiential dimensions of cross-border health data sharing. Big Data & Society 11(1)

Kari A, Schurig T, Gersch M (2023) The Emergence of a New European Data Economy: A Systematic Research Agenda for Health Data Spaces. Journal of Service Management Research 7(4), 176–198

Lauf F, Scheider S, Bartsch J, Herrmann P, Radic M, Rebbert M, Nemat A, Langdon C, Konrad R, Sunyaev A, Meister S (2022) Linking data sovereignty and data economy: arising areas of tension. Wirtschaftsinformatik Proceedings

Lauf F, Scheider S, Friese J, Kilz S, Radic M, Burmann A (2023) Exploring Design Characteristics of Data Trustees in Healthcare-Taxonomy and Archetypes. European Conference on Information Systems

Otto B, Jarke M (2019) Designing a multi-sided data platform: findings from the International Data Spaces case. Electronic Markets 29(4), 561–580

Otto B, Burmann A (2021) European Data Infrastructures. Informatik Spektrum 44(4), 283–291

Raab R, Küderle A, Zakreuskaya A, Stern AD, Klucken J, Kaissis G, Rueckert D, Boll S, Eils R, Wagener H, Eskofier BM (2023) Federated electronic health records for the European Health Data Space. Lancet Digit Health 5(11), e840–e847

Schurig T, Kari A, Fürstenau D (2024) The Symphony of Orchestrated Participatory Data Space Governance: A Systematic Review. European Conference on Information Systems

Sherman RE, Anderson SA, Dal Pan GJ, Gray GW, Gross T, Hunter NL, LaVange L, Marinac-Dabic D, Marks PW, Robb MA, Shuren J, Temple R, Woodcock J, Yue LQ, Califf RM (2016) Real-World Evidence – What Is It and What Can It Tell Us? N Engl J Med 375(23), 2293–2297

Stegemann L (2023) Interoperability Maturity Model: Orchestrator Tool for Platform Ecosystems. Wirtschaftsinformatik 2023 Proceedings

Vervoort D, Marvel FA, Isakadze N, Kpodonu J, Martin SS (2020) Digital Cardiology: Opportunities for Disease Prevention. Current Cardiovascular Risk Reports 14(8)

von Scherenberg F, Hellmeier M, Otto B (2024) Data Sovereignty in Information Systems. Electronic Markets 34(1), 1–11

IV Gesundheitspotenziale durch Digitalisierung erschließen

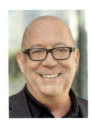

Univ.-Prof. Dr. Martin Gersch

Martin Gersch ist Professor für Betriebswirtschaftslehre am Department Wirtschaftsinformatik der Freien Universität Berlin. Gleichzeitig forscht er am Einstein Center Digital Future und begleitet wissenschaftsbasierte Startups. Er fungiert als Projektleiter vonseiten der Freien Universität Berlin im BMWK geförderten Forschungsprojekt Health-X.

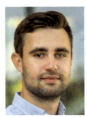

Arthur Kari

Arthur Kari ist Doktorand am Department Wirtschaftsinformatik der Freien Universität Berlin und wissenschaftlicher Mitarbeiter im BMWK geförderten Forschungsprojekt Health-X. Seine Forschungsinteressen umfassen die Governance von Datenräumen, Plattformen und Ökosystemen sowie Digital Health.

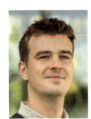

Tim Schurig

Tim Schurig ist Doktorand am Department Wirtschaftsinformatik der Freien Universität Berlin und wissenschaftlicher Mitarbeiter im BMWK geförderten Forschungsprojekt Health-X. Seine Forschungsinteressen umfassen das Design und die Governance von Datenräumen sowie den European Health Data Space.

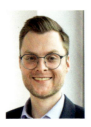

Florian Lauf

Florian Lauf leitet die Gruppe „Personal Data Ecosystems" am Fraunhofer-Institut für Software- und Systemtechnik ISST in Dortmund. Seit mehr als vier Jahren befasst er sich als Informatiker mit der Datensouveränität, der Integration von Individuen in Datenökosysteme und mit Datentreuhändern.

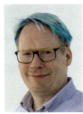

Harald Wagener

Nach 20 Jahren in der IT-Industrie wurde Harald Wagener Gruppenleiter Cloud und IT im Zentrum Digitale Gesundheit am Berlin Institute of Health (BIH). Mit Fokus auf föderierte Infrastrukturen ist er an mehreren europäischen Initiativen beteiligt. Er ist Co-Lead des Technical Board des Förderprojekts Health-X.

3

EXKURS: Die ePA auf dem Weg zur Copilotin im plattformbasierten deutschen Gesundheitswesen

Peter Gocke und Antonia Rollwage

Historie

Die Telematikinfrastruktur (TI) als Basis für eine Digitalisierung des deutschen Gesundheitswesens ist keine wirklich neue Idee, sondern mehr als 20 Jahre alt. Auslöser war der sog. „Lipobay"-Skandal im Jahr 2001, der deutlich gemacht hat, wie lebenswichtig eine strukturierte elektronische Verfügbarkeit der wichtigsten Gesundheitsdaten ist. Dies führte zum Beschluss, eine elektronische Gesundheitskarte (eGK) mit darauf gespeicherter Medikation einzuführen. 2005 wurde die gematik als Einrichtung gegründet und beauftragt, die eGK und die dafür benötigte TI einzuführen. Die Gesellschafterstruktur der gematik stellte für lange Zeit allerdings eine Pattsituation zwischen der Kostenträgerseite und der Leistungserbringerseite dar, was die Umsetzung auf Jahre hinaus blockierte. Mit dem Terminservice- und Versorgungsgesetz (TSVG) in 2019 übernahm der Bund 51% der Gesellschafteranteile und treibt seitdem den Ausbau der TI zu einer nationalen Gesundheitsdatenplattform voran.

Dazu gehört auch die nach mehr als 20 Jahren längst überfällige technologische Modernisierung, und endlich werden die seinerzeit angedachten Funktionalitäten Realität: Die elektronische Patientenakte (ePA) und das E-Rezept sind mittlerweile verfügbar. Anfang 2025 sollen die elektronische Medikationsliste und später der elektronische Medikationsplan folgen. Weitere wichtige Funktionalitäten umfassen zum einen, dass elementare klinische Daten auch in strukturierter Form verfügbar sind, sowie zum anderen einen integrierten Messenger für die sektorenübergreifende Kommunikation, in die auch Patient:innen eingeschlossen sind. Damit erhält Deutschland mehr als 25 Jahre nach dem auslösenden Ereignis endlich ein modernes Plattformökosystem für sein Gesundheitswesen.

IV Gesundheitspotenziale durch Digitalisierung erschließen

Wie geht es weiter?

„Wir entwickeln die Telematikinfrastruktur (TI) und insbesondere die elektronische Patientenakte (ePA) zur individuellen Gesundheitsplattform der Versicherten weiter. […] Als zentrale Anwendung vernetzt sie alle relevanten Akteure im Versorgungsalltag. Wir sorgen dafür, dass damit ein optimaler Informationsfluss […] erreicht wird und innovative Technologien wie zum Beispiel Künstliche Intelligenz […] sicher eingesetzt werden können." (BMG 2023)

Die im Jahr 2023 veröffentlichte Strategie des Bundesministeriums für Gesundheit sieht vor, dass die ePA die zentrale Anwendung ist, in der wir Gesundheit orts-, zeit- und einrichtungsunabhängig organisieren werden. Damit geht der Funktionsumfang der ePA-App zukünftig weit über die Verwaltung von Dokumenten hinaus.

Wie soll das gelingen?

> **Ein Blick in die Zukunft**
>
> Die Plattform, auf der wir Gesundheit zukünftig organisieren, ist die TI. Das zentrale Werkzeug, das Bürger:innen zur Organisation der eigenen Gesundheit verwenden werden, ist die ePA-App. Durch den Anschluss an verschiedenste Primärsysteme stehen auf der ePA alle relevanten klinischen und administrativen Daten zur Verfügung. Die ePA kann durch die Analyse dieser Daten personalisierte, d.h. auf die Gesundheitshistorie einer Person zugeschnittene Empfehlungen zur Prävention und Gesundheitsversorgung aussprechen. Standardempfehlungen für eine durchschnittliche Person gehören der Vergangenheit an. Die Bedienung der ePA-App erfolgt zukünftig niedrigschwellig über ein Chat-Fenster oder per Spracherkennung, indem die ePA-App geduldig und menschenähnlich, d.h. im Stil einer Konversation, die Fragen beantwortet, die ihr gestellt werden: „Wann ist mein nächstes Hautkrebs-Screening fällig?" „War ich in diesem Jahr schon zweimal beim Zahnarzt zur Prophylaxe?" „War ich nicht? Dann mache mir bitte einen Termin. Montags passt es nicht so gut, aber an den anderen Wochentagen passt es und gern ein Termin früh morgens, sodass ich im Anschluss zur Arbeit gehen kann."

Vor ein paar Jahren hätten wir uns noch gefragt, wie das gelingen kann. Doch seit Herbst 2022, der Veröffentlichung von ChatGPT von OpenAI, ist generative Künstliche Intelligenz (KI) in aller Munde. Es gibt auch andere Produkte wie bspw. PaLM von Google. Generative KI ist eine Art von KI, die in der Lage ist, neue Daten und Handlungsempfehlungen zu generieren, die auf vorhandenen Daten basieren. Das Besondere: ChatGPT ist einfach über ein Chat-Fenster zu bedienen und Nutzende erhalten menschenähnliche Antworten auf die von ihnen gestellten Fragen.

> **Kurzum: Generative KI macht KI niedrigschwellig zugänglich und damit massentauglich für uns alle.**

3 EXKURS: Die ePA auf dem Weg zur Copilotin im plattformbasierten deutschen Gesundheitswesen

Im Gesundheitswesen könnte KI in der ePA-App uns nicht nur Fragen zu Terminen wie im Beispiel oben beantworten, sondern bspw. bei der Erstellung von Ernährungsplänen unterstützen.

Was kann die KI-basierte ePA-App genau?

Bürger:innen sollten diese auf KI basierende ePA-App ganz selbstverständlich in allen Fragen rund um ihre eigene Gesundheit öffnen und dort alle benötigten Daten, Informationen und Funktionalitäten vorfinden. Dafür können Bürger:innen die in der ePA vorhandenen Daten und Dokumente um weitere Gesundheits- und Fitnessdaten von Wearables oder Apps wie Health von Apple, Google Fit, Garmin Connect, Fitbit etc. nach eigener Vorliebe ergänzen. Auch die Daten der von einem Krankenhaus oder einer Arztpraxis verordneten Medizinprodukte finden über standardisierte (und kostenfrei bereitzustellende) Schnittstellen ebenfalls direkt ihren Weg in die ePA – wie es beispielsweise in Portugal bereits realisiert ist. Weitere Anwendungen außer der ePA sollten rund um die eigene Gesundheit nicht notwendig sein.

Das Problem zu vieler Anwendungen für den gleichen Zweck wird am Beispiel der Online-Terminbuchung deutlich, die heute, wenn überhaupt durch Gesundheitseinrichtungen angeboten, über verschiedenste Anwendungen erfolgen kann. So gibt es aktuell verschiedene Online-Terminbuchungsportale (bspw. samedi, Doctolib, jameda). Durch die im Rahmen des Krankenhauszukunftsgesetzes (KHZG) in Einführung befindlichen Patientenportale werden Bürger:innen zukünftig noch mehr Konten von Portalen besitzen, auf denen sie Termine online vereinbaren können. Die Vielzahl der Portale führt zu der Herausforderung, dass Termine in unterschiedlichen Portalkalendern gebucht werden, was zu Doppelbuchungen führen könnte sowie zu der Einschränkung des Angebots der Gesundheitseinrichtungen und damit des Wettbewerbs, wenn Bürger:innen nur einen Portalanbieter nutzen.

Ähnlich zur ePA, die zukünftig verschiedene Portalfunktionalitäten anbieten wird, werden auch aufseiten der stationären Gesundheitseinrichtungen Funktionalitäten des Patientenportals und weitere im Rahmen des KHZG geförderten Anwendungen zukünftig zunehmend im Krankenhausinformationssystem (KIS) zur Verfügung stehen, woran die Hersteller aktuell arbeiten. Sobald KIS und die ePA einen höheren Leistungsumfang anbieten, wird der Betrieb eines nur über Schnittstellen anbindbaren Patientenportals obsolet werden. Termine von Patient:innen werden zukünftig zentral auf einer Plattform wie der TI verwaltet werden und nicht mehr in der Hoheit marktwirtschaftlich agierender Systemanbieter liegen.

> **Google Maps**
>
> Wir kennen diesen Trend, dass einzelne Portale überflüssig werden, bereits außerhalb des Gesundheitswesens. Ein Beispiel für gelungene Digitalisierung, allerdings durch einen komplett marktwirtschaftlich agierenden Anbieter, ist Google Maps. Diente diese App früher lediglich zur Routenplanung und Navigation an fremden Orten, fungiert sie heute auch als erste Anlaufstelle, um mehr Informationen über eine Firma (z.B. ein Restaurant) zu erhalten. Auf Google Maps sind nicht nur die Adresse, Telefonnummer, Website und Öffnungszeiten angegeben, sondern Nutzende erhalten auch Informationen zum Besuchs-

IV Gesundheitspotenziale durch Digitalisierung erschließen

aufkommen zu verschiedenen Uhrzeiten, die Speisekarte und Kundenbewertungen inkl. Fotos der Menüs. Ein nächster Schritt in der Entwicklung war die Integration von Services direkt in Google Maps, was im Restaurantbeispiel die Reservierung eines Tisches ermöglichte oder in manchen Städten auch bereits die Buchung eines Nahverkehrstickets. Ein Nebeneffekt: Die ursprünglich für die Restaurantreservierung oder Buchung des Nahverkehrstickets verwendeten Portale werden zunehmend überflüssig, da zumindest die Besucherströme von Google Maps nicht mehr dorthin weitergelenkt werden.

Care Studio: Auch dieser Gedanke ist im Gesundheitswesen nicht neu, denn es gibt bereits Anwendungen, die genau dies für Leistungserbringer offerieren: Bspw. „Care Studio" von Google bietet Leistungserbringern ein modernes Interface an, in dem mittels der bewährten Google-Suche das vom Leistungserbringer angeschlossene Primärsystem aus der Perspektive einer Ärztin/eines Arztes einfach durchsucht werden kann, bspw. erscheinen durch die Eingabe des Suchworts „HB" alle bisherigen Hämoglobinwerte einer Patientin/eines Patienten (Google Health 2024).

ClinicalKey: Das Tool „ClinicalKey" von Elsevier (Elsevier 2024) macht medizinische Leitlinien für klinisches Personal leicht per Chat zugänglich: Nach Eingabe einer Frage wie bspw. „Kann ich einen SGLZ2-Inhibitor zur Behandlung einer HFpEF (Herzinsuffizienz mit erhaltener Ejektionsfraktion) bei einem nicht diabetischen Patienten einsetzen?" erhält die anfragende Person im Chat-Fenster sofort eine spezifische Antwort inklusive Argumentation und Quellenangaben. Damit macht Elsevier vertrauenswürdige evidenzbasierte klinische Inhalte leicht und intuitiv am Behandlungsort verfügbar. Kombiniert mit Sprachnavigation wäre der Weg frei – vom papierlosen Krankenhaus hin zu einem tastaturlosen Krankenhaus.

Wird dieser Gedanke auf die ePA übertragen, kann sich diese zu der einen Anwendung entwickeln, die alles vereint. Wer jetzt befürchtet, dass die Datenflut zu Missbrauch seitens des Staates oder verschiedener Organisationen führt, kann beruhigt sein. Es geht darum, dass es eine Anwendung gibt, auf die Patient:innen zugreifen und die die verschiedensten Systeme, die zur Erbringung des Services benötigt werden, in den Hintergrund rücken lässt, sozusagen ein Google Maps für das Gesundheitswesen.

Die Basis für die KI-basierte ePA ist bereits vorhanden.

Zurück zur Patientenperspektive: Damit die ePA *die eine* patientenseitige Anwendung wird und per KI bedient werden kann, wäre eine zwingende Voraussetzung, dass die TI als zentrale Plattform in der Cloud verfügbar wird. Die Basis für die KI-basierte ePA ist bereits da: Der Anschluss der Gesundheitseinrichtungen an die TI ist längst vollzogen. Sobald die ePA mit einer kritischen Masse an Daten gefüllt ist, kann eine KI eingesetzt werden. Wir sind bereits auf dem Weg und dieser Schritt sollte schneller gehen als die ersten 20 Jahre, die wir uns Zeit gelassen haben.

Alles ePA oder nicht?

Fest steht, der Name elektronische Patientenakte (ePA) ist für das skizzierte Szenario nicht mehr passend. Elektronisch oder vielmehr digital ist mittlerweile Standard und das Präfix „e" dient damit nicht mehr als Diskriminierungsmerkmal zwischen elektronischen und normalen Patientenakten. Ebenso liegt die Zukunft nicht mehr in

3 EXKURS: Die ePA auf dem Weg zur Copilotin im plattformbasierten deutschen Gesundheitswesen

einer Akte, auch wenn sich die heutige Debatte rund um die ePA häufig um das Einstellen von Dokumenten dreht, die dann „e" zur Verfügung stehen. Doch bereits die Anwendungen elektronische Arbeitsunfähigkeitsbescheinigung (eAU), E-Rezept und erst recht der auf FHIR basierende E-Medikationsplan zeigen, dass die sogenannten Mehrwertanwendungen nichts mehr mit einer Akte zu tun haben. Es wird also ein neuer, zukunftsfähiger Name benötigt. Doch wie sollte die KI-basierte ePA am besten heißen?

Die ePA wird zukünftig die Copilotin für die eigene Gesundheit.

Das besagte Tool soll Bürger:innen Orientierung im Dschungel des deutschen Gesundheitswesens geben. Ein Gesundheitsnavigator? Klingt zunächst angenehm hilfreich, gleichzeitig drückt der Begriff aus, dass die Orientierung im Gesundheitswesen eines Navigators bedarf. Angelehnt an die KI-Unterstützung, die Microsoft 365 mit dem Copiloten anbietet, wäre auch ein Gesundheits-Copilot denkbar, der als Gesundheitsbegleiter eine gute Figur auf Augenhöhe von Bürger:innen machen könnte.

Grenzen

Art und Menge an Daten, die zur Auswertung an die Gesundheits-Copilotin zur Verfügung gestellt werden sollen, können bei der Vielzahl an Geräten, die heute bereits viele und zukünftig noch mehr Daten zur eigenen Gesundheit generieren, in das Unermessliche wachsen. Umso wichtiger ist es, sich als Gesellschaft und Individuum Gedanken darüber zu machen, welche Daten nicht integriert werden sollen und damit auch nicht zur Optimierung der eigenen Gesundheit verwendet werden. Auf einer regulatorischen Ebene wird es Daten geben, die verpflichtend oder freiwillig integriert werden. Gleichzeitig können und sollten Nutzende überlegen, welche Gesundheits-Wearables, -Apps und -Geräte mit ihrer ePA verbunden werden, sowie aktiv den Umfang des Datenzugriffs durch das Ein- und Ausstellen von Zugriffsberechtigungen regeln.

Der Einsatz von KI birgt darüber hinaus das Risiko des Halluzinierens der KI-Anwendung, bei dem diese eine Antwort ausgibt, die zwar eine hohe statistische Wahrscheinlichkeit auf Richtigkeit hat, aber dennoch falsch ist. Hierfür werden aktuell bereits wirksame Mitigationsmaßnahmen entwickelt.

Daten aus Angst vor Missbrauch nicht zu nutzen, wie in der Vergangenheit geschehen, können wir uns nicht mehr leisten. Patient:innen haben ein Recht darauf, dass ihre Daten genutzt werden, um ihnen eine personalisierte, auf neuesten Erkenntnissen beruhende medizinische Versorgung ortsunabhängig und jederzeit bereitstellen zu können. Nicht nur der Erstkontakt zum Gesundheitswesen sollte zukünftig digital stattfinden – auch jede weitere Interaktion sollte, wenn irgend möglich, digital erfolgen. Eine nationale Plattform wie die TI bietet hierfür genau die richtige Basis.

Literatur

BMG – Bundesministerium für Gesundheit (2023) GEMEINSAM DIGITAL. Digitalisierungsstrategie für das Gesundheitswesen und die Pflege. URL: https://www.bundesgesundheitsministerium.de/themen/digitalisierung/digitalisierungsstrategie.html (abgerufen am 29.08.2024)

Elsevier (2024) ClinicalKey AI. World class clinical information meets artificial intelligence. URL: https://www.elsevier.com/products/clinicalkey/clinicalkey-ai (abgerufen am 29.08.2024)

Google Health (2024) Care Studio. Clinical software to unify healthcare data. URL: https://health.google/caregivers/care-studio/ (abgerufen am 29.08.2024)

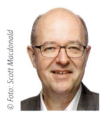
© Foto: Scott Macdonald

Dr. med. Peter Gocke

Peter Gocke ist Mediziner und arbeitete als Radiologe elf Jahre an der Uniklinik Essen. Bereits in dieser Zeit betrieb er erfolgreich die Digitalisierung der Radiologie der Universitätsklinik. 2004 wechselte er als CIO an die Uniklinik Hamburg-Eppendorf (UKE). Peter Gocke war eine der treibenden Kräfte für den digitalen Umbau des UKE zum papierlosen Krankenhaus. Unter seiner Ägide erhielt das UKE 2011 als erstes Krankenhaus in Europa den HIMSS EMRAM Award der Stufe 7, eine Auszeichnung für die höchste Ausbaustufe der kompletten Umstellung eines Klinikums auf papierloses Arbeiten. Im Februar 2012 folgte Peter Gocke seinem ehemaligen UKE-Chef Prof. Jörg Debatin als Direktor IT (CIO) und Prozessmanagement zu amedes, einem deutschlandweit tätigen Anbieter von medizinischen Dienstleistungen (Labordiagnostik, Pathologie, MVZs). Im April 2017 wurde er als erster Chief Digital Officer (CDO) im deutschen Gesundheitswesen Leiter der neu geschaffenen Stabsstelle „Digitale Transformation" der Charité – Universitätsmedizin Berlin. Daneben leitet er auch das Digital Health und Data Network (DHDN) der European University Hospital Alliance (EUHA) und ist Mitglied in den Advisory Boards von HIMSS Europe und KLAS.

Peter Gocke ist Buchautor und viel gefragter Vortragsredner sowie Mit-Herausgeber der kma (klinik management aktuell) und als Gutachter für das BMG (Bundesministerium für Gesundheit) tätig.

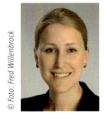
© Foto: Fred Willenbrock

Antonia Rollwage

Antonia Rollwage ist Senior Consultant im Bereich Health Care Technology Strategy bei Deloitte. Zu ihren Kompetenzen gehören die Implementierung von digitalen Lösungen, die Neugestaltung von Prozessen im Rahmen der digitalen Transformation sowie die Entwicklung von Digitalisierungsstrategien für Krankenhäuser. Ein besonderer Fokus von Antonia Rollwage ist dabei die Begleitung von Veränderungsprozessen, um Menschen für Veränderungen begeistern zu können und Gruppen arbeitsfähig zu machen. Vor ihrem Einstieg bei Deloitte hat Antonia Rollwage fünf Jahre praktische Erfahrung im Krankenhausmanagement als Referentin des Chief Digital Officer an der Charité – Universitätsmedizin Berlin gesammelt und war vier Jahre Mitglied im Vorstand des Bundesverbands Managed Care.

4

Digitale Gesundheitsanwendungen als Enabler der Value-Based Care-Agenda

Leo Benning und Philip Heimann

4.1 Digitale Gesundheitsanwendungen (DiGA)

4.1.1 DiGA als Innovation des deutschen Gesundheitswesens

> **Definition DiGA**
> DiGA sind „Apps auf Rezept", die in der Regelversorgung von Ärzten und Psychotherapeuten verordnet werden können, um nach SGB V § 33a die Erkennung, Überwachung, Behandlung oder Linderung von Krankheiten digital zu erbringen.

Mit der Einführung von DiGA 2020 hat Deutschland einen mutigen und erfolgreichen Vorstoß zur Integration digitaler Therapiekomponenten (DTx) in ein solidargemeinschaftlich finanziertes Gesundheitssystem unternommen (Stern et al. 2020). DiGA kommen zunehmend im Versorgungsalltag an (TK 2024; BARMER 2024) und stellen für eine stetig zunehmende Anzahl an Patienten eine wertvolle Ergänzung der therapeutischen Optionen dar. Angesichts des fortschreitenden demografischen Wandels und einem sich zuspitzenden Fachkräftemangel im Gesundheitswesen (SVR 2024) bieten DiGA einen wichtigen Zugang zu wirksamer und verfügbarer Gesundheitsversorgung.

Während die gesetzlichen und regulatorischen Rahmenbedingungen durch die Verabschiedung des Gesetzes zur Beschleunigung der Digitalisierung im Gesundheitswesen (DigiG) aufbauend auf das Digitale-Versorgung-Gesetz (DVG) den Platz von

DiGA im SGB V und in der Versorgungspraxis als vierte Säule der Gesundheitsversorgung neben Arzneimitteln, Heilmitteln und Hilfsmitteln definieren, möchten wir mit diesem Beitrag eine Perspektive bieten, wie DiGA zukünftig auch einen essenziellen Beitrag zur Realisierung von Value-Based Care (VBC) leisten können. Diese Perspektive generieren wir anhand der Value-Based Care-Agenda (VBC-Agenda) von Porter und Lee (Porter u. Lee 2013; Porter u. Lee 2021).

4.1.2 DiGA in der Versorgung hochprävalenter Krankheiten

DiGA sind als eine in der Versorgung vollkommen neuartige, potenziell disruptive Technologie zu verstehen, die durch niederschwellige und flächendeckende Verfügbarkeit in der Behandlung hochprävalenter Krankheitsbilder mit populationsweiter Krankheitslast einen wichtigen Stellenwert einnehmen kann.

Die Digitalisierung des Gesundheitswesens erfolgt in einer Zeit, in der mehrere Populationsdynamiken aufeinandertreffen. Übertragbare und mit Geburt sowie mit Malnutrition assoziierte Krankheitsbilder (Communicable Diseases together with Maternal, Neonatal and Nutritional Diseases, CMNN) sowie Verletzungen sind durch den gesamtgesellschaftlichen Fortschritt westlicher Nationen zurückgegangen und werden zunehmend durch degenerative und nicht übertragbare Krankheitsbilder sog. Non-Communicable Diseases (NCD) ersetzt (Omran 2005).

Diese prägen den Versorgungsbedarf weltweit in den kommenden Jahren und lassen diesen ansteigen. Parallel besteht ein erheblicher Fachkräftemangel im Gesundheitswesen (SVR 2024), der die Bereitstellung erforderlicher Versorgungskapazitäten weiter erschwert (Boniol et al. 2022).

Obgleich sich die Therapien von NCDs medizinisch unterscheiden, weisen sie eine übergreifende Gemeinsamkeit auf. Sie zeigen einen längerfristigen und typischerweise chronischen Verlauf auf und erfordern eine kontinuierliche Versorgung. Die patientengerechte Aufklärung über das Krankheitsbild, das Verständnis von Risikofaktoren und Ursachen sowie die Erzielung einer Lebensstilveränderung sind grundlegende Wirkprinzipien in der Behandlung vieler NCDs (AkdÄ et al. 2017).

Eigenschaften und Anforderungen von NCDs an ihre Behandlung spiegeln sich in der Wirkweise zahlreicher bereits verfügbarer DiGA wider. Diese basieren bislang weitgehend auf behavioralen und edukativen Wirkprinzipien sowie auf feedback- oder sensorikgestützten Korrekturmechanismen. Mit ihren Wirkmechanismen tragen DiGA bereits wirksam zur Versorgung von Patienten mit NCDs bei und sind flächendeckend, niederschwellig und skalierbar verfügbar.

Patient:innen brauchen Anreize zur aktiven Beteiligung am Behandlungsprozess.

Dabei sind vor allem die letztgenannten Eigenschaften entscheidend: Zwar kann ein Arzt oder Therapeut grundlegende Bausteine der Versorgung für einzelne Patienten womöglich empathischer und individueller vermitteln als eine DiGA. Angesichts der hohen Prävalenz o.g. Krankheitsbilder bei teilweise verheerenden Versorgungsengpässen in der ambulanten Versorgung müssen Behandlungskapazitäten jedoch durch digitale, asynchron und dezentral verfügbare Angebote erweitert werden, um den Versorgungsbedarf der Bevölkerung zu decken und Barrieren im Zugang zu und bei der Verfügbarkeit von Gesundheitsdienstleistungen zu reduzieren.

Über die therapeutischen Elemente von DiGA hinaus bieten diese das Potenzial, als integrierendes Element die Continuity of Care der meist langfristigen Behandlung von NCDs zu unterstützen. Dies würde eine Koordination verschiedener therapeutischer Elemente, verschiedener Behandler und Therapeuten und ggf. mehrerer Wechsel zwischen ambulanter und stationärer Versorgung erfordern. Regulatorisch ist die Integration der Leistungserbringung durch Ärzte, Therapeuten, Coaches und DiGA bereits vorgesehen, die technische Umsetzung wäre aus Sicht eines DiGA-Herstellers machbar. In anderen Ländern konnten in den letzten Jahren verwandte Ansätze bereits zur Marktreife geführt werden (World Economic Forum u. Boston Consulting Group 2024).

> *Entscheidend ist, dass alle am Gesundheitswesen beteiligten Parteien auf das gemeinsame Ziel einer optimalen, patientenzentrierten Versorgung hinarbeiten und auch zur Erreichung dieses Ziels incentiviert werden. Das bringt uns direkt zu DiGA und ihrem Potenzial, im Versorgungskontext die Realisierung von VBC zu unterstützen.*

4.1.3 Die VBC-Agenda

Die Formulierung des Ziels von VBC „Health Outcomes per Dollar spent" (Porter 2010) zu optimieren ist zunächst zu generisch, um eine konkrete Umsetzung zu ermöglichen. Nicht zuletzt, da Outcome-Parameter indikationsspezifisch und multidimensional sein können. Aus diesem Grund haben Porter und Lee die Value-Based Care-Agenda (Value-Agenda) definiert (Porter u. Lee 2013), die als einerseits operationalisierbare und andererseits strategische Schrittfolge die Implementierung von VBC in unterschiedlichen Versorgungskontexten ermöglichen soll (s. Abb. 1). Die Elemente der Agenda lauten:

1. Organisation der Versorgung in Integrierten Versorgungseinheiten (Integrated Practice Units, IPUs)
2. Erfassung patientenindividueller Outcomes und Kosten
3. Übergang von Fee-for-Service für Einzelleistungen zu Bundled Payments für Care Cycles
4. lokale und regionale Vernetzung der Versorgung
5. Integration regionaler und überregionaler Versorgungskapazitäten
6. IT-Plattform als Enabler der Schritte 1 bis 5.

Nachfolgend beschreiben wir Ansätze zur Realisierung der Value-Agenda mithilfe von DiGA sowie Herausforderungen, mit denen dabei zu rechnen ist.

IV Gesundheitspotenziale durch Digitalisierung erschließen

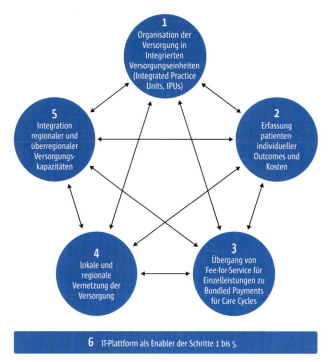

Abb. 1   VBC-Agenda. Die Schritte der Agenda sind jeder für sich erforderlich, voneinander abhängig und stärken einander. Das Ausmaß der Value ist maximal, wenn mehrere Schritte gemeinsam umgesetzt werden können (modifiziert nach Porter u. Lee 2013).

4.2   DiGA als Enabler der VBC-Agenda

4.2.1   Organisation der Versorgung in Integrierten Versorgungseinheiten (Integrated Practice Units, IPUs)

Stand der Versorgung

Porter kritisiert, dass die Gesundheitsversorgung um Fachbereiche und Abteilungen – und somit primär um die Ärzte –, jedoch nicht um die Patienten, ihre Krankheitsbilder und Bedürfnisse organisiert ist (Porter 2010; Porter u. Lee 2021). Diese Kritik ist einleuchtend, hat in der Umsetzung zur Implementierung der Value-Agenda jedoch bislang nur vereinzelt Veränderung bewirkt.

Chest Pain Units/Stroke Units: Im stationären Sektor können Chest Pain Units zur Akutversorgung von vermuteten kardialen Ereignissen (Sun et al. 2021) und Stroke Units zur Akutversorgung von Schlaganfällen (Jørgensen et al. 1995; Rodgers u. Price 2017) als Beispiele für Integrated Practice Units (IPUs) dienen, sind jedoch nur nachrangig mit dem Ziel einer verbesserten Integration der Versorgung, sondern vorrangig aus der Notwendigkeit zur Zentrumsbildung für häufige und hochakute Krankheitsbilder entstanden. Aus diesem Grund werden für die Zertifizierung einer Chest Pain oder Stroke Unit zwar Struktur- und Prozessparameter vorgegeben (Giannitsis et al. 2020; Weimar et al. 2007), diese orientieren sich aber vorrangig um einzelne medizinische

Fachbereiche. Weitere, insbesondere flächendeckende IPU-Ansätze dieser Art scheinen bislang nicht umgesetzt worden zu sein. Grund dafür dürfte nicht zuletzt die organisationale Heterogenität stationärer Leistungserbringer sein (Huland et al. 2018).

Medizinische Versorgungszentren: Im ambulanten Kontext haben sich Medizinische Versorgungszentren (MVZ) etabliert, die verschiedene medizinische Fachbereiche zusammenführen und eine interdisziplinäre und teilweise sektorübergreifende Versorgung ermöglichen. 2022 wurden 9,2 % aller ambulanten Behandlungsfälle in MVZ behandelt (Tisch u. Nolting 2021), was den Stellenwert von MVZ in der ambulanten und integrierten Versorgung zeigt. Während die Etablierung von MVZ zwar die Integration der Versorgung befördern kann, ist ein Fokus auf spezifische Krankheitsbilder nicht unbedingt gegeben.

Disease Management Programme: Versorgungsinnovationen wie die seit 2002 etablierten Disease Management Programme (DMP), die nach § 137f. SGB V einen strukturierten Behandlungspfad für bestimmte chronische Krankheitsbilder vorsehen und in vielen Indikationsbereichen positive Auswirkungen auf leitliniengerechte Betreuung, Überleben und resultierende Versorgungskosten zeigen (Kirsch et al. 2020; Achelrod et al. 2016; Jacob et al. 2015; Drabik et al. 2012), stellen wichtige Anknüpfungspunkte dar, um sich IPU-Prinzipien in der Versorgungslandschaft des deutschen Gesundheitssystems anzunähern. Die uneinheitliche Einschlussquote in den unterschiedlichen Indikationsspektren zeigt jedoch auch hier Herausforderungen der Implementierung (ZI 2024).

Chancen durch DiGA

Eine Organisation integrierter Gesundheitsversorgung ohne Berücksichtigung gewachsener Strukturen hat kaum Aussicht auf Erfolg. Wir möchten deshalb den Anstoß geben, den in Deutschland mit DiGA bereits geschaffenen gesetzlichen Rahmen als Enabler einer digital integrierten Versorgung zu sehen. Mit dem Potenzial, die Grenzen herkömmlicher Ansätze zu überwinden, insbesondere bei der Zusammenführung krankheitsspezifischer Versorgungseinheiten.

DiGA erscheinen durch ihre flächendeckende Verfügbarkeit, geringen Zugangsbarrieren, hohen Interoperabilitätsstandards und die sich entwickelnde digitale Gesundheitsinfrastruktur (insb. die elektronische Patientenakte, ePA) prädestiniert dafür, die zur Realisierung von IPUs erforderliche Integration zu fördern und die Leistungserbringung innerhalb dieser zu koordinieren.

Eine IPU sollte dabei nicht unbedingt, so wie Autoren früher VBC-Arbeiten suggerieren (Porter u. Lee 2013; Porter u. Lee 2021), eine räumliche Integration der Versorgung im physischen Sinne voraussetzen, sondern vielmehr als Konzept verstanden werden, indem der Versorgungsbedarf von Patienten über Versorgungseinheiten und Leistungserbringer hinweg im Detail erfasst und abgebildet wird und erforderliche Versorgungsleistungen koordiniert werden.

Insbesondere die bereits angesprochenen DMP könnten durch DiGA eine zunehmende Integration von Leistungen und eine zunehmende Zugänglichkeit im Versorgungsalltag erzielen.

4.2.2 Erfassung patientenindividueller Outcomes und Kosten

Stand der Versorgung

Historisch stehen die Gesundheitskosten zwar oft im Zusammenhang mit den erbrachten Leistungen, jedoch nicht unmittelbar mit den erzielten Outcomes dieser Leistungen. Die Abkehr von der „Fee-for-Service-Vergütungsstruktur" ist seit langer Zeit ein Ziel der Weiterentwicklung des deutschen Gesundheitssystems. Gegensätzliche Interessen der Akteure der Selbstverwaltung erschweren jedoch umfassende Veränderungen.

Krankenhausversorgung: Die Regierungskommission für eine moderne und bedarfsgerechte Krankenhausversorgung hat dies in ihrer dritten Stellungnahme aus 2023 aufgegriffen und sieht eine grundlegende Reform der Krankenhausvergütung für erforderlich, da u.a. der konkrete Leistungsbezug von Krankenhausfallpauschalen (Diagnosis-Related-Groups, DRG) und die strenge Trennung ambulanter und stationärer Versorgung zu einer Zunahme von Krankenhausbehandlungen und einer Ausweitung erbrachter Leistungen führt (Regierungskommission 2022). In Zusammenhang mit einer unzureichenden Leistungsbeschreibung zu erforderlicher Qualifikation und Ausstattung der Krankenhäuser führt dies zu höheren Versorgungskosten mit dem Risiko einer niedrigeren Versorgungsqualität (Regierungskommission 2022).

Ambulante Versorgung: In der ambulanten Versorgung erfolgt die Kostenkontrolle vorrangig durch unterschiedliche Budgetierungen. Diese richten sich nach erbrachter Leistung, nicht nach Outcome. Die Versorgungsqualität wird im ambulanten Sektor vorrangig in Versorgungsprogrammen berücksichtigt, die z.B. in Selektivverträgen nach § 140a SGB V oder in DMP Vergütung an die Erfüllung von Qualitätsanforderungen knüpfen. Vielfach steht hier jedoch die Erzielung von Prozess-Outcomes im Vordergrund, während patientenrelevante Outcomes eine stark nachgeordnete Rolle spielen.

Chancen durch DiGA

Bereits zur Einführung von DiGA wurden durch das Digitale-Versorgung-Gesetz (DVG) und den seither regelmäßig aktualisierten DiGA-Leitfaden des BfArM wichtige Rahmenbedingungen geschaffen, um mit DiGA patientenrelevante Outcomes zu erheben und Vergütungskomponenten an die Erreichung dieser Outcomes zu knüpfen. Bereits in der Definition der für die Aufnahme in das DiGA-Verzeichnis relevanten positiven Versorgungseffekte (pVE) ist festgehalten, dass „[s]owohl medizinischer Nutzen (mN) als auch patientenrelevante Struktur- und Verfahrensverbesserungen (pSVV) […] sich unmittelbar auf die Patienten [beziehen] und […] mittels entsprechender Endpunkte nachzuweisen [sind]." (BfArM 2023, Kap. 4.1).

> *DiGA ermöglichen es, Behandlungsergebnisse patientenspezifisch zu erheben und Symptom- sowie Krankheitsverläufe kontinuierlich nachzuvollziehen. Sie schaffen somit die Grundlage für die Erhebung von Outcomes und Kosten für den individuellen Patienten. Dies ermöglicht, die Behandlung einzelner Patienten Wert bzw. „Value" im Sinne von VBC hin zu optimieren.*

4 Digitale Gesundheitsanwendungen als Enabler der Value-Based Care-Agenda

Die Verknüpfung der Vergütung von DiGA mit den für Patienten unmittelbar relevanten Outcomes oder Zielparameter wurde in § 134 des SGB V als „erfolgsabhängige Preisbestandteile" (§ 134 Absatz 1, Satz 3) explizit aufgegriffen. Das Gesetz zur Beschleunigung der Digitalisierung im Gesundheitswesen (DigiG) konkretisiert diese Forderung nun und sieht eine anwendungsbegleitende Erfolgsmessung (AbEM) sowie einen obligaten variablen Preisbestandteil von mindestens 20% des vereinbarten Vergütungsbetrags vor. Während die Ausgestaltung der AbEM samt Erhebungsinstrumenten, Berichtsintervallen und Vergleichsgrößen zum Zeitpunkt dieser Arbeit noch ausstehen, zeigt sich das konkrete Interesse des Gesetzgebers, Prinzipien des VBC zur Steigerung des Werts der Gesundheitsversorgung auch durch DiGA zu realisieren.

Bis zuletzt ist es keinem der den Autoren bekannten DiGA-Hersteller gelungen, aus eigener Initiative outcomeabhängige Preisbestandteile, wie sie laut § 134 Absatz 1, Satz 3 SGB V vorgesehen sind, mit dem GKV-Spitzenverband zu verhandeln. Auch eine Cost-Benefit-Analyse von DiGA auf Gesamtsystemebene schien bislang unmöglich, da der Zugang zu DiGA-spezifischen Versorgungsdaten durch Kostenträger verhindert wurde. Das Gesundheitsdatennutzungsgesetz (GDNG) verspricht jedoch, zukünftig die Nutzbarkeit und Integrierbarkeit von Versorgungsdaten zu erleichtern.

Die Zusammenarbeit zwischen DiGA-Herstellern und Kostenträgern zur Umsetzung von VBC-Komponenten war bislang herausfordernd.

Durch die Möglichkeit der Erfassung individueller, patientenrelevanter Outcomes und Kosten, sehen wir DiGA als prädestiniert zur Unterstützung von VBC. Die Realisierung des damit verbundenen Potenzials für die Versorgung hängt jedoch von der Umsetzung der gesetzlichen Vorgaben in Zusammenarbeit zwischen DiGA-Herstellern und Kostenträgern, insb. dem GKV-Spitzenverband, ab.

4.2.3 Übergang von Fee-for-Service für Einzelleistungen zu Bundled Payments für Care Cycles

Stand der Versorgung

Patienten mit dem Bedarf einer koordinierten, langfristigen Versorgung benötigen in der Regel eine interdisziplinäre, interprofessionelle sowie eine transsektorale (d.h. zwischen ambulanter und stationärer Versorgung) Betreuung. Die Komplexität der Koordination verschiedener, an der Versorgung beteiligter Gesundheitsdienstleister, ihre unterschiedlichen Finanzierungsquellen im Gesundheitssystem sowie die unterschiedlichen Kompetenzen und Zuständigkeiten der Akteure stellen eine Herausforderung für die Übernahme gemeinsamer Verantwortung für einen Care Cycle dar.

Chronische Krankheitsbilder sind durch eine bloße Aneinanderreihung von Akutbehandlungen in den seltensten Fällen angemessen betreut und Leistungserbringer für die Erzielung eines nachhaltigen Versorgungseffektes in der heutigen Versorgungsrealität meist nicht incentiviert. Die in der heutigen Versorgung übliche Beschränkung von Vergütungsstrukturen auf bestimmte Versorgungssektoren oder Abrechnungsintervalle ist für eine sektorübergreifende Versorgung in der Regel nicht sinnvoll.

Selektivvertragliche Versorgung oder DMP werden in dieser Versorgungsrealität nur vereinzelt, stark fragmentiert und mit hohen administrativen Kosten für Patienten, Leistungserbringer und Kostenträger angeboten. Die Bündelung von Gesundheitsleistungen zur optimalen Betreuung von Patienten über einen gesamten Cycle of Care hinweg ist im deutschen Gesundheitswesen derzeit eine äußerste Seltenheit.

Chancen durch DiGA

DiGA können als therapeutisches sowie als koordinierendes Element zwischen den verschiedenen Versorgungsleistungen einen definierten, indikationsspezifischen Care Cycle erfassen und dessen Realisierung unterstützen.

DiGA ermöglichen im Sinne von VBC die Gesundheitsleistungen der an einem Cycle of Care beteiligten Leistungserbringer als Bündel und über die Zeit zu erfassen und anhand vorab definierter Versorgungsziele (Outcomes) über Bonus- und Maluskomponenten die Zielerreichung zu incentivieren.

Von zentraler Bedeutung ist dabei:

- Outcomes und ihre Zielwerte müssen auf wissenschaftlicher klinischer Evidenz beruhen
- Umsetzung der Mess- und Vergütungsmethoden muss pragmatisch durch Leistungserbringer und Kostenträger umsetzbar sein
- Missbrauch muss ausgeschlossen sein
- Erhebung der Parameter darf keine Zugangsbarriere für Patienten darstellen

Voraussetzung für die Realisierung des VBC-Potenzials mit den beschriebenen Mechanismen ist eine Umsetzung mit dem vorrangigen Ziel der Maximierung des Versorgungsnutzens bei angemessenen Kosten, nicht aber dem vorrangigen Ziel der Kostenminimierung.

4.2.4 Lokale und regionale Vernetzung der Versorgung

Stand der Versorgung

Mit der integrierten Versorgung in lokalen und regionalen Netzwerken tut sich das Gesundheitswesen noch schwer. Gewachsene Strukturen bedingen in integrierten Versorgungsmodellen erheblichen zusätzlichen Koordinationsaufwand für Leistungserbringer. Dieser Aufwand führt angesichts des wirtschaftlichen Drucks bei den Leistungserbringern oftmals zum Scheitern der Bemühungen, integrierte Versorgung zu realisieren. Versorgungsangebote zur Förderung lokaler und regionaler Leistungserbringernetzwerke sind aus Gründen des Koordinationsaufwands bei gleichzeitigem wirtschaftlichem Druck bislang nur vereinzelt implementiert.

Selektivverträge: Beispiele für eine lokal und regional vernetzte Versorgung sind die bereits diskutierten Selektivverträge, die Versorgung in begrenzten Netzwerken ermöglichen, um Besonderheiten spezifischer Versorgungskontexte nachzukommen. Während diese Initiativen für die regionalspezifische Anpassung des Versorgungsangebots wertvoll sind, sind sie häufig Folge individueller und regionaler Bestrebungen für eine verbesserte Versorgung vor Ort und eignen sich meist nicht für die flächendeckende Weiterentwicklung der Versorgung. Hinzu kommt, dass stets nur einige Kostenträger an selektivvertraglichen Versorgungsangeboten teilnehmen und die administrativen Vorgaben für den Einschluss von Patienten eine Hürde für niedergelassene Leistungserbringer darstellen.

Disease Management Programme: Eine zunehmende Bedeutung gewinnen ebenfalls bereits diskutierten DMP, in denen derzeit knapp acht Millionen gesetzlich versicherte Patienten mit definierten NCDs einer strukturierten Betreuung zugeführt werden können (ZI 2024) und positive Versorgungseffekte erfahren (Achelrod et al. 2016; Jacob et al. 2015; Drabik et al. 2012). Durch die Steuerung des Gemeinsamen Bundesausschuss (G-BA) sind DMP jedoch träge in ihrer Anpassung und der Berücksichtigung von Versorgungsinnovationen, wie die Entwicklung des DMP Adipositas zeigt (G-BA 2021).

> *Initiativen des Gesetzgebers zur Integration der Versorgung auf lokaler und regionaler Ebene (u.a. Einrichtung von Gesundheitskiosken und Primärversorgungszentren in ländlichen und strukturschwachen Regionen) haben bislang lediglich Pilotcharakter, Forderungen zur flächendeckenden Einrichtung wurden zuletzt aus dem Referentenentwurf des Gesundheitsversorgungsstärkungsgesetzes (GVSG) gestrichen. Als Herausforderungen zeigen sich an diesem Beispiel erneut die fragmentierten Zuständigkeiten und Kompetenzen der unterschiedlichen Akteure, die eine konsequente Koordination von Versorgungspfaden erschweren.*

Chancen durch DiGA

Die lokale und regionale Versorgungsebene ist entscheidend, um das Prinzip der digital-integrierten Gesundheitsversorgung im Sinne von VBC zu etablieren. Das besondere Potenzial von DiGA liegt darin, dass sie die Integration von Versorgung für spezifische Indikationen „Bottom-up" befördern können, ohne von langwierigen Konzeptions- und Abstimmungsprozessen der Akteure im Gesundheitswesen abhängig zu sein.

Durch die hohen Anforderungen an ihre Interoperabilitätsstandards können DiGA perspektivisch im Kontext mit der digitalen Gesundheitsinfrastruktur (insbesondere der ePA) indikationsspezifische integrierte Versorgungsleistungen nicht nur koordinieren, sondern auch Befunde zusammenführen und dadurch redundante diagnostische Maßnahmen reduzieren.

> *DiGA können eine Weiterentwicklung der Versorgungsinfrastruktur ermöglichen, indem sie Patienten in lokale und regionale Versorgungsnetzwerke einbinden.*

4.2.5 Integration regionaler und überregionaler Versorgungskapazitäten

Stand der Versorgung

Diskussionen der Selbstverwaltung zu Kompetenzen an Schnittstellen zwischen Versorgungssektoren lassen sich an der Gesundheitsgesetzgebung der letzten Jahrzehn-

IV Gesundheitspotenziale durch Digitalisierung erschließen

te nachvollziehen: Von der Möglichkeit zu vor- und nachstationärer Behandlung durch Krankenhäuser (§ 115a ff. SGB V) bis zur Möglichkeit der GKVen, mit einzelnen Leistungserbringern individuelle Versorgungskonzepte abzuschließen (§ 140a SGB V), ist die Versorgungsrealität im höchsten Maße fragmentiert. Eine konsequente Integration von Versorgungsstrukturen auf überregionaler Ebene steht daher erst am Anfang.

Es ist vor diesem Hintergrund auch wenig überraschend, dass Akteure der Selbstverwaltung der Integration der Versorgung durch digitale Versorgungsleistungen im Allgemeinen und DiGA im Speziellen kritisch gegenüberstehen.

Chancen durch DiGA

Das deutsche Gesundheitswesen steht an der Schwelle, eine Blaupause für die systemweite, digitale Integration geeigneter Therapien und deren Care Cycles nicht nur für Deutschland, sondern auch für Europa zu entwickeln. Kann das Prinzip der digital-integrierten Versorgung unter Verwendung von DiGA überregional in Deutschland unter Beweis gestellt werden, kann es auch in anderen europäischen Ländern eine medizinisch und ökonomisch sinnvolle Weiterentwicklung der Gesundheitsversorgung vorantreiben.

Aus medizinischer Sicht ist die Übertragbarkeit naheliegend, da die o.g. Entwicklungen (epidemiologische Transition, wachsende Krankheitslast aus NCD) des Versorgungsbedarfs in allen westlichen Gesellschaften zu beobachten sind. Die Weiterentwicklung von DiGA in Deutschland im Sinne von VBC trägt somit nicht nur potenziell zur Lösung hiesiger Herausforderungen in der Gesundheitsversorgung auf nationaler Ebene bei, sondern kann darüber hinaus als Blaupause auch in weiteren europäischen Gesundheitssystemen Europas positive Wirkung entfalten. Initiativen wie der European Health Data Space (EHDS) und die eHealth Digital Service Infrastructure (eHDSI) bilden hierfür wichtige Rahmenbedingungen.

DiGA können für Europa zum Vorreiter digital integrierter Gesundheitsversorgung werden.

Im Kontext der oftmals als übermäßig kritisierten Regulierung (Nikolinakos 2023; Heinz 2023) kann Europa vor diesem Hintergrund den positiven Akzent setzen, nicht nur das durch die Vereinten Nationen definierte Sustainable Development Goal (SDG) auf universelle Gesundheitsversorgung zu gewährleisten (United Nations 2023), sondern dessen Erreichung insbesondere auch für unsere alternden Gesellschaften aufrechtzuerhalten.

4.2.6 IT Plattform als Enabler

Stand der Versorgung

Die Value-Agenda sieht eine integrierende IT-Plattform als Basis-Enabler. Doch welche Plattform der aktuellen Gesundheits-IT in Deutschland könnte hierfür geeignet sein?

Unsere Gesundheits-IT entwickelt sich in Richtung Vernetzung von Patienten, Leistungserbringern und Kostenträgern. Die ePA scheint sich auf den ersten Blick als „patientenzentrisches Datendrehkreuz" zur Realisierung von IPUs und VBC anzubieten. Die limitierten Funktionalitäten der ePA, die Heterogenität der durch Kostenträger bereitgestellten ePA-Angebote sowie die Trägheit der ePA in Bezug auf ihre Weiterentwicklung lassen jedoch Zweifel an ihrer Eignung zur Integration und Koordination von Gesundheitsleistungen in IPUs über Care Cycles hinweg aufkommen. Die ePA kann eines Tages zwar als zentraler Daten-Hub für VBC agieren. Darüber hinaus wird sie die Integration und Koordination unterschiedlichster IPUs mit speziellen Prozessen, Patienten- und Leistungserbringerbedürfnissen jedoch weder bewerkstelligen können, noch ist eine solche Integration und Koordination nach Kenntnis der Autoren als Zielsetzung der ePA vorgesehen.

Chancen durch DiGA

DiGA stehen schon heute mit Patienten in ständigem Austausch zur Erbringung der Therapie und zum Monitoring der Erreichung von Therapiezielen. Sie bieten schon heute Fortschrittsberichte für ärztliche Kontrollgespräche. Über DiGA können bereits heute Leistungserbringer wie z.B. Therapeuten oder Coaches angebunden werden. Es finden in DiGA also bereits indikationsspezifisch digital integrierte und koordinierte Abläufe statt, leitliniengerecht, von ärztlich verordnet, patientenzentriert und -freundlich. Patienten werden zukünftig nach Ansicht der Autoren zusammen mit ihrer DiGA die ePA als Daten-Hub sehr wohl nutzen. Als Frontend, in dem die digital integrierte und koordinierte Versorgung für Patienten abgebildet und zugänglich ist, werden aber wohl eher DiGA dienen.

> *DiGA sind prädestiniert als die von der Value-Agenda beschriebene, integrierende IT-Plattform. Zunächst für einzelne IPUs, eines Tages für ganze Therapiebereiche. DiGA bieten somit, insbesondere bei hochprävalenten Krankheiten, auch im Kontext von VBC großes Potenzial für die Gesundheitsversorgung in Deutschland.*

Literatur

Achelrod D, Welte T, Schreyögg J et al. (2016) Costs and Outcomes of the German Disease Management Programme (DMP) for Chronic Obstructive Pulmonary Disease (COPD)-A Large Population-Based Cohort Study. Health Policy 120(9): 1029–39

AkdÄ – Arzneimittelkommission der deutschen Ärzteschaft, Bundespsychotherapeutenkammer (BPtK), Bundesverband selbstständiger Physiotherapeuten (IFK) et al. (2017) Nationale VersorgungsLeitlinie Nicht-Spezifischer Kreuzschmerz – Langfassung, 2. Auflage. URL: https://www.leitlinien.de/themen/kreuzschmerz (abgerufen am 18.07.2024)

Barmer (Hrsg.) (2024) BARMER Arztreport 2024. URL: https://www.bifg.de/publikationen/reporte/arztreport-2024 (abgerufen am 18.07.2024)

BfArM – Bundesinstitut für Arzneimittel und Medizinprodukte (2023) DiGA-Leitfaden (Stand: 28.12.2023, Version 3.5). URL: https://www.bfarm.de/SharedDocs/Downloads/DE/Medizinprodukte/diga_leitfaden.html (abgerufen am 18.07.2024)

Boniol M, Kunjumen T, Nair TS et al. (2022) The Global Health Workforce Stock and Distribution in 2020 and 2030: A Threat to Equity and Universal Health Coverage? BMJ Global Health 7(6):e009316

Drabik A, Büscher G, Thomas K et al. (2012) Patients with Type 2 Diabetes Benefit from Primary Care-Based Disease Management: A Propensity Score Matched Survival Time Analysis. Population Health Management 15(4): 241–47

G-BA – Gemeinsamer Bundesausschuss (2021) G-BA beginnt mit Entwicklung eines DMP Adipositas. URL: https://www.g-ba.de/presse/pressemitteilungen-meldungen/975/ (abgerufen am 18.07.2024)

Giannitsis E, Post F, Haerer W et al. (2020) Kriterien Der Deutschen Gesellschaft Für Kardiologie – Herz- und Kreislaufforschung für „Chest Pain Units". Der Kardiologe 14(6): 466–79

Heinz J (2023) The 2023 Bletchley Declaration: A Major Leap in AI Safety and Ethics. URL: https://www.ultra-unlimited.com/blog/the-2023-bletchley-declaration-a-major-leap-in-ai-safety-and-ethics (abgerufen am 18.07.2024)

Huland H, Graefen M, Deerberg-Witram J (Hrsg.) (2018) Das Martini-Prinzip – Spitzenmedizin Durch Spezialisierung, Ergebnistransparenz Und Patientenorientierung. Medizinisch Wissenschaftliche Verlagsgesellschaft Berlin

Jacob L, Peyman H, Albert US et al. (2015) Impact of Disease Management Programs on Women with Breast Cancer in Germany. Breast Cancer Res Treat 153(2): 391–95

Jørgensen HS, Nakayama H, Raaschou HO et al. (1995) The Effect of a Stroke Unit: Reductions in Mortality, Discharge Rate to Nursing Home, Length of Hospital Stay, and Cost. Stroke 26(7):1178–82

Kirsch F, Becker C, Schramm A et al. (2020) Patients with Coronary Artery Disease after Acute Myocardial Infarction: Effects of Continuous Enrollment in a Structured Disease Management Program on Adherence to Guideline-Recommended Medication, Health Care Expenditures, and Survival. Eur J Health Econ 21(4):607–619

Nikolinakos N Th (2023) EU Policy and Legal Framework for Artificial Intelligence, Robotics and Related Technologies – The AI Act. Springer Heidelberg

Omran AR (2005) The Epidemiologic Transition: A Theory of the Epidemiology of Population Change. 1971. Milbank Q 83(4): 731–57

Porter ME (2010) What Is Value in Health Care? N Engl J Med 363(26): 2477–81

Porter ME, Lee TH (2021) Integrated Practice Units: A Playbook for Health Care Leaders. NEJM Catal Innov Care Deliv 2(1)

Porter ME, Lee TH (2013) The Strategy That Will Fix Health Care. Harvard Business Review, September. https://aerodigestive.us/wp-content/uploads/2020/11/Porter-Lee-2013-The-strategy-that-will-fix-health-care-annotated.pdf (abgerufen am 18.07.2024)

Regierungskommission für eine moderne und bedarfsgerechte Krankenhausversorgung (2023) Dritte Stellungnahme und Empfehlung der Regierungskommission für eine moderne und bedarfsgerechte Krankenhausversorgung. Grundlegende Reform der Krankenhausvergütung. URL: https://www.bundesgesundheitsministerium.de/fileadmin/Dateien/3_Downloads/K/Krankenhausreform/3te_Stellungnahme_Regierungskommission_Grundlegende_Reform_KH-Verguetung_6_Dez_2022_mit_Tab-anhang.pdf (abgerufen am 18.07.2024)

Rodgers H, Price C (2017) Stroke Unit Care, Inpatient Rehabilitation and Early Supported Discharge. Clin Med (Lond) 17(2): 173–77

Stern AD, Matthies H, Hagen J et al. (2020) Want to See the Future of Digital Health Tools? Look to Germany. URL: https://hbr.org/2020/12/want-to-see-the-future-of-digital-health-tools-look-to-germany (abgerufen am 18.07.2024)

Sun P, Li J, Fang W, Su X et al. (2021) Effectiveness of Chest Pain Centre Accreditation on the Management of Acute Coronary Syndrome: A Retrospective Study Using a National Database. BMJ Qual Saf 30(11):867–875

SVR – Sachverständigenrat zur Begutachtung der Entwicklung im Gesundheitswesen und in der Pflege (2024) Fachkräfte Im Gesundheitswesen. URL: https://repository.publisso.de/resource/frl:6400072 (abgerufen am 18.07.2024)

TK – Techniker Krankenkasse (2024) DiGA-Report II 2024. URL: https://www.tk.de/presse/themen/digitale-gesundheit/digitaler-fortschritt/diga-report-2-2024-2125138?tkcm=ab (abgerufen am 18.07.2024)

United Nations (2023) Global Sustainable Development Report (GSDR) 2023.

Weimar C, Ringelstein EB, Diener HC (2007) Monitoring stroke units: management, outcome, efficiency. Der Nervenarzt 78(8): 957–66

4 Digitale Gesundheitsanwendungen als Enabler der Value-Based Care-Agenda

World Economic Forum, Boston Consulting Group (Hrsg.) (2024) Transforming Healthcare: Navigating Digital Health with a Value-Driven Approach. URL: https://www3.weforum.org/docs/WEF_Transforming_Healthcare_2024.pdf (abgerufen am 18.07.2024)

ZI – Zentralinstitut für die kassenärztliche Versorgung in der Bundesrepublik Deutschland (2024) Disease Management-Programme. URL: https://www.zi.de/themen/evaluation-und-qualitaetssicherung/disease-management-programme (abgerufen am 18.07.2024)

Dr. Leo Benning, MPH

Leo Benning ist Arzt und Chief Medical Officer der Vivira Health Lab GmbH.

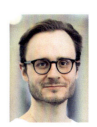

Dr. Philip Heimann

Philip Heimann ist Gründer und Geschäftsführer der Vivira Health Lab GmbH. Laut TK DiGA-Bericht II und BARMER Arztreport 2024 war Vivira 2020–2023 die in Deutschland am häufigsten ärztlich verordnete Digitale Gesundheitsanwendung (DiGA).

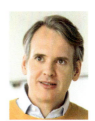

5

25 Years of Swedish Healthcare Evolution: The Case for a Digital Front Door

Carol Wildhagen and Andreas Ringman Uggla

5.1 Healthcare When it is Most Needed

On a cold November morning in rural Sweden at the turn of the millennium, Sven has been pacing the living room since the early hours with his two-year-old daughter Anna in his arms. She has a fever and red spots are turning up on her hands and feet. Every time she tries to drink from the bottle she loves so much, she starts crying. Sven wakes his partner Kristina and they prepare for a two hour long car trip along icy roads to the emergency room and see the only doctor in a 100 km radius. They know from experience to take snacks and drinks and prepare for a long time in the waiting room once they get there.

About 20 years later when little Anna wakes up crying in the night, Sven takes her temperature and decides to call the National healthcare phone hotline – called „1177". There is a nurse on the other end who asks Sven a series of questions following a validated triage protocol and determines that Anna is not in need of acute healthcare intervention and is probably suffering from hand, foot and mouth disease. The nurse advises Sven to manage Anna's fever, keep her home from nursery and can calm any worries they have. Sven wakes his partner Kristina who drives to the local pharmacy and picks up an antipyretic.

Today, in the spring of 2024, while rocking Anna in his arms, Sven pulls out his mobile phone. He opens the 1177 app on his phone, runs through a digital chat-based version of the phone call he would have had a few years earlier. The app suggests a video call and he joins a digital waiting room. As soon as a doctor who has read up on Anna's case is available a few minutes later, Sven gets a ping and joins the video call. Everyone laughs when he holds up Anna's little feet to the smartphone camera.

5　25 Years of Swedish Healthcare Evolution: The Case for a Digital Front Door

The doctor issues a digital prescription which is delivered to their doorstep by the online pharmacy delivery service. By the time Kristina wakes up, Anna's fever has dropped and she is sound asleep in her cot with Sven snoring next to her on the nursery carpet.

> *The advantages of implementing digitally enabled patient journeys are tangible for Sven, Kristina, Anna and anyone who has ever been a patient. Which is to say to all of us.*

5.2　The Swedish Healthcare System Turning Digital

With 9,7 million unique accounts, identifiable through the Swedish personal number, almost every Swede (90%), has signed up for the national healthcare service 1177. How popular the service is, is reflected in the more than 15 million logins per month as well as the number of calls per month averaging about 0,5 million. The main role of 1177 in the Swedish healthcare ecosystem is to act as the main entry point or front door to care if you like. 1177 triages and guides patients to the right level of care and gives advice on self-care regimes for how to handle a multitude of medical ailments and conditions that do not need to be taken care of by a medical doctor. The 1177 service offering consists of a national phone hotline, a web page and an app. More and more of the service offering is being shifted away from the phone service and towards the digital channels.

The newer app-based services enabled by software platforms like Platform24 who white label for 1177 or hybrid care providers (app plus physical presence with own doctors and nurses) like Knodd, that specializes in pediatric cases, KRY, which is a GP service, or indeed many of the Swedish public healthcare system's own digital GP services have become part of routine primary care. About 15–20% of all primary care visits in Sweden today are handled by digital care consultations. There is a clear expectation from patients, payors and providers that care is provided through a highly accessible digital front door and an array of virtual care services. It is especially encouraging to witness many stories by doctors and nurses from within the healthcare system describing how many of the "old ways of working" have fundamentally changed thanks to these new digital tools and how they positively impact the everyday workday in the clinic.

5.3　Value Lives in the Automated and Online World

The patient journey we described above is made possible by 1177, which offers a 24/7 accessible front door with automatic triage functionality together with care providers, providing virtual healthcare services. An example of how healthcare is shifting from a primarily manual and off-line delivery model to an online and automated reality. It is the interaction of these new solutions that create a higher degree of value for all involved stakeholders (s. fig. 1).

Modern healthcare should be delivered as a digital-first, patient-centric and "always-on" model. This means the expectation is digital whenever possible. Data

IV Gesundheitspotenziale durch Digitalisierung erschließen

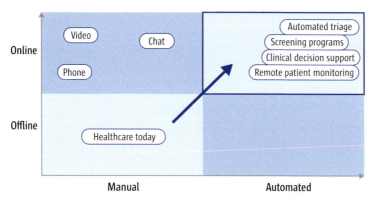

fig. 1   Value lives in the automated and online world

such as a patient's vital parameters or health status is continuously collected wherever the patient is, rather than measured once per quarter at the doctor's office. And that as much as possible of that data is automatically interpreted and acted upon by systems rather than by humans. All of which can lead to considerable quality and efficiency gains. Gathering and making sense of such data could be achieved by hardware as well as software based solutions. Wearables could for instance be used to measure parameters such as sleep patterns and glucose levels while smartphone apps can detect e.g. a person's heart rate.

A digital patient-centered model should always be available to patients.

5.4   Clear Benefits for Payors and Healthcare Providers too

Importantly, healthcare providers and those stakeholders that fund the system also benefit measurably.

The following current numbers stand out. If a patient runs through a digital, app-based triage as described above, about 15–20% of cases can be handled through the algorithm alone. No contact with a nurse or doctor is needed. Of the remaining case load, 30–40% of patients can be treated over video or, noteworthy, over a text-based chat. Consultations over asynchronous chat (similar to exchanging whatsapp messages) are convenient and increasingly popular for their discretion and efficiency. Up to 80% of all digital consultations (defined as either video or text-based) are handled that way e.g. on the market-leading virtual care platform in Sweden. Pre-scripted text blocks allow for quick and quality controlled answers from the provider side, ensuring all staff can speak with one voice.

Stakeholders who finance the system must benefit measurably from it.

The patients that need to be seen in person are routed to the appropriate level of care: 112, Emergency Room, GP today or GP at a later point in time. The patients that are seen in person come with a fully documented triage, prescription, medical history

5 25 Years of Swedish Healthcare Evolution: The Case for a Digital Front Door

(which upon patient consent can be pulled into the app from nationwide databases) and priority level. That way, a doctor can save up to 8 minutes per care visit. Or handle up to 20% more cases. Or, with staff shortages becoming a bigger and bigger problem, the same number of cases with fewer staff.

Another way of expressing this from a healthcare provider or hospital perspective, is that the cost of service of providing the doctor consultation is lower in a highly digital and automated setting vs the standard model of care. A decrease of 10-15% in cost of service should be feasible to achieve. A perhaps somewhat non-intuitive sign of this, is that private healthcare companies with a low digital maturity level today receive lower valuation multiples in the Scandinavian private acquisition market vs those that have a solid digital offering in place.

Offering a meaningful digital front door for patients have several implications for driving value. Firstly, it ensures easy access to care; without access to the help you need when you need it, no further value will hardly be created in a healthcare system. Secondly, it enables early and longitudinal data gathering across a patient journey, usually from first contact. This means both process, outcomes and resource data can be captured all of which is needed to truly understand the value delivered. Thirdly, thanks to the lower cost of delivering digital healthcare services vs current standard of care, resource utilization is better managed. Lastly, people today more and more expect healthcare to accessed in a similar fashion to how many other services are delivered today. As such, digital solutions, will be a natural part of delivering an excellent patient experience going forward.

5.5 Germany: Where to Start?

> It is however important to point out that some benefits can only be reaped in the Swedish healthcare system or similarly tax funded healthcare systems.

Incentives to save money are aligned across the system, patients are uniquely identifiable and data flows freely across multiple sources and sectors. This is not yet readily transferable to Germany today.

Of the things that can be transferred, we suggest implementing a "digital front door" that includes digital triage, video, asynchronous chat, document sharing and appointment booking as the most impactful for each doctor. Ideally, this software should be connected to the doctors practice information system (PVS) or in relevant cases to the KIS/HIS with a standard open API. Which is currently still a hurdle in Germany in practice despite positive regulatory pressure.

It is all the more encouraging to see several digitally enabled hybrid care providers such as Lilian Care take up operations in the primary care market. While delegation of work and leveraging physicians' assistants is one central part of their operating model, a strong digital backbone is the other.

On system level two learnings are clear: Number one, digital journeys will be adopted most quickly if reimbursement for digital consultations is on par with in person consultations and not regulated by quotas. And number two, additional efficiency gains can be achieved if chat-based consultations are considered as equal to video.

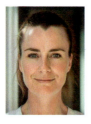

Dr. med. Carol Wildhagen, MD, PhD

Carol Wildhagen is a Venture Partner with caesar ventures, a private equity advisor and serial healthcare SaaS entrepreneur. She is the former Managing Director of Platform24 Germany, one of Europe's leading technology suppliers of Virtual Care Delivery Platforms. Carol Wildhagen previously founded and led Ariana Health as the company's CEO after working as a Project Leader at the Boston Consulting Group.

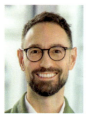

Dr. Andreas Ringman Uggla, MD, PhD

Andreas Ringman Uggla is a General Partner with Serendipity Partners where he invests in innovative European healthcare companies. He is the former dep CEO and Chief Revenue Officer of Platform24, one of Europe's leading technology suppliers of Virtual Care Delivery Platforms. Ringman Uggla previously served as the Chief Operating Officer of the Karolinska University Hospital. Before that, he was a Principal at the Boston Consulting Group.

D

Wie Veränderung funktioniert: neue Wege und Formen der Zusammenarbeit

1 Gesundheit partizipativ gestalten

Christina Fastl und Viktoria Stein

1.1 Einführung

Gesundheit ist laut Weltgesundheitsorganisation nicht nur die Abwesenheit von Krankheit, sondern ein Zustand von komplettem körperlichem, geistigem und sozialem Wohlbefinden (WHO 1946). Als solcher entsteht sie vor allem dort, wo Menschen leben und arbeiten, durch ein Zusammenspiel einer Vielzahl an individuellen, gesellschaftlichen, kulturellen, strukturellen und umweltbedingten Faktoren. Diese sogenannten sozialen Determinanten der Gesundheit umfassen beispielsweise die Wohnverhältnisse einer Person, ihr Bildungs- und Einkommensniveau, den Zugang zu medizinischer Versorgung, die persönliche Ernährung und das soziale Umfeld (Wilkinson u. Marmot 1998). Einflussfaktoren, die über das Individuum hinausgehen, stellen wichtige Ansatzpunkte für die Verbesserung der Gesundheit der Bevölkerung dar, werden jedoch in der medizinischen Praxis üblicherweise unzureichend berücksichtigt. Um die Gesundheitsversorgung zu verbessern und Ungleichheiten zu verringern, ist ein Umdenken erforderlich, das ein ganzheitliches Gesundheitsverständnis fördert und gleichzeitig die Menschen und die Gesellschaft insgesamt als aktive Akteure ihrer eigenen Gesundheit stärkt.

Hierfür ist eine vermehrte Einbeziehung von Bürger:innen in ihre Gesundheitsentscheidungen und die Gestaltung des Gesundheitswesens unumgänglich. Dies kann unter anderem durch soziale Bewegungen und partizipative Ansätze passieren.

> **Soziale Bewegungen** sind jegliche Form von kollektiven Bemühungen einer Gruppe an Personen oder Organisationen, die auf gemeinsamen Werten oder

D Wie Veränderung funktioniert: neue Rollen und Formen der Zusammenarbeit

> Zielen basieren. Üblicherweise entstehen sie als Reaktion auf politische oder gesellschaftliche Probleme und treiben Veränderungen in der Gesellschaft voran (Diani 1992).

Mehr Bürgerbeteiligung im Gesundheitswesen ist unerlässlich.

Im Kontext der Gesundheitsversorgung gibt es viele Felder, in denen soziale Bewegungen ansetzen können, beispielsweise in der Verbesserung des Zugangs zu Gesundheitsservices für alle Mitglieder der Gesellschaft, in der Prävention von Krankheiten, in der Umgestaltung des Gesundheitssystems oder im Fördern der Selbstbestimmung von Patient:innen in ihren Gesundheitsentscheidungen. In diesem Kapitel wird näher untersucht, wie eine aktive und partizipative Beteiligung von Bürger:innen eine Transformation der Gesundheitsversorgung vorantreiben kann.

1.2 Transformation des Gesundheitssystems: Notwendigkeit und Barrieren

1.2.1 Warum brauchen wir eine Transformation des Gesundheitssystems?

Unsere Gesellschaftsstruktur ist im Wandel, der Anteil der älteren Erwachsenen steigt immer weiter an, während die Zahl der Personen im arbeitsfähigen Alter abnimmt. So wird beispielsweise prognostiziert, dass 2050 29,4 % der europäischen Bevölkerung 65 Jahre alt oder älter sein werden, was eine fast 10%ige Zunahme seit 2019 bedeutet (Eurostat 2020). Das fortschreitende Altern der Bevölkerung hat umfassende Auswirkungen auf viele gesellschaftliche Bereiche, so auch auf den Bedarf an Gesundheits- und Pflegeleistungen. Einer Simulationsstudie der Europäischen Kommission aus 2023 zufolge wird sich der Anteil der Personen in Europa, die langfristigen Pflegebedarf haben und unter chronische Erkrankungen leiden, in den nächsten Jahrzehnten deutlich erhöhen, selbst wenn die Verbreitung der Risikofaktoren Übergewicht und Rauchen reduziert werden können. Dieselbe Studie unterstreicht auch, dass höhere Bildung diesem Trend entgegenwirken kann und hebt die Wichtigkeit von Gesundheitsförderung und Präventionsbemühungen hervor (Belmonte et al. 2023).

Nicht nur die Zunahme chronischer Erkrankungen trägt zu einem höheren Bedarf an Gesundheitsleistungen bei. Die COVID-19-Pandemie hat beispielsweise auch verdeutlicht, wie schnell sich infektiöse Krankheiten in unserer vernetzten Welt verbreiten können, und dass unsere Gesundheitssysteme nicht ausreichend auf die nächste Pandemie vorbereitet sind. Gleichzeitig machen sich die Folgen des Klimawandels und ihre Auswirkungen auf die Gesundheit immer mehr bemerkbar, wie sich unter anderem anhand der weltweit steigenden Zahlen hitzeassoziierter Todesfälle bemerkbar macht (Vicedo-Cabrera et al. 2021).

> *Kurz gesagt, die generelle Nachfrage nach Gesundheitsleistungen sowie die Wahrscheinlichkeit von extremen Events, die kurzfristig zu einer Zusatzbelastung des Gesundheitssystems führen können, steigen stetig und drohen die Kapazitäten unserer Gesundheitssysteme zu überfordern. Um*

dies zu verhindern, ist ein Paradigmenwechsel im Gesundheitssystem erforderlich, hin zu einem umfassenderen Verständnis von Gesundheit und ihrer Entstehung. Um den Herausforderungen gewachsen zu sein, ist es außerdem notwendig, Ressourcen, die aktuell noch nicht ausreichend beachtet werden, wie zum Beispiel technologische Innovationen, aber auch die bessere Einbindung der Bevölkerung selbst, vermehrt einzusetzen.

1.2.2 Barrieren für Änderungen im Gesundheitssystem

Gesundheitssysteme unterscheiden sich von Land zu Land in ihrer Struktur, Organisation und Finanzierung. Allen gemein ist jedoch ein hoher Grad an Komplexität, der zumeist schwer zu durchschauen ist und zu einer Trägheit im System führt. Ein gängiges Modell, um diese Komplexität besser zu verstehen, ist das „Vier Welten Modell" von Glouberman und Mintzberg (1996). Es geht davon aus, dass im Gesundheitswesen am besten verdeutlicht am Beispiel von Krankenhäusern üblicherweise vier Welten nebeneinander existieren, innerhalb derer die jeweiligen Akteure mehr oder weniger unabhängig voneinander agieren und dabei unterschiedliche Interessen vertreten. Die Welten sind anhand von zwei Dimensionen aufgespalten (Glouberman u. Mintzberg 1996): Einerseits in der Art der Leistung, die erbracht wird („down": Betreuung von Patient:innen oder „up": Management und Steuerung der Organisation) und andererseits in ihrer Orientierung („in": an Hierarchie und Struktur der Institution gebunden oder „out": nicht abhängig von der Institution).

Cure: Am Beispiel von Krankenhäusern ist die erste dieser Welten die „Welt des Heilens" („Cure"), die aus den Ärzt:innen besteht. Sie sind hauptsächlich am Heilen interessiert, die Kontakte zu Patient:innen sind meist kurz und auf die Behandlung beschränkt, und sie sind formal relativ unabhängig von der Institution.

Care: Die zweite Welt ist die Welt der Pflege („Care"), die üblicherweise enger mit der Institution verstrickt ist und den Großteil der Patientenversorgung übernimmt.

Control: Die dritte Welt ist die der Kontrolle („Control"), die sich auf die Administration und das Management bezieht. Die Mitglieder dieser Welt sind selbst nicht direkt in die klinischen Verfahren involviert, sie überwachen aber die Verteilung von Ressourcen.

Community: Die letzte der Welten ist die der Gemeinschaft oder „Community", die die Politik und Träger umfasst und weder direkt in die klinische Praxis involviert noch abhängig von der administrativen Hierarchie ist.

Trotz der Gespaltenheit der Welten gibt es auch Potenzial für Zusammenschlüsse zwischen ihnen, diese bestehen aber hauptsächlich bei überlappenden Interessen wie beispielsweise bei klinischen Koalitionen zwischen Ärzt:innen und Pfleger:innen. Auf das Gesundheitswesen generell ausgelegt, sprechen Glouberman und Mintzberg (1996) von

1. der Welt des akuten Heilens („Acute Cure"), die von den Krankenhäusern eingenommen wird,
2. der Welt der kommunalen Pflege oder „Community Care", die zum Beispiel Pflegeeinrichtungen und niedergelassene Ärzt:innen umfasst,

3. der Welt der öffentlichen Kontrolle („Public Control") durch Behörden, regulatorische Einrichtungen und Versicherungen und
4. der Welt der Gemeinschaftsbeteiligung („Community Involvement") die beispielsweise die Form von Interessensgruppen oder gewählten Amtsträger:innen annehmen kann. Die Interessensverteilung folgt hier denselben Dimensionen wie im Krankenhausbeispiel.

Diese Kompartimentierung, die auf den verschiedenen Ebenen des Gesundheitswesens existiert, trägt maßgeblich dazu bei, dass fundamentale Änderungen nur sehr schwer zu erreichen sind. Um Neuerungen durchzusetzen, ist es notwendig, Brücken zwischen den Welten zu schaffen.

Neben strukturellen Barrieren gibt es noch eine Vielzahl anderer Faktoren, die ein Umdenken im Gesundheitswesen erschweren. Diese umfassen unter anderem die Tatsache, dass Projektfinanzierungen oft von Erfolgskennzahlen abhängig gemacht werden und solche vor allem bei Präventionsinterventionen nur schwer zu definieren sind. Positive Effekte solcher Projekte werden oftmals erst nach Jahren sichtbar. Dies trifft auch auf die Evaluierung von neuen Konzepten, die die Bevölkerung mehr einbinden zu. Um tiefsitzende Änderungen durchzusetzen, müssen außerdem die nötigen finanziellen und personellen Mittel aufgebracht und über eine längere Dauer bereitgestellt werden, was einen Willen der Entscheidungsträger voraussetzt. Dieser wird auch von den vorherrschenden Einstellungen bzw. Erwartungshaltungen der Bevölkerung und der Gesundheitsdienstleister gegenüber den Aufgaben des Gesundheitssystems beeinflusst. Um Veränderungen voranzutreiben, benötigt es also auch treibende Kräfte innerhalb der verschiedenen involvierten Stakeholdergruppen, die an deren Nutzen glauben.

Für Neuerungen braucht es Brücken zwischen den verschiedenen Welten.

1.3 Die Rolle von Sozialen Bewegungen in der Transformation des Gesundheitssystems

1.3.1 Warum ist die Beteiligung von Bürger:innen wichtig?

Wie im vorigen Abschnitt erläutert, sind grundlegende Veränderungen im Gesundheitswesen unter den vorherrschenden Bedingungen und Paradigmen schwer zu erreichen. Als unmittelbare Nutzende des Gesundheitssystems und Hauptinteressent:innen am Erhalt der eigenen Gesundheit sind Bürger:innen wichtige Stakeholder im Gesundheitswesen, deren Perspektiven und Eindrücke einen großen Einfluss auf die Effektivität des Systems haben können. Durch aktive Bürgerbeteiligung kann sichergestellt werden, dass vorhandene Angebote auch wirklich den Bedürfnissen der Nutzer:innen und Gemeinschaft entsprechen. Gleichzeitig kann das System entlastet werden, wenn Bürger:innen Werkzeuge bereitgestellt werden, mithilfe derer sie mehr Eigenverantwortung für ihre Gesundheit und das Gemeinschaftswohl übernehmen können.

1 Gesundheit partizipativ gestalten

1.3.2 Wie kann soziale Partizipation im Gesundheitskontext aussehen?

Die Idee der sozialen Partizipation oder Bürgerbeteiligung stammt ursprünglich aus der politischen Beteiligung und kann in vielen Bereichen zur Anwendung kommen, so auch im Gesundheitswesen, wo sie bisher zumeist jedoch eine untergeordnete Rolle gespielt hat. Es gibt verschiedene Schulen und Ansätze für die Involvierung von Bürger:innen in die Gestaltung des Gesundheitssystems, die sich teilweise überlappen oder ergänzen.

Allen gemein ist, dass für ihren Erfolg ein gutes Verständnis des Kontexts, in dem sie implementiert werden, unumgänglich ist. Hierzu gehören unter anderem die Struktur und der Aufbau des lokalen Gesundheitssystems, die kulturellen Gegebenheiten und die speziellen Bedürfnisse der jeweiligen Zielgruppe. Auch das Vorhandensein von motivierten Schlüsselpersonen, die partizipative Projekte vorantreiben, ist wichtig.

Salutogenese

Ein wesentlicher Grundstein für soziale Beteiligung im Gesundheitswesen ist die Sichtweise, dass Gesundheitsversorgung über das Heilen von Krankheiten hinausgeht und das Wohlbefinden der Menschen zentral für die Gesundheit ist. Das Konzept der Salutogenese ist hierfür eine bedeutende theoretische Basis. Es wurde in den 1970er-Jahren von Antonovsky geprägt und erkennt die Bedeutung des Zusammenspiels zwischen dem physischen und psychischen Befinden sowie den zugrunde liegenden sozialen Gegebenheiten für die Gesundheit an. Anders als bei der Pathogenese, die sich mit dem Verständnis von Krankheiten und ihren Ursachen beschäftigt, liegt der Fokus der Salutogenese auf den Ursprüngen von Gesundheit und Wohlbefinden. Entscheidend werden hierfür die intrinsisch vorhandenen Ressourcen einer Person oder Gesellschaft gesehen, vor allem das Kohärenzgefühl, das beschreibt, wie gut eine Person das eigene Leben versteht, wie sehr sie sich dazu in der Lage fühlt, mit Herausforderungen umzugehen, und inwiefern sie das Leben als sinnvoll erachtet (Antonovsky 1983; Antonovsky 1993).

Das Konzept der Salutogenese wurde über die vergangenen Jahrzehnte hinweg weiterentwickelt, vor dem Hintergrund, dass neben dem Kohärenzgefühl auch andere „salutogene" Konzepte existieren, die zur Gesundheit und zum Wohlbefinden beitragen. Ein Beispiel hierfür ist das Konzept der Resilienz, das die Fähigkeit beschreibt, trotz negativer Umstände überleben zu können. Salutogenese kann also auch als Sammelbegriff für verschiedene Theorien aus unterschiedlichen Disziplinen, die sich mit Ressourcen zur Stärkung und Ermächtigung von Personen in Bezug auf ihre Gesundheit befassen, verstanden werden (Eriksson u. Lindström 2010). Abbildung 1 fasst einige dieser Konzepte zusammen.

Der Mensch im Mittelpunkt

Soziale Partizipation im Gesundheitskontext impliziert zumeist, dass dem Menschen selbst eine wichtigere Rolle bei der Entstehung und dem Erhalt seiner Gesundheit eingestanden wird. Das Ziel ist also eine „personenzentrierte" oder auch „patientenzentrierte" Versorgung – Gesundheit soll *mit* den Menschen statt *für* sie geschaffen werden. Dies kann auf unterschiedlichen Levels passieren, von der Ermächtigung

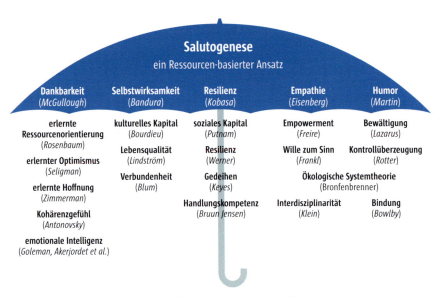

Abb. 1   Konzepte und Theorien der Salutogenese (basierend auf Stein u. Amelung 2021)

von Patient:innen und ihrem Umfeld in ihrer eigenen oder der Gemeinschaftsversorgung bis hin zur Involvierung von Bürger:innen in die Gestaltung des Gesundheitssystems. Um eine Umorientierung in der Versorgung hin zu einem größeren Fokus auf den Menschen voranzutreiben, benötigt es Bemühungen auf allen Ebenen, sowohl an der Schnittstelle zwischen Menschen, Gemeinschaft und Gesundheitsfachkräften als auch auf der kulturellen und strukturellen Ebene sowie auf der Systemebene (Stein u. Amelung 2021).

Ziel ist, Gesundheit nicht für, sondern gemeinsam mit den Menschen zu gestaltet.

Co-Design, Co-Produktion und Co-Creation

Wichtige Werkzeuge für soziale Partizipation sind Co-Design und Co-Produktion. Sie sind ganz oben auf der „Partizipationsleiter", die 1969 von Arnstein entwickelt wurde und die verschiedenen Arten von Bürgerpartizipation oder „Nichtpartizipation" abbildet – von Manipulierung bis hin zu Methoden, die Bürger:innen tatsächlich Macht geben. Co-Design und Co-Produktion repräsentieren in dieser Abbildung den höchsten Grad an Involvierung der Bevölkerung für Gesundheitsinterventionen (Stein u. Amelung 2021).

Co-Design: Im Kontext der Gesundheitsversorgung bedeutet das, dass Gesundheits- und Pflegeberufe, Patient:innen und Angehörige sowie die „Designer" des neuen Systems auf Augenhöhe zusammenarbeiten. Ziel ist es, Dienstleitungen, Prozesse und Systeme zu entwickeln, die auf die Bedürfnisse der Menschen eingehen, sowohl derer, die Gesundheits- und Pflegedienstleistungen beziehen, als auch jene, die sie erbringen (WHO 2007). Dieser Ansatz gelingt nur, wenn alle Beteiligten ein Verständnis für Salutogenese mitbringen, und verstehen, dass die Einschränkungen der Gesundheit oft nicht im Gesundheitssystem entstehen, dort aber auch nicht gelöst

1 Gesundheit partizipativ gestalten

werden können. In der Praxis ist das der Grund dafür, wieso integrierte Versorgungskonzepte langfristig nur funktionieren und Sinn machen, wenn sie auf dem Prinzip des Co-Designs entwickelt wurden, deswegen auch eine klar definierte Population im Blickpunkt haben und für diese alle relevanten Dienstleistungen aus allen Sektoren in einem integrierten Versorgungsmodell zusammengebracht werden.

Co-Produktion: Ein verwandter Ansatz ist die Co-Produktion. Während Co-Design darauf abzielt, die Kenntnisse und Erfahrungen verschiedener Stakeholder in die Entwicklung von Prioritäten oder neuen Interventionen einfließen zu lassen, beschäftigt sich Co-Produktion mit der tatsächlichen gemeinschaftlichen Umsetzung eines Produktes oder Services basierend auf einer zuvor festgelegten Strategie. Der Fokus liegt hier darauf, unter Einbeziehung unterschiedlicher Gruppen herauszufinden, wie die geplanten Interventionen implementiert bzw. optimiert werden können, um bestmögliche Ergebnisse zu erreichen (Vargas et al. 2022).

Co-Creation: Co-Creation kann als übergreifendes Konzept verstanden werden, in dem Co-Design und Co-Produktion vereint werden. Es stellt also einen kollaborativen Ansatz für die Lösung komplexer Probleme dar, der alle Phasen von der Problemdefinition bis hin zur Umsetzung und Finalisierung des Lösungsansatzes umfasst. Durch Co-Creation können unterschiedliche Ziele erreicht werden wie ein höheres Gefühl der Wertschätzung bei den beteiligten Parteien oder ökonomische Vorteile wie zum Beispiel eine Senkung von Gesundheitsausgaben oder eine Produktionssteigerung (Vargas et al. 2022).

1.3.3 Konzeptuelle Ansätze für soziale Partizipation

Es gibt verschiedene Ansätze, auf denen partizipative Projekte im Gesundheitskontext aufbauen können, grob eingeteilt in solche, die sich auf gesundheitsfördernde Ressourcen konzentrieren und jene, die eine bessere Zusammenarbeit der verschiedenen Akteure im Gesundheitswesen forcieren. Diese Ansätze stehen nicht im Gegensatz zueinander, sondern repräsentieren unterschiedliche Herangehensweisen an Lösungen zu gesundheitsbezogenen Problemen.

Ressourcenbasierte Ansätze

Ressourcenbasierte Ansätze zur Verbesserung der Gesundheitsversorgung gehen von der Frage „Was macht uns gesund?" aus und haben einen positiven Blick auf Gesundheit. Im Mittelpunkt stehen das Identifizieren, Stärken und Nutzen von Faktoren oder Ressourcen, die zur Gesundheit und zum Wohlbefinden beitragen. Solche Faktoren können individuelle Eigenschaften (z.B. Resilienz, Selbstsicherheit), Gemeinschaftsressourcen (z.B. Familie oder soziale Unterstützungsnetzwerke) oder organisatorische Ressourcen (z.B. Arbeitsplatzsicherheit, soziale Gerechtigkeit) sein (Rippon u. Hopkins 2015). Um auf diesen aufzubauen, ist die Zusammenarbeit mit Bürger:innen und der Gemeinschaft generell unumgänglich.

Zentral für ressourcenbasierte Ansätze ist die Salutogenese einerseits als theoretisches Grundgerüst, andererseits aber auch als eigenes Rahmenkonzept für Gesundheitsinterventionen, das den Fokus auf die verschiedenen mentalen und sozialen Eigenschaften legt, die zum Wohlbefinden einer Person beitragen und ihre Resilienz stärken (Eriksson u. Lindström, 2010).

D Wie Veränderung funktioniert: neue Rollen und Formen der Zusammenarbeit

Neben den salutogenen Faktoren können auch materielle und physische Ressourcen in Gemeinschaften zu den Gesundheitsressourcen oder „Health Assets" zählen, auf denen Gesundheitsförderung und Prävention aufbauen können (Rippon u. Hopkins 2015).

Eine Methode für einen ressourcenbasierten partizipativen Ansatz ist das „Asset-Based Community Development" (ABCD). Diese Methode teilt viele Prinzipien mit der Salutogenese, da sie ebenfalls betont, was uns gesund hält, und die wichtige Rolle der Gemeinschaft in der Gesundheitsförderung hervorhebt. Der ABCD-Prozess startet üblicherweise damit, die vorhandenen Ressourcen und Fähigkeiten in einer definierten Community (z.B. Nachbarschaft, Bezirk, Gemeinde) zu erheben. Ziel ist es, diese in weiterer Folge so einzusetzen und zu verbinden, dass starke reziproke Beziehungen und Netzwerke in der Gemeinschaft geschaffen werden (Rippon u. Hopkins 2015). Ressourcenbasierte Gesundheitsinterventionen umfassen generell idealerweise vier Elemente:

1. Zum einen sollten alle relevanten Stakeholder mit den Prinzipien und Zielen von ressourcenbasiertem Arbeiten vertraut gemacht werden, um ein Umdenken weg vom traditionellen Gesundheits- und Versorgungsverständnis anzuregen. Fehlt diese gemeinsame Basis, ist die Implementierung von Projekten oft schwierig.
2. Zentral sind natürlich das Identifizieren der vorhandenen Gesundheitsressourcen und eine Reflexion, wie diese besser genutzt werden können.
3. Nach der Planung muss zudem sichergestellt werden, dass die Ressourcen auch wirklich wie angedacht mobilisiert und eingesetzt werden.
4. Zuletzt ist Nachhaltigkeit wichtig, es sollten also Lösungen zur langfristigen Zusammenarbeit zwischen den involvierten Stakeholdern gefunden werden (Rippon u. Hopkins 2015).

> **Praxisbeispiele für ressourcenbasierte Gesundheitsinterventionen**
>
> Ein Beispiel für ressourcenbasierte Gesundheitsinterventionen sind die seit 1996 stattfindenden 15-wöchigen „Introduction to Community Development & Health" (ICDH) Kurse in Sheffield (Vereinigtes Königreich). Im Zuge dieser Kurse werden Menschen aus benachteiligten Teilen Sheffields dabei unterstützt, Kontrolle über ihr eigenes Leben zu übernehmen sowie ein besseres Bewusstsein für die Förderung von Gesundheit und Wohlbefinden in ihrer Nachbarschaft zu erlangen. Das Projekt entstand aus einer Zusammenarbeit der Stadtverwaltung und Gesundheitsbehörde mit verschiedenen Freiwilligen- und Nachbarschaftsorganisationen. Teilnehmende sollen im Zuge der Kurse dazu ermächtigt werden, sich aktiver in ihre Nachbarschaft einzubringen („Community Capacity Building"), voneinander zu lernen, um ihre Lebensperspektive zu erweitern („Transformational Learning Techniques"), sowie über Reflexion des Gelernten ihr Bewusstsein für sich selbst und ihre Umgebung zu schärfen. Zum Stand 2014 nahmen bereits über 1.000 Personen an den Kursen teil. Einer Evaluierung von 2011 bis 2012 zufolge hatte der Kurs viele positive Auswirkungen auf die Gesundheit und das Wohlbefinden der Teilnehmenden, so berichtete der Großteil beispielsweise, dass sich ihre gesundheitlichen Verhaltensmuster ver-

1 Gesundheit partizipativ gestalten

> bessert haben, sie selbstsicherer waren, ihre psychische Gesundheit verbessert wurde und sie sich mehr in der Nachbarschaft engagieren (Willis et al. 2014). Weitere Beispiele aus dem Vereinigten Königreich wie das „SHINE: Changing the Culture of Care"-Projekt in Fife in Schottland, dessen Ziel es ist, ältere Erwachsene dabei zu unterstützen, sicher, nachhaltig und zufrieden im eigenen Heim zu leben, sind im Bericht von Rippon und Hopkins (2015) beschrieben.

Ganzheitliche Versorgungsansätze

Neben den ressourcenbasierten Ansätzen für eine Verbesserung der Gesundheitsversorgung gibt es auch jene Modelle, die zum expliziten Ziel haben, durch eine balancierte Einbeziehung und Ermächtigung aller relevanten Stakeholder der Fragmentierung des Gesundheitswesens, die im Abschnitt zu den Barrieren beschrieben wurde, entgegenzuwirken.

Integrierte Versorgung

Ein Schlüsselbegriff bei ganzheitlichen Ansätzen ist die integrierte Versorgung, die die Idee beschreibt, dass durch eine bessere Integration der verschiedenen Akteure im Gesundheitssektor eine höhere Versorgungsqualität erreicht und langfristig Kosten gespart werden können (Hildebrandt et al. 2020). Integrierte Versorgungsbemühungen verfolgen die „Vierfachziele" der Gesundheitsversorgung (Bodenheimer u. Sinsky 2014):

1. höhere Patientenzufriedenheit
2. Verbesserung der Bevölkerungsgesundheit
3. Reduktion der Kosten im Gesundheitswesen
4. bessere Lebens- und Arbeitsumstände für Personen, die im Gesundheitswesen arbeiten

Population Health Management

Ein Konzept, das oft in Zusammenhang mit integrierter Versorgung aufkommt, ist das des „Population Health Management". Die beiden Konzepte verfolgen ähnliche Ziele und sind nicht eindeutig voneinander abgrenzbar. In der Theorie lassen sich Unterschiede zwischen ihnen am ehesten erkennen. Population Health Management zielt generell auf die Identifizierung von Risikogruppen in einer bestimmten Bevölkerung mithilfe von qualitativen und quantitativen Daten ab. Aufbauend darauf werden gezielt zugeschnittene Gesundheitsservices entwickelt und implementiert. Der Hauptfokus der integrierten Versorgung auf der anderen Seite ist es, verschiedene Professionen zusammenzubringen, um gemeinsam Interventionen zu entwickeln. In der Praxis überlappen sich die Ziele und Methoden von Population Health Management und integrierter Versorgung großteils, da Daten und Interdisziplinarität für beide praktisch relevant sind (van Ede et al. 2024).

> **Praxisbeispiele für ganzheitliche Bürgerbeteiligung im Gesundheitskontext**
> Ein Beispiel für gelebte integrierte Versorgung im Gesundheitswesen ist das 2013 fertiggestellte Bernhoven Krankenhaus in den Niederlanden. In diesem

D Wie Veränderung funktioniert: neue Rollen und Formen der Zusammenarbeit

Krankenhaus wird die Strategie verfolgt, dass durch eine bessere Zusammenarbeit mit den Patient:innen viele Kosten, die sonst durch unnötige Konsultationen, Krankenhausaufnahmen und Operationen entstehen würden, vermieden werden können. Gleichzeitig wurden bereits in der Planungsphase die Grundsteine für eine bessere Integration der verschiedenen Sektoren im Krankenhaus gelegt. So sind beispielsweise Ärzt:innen im Aufsichtsrat vertreten, um eine Brücke zwischen Management und medizinischem Personal zu schaffen. Das Einkommen der Ärzt:innen ist außerdem unabhängig von der Patienten- oder Behandlungszahl und es wird sichergestellt, dass in den Notambulanzen immer zwei Senior Mediziner:innen im Dienst sind, damit die Entscheidungsfindung beschleunigt wird. Dies ist zwar teurer, aber auf lange Sicht wird Geld gespart, weil sich der Aufenthalt der Patient:innen deutlich verkürzt. Ebenfalls werden wöchentliche Fokusgruppen mit Ärzt:innen aus dem Krankenhaus, niedergelassenen Ärzt:innen aus der Umgebung und Versicherungen abgehalten, aus denen zum Stand Oktober 2019 bereits mehr als 100 Initiativen für bessere Patienteninvolvierung hervorgegangen sind. Ein Beispiel hierfür ist die „Shared Decision Making"-Initiative, deren Ziel es ist, den Patient:innen möglichst viele Informationen über ihre Optionen bereitzustellen, teilweise auch über digitale Hilfsmittel, und ihnen mehr Zeit für die Entscheidungsfindung zu geben. Es hat sich gezeigt, dass hierdurch die Anzahl nicht unbedingt notwendiger Operationen verringert werden kann, da sich informierte Patient:innen meist eher für bessere Lebensqualität als Operation um jeden Preis entscheiden. Das Konzept des Bernhoven Krankenhauses hat in den ersten Jahren bereits zu einem deutlichen Rückgang der Kosten und der Belegung teurer Krankenhausbetten gezeigt (Venhuizen 2019).

Ein weiteres Praxisbeispiel für integrierte Versorgung ist das East Toronto Health Partners (ETHP) Netzwerk in Kanada, das als Teil der Ontario-Health-Team-Strategie, die eine bessere Integration der Gesundheitsdienste in Ontario anstrebt, ins Leben gerufen wurde. Das Netzwerk umfasst über 100 Gesundheitsorganisationen in Ost-Toronto und wird von sechs Schlüsselpartnern aus verschiedenen Versorgungsbereichen geleitet. Das Hauptziel des ETHP ist es, ein integriertes Versorgungsmodell zu co-designen und zu implementieren, in dem die lokalen Gesundheitsserviceanbieter und die Bürger:innen als gemeinsames Team agieren. Da das Netzwerk seit 2019 aktiv ist, kam ihm auch eine zentrale Rolle in der Reaktion auf die COVID-19-Krise zu. Dank des ETHPs gab es zu Beginn der Pandemie bereits gut etablierte Partnerschaften zwischen den verschiedenen lokalen Gesundheitsdienstleistern. Dies ermöglichte ein schnelles und effizientes gemeinsames Planen der Gegenmaßnahmen, das in weiterer Folge eine Überlastung der Akutversorgung großteils vermeiden konnte. Die Maßnahmen umfassten vor allem Strategien zur Entlastung der Krankenhäuser, wie beispielsweise das Eröffnen von Test- und Evaluierungszentren, die mit Hausärzt:innen und Krankenpfleger:innen besetzt wurden, um potenziell infizierte Personen mit geringem Risiko außerhalb der Krankenhäuser zu versorgen oder das Verlegen von Patient:innen in alternative Pflegeeinrichtungen um mehr Krankenhauskapazitäten zu schaffen. Das ETHP förderte außerdem die rasche Koordination zwischen den verschiedenen Akteuren im

Gesundheitsbereich, um Ausbrüche in Pflegeeinrichtungen und der Gemeinschaft zu bewältigen (Shearkhani et al. 2023).
Einige Beispiele für innovative, sich gegenseitig ergänzende integrierte Versorgungslösungen in Deutschland können auch im Artikel von Hildebrandt et al. (2020) gefunden werden.

1.4 Fazit

Um mit den Herausforderungen, mit denen die Gesundheitsversorgung bereits konfrontiert wird, die sich in Zukunft auch immer weiter verschärfen werden, umgehen zu können, ist ein Umdenken oder Paradigmenwechsel weg vom ausschließlichen Fokus auf die Klinik, hinzu dem Nutzen der Ressourcen, die die Bevölkerung selbst zu bieten hat, notwendig. Soziale Bewegungen im Kontext der Gesundheitsversorgung haben das Potenzial, sowohl die Erfahrungen der Menschen mit dem Gesundheitssystem zu verbessern – für Patient:innen aber auch Angestellte – als auch Kosten und andere Ressourcen einzusparen. Sie funktionieren vor allem auf lokaler Ebene unter Einbeziehung und Nutzung der jeweiligen kulturellen und anderen kontextuellen Gegebenheiten gut.

Literatur

Antonovsky A (1993) Complexity, conflict, chaos, coherence, coercion and civility. Social Science & Medicine, 37(8), 969–974. DOI: 10.1016/0277-9536(93)90427-6

Antonovsky A (1983) The sense of coherence: Development of a research instrument. Newsletter Research Report. Schwartz Research Center for behavioral medicine. Tel Aviv University Vol. 1, pp. 11–22

Arnstein SR (1969) A Ladder Of Citizen Participation. Journal of the American Institute of Planners 35(4), 216–224. DOI: 10.1080/01944366908977225

Belmonte M, Grubanov-Boskovic S, Natale F et al. (2023) Demographic microsimulation of long-term care needs in the European Union: Prototype for a microsimulation model projecting the demand for long term care up to 2070. Publications Office of the European Union. DOI: 10.2760/941182

Bodenheimer T, Sinsky C (2014) From triple to quadruple aim: Care of the patient requires care of the provider. Annals of Family Medicine 12(6), 573–576. DOI: 10.1370/afm.1713

Diani M (1992) The Concept of Social Movement. The Sociological Review 40(1), 1–25. DOI: 10.1111/j.1467-954X.1992.tb02943.x

Eriksson M, Lindström B (2010) Bringing It All Together: The Salutogenic Response to Some of the Most Pertinent Public Health Dilemmas. In: Morgan A, Davies M, Ziglio E (Hrsg.) Health Assets in a Global Context: Theory, Methods, Action. 339–351. Springer Heidelberg. DOI: 10.1007/978-1-4419-5921-8_18

Eurostat – European Commission. Statistical Office of the European Union (2020) Ageing Europe: Looking at the lives of older people in the EU : 2020 edition. Publications Office. DOI: 10.2785/628105

Glouberman S, Mintzberg H (1996) Managing the care of health and the cure of disease–Part I: Differentiation. Fontainebleau, France: INSEAD (INSEAD Working Paper Series). Report No.: 98/49/SM

Hildebrandt H, Rautenberg J, Renner S (2020) Patienten als Co-Produzenten von Gesundheit und ihre mögliche Unterstützung in einem optimierten System von Integrierter Versorgung. Der Mensch – Zeitschrift für Salutogenese und anthropologische Medizin. 59

Rippon S, Hopkins T (2015) Head, hands and heart: asset-based approaches in health care. London: The Health Foundation

Shearkhani S, Plett D, Powis J et al. (2023) Evaluating an Integrated Local System Response to the COVID-19 Pandemic: Case Study of East Toronto Health Partners. International Journal of Integrated Care 23(2), 31. DOI: 10.5334/ijic.7014

Stein VK, Amelung V (2021) Refocussing Care – What Does People-Centredness Mean? In: Amelung V, Stein VK, Suter E et al. (Hrsg.) Handbook Integrated Care. 27–38. Springer Cham. DOI: 10.1007/978-3-030-69262-9_2

van Ede AFTM, Bruijnzeels MA, Stein KV (2024) Integrated Care and Population Health Management; Two Sides of the Same Coin? Int J Integr Care24(2), 25. DOI: 10.5334/ijic.8922

Vargas C, Whelan J, Brimblecombe J et al. (2022) Co-creation, co-design, co-production for public health – A perspective on definition and distinctions. Public Health Research & Practice 32(2), 3222211. DOI: 10.17061/phrp3222211

Venhuizen G (2019) Can patient centred care plus shared decision making equal lower costs? BMJ (Clinical Research Ed.) 367, l5900. DOI: 10.1136/bmj.l5900

Vicedo-Cabrera AM, Scovronick N, Sera F et al. (2021) The burden of heat-related mortality attributable to recent human-induced climate change. Nat Clim Chang 11(6), 492–500

Wilkinson R, Marmot M (1998) Social determinants of health: The solid facts. World Health Organization. Regional Office for Europe; WHO IRIS. URL: https://iris.who.int/handle/10665/108082 (abgerufen am 02.07.2024)

Willis L, Mustaphanin M, Skinner J et al. (2014) The Value of Personal Growth: A Social Return on Investment Analysis of the Introduction to Community Development and Health Course. Full Report July 2014. DOI: 10.13140/RG.2.2.26652.80007

WHO – World Health Organization, Regional Office for the Western Pacific (2007) People-centred health care: A policy framework. URL: https://iris.who.int/handle/10665/206971 (abgerufen am 02.07.2024)

WHO – World Health Organization (1946) The Preamble of the Constitution of the World Health Organization. URL: https://iris.who.int/handle/10665/268691 (abgerufen am 02.07.2024)

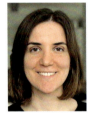

Christina Fastl, M.Sc.

Christina Fastl arbeitet seit Herbst 2023 an der Akademie für Altersforschung am Haus der Barmherzigkeit und absolviert im Rahmen dieser Anstellung ein Doktorat im Bereich Public Health. Ihr Schwerpunkt liegt auf den Themen Gesundheit im Alter und Klimawandel. Sie hat Biologie an der Universität Wien und Public Health an der University of Southern Denmark studiert. Zuvor war sie am belgischen Public Health Institut und bei der AGES tätig.

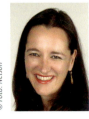

Ass. Prof. Dr. Viktoria Stein

Viktoria Stein ist promovierte Gesundheitsökonomin und Assistenzprofessorin für Population Health Management am Leiden University Medical Centre in den Niederlanden. Als Expertin für Design und Implementierung integrierter Versorgungssysteme berät sie regelmäßig internationale Organisationen wie Weltbank, WHO und Rotes Kreuz, aber auch lokale und regionale Institutionen auf der ganzen Welt. 2020 gründete sie dafür VM Partners Integrating Health and Care zur Umsetzung internationaler Entwicklungsprojekte, und gemeinsam mit Kollegen das Karl-Landsteiner-Institut für Gesundheitsförderungsforschung, um auch in Österreich an der Verbesserung des Gesundheitssystems aktiv mitzuarbeiten. Viktoria Stein ist außerdem Ko-Editorin-in-Chief des International Journal of Integrated Care, Gründungsmitglied von Women in Global Health Österreich und Präsidentin der Österreichischen Gesellschaft für Public Health.

2

Shared Decision Making: wie Kostenträger und Leistungserbringer gemeinsam mehr Value für Patienten erzeugen

...demann Geiger, Eva-Luise Weidner und Sonja Hermeneit

2.1 Einleitung

Value-Based Care (VBC) definiert den „Wert" für den individuellen Patienten als zentrales Merkmal von Versorgungsqualität – unter Beachtung der Kosten für dessen Erreichung (Gray 2017). Bei anstehenden Entscheidungen zwischen verschiedenen medizinischen Optionen müssen deren jeweilige Werte verglichen werden.

Der Wert aus Patientenperspektive ist wesentlich bestimmt vom medizinischen Nutzen einer Maßnahme, also ihrem Potenzial, Gesundheit zu erhalten oder wiederherzustellen. Daneben bestimmen auch nichtmedizinische Aspekte den Wert aus Patientensicht. So ist zum Beispiel entscheidend, ob ein Patient bereit ist, für den jeweiligen medizinischen Nutzen ein entsprechendes Risiko für zugehörige Nebenwirkungen oder einen entsprechenden behandlungsbezogenen Aufwand in Kauf zu nehmen.

SDM kombiniert medizinische und persönliche Aspekte für die beste individuelle Entscheidung.

Die bevorzugte Methode, um die medizinischen Aspekte einerseits und die persönlichen Aspekte andererseits in die Identifikation der individuell am besten passende – und damit wertvollste – Entscheidung zu überführen, heißt *Gemeinsame Entscheidungsfindung* oder international *Shared Decision Making* (SDM).

2.2 Shared Decision Making als rechtlich verbindlicher Wert an sich

Eine der meistzitierten Definitionen von SDM stammt von Charles et al. (1997). Sie beschreibt SDM als einen Prozess, in dem mindestens zwei Personen – Arzt und Patient – aktiv und gemeinsam eine Entscheidung treffen, die medizinische Informationen über die Vor- und Nachteile aller verfügbaren Therapieoptionen einerseits sowie persönliche Präferenzen und individuelle Möglichkeiten des Patienten andererseits einbezieht.

Diese Definition spiegelt sich seit 2013 im Patientenrechtegesetz im Bürgerlichen Gesetzbuch (BGB) wider, wo die Anforderungen an medizinische Entscheidungsfindung festgehalten sind. Im § 630c BGB heißt es:

> *„Behandelnder und Patient sollen zur Durchführung der Behandlung zusammenwirken". In § 630e wird analog zu Charles et al. der Behandelnde verpflichtet, „den Patienten über sämtliche für die Einwilligung wesentlichen Umstände aufzuklären. Dazu gehören insbesondere Art, Umfang, Durchführung, zu erwartende Folgen und Risiken der Maßnahme sowie ihre Notwendigkeit, Dringlichkeit, Eignung und Erfolgsaussichten im Hinblick auf die Diagnose oder die Therapie". Ebenfalls gemäß SDM-Definition wird betont: „Bei der Aufklärung ist auch auf Alternativen zur Maßnahme hinzuweisen, wenn mehrere medizinisch gleichermaßen indizierte und übliche Methoden zu wesentlich unterschiedlichen Belastungen, Risiken oder Heilungschancen führen können". Diese Aufklärung muss „für den Patienten verständlich sein".*

Nur unter diesen – SDM-konformen – Voraussetzungen kann von einer wirksamen Einwilligung des Patienten ausgegangen werden (§ 630d).

Als Ausdruck der Patientenautonomie stellt die auf Basis von SDM ermöglichte selbstbestimmte, informierte Entscheidung einen Wert an sich dar, weshalb man sie als eigenständigen patientenrelevanten Endpunkt betrachten kann (Rummer u. Scheibler 2016).

2.3 Erfolgreiche Realisierung von Shared Decision Making durch eine systemische Strategie

Da sich SDM-Definitionen zunächst auf das klinische Gespräch bezogen, fokussierten sich darauf auch die Bemühungen, die Entscheidungsfindung für die Patienten zu verbessern. Dies führte zu einer Fülle von patientenorientierten Interventionen (z.B. Entscheidungshilfen oder Kommunikationstrainings), wohingegen kein systemorientierter Ansatz entwickelt wurde, um die strukturellen, prozessualen und finanziellen Anforderungen der klinischen Praxis auf eine optimale Umsetzung von SDM auszurichten (Tan et al. 2018). Entsprechend enttäuschend war bis vor Kurzem der Umsetzungsgrad von SDM in Deutschland (Hahlweg et al. 2022): Vereinzelte Initiativen im Rahmen von Forschungsprojekten blieben Strohfeuer ohne nachhaltigen Effekt.

Nachfolgend wird beschrieben, wie eine systemorientierte Umsetzungsstrategie für SDM entwickelt, angewandt und schließlich durch Kooperation von Krankenkassen und Leistungserbringern nachhaltig verankert wurde.

2.3.1 Eine operable Definition von Shared Decision Making als Ausgangspunkt

Je präziser die zu implementierende Versorgungsleistung gefasst ist, desto klarer ist das Implementierungsziel. Je praxisnäher die Operationalisierung formuliert ist,

2 Shared Decision Making: wie Kostenträger und Leistungserbringer gemeinsam mehr Value für Patienten erzeugen

desto eher kann sie originalgetreu in Schulungen eingesetzt werden. Und je präziser der Implementierungsgegenstand von geeigneten Evaluationsinstrumenten erfasst wird, desto verlässlicher gelingt die empirische Überprüfung des Implementierungserfolgs im Rahmen von Qualitätssicherung. Eine entsprechend angestrebte Harmonisierung von Theorie, Implementierungspraxis und Qualitätskontrolle war der Ausgangspunkt der systemorientierten Implementierung von SDM (Clayman et al. 2024).

Je präziser die Versorgungsleistung definiert ist, desto klarer das Implementierungsziel.

Ausgehend vom *Integrative Model of Shared Decision Making* als theoretischer Basis (Makoul u. Clayman 2006) wurde ein Praxismodell von SDM operationalisiert für das Entscheidungsgespräch zwischen Arzt und Patient. Denn letztlich ist dieses Gespräch der Kulminationspunkt jeder Implementierung von SDM (s. Abb. 1). Die Struktur des Entscheidungsgesprächs folgt dabei idealerweise sechs Schritten:

1. Um Patienten thematisch von Beginn an mitzunehmen, teilen Behandelnde mit, dass eine Entscheidung ansteht darüber, wie mit der medizinischen Situation weiter umgegangen werden soll.
2. Anschließend muss deutlich werden, dass mehrere Behandlungsoptionen bestehen, die sich medizinisch rechtfertigen lassen, weswegen es von den Präferenzen und dem individuellen Lebenskontext des Patienten abhängt, welche davon zu ihm persönlich am besten passt. Das ist die Begründung, weswegen eine aktive Patientenbeteiligung für eine gute Entscheidung erforderlich ist.

Direkt zu Gesprächsbeginn schaffen Schritt 1 und 2 so die kommunikativen Voraussetzungen für eine aktive Mitwirkung des Patienten.

3. Auf Basis evidenzbasierter Information sowie der Erfahrung der Behandelnden werden die Vor- und Nachteile jeder medizinisch vertretbaren Therapieoption erläutert, ggf. inklusive der Option, nichts zu tun bzw. abzuwarten.
4. Die diesbezüglichen Präferenzen des Patienten sowie die jeweiligen Umsetzungsmöglichen werden angesichts des persönlichen Lebenskontextes herausgearbeitet.

Im Gespräch wird für ein bestmögliches Verständnis beider Gesprächspartner häufig zwischen Schritt 3 und 4 vor- und zurückgegangen, weswegen sie in Abbildung 1 horizontal auf einer Ebene angeordnet sind.

5. Hat sich daraus die individuell am besten passende Therapieoption herausgebildet, kann eine Entscheidung getroffen werden.
6. Danach kann die praktische Umsetzung geplant werden.

Alternativ würde die Entscheidung bewusst vertagt (Schritt 5) und eine spätere erneute Beschäftigung geplant, ggf. unter Einbezug von Zweitmeinungen oder Angehörigen (Schritt 6).

Das beobachtungsbasierte Messinstrument *MAPPIN'SDM* (Kasper et al. 2012) wurde ebenfalls aus dem *Integrative Model of Shared Decision Making* heraus entwickelt. Dadurch steht ein präzises und valides Instrument zur Qualitätssicherung bei SDM-Implementierungen zur Verfügung.

D Wie Veränderung funktioniert: neue Rollen und Formen der Zusammenarbeit

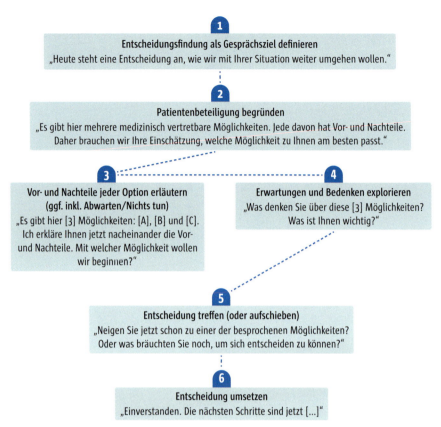

Abb. 1   Die sechs Schritte des SDM mit Beispielformulierungen zur Einleitung des jeweiligen Schritts

2.3.2 Das SHARE TO CARE-Programm zur krankenhausweiten Implementierung

Wie kann man erreichen, dass die sechs Schritte als Gesprächsleitfaden der Standard medizinischer Entscheidungsfindung in komplexen Organisationen wie Krankenhäusern werden?

Für die krankenhausweite Implementierung von SDM wurde das SHARE TO CARE-Programm entwickelt (Clayman et al. 2024; s. Abb. 2). Alle wesentlichen Stakeholder im Krankenhaus – Ärzte, Pflegekräfte sowie Patienten – werden mit spezifischen Implementierungsmodulen adressiert. Zusätzlich werden evidenzbasierte Patienteninformationen bereitgestellt. In Kombination mit einem konzertierten Change Prozess zielt jedes Interventionsmodul auf die direkte oder indirekte Umsetzung der sechs Schritte ab.

Training aller Ärzte (Schritte 1–6)

Es ist wichtig, dass Ärzte sich jedes Schritts des SDM-Prozesses bewusst sind und sich damit wohl fühlen. Denn es obliegt ihnen, dem Patienten das Gefühl zu vermitteln, dass seine Beteiligung erwünscht ist. Im Rahmen der Trainings zeichnen Ärzte eige-

2 Shared Decision Making: wie Kostenträger und Leistungserbringer gemeinsam mehr Value für Patienten erzeugen

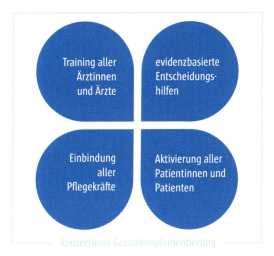

Abb. 2 Die vier Interventionsmodule des SHARE TO CARE-Programms

ne Entscheidungsgespräche aus ihrem klinischen Alltag auf. Diese Gespräche werden mit MAPPIN'SDM auf ihren SDM-Gehalt hin analysiert. Darauf aufbauend erhalten die Teilnehmenden individuelle Feedbacks mit videogestützter Visualisierung. So werden alle sechs oben beschriebenen Schritte adressiert.

Evidenzbasierte Entscheidungshilfen für Patienten (Schritte 1–5)

Die SHARE TO CARE-Entscheidungshilfen sind webbasiert und enthalten Texte in einfacher Sprache, Grafiken sowie Videoclips, in denen medizinische Fachkräfte und Patienten die einzelnen Behandlungsoptionen erläutern. Mithilfe einer Value Clarification Exercise können Patienten für sich herausarbeiten, welche Ziele ihnen in ihrer Situation besonders wichtig sind und welche weniger. So wird das nachfolgende Entscheidungsgespräch mit den Behandelnden – und dabei insbesondere Schritt 3 und 4 – optimal vorbereitet. Die Ausgabe einer Entscheidungshilfe durch das medizinische Personal wird indes begleitet durch die Botschaften von Schritt 1 und 2. Durch diese partielle Vorwegnahme von Schritt 1–4 wird die finale Entscheidung (Schritt 5) im ärztlichen Gespräch automatisch stärker betont. Die Entscheidungshilfen folgen internationalen Standards (Stacey et al. 2021) und werden in Zusammenarbeit mit medizinischen Fachkräften und Patienten entwickelt (Rummer et al. 2023).

Einbindung aller Pflegekräfte (Schritte 1–4)

Pflegekräfte sowie weitere nichtärztliche Fachkräfte werden als Decision Coaches ausgebildet (Berger-Höger et al. 2019). Sie leiten Patienten bei der Nutzung der verfügbaren Entscheidungshilfen an und verstärken so deren Wirkung. Decision Coaches sind in die Schritte 1 und 2 als Teil des klinischen Pfads integriert, während ihre Gespräche mit den Patienten hauptsächlich die Schritte 3 und 4 betreffen. Darüber hinaus werden alle Pflegekräfte darin geschult, wie sie in der täglichen Praxis Patienten und Ärzte im Hinblick auf SDM unterstützen können.

Aktivierung aller Patienten (Schritte 1–4)

Eine krankenhausweite Aktivierungskampagne mittels Plakaten, Aufstellern, Videoclips in Warteräumen und auf Klinikwebseiten zielt primär auf die Schritte 1 und 2 ab, z.B. mit Botschaften wie „Es ist Ihr Recht, sich zu beteiligen" oder „Sie sind der Experte für Ihr Leben". Anhand des *ASK3-Ansatzes* (Shepherd et al. 2016) lernen Patienten zusätzlich drei einfache Fragen, mit denen sie von sich aus SDM initiieren bzw. verstärken können. Diese Fragen fördern insbesondere die Schritte 3 und 4.

1. Welche Möglichkeiten habe ich?
2. Was sind die Vor- und Nachteile dieser Möglichkeiten?
3. Wie wahrscheinlich ist es, dass diese Vor- und Nachteile bei mir persönlich auftreten?

> *Insgesamt sind die vier Interventionen des SHARE TO CARE-Programms so aufgebaut, dass sie sich gegenseitig ergänzen und verstärken, um alle sechs Schritte in der täglichen klinischen Praxis umzusetzen.*

2.3.3 Umsetzung am Universitätsklinikum Schleswig-Holstein als Proof of Principle

Gefördert vom Innovationsfonds bot sich ab 2017 die Chance zum Machbarkeitsnachweis. Das SHARE TO CARE-Programm wurde nahezu krankenhausweit am Kieler Campus des Universitätsklinikums Schleswig-Holstein (UKSH) umgesetzt (Geiger 2023). Trotz der massiven Belastungen der Corona-Pandemie gelang es, SDM innerhalb der Projektlaufzeit in 17 von 22 Kliniken vollständig zu implementieren und so die Praktikabilität des Programms zu demonstrieren. In einem parallel operationalisierten Auditierungsprozess werden die Qualitätskriterien einer vollständigen Umsetzung seitdem in jeder Klinik jährlich überprüft. Bei Erfüllung aller Kriterien wird das SHARE TO CARE-Zertifikat verliehen (Nationales Kompetenzzentrum Shared Decision Making 2023).

In der Evaluation mit MAPPIN'SDM sowie mit validierten Patientenfragebögen (Patient-Reported Experience Measures, PREMs) zeigte sich ein signifikanter Anstieg des SDM-Levels über alle zertifizierten Kliniken hinweg. Patienten berichteten zudem eine signifikant höhere Gesundheitskompetenz bzgl. ihrer Therapieentscheidungen. In der Folge ließen sich anhand von Krankenkassenroutinedaten signifikant verringerte Notfalleinweisungen gegenüber bundesweiten Vergleichskrankenhäusern belegen (Geiger, 2023).

Mit SDM sanken zudem die Versorgungskosten der Krankenkassen pro Fall im Vergleich zu anderen Krankenhäusern. Rechnet man die Entwicklungs- und Implementierungskosten des SHARE TO CARE-Programms auf einen Patientenfall herunter, betrugen die Einsparungen auf Krankenkassenseite etwa das Siebenfache der Interventionskosten. Da die Aufrechterhaltung des SHARE TO CARE-Programms zudem weniger aufwändig ist als die Erstimplementierung, verbessert sich das Kosten-Nutzen-Verhältnis mit der Zeit sogar noch (Geiger 2023). Das SHARE TO CARE-Programm ist also äußerst kosteneffektiv.

2 Shared Decision Making: wie Kostenträger und Leistungserbringer gemeinsam mehr Value für Patienten erzeugen

Die Ergebnisse des Kieler Modells bzgl. Versorgungsqualität und Kosteneffektivität sind konsistent mit internationalen SDM-Implementierungen im großen Maßstab (z.B. Brown et al. 2023; Fitch et al. 2018; Veroff et al. 2013).

2.4 Shared Decision Making als Regelungsinhalt eines Value-Based Payment-Modells

Mehr Patientenorientierung, mehr Patientensicherheit, mehr Gesundheitskompetenz durch ein praktikables Interventionsprogramm, das mehr einspart als es kostet – schon allein aus ökonomischen Gründen sollte die Umsetzung des SHARE TO CARE-Programms ein Selbstläufer sein. Allerdings profitieren von den verringerten Versorgungskosten zunächst primär die Krankenkassen. Das Krankenhaus hat dagegen während der Implementierung einen personellen und finanziellen Zusatzaufwand, etwa durch die Trainingsmaßnahmen. Es bedurfte also eines neuen Vergütungsmodells, das den Krankenkassen ermöglicht, einen Teil ihrer Einsparungen an das Krankenhaus weiterzugeben, damit dieses die SDM-Implementierung durchführen und aufrechterhalten kann und in der Folge wiederum die Krankenkassen und ihre Versicherten dauerhaft profitieren.

Ein zunächst mit der Techniker Krankenkasse initiierter Selektivvertrag nach § 140a SGB V wurde 2023 von der KKH und der AOK NordWest zu einem längerfristig angelegten Value-Based Payment-Modell weiterentwickelt, um die notwendige investive Planungssicherheit auf Krankenhausseite zu schaffen. Durch dieses Modell erhält eine Klinik mit SHARE TO CARE-Zertifikat für jeden Patientenfall ein pauschales Zusatzentgelt, mit dem die Aufrechterhaltung von SDM finanziert werden kann. Dabei wird nicht der medizinische Eingriff an sich anders honoriert, sondern der partnerschaftliche Umgang der Beteiligten, der dem Eingriff vorausgegangen ist. So wird der Zusatzvalue in Form von mehr Patientenzentrierung und besserer Versorgungsqualität für den Patienten mit einem Zusatzentgelt honoriert.

Mit dem Value-Based Payment-Modell profitieren alle Beteiligten von Anfang an.

Die mit KKH und AOK NordWest erreichte Planungssicherheit ermöglicht es dem Krankenhaus außerdem, finanziell in Vorleistung zu gehen und SDM in weiteren Abteilungen zu implementieren, sodass sich ab dem Zeitpunkt der Zertifizierung die Investition langfristig amortisiert. So werden die Vorteile von SDM für alle Beteiligten kontinuierlich häufiger realisiert. Am Universitätsklinikum Schleswig-Holstein (UKSH) etwa wurde das SHARE TO CARE-Programm so inzwischen in zwei zusätzlichen Kliniken implementiert, weitere sind in der Umsetzung.

2.5 Bundesweiter Rollout von Shared Decision Making als Folge

Angesichts der Effekte auf Versorgungsqualität und -effizienz hat der Gemeinsame Bundesausschuss dem Bundesgesundheitsministerium empfohlen, das Kieler Modell in die bundesweite Regelversorgung zu überführen (Gemeinsamer Bundesausschuss 2023). Infrage kommt dafür etwa, die entwickelte Vergütungsmechanik im Krankenhausentgeltgesetz zu verankern. Die Regierungskommission für eine moderne und bedarfsgerechte Krankenhausversorgung (2023) hat als weitere Umsetzungsoption vorgeschlagen, in Kliniken mit SHARE TO CARE-Zertifikat die geplante Vorhaltepauschale aufzustocken.

Sobald das Kieler Modell durch den Gesetzgeber in der Regelversorgung verankert ist, werden Krankenhäuser mit der Implementierung von SDM beginnen. Über 200 Krankenhäuser haben eine Implementierung angekündigt, diverse Häuser haben im Vertrauen auf die Gesetzgebung schon heute begonnen. Der bundesweite Rollout erfolgt automatisch, weil er Vorteile für Krankenhäuser, Krankenkassen und nicht zuletzt die Patienten hat. Gut zehn Jahre nach der Verabschiedung des Patientenrechtegesetzes wird dessen Forderung nach SDM so schließlich erfüllt.

Literatur

Berger-Höger, B., Liethmann, K., Mühlhauser, I., Haastert, B., Steckelberg, A. (2019) Nurse-led coaching of shared decision-making for women with ductal carcinoma in situ in breast care centers: A cluster randomized controlled trial. International Journal of Nursing Studies 93, 141–152. DOI: 10.1016/j.ijnurstu.2019.01.013

Brown, T.T., Hurley, V.B., Rodriguez, H.P., Lee, J., Gupta, N., Toolsie, G., Markarian, S., Valenzuela, S. (2023) Shared Decision-making Lowers Medical Expenditures and the Effect Is Amplified in Racially-Ethnically Concordant Relationships. Medical Care 61(8), 528–535. DOI: 10.1097/MLR.0000000000001881

Charles, C., Gafni, A., Whelan, T. (1997) Shared decision-making in the medical encounter: What does it mean? (or it takes at least two to tango). Social Science & Medicine 44(5), 681–692. DOI: 10.1016/s0277-9536(96)00221-3

Clayman, M.L., Scheibler, F., Rüffer, J.U., Wehkamp, K., Geiger, F. (2024) The Six Steps of SDM: Linking theory to practice, measurement and implementation. BMJ Evidence-Based Medicine 29(2), 75–78. DOI: 10.1136/bmjebm-2023-112289

Fitch, K., Bazell, C., Dehipawala, S. (2018) Preference-sensitive surgical procedures for preference-sensitive conditions: Is there opportunity to reduce variation in utilization? URL: https://www.milliman.com/-/media/milliman/importedfiles/uploadedfiles/insight/2018/preference-sensitive-procedures-preference-sensitive-conditions.ashx (abgerufen am 27.06.2024)

Geiger, F. (2023) Vollimplementierung von Shared Decision Making im Krankenhaus. https://innovationsfonds.g-ba.de/downloads/beschluss-dokumente/374/2023-02-23_MAKING-SDM-A-REALITY_Ergebnisbericht.pdf

Gemeinsamer Bundesausschuss. (2023). Beschluss des Innovationsausschusses beim Gemeinsamen Bundesausschuss gemäß § 92b Absatz 3 SGB V zum abgeschlossenen Projekt MAKING SDM A REALITY (01NVF17009). URL: https://innovationsfonds.g-ba.de/downloads/beschluss-dokumente/373/2023-02-23_MAKING-SDM-A-REALITY.pdf (abgerufen am 27.06.2024)

Gray, M. (2017) Value based healthcare. BMJ 356, j437. DOI: 10.1136/bmj.j437

Hahlweg, P., Bieber, C., Levke Brütt, A., Dierks, M.-L., Dirmaier, J., Donner-Banzhoff, N., Eich, W., Geiger, F., Klemperer, D., Koch, K., Körner, M., Müller, H., Scholl, I., Härter, M. (2022) Moving towards patient-centered care and shared decision-making in Germany. Z Evid Fortbild Qual Gesundhwes 171, 49–57. DOI: 10.1016/j.zefq.2022.04.001

Kasper, J., Hoffmann, F., Heesen, C., Köpke, S., Geiger, F. (2012) MAPPIN'SDM–the multifocal approach to sharing in shared decision making. PloS one 7(4), e34849. DOI: 10.1371/journal.pone.0034849

Makoul, G., Clayman, M.L. (2006) An integrative model of shared decision making in medical encounters. Patient Education and Counseling 60(3), 301–312. DOI: 10.1016/j.pec.2005.06.010

Nationales Kompetenzzentrum Shared Decision Making (2023) Quality Criteria for Shared Decision Making in Germany. URL: https://www.uksh.de/sdm/jointstatement.html (abgerufen am 27.06.2024)

Regierungskommission für eine moderne und bedarfsgerechte Krankenhausversorgung (2023) Weiterentwicklung der Qualitätssicherung, des Qualitäts- und Risikomanagements. URL: https://www.bundesgesundheitsministerium.de/fileadmin/Dateien/3_Downloads/K/Krankenhausreform/BMG_Stellungnahme_7_Qualitaetssicherung_QM_kRM_Transparenz_und_Entbuerokratisierung.pdf (abgerufen am 27.06.2024)

2 Shared Decision Making: wie Kostenträger und Leistungserbringer gemeinsam mehr Value für Patienten erzeugen

Rummer, A., Danner, M.C., Weik, K. (2023) Online-Entscheidungshilfen für Patient:innen: Eine praktische Anleitung für mehr Shared Decision Making im klinischen Alltag. atp Verlag Köln

Rummer, A., Scheibler, F. (2016) Patientenrechte: Informierte Entscheidung als patientenrelevanter Endpunkt. Deutsches Ärzteblatt, 113(8), A-322/B-272/C-272

Shepherd, H.L., Barratt, A., Jones, A., Bateson, D., Carey, K., Trevena, L.J., McGeechan, K., Del Mar, C.B., Butow, P.N., Epstein, R.M., Entwistle, V., Weisberg, E. (2016) Can consumers learn to ask three questions to improve shared decision making? A feasibility study of the ASK (AskShareKnow) Patient–Clinician Communication Model® intervention in a primary healthcare setting. Health Expectations 19(5), 1160–1168. DOI: 10.1111/hex.12409

Stacey, D., Volk, R.J. (2021) The International Patient Decision Aid Standards (IPDAS) Collaboration: Evidence Update 2.0. Medical Decision Making. 2021;41(7):729–733. DOI: 10.1177/0272989X211035681

Tan, A.S.L., Mazor, K.M., McDonald, D., Lee, S.J., McNeal, D., Matlock, D.D., Glasgow, R.E. (2018) Designing Shared Decision-Making Interventions for Dissemination and Sustainment: Can Implementation Science Help Translate Shared Decision Making Into Routine Practice? MDM Policy & Practice 3(2), 2381468318808503. DOI: 10.1177/2381468318808503

Veroff, D., Marr, A., Wennberg, D.E. (2013) Enhanced Support For Shared Decision Making Reduced Costs Of Care For Patients With Preference-Sensitive Conditions. Health Affairs, 32(2), 285–293. DOI: 10.1377/hlthaff.2011.0941

Prof. Dr. Friedemann Geiger

Friedemann Geiger leitet das Nationale Kompetenzzentrum Shared Decision Making, das am Universitätsklinikum Schleswig-Holstein angesiedelt ist. Parallel hat er eine Professur an der Medical School Hamburg inne.

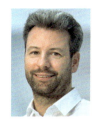

Eva-Luise Weidner

Eva-Luise Weidner ist als Spezialistin in der Spezialisierten Versorgung bei der AOK NordWest tätig und entwickelt und begleitet dort insbesondere selektivvertragliche Lösungen im Rahmen der besonderen Versorgung sowie Innovationsfondsprojekte.

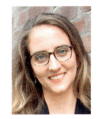

Dr. Sonja Hermeneit

Sonja Hermeneit ist als Medizinerin im Bereich Versorgungsmanagement der Kaufmännischen Krankenkasse (KKH) tätig, wo sie innovative Versorgungsansätze identifiziert und weiterentwickelt.

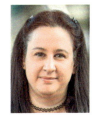

Gemeinsam sind sie für ein Value-Based Payment-Modell am Universitätsklinikum Schleswig-Holstein verantwortlich, mit dem Shared Decision Making als Krankenkassenleistung realisiert wird.

ns

3

EXKURS: Hochwertige Gesundheitsversorgung bei seltenen und chronischen Erkrankungen

Joachim Andreas Sproß

Eckpunkte des Gesundheitssystems

Deutschland verfügt über ein gesundheitliches Versorgungssystem, das sowohl fachlich hochqualifiziert als auch wirtschaftlich leistungsfähig ist. Patienten haben Zugang zu diagnostischen und therapeutischen Leistungen auf höchstem wissenschaftlichem Niveau.

In der alltäglichen Praxis treten jedoch erhebliche Mängel zutage, die besonders bei der Behandlung komplexer Erkrankungen zu spürbaren Beeinträchtigungen führen. Die ausschließlich nach Refinanzierungssystemen orientierte Versorgungsarchitektur führt zu einer unübersichtlichen, mehrdimensionalen sowie stark differenzierten Angebotsstruktur. Diese wirkt auf alle Beteiligten leistungshemmend und -verzögernd. Extreme Arbeitsbelastungen, Fachkräftemangel sowie Mangelverwaltung und Bürokratie erschweren die Chance, den größten Outcome im Gesamtsystem zu erzielen. Der Versorgungsalltag ist geprägt von Personal, Zeit- und Raumdefizit.

Die wesentlichen Stakeholder im Gesundheitssystem sind Kostenträger, Leistungs- und Versorgungserbringer (Ärzte/Therapeuten in Praxen, Krankenhäuser/Kliniken, Zentren, Apotheken etc.), pharmazeutische Unternehmen, technische Industrie, Wissenschaft sowie Politik. Diese Beteiligten bestimmen hauptsächlich den Aufbau, Regelungen, Abläufe, Finanzierungssysteme und Versorgungspfade, während Patienten als eigentlich zentrale Akteure und wesentliche Anspruchsgruppe eine untergeordnete Beteiligungsrolle einnehmen.

Bisher spielen die zentralen Akteure nur eine untergeordnete Beteiligungsrolle.

3 EXKURS: Hochwertige Gesundheitsversorgung bei seltenen und chronischen Erkrankungen

Segmentübergreifende Grundsätze

Die entscheidenden zu gestaltenden Segmente der Gesundheitsversorgung sind Prävention, Diagnostik, Therapie, Versorgung sowie Forschung. In diesen Segmenten gelten Prämissen für eine qualitativ-hochwertige Versorgung. Die Prioritäten aller Beteiligten liegen auf einer schnellen und präzisen Diagnosestellung sowie auf zugänglichen Therapieangeboten, die sicher und wirksamen sind.

Digitalisierung

Die Digitalisierung stellt einen entscheidenden und weitreichenden Ansatz dar, um das Niveau von Effektivität und Qualität des gesamten Versorgungssystems zu erhöhen. Trotz ihres enormen Potenzials ist die Nutzung digitaler Technologien im Gesundheitswesen nicht ansatzweise ausgeschöpft. IT-gestützte Datenübertragung und Kommunikationswege, Dokumentationsmanagement und Künstliche Intelligenz stoßen auf veraltete Infrastrukturen, bürokratische Verfahren und konvergente Ansätze.

> *„Digitale Infrastrukturen in der Form von Informations-, Dokumentations-, Management- und Telematiksystemen bilden die Basis für digitale Technologien. Sie müssen so gestaltet werden, dass sie das Gesundheitspersonal von administrativen Tätigkeiten entlasten, [...] den Informationsaustausch verbessern [...]." (Wolfram 2021)*

Um die Möglichkeiten für Synergien, Erkenntnisgewinne, Vernetzungen, Transparenz und Ressourceneffizienz voll auszuschöpfen, bedarf es einer umfassenden Digitalisierungsoffensive. Dabei müssen Herausforderungen wie Datenschutz, Hardware und Anwendungskompetenz zeitnah angegangen werden. In allen Bereichen des Versorgungssystems, von der Forschung über Prävention und Diagnostik bis hin zu Therapie und Nachsorge, ist ein Paradigmenwechsel erforderlich: von analogen, isolierten Insellösungen hin zu einem intelligent vernetzten, digitalen System mit koordinierten Echtzeitdatenströmen. Im Gutachten des Sachverständigenrates „Gesundheit und Pflege" von 2024 ist im Kapitel „4.6 Nutzung neuer Technologien" umfangreich die Notwendigkeit der Implementierung untermauert (SVR 2024). Auch die darin geäußerten Empfehlungen richten sich an den Ausbau der Digitalisierung (s. Abb. 1). Für die Implementierung ist daher entscheidend, IT-unterstützende Module als grundlegende Arbeitshilfe zu integrieren und sie in die Prozesse sinnvoll einzubinden. Analoge, zeitraubende Abläufe sollten abgelöst und nicht mehr als additives Dokumentationswerkzeug genutzt werden.

Interoperabilität

Das Zusammenwirken verschiedener Professionen, die Fähigkeit unterschiedlicher Systeme zur Interoperabilität und die Bereitschaft zur Kommunikation – sowohl strukturell als auch persönlich – sind wesentliche Aspekte eines effektiven Gesundheitssystems. Tiefgreifende Einsichten in komplexe Krankheiten und ihre Pathogenese sowie die Mechanismen, die Diagnostik und Behandlungsmöglichkeiten beeinflussen, sind nur durch ein gut koordiniertes Gesamtsystem erhältlich. Dieses System agiert im besten Fall aktiv, kommunikativ, strukturiert und auf Augenhöhe. Die entsprechende Synchronisation ist auf lokaler, regionaler, nationaler und interna-

D Wie Veränderung funktioniert: neue Rollen und Formen der Zusammenarbeit

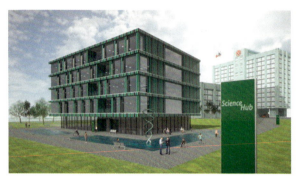

Abb. 1   Stärkung der digitalen Infrastruktur (©DGM/CRVision)

tionaler Ebene für alle Beteiligten verpflichtend notwendig. Eine interprofessionelle Ausbildung und eine fortlaufende Weiterbildung in den Gesundheitsberufen sowie deren systematische Implementierung verbessern die Abläufe nachhaltig positiv. Ergänzend muss ein aktives Informations- und Dokumentationsmanagement in jedem Bereich der Gesundheitsversorgung als grundlegender Standard aufgebaut werden. Die *interprofessionelle Zusammenarbeit* soll nicht nur auf Akteure im Gesundheitssystem beschränkt sein – fünftes Sozialgesetzbuch (SGB V), sondern muss SGB-übergreifend die Themenbereiche Rehabilitation, Integration in den Arbeitsmarkt, Pflege etc. im Blick haben. Hier bieten sich für komplexe Versorgungsbedarfe, insbesondere in Multiproblemsituationen, *Patientenlotsensysteme* an, die direkt beim Patienten angedockt sind. Diese Lotsentätigkeit geht weit über das Versorgungsangebot des SGB V (Leistungen der Krankenversicherung) hinaus.

> „Zudem sind die Versorgungsstrukturen und -möglichkeiten der verschiedenen Sozialgesetzbücher so komplex und regional unterschiedlich, dass sie einer speziellen Expertise bedürfen. [...]. Diese Versorgungsdefizite führen letztlich zu hohen und zugleich unnötigen Leistungsausgaben im Gesundheitssystem, so dass es dringend neuer Unterstützungsstrukturen bedarf." (Bundesverband Managed Care 2023)

Selbsthilfe und Patientenorganisationen

Die gesamte Gesundheitsversorgung muss patientenzentriert ausgerichtet sein, die systematische Einbindung von Patientenorganisationen und Patienten standardisiert werden. In den Prozessen der Diagnostik und Therapie (Shared Decision Making – partizipative, gemeinsame Entscheidungsfindung von Behandelndem und Patient), der Nachsorge (Goal Attainment Scaling – Methode eines von Behandelndem und Patient vereinbarten Nachsorgesystems anhand einer Zielerreichungsskala) sowie in den Segmenten Prävention und Forschung müssen patientenorientierte Ansätze und persönliche Erfahrungen als Expertenwissen berücksichtigt werden. Mit diesem neuen Aufgabenspektrum haben sich die Aufgaben von Patienten und Patientenorganisationen im Bereich der *Selbsthilfe* wesentlich gewandelt. Die Entwicklung wird durch die systematische Integration der Selbsthilfeorganisationen in die bestehenden Gesundheitsstrukturen weiter verstärkt. Die Selbsthilfe nimmt nun eine aktive Rolle in gesundheitsversorgungs- und politischen Verfahren ein. Zusätzlich zur primären

3 EXKURS: Hochwertige Gesundheitsversorgung bei seltenen und chronischen Erkrankungen

Versorgung durch professionelle medizinische Akteure ist die Selbsthilfe als ergänzende Informationsquelle von erheblicher Bedeutung. Insbesondere fungieren Selbsthilfegruppen als Quelle für spezifische Informationen, die Erkrankten möglicherweise nicht durch konventionelle medizinische Kanäle zur Verfügung gestellt werden (Schaeffer et al. 2019). Sie beteiligt sich an sozialmedizinischen Diskussionen und tritt als selbstbewusster, ernst zu nehmender Partner in verschiedenen Netzwerken auf. Gesundheitliche Selbsthilfe erfolgt in selbstorganisierten Gruppen/Vereinen, in denen Betroffene sich über spezifische Gesundheitsthemen austauschen und aktiv an therapeutischen oder strukturellen Entwicklungen mitwirken. Die Schwerpunkte liegen dabei auf Versorgung und Bewältigung von Erkrankungen, den alltäglichen Herausforderungen und den oft belastenden Lebensumständen der Betroffenen. Innerhalb der Forschung liegen die Chancen hauptsächlich in dem direkten Zugriff zu Real-World-Data oder Patient-Reported Outcome Measures (PROMs). Damit sind die bewusst subjektiven und hoch relevanten Beschreibungen der Patienten von Symptomen, Effekten, Krankheitsverläufen gemeint. Das Ziel ist es, diese Daten abzubilden und in die Vorhaben (Studien) oder in die Forschungsergebnisse mit einfließen zu lassen. Insgesamt müssen Patientenorganisationen ihren Auftrag zukünftig auch darin sehen, Patienten zu befähigen und zu ermächtigen, sich effektiv in diese Prozesse einzubringen. Dieser Aspekt in der Förderung der individuellen Gesundheitskompetenz gewinnt an Bedeutung, wenn sich die beteiligten Patienten (Patientenorganisationen) die dafür benötigten Anforderungen an Fachwissen, Kommunikationskompetenz sowie emotionale Distanz aneignen. Die SHILD-Studie gilt in Deutschland als wegweisend und veranschaulicht die essenziellen Strukturen der Selbsthilfe. Diese Strukturen haben einen positiven Einfluss auf Kommunikation, Gemeinschaftsbildung, Wissensvermittlung und Bewältigung von Lebensherausforderungen (Kofahl 2018).

Spezialzentren und zentrenübergreifende Netzwerke

Auf der Leistungsebene bilden sich Expertenkreise in Spezialzentren und zentrenübergreifenden Netzwerken, die ihr Wissen und ihre Ergebnisse transparent halten und für weiterführende Entwicklungen bereitstellen. Diese Spezialzentren übernehmen neben ihrer Versorgungsverantwortung eine zentrale koordinierende Rolle in der Vernetzung mit den umliegenden ambulanten und stationären Beteiligten, den Forschungsstrukturen oder weiteren Akteuren. Sie tragen somit zur Stärkung der regionalen Gesundheitsdienste bei.

> **Continuum-of-Care-Modell**
> Das Continuum-of-Care-Modell betont die Notwendigkeit einer nahtlosen Kommunikation und Koordination zwischen verschiedenen Versorgungsebenen und Dienstleistern, um eine konsistente und ganzheitliche Versorgung zu gewährleisten. Gerade für die Versorgung von chronischen Erkrankungen ist das Modell ein entscheidender Ansatz, um die häufig lebenslange medizinische Versorgung bestmöglich zu organisieren. Damit wird sowohl der ganzheitliche Blick, der sektorübergreifende Ansatz als auch die Transition in allen Altersübergängen (Kind-Jugend-Erwachsene-Hochbetagte) adressiert, eine ununterbrochene Versorgungskette zu gewährleisten. Aspekte wie IT-Unterstützung,

> Interoperabilität sowie interprofessionelle Kommunikation sind wesentliche Bausteine des Modells.

Diagnostik

Bei seltenen und komplexen Erkrankungen ist eine präzise, sichere und *rasche Diagnosestellung* samt Therapiebeginn entscheidend. Ein früher Start erhöht signifikant die Wahrscheinlichkeit, Symptome zu lindern, die Progredienz zu verlangsamen und möglicherweise die Beeinträchtigung weiterer lebenswichtiger Organsysteme zu verhindern. Zudem reduziert die Gewissheit über eine genaue Diagnose das emotionale Belastungspotenzial der Betroffenen und Angehörigen.

Bezugnehmend auf die Diagnosestellung heißt es: In diesem Kontext wird die Normalisierung der subjektiv als ungewöhnlich empfundenen Situation betont, was zu einer Reduzierung von Angstgefühlen und einer daraus resultierenden Entlastung führt (Schaeffer et al. 2019).

Die wesentlichen Voraussetzungen für eine Diagnosestellung sind ausreichende Zeitressourcen und Fachexpertise. Die frühzeitige Einbindung von Spezialzentren ist notwendig, wenn unklare und komplexe Krankheitsbilder eine spezielle Fachkompetenz erfordern.

Beim Übermittlungsgespräch der Diagnose, insbesondere bei schweren Erkrankungen, sind ausreichende Zeitressourcen einzuplanen. Es muss sowohl fachlich als auch empathisch und auf Augenhöhe agiert werden. Die Bedeutung der Ursachenklärung für den Prozess der psychologischen Verarbeitung und der Akzeptanz der Erkrankung ist enorm relevant. Im Dialog mit den Beteiligten sollte zudem offengelegt werden, in welchem Umfang der Betroffene detaillierte Informationen zu Ursachen, Prognose und Therapieoptionen erhalten und diskutieren möchte.

Gerade in den letzten Jahren hat die Bestimmung der *Genetik* mit differenzialdiagnostischen Aussagen an therapeutischer Relevanz gewonnen. Somit bietet die konkrete Bestimmung einer genetischen Krankheitsursache manchen Patienten die Chance einer kausalen oder symptomatischen Therapie. Zudem können genetische Ergebnisse zu einem möglichen Ausbruch oder einer Vererbung einer Erkrankung vorsichtige, stellenweise allerdings vage Prognosen stellen. Dieses diagnostische Mittel mit den damit verbundenen weitreichenden Konsequenzen erfordert von allen Beteiligten eine erhöhte Sensibilität, umfassende Aufklärung und Expertise, eine Bereitschaft zur Akzeptanz sowie hohe kommunikative Fähigkeiten.

Therapie und Versorgung

In den wenigsten seltenen Erkrankungen stehen den Patienten wirksame Therapieoptionen zur Verfügung. Vielmehr adressieren viele Ansätze eher die Symptome. Von kausalen Ansatzpunkten und zugelassenen heilenden Medikamente kann schwer die Rede sein. Keineswegs mindert diese eher defizitäre Versorgungssituation den Stellenwert und die Notwendigkeit der momentan zur Verfügung stehenden Möglichkeiten, Optionen und therapeutischen Angebote. Sowohl die medikamentöse als auch therapeutisch-manuelle und psychische Interventionen sind für die Betroffenen von existenzieller Bedeutung und werden entsprechend wertgeschätzt. In den aktu-

3 EXKURS: Hochwertige Gesundheitsversorgung bei seltenen und chronischen Erkrankungen

ellen Forschungsaktivitäten zeigen sich vermehrt Erfolge bei hochspezialisierten Wirkmechanismen, gen- oder immuntherapeutischen Ansätze. Die bisherigen Erfahrungen dieser neuen Formen sind tendenziell vielversprechend. Darauf begründet ist der barrierefreie, zeitnahe und unbürokratische *Zugang* zu den Therapieoptionen für Patienten relevant. Verzögerungen durch Genehmigungsverfahren, Bewilligungen oder Zulassungsprozesse sind zu vermeiden. Die kurativen Chancen sollten ausschließlich ethischen oder sicherheitsrelevanten Faktoren unterstellt sein. Zweifelsohne müssen dafür wirtschaftliche und strukturell notwendige Rahmenbedingungen neu justiert sowie reguliert und auf Grundlage der aktuellen Forschungsentwicklung angepasst werden.

In der Gesundheitsversorgung stellt die Bereitstellung von medizinischen *Hilfsmitteln* einen zentralen Aspekt dar. Es ist entscheidend, dass die Versorgung der Patienten wohlüberlegt, koordiniert und den individuellen Bedürfnissen entsprechend erfolgt. Nach einer umfassenden und fachkundigen Beratung ist es das Ziel, durch die Auswahl geeigneter Hilfsmittel den Alltag der Betroffenen – sowohl im privaten als auch im beruflichen Umfeld – trotz möglicher Einschränkungen so selbstbestimmt wie möglich zu gestalten. Die richtigen Hilfsmittel sollen darauf einwirken, einer Verschlechterung des Gesundheitszustandes vorzubeugen bzw. den gegenwärtigen Status zu stabilisieren. Zudem müssen sie dazu beitragen, die Lebensqualität durch alltagspraktische Unterstützung oder eine positive Beeinflussung der Symptome nachhaltig zu verbessern.

Therapeutische Interventionen setzen voraus, dass gut funktionierende, kommunikativ strukturierte *Versorgungsnetze* bestehen. Eine effektive Patientenversorgung erfordert eine nahtlose Vernetzung und koordinierte Zusammenarbeit aller beteiligten Gesundheitsfachkräfte. Durch eine klare Kommunikation und Kooperation zwischen Ärzten, Pflegepersonal und Therapeuten können gemeinsame Entscheidungen getroffen werden, was zu einer individuelleren, schnelleren und gezielteren Hilfe für die Patienten führt. Diese ganzheitliche Herangehensweise trägt wesentlich zu einem optimalen Gesundheitsergebnis bei (6). Diese Netzwerke umfassen die Beteiligten, Fachärzte, Allgemeinmediziner sowie Therapeuten, u.a. aus den Bereichen Logopädie, Ergotherapie, Physiotherapie und Psychologie. Im Rahmen der Patienteneigenverantwortung und Adhärenz ist der Patient in allen Maßnahmenentscheidungen beteiligt. Gemeinsam arbeiten alle in einer ganzheitlichen und patientenzentrierten Versorgung, um einen effektiven und nachhaltigen Behandlungserfolg zu gewährleisten.

Forschung

Viele Parameter sind erforderlich, um qualitativ hochwertige wissenschaftliche Forschung zu betreiben. Neben den oben beschriebenen Grundsätzen müssen besonders zwei weitere Rahmenbedingungen für Studien gefördert werden: Sammeln von und Zugang zu Daten sowie sinnvolle Genehmigungsverfahren. Datensammlungen erfolgen in der Regel über *Register*. Hier bietet sich an, diagnosespezifische bzw. intelligente diagnoseübergreifende Datensammlungen anzustreben. Zu überdenken sind mögliche Plattformstudien oder Plattformregister für (ultra-)seltene Erkrankungen. Auf diesem Weg könnte Forschung über eine quantitativ verwertbare Kohorte verfügen sowie trotz sehr individueller Krankheitsverläufe valide Aussagen treffen. Anbieten würden sich Datensammlungen über IT-unterstützte Systeme, Browser- oder basierend mit einer Eingabe sowohl durch die Leistungserbringer als auch durch die Betroffenen. Die derzeit unzähligen zum Teil sehr aufwendig und für sich gesehen qualitativ-exzellenten App-Initiativen sollen Datensätze schaffen, die gegenseitig synchronisierbar aufgebaut sind, in ihrer Stammdatensystematik gleich. Noch besser sind integrative gemeinsame Lösungen, sodass die Leistungserbringer nur eine einzige IT-Anwendung für die Dateneingabe bzw. Datennutzung bedienen müssen.

Für die Forschung sowie den späteren Marktzugang sind *Studien* unerlässlich. Aufgrund der Krankheitsverläufe, oftmals mit starken Symptomen, der dadurch belasteten Lebensqualität sowie der häufig auftretenden Progredienzen ist die Unterstützung der regulierenden öffentlichen Genehmigungsbehörden erforderlich. Konkret müssen bei Genehmigungsverfahren besondere Maßstäbe unter Berücksichtigung der Schwere und zeitlichen Dimension von Indikationen angewendet werden.

Bei der Konzeption des Studiendesigns müssen Einschlusskriterien und Ausschlusskriterien so gewählt werden, dass eine hinreichend große Stichprobe gewährleistet wird. Nur so kann eine adäquate Anzahl an Studienteilnehmenden garantiert werden. Des Weiteren können aufgrund ethischer oder organisatorischer Zwänge mehrarmige, randomisierte Studien oftmals nicht realisiert werden. Diese Einschränkung muss bei der Darstellung und Analyse der Ergebnisse berücksichtigt werden. Es ist essenziell, dass die Interpretation der Ergebnisse bzw. der Effekte nicht pauschal als unbrauchbar betrachtet werden.

Fazit

In der Sozialgesetzgebung ist verankert, dass Versicherte einen Anspruch auf eine ausreichende, bedarfsgerechte, dem allgemein anerkannten Stand der medizinischen Wissenschaft entsprechende medizinische Krankenbehandlung haben. Im Vergleich zu europäischen Staaten hat Deutschland die höchsten Gesundheitsausgaben im Verhältnis zum Bruttoinlandsprodukt.

Das hohe wissenschaftliche Niveau in der Versorgung und die eingesetzten Finanzressourcen führen jedoch nicht zur optimalen Ausnutzung des Potenzials. Im Gegenteil, Implementierungslücken und überbordende Bürokratie sorgen für kontraproduktive Ergebnisse. Schnittstellenmanagement, Transparenz- und Kommunikationsoffensiven sowie insbesondere die Installierung umfangreicher IT-gestützter Datentransfersysteme sind maßgebliche Ansatzpunkte für die Weiterentwicklung.

Implementierungslücken und Bürokratie sorgen für kontraproduktive Ergebnisse.

Verschiedene Akteure haben bereits die Notwendigkeit einer robusten föderalen E-Government-Infrastruktur betont. Diese Infrastruktur soll als Grundlage dienen, um ein digitales Ökosystem für die Sozialleistungsverwaltung zu schaffen, das Wettbewerb und Innovation fördert. Durch die Nutzung eines gemeinsamen offenen Fachstandards, standardisierter Schnittstellen, einheitlichem Architekturmanagement und Basiskomponenten soll eine fachlich orientierte Anwendungslandschaft etabliert werden (Sicken et al. 2024).

Sicherlich sind der digitale Einsatz von Datensammlungen, der vernetzte Datentransfer sowie die digitale Kommunikation im Netzwerk wichtige Hebel für die Effizienzsteigerung. Damit verknüpft ist ein weiterer Schritt, die fachkundige und logische Verwertung der Daten. Die Hauptaufgaben bestehen demzufolge in der Bereitstellung

3 EXKURS: Hochwertige Gesundheitsversorgung bei seltenen und chronischen Erkrankungen

einer koordinierten Infrastruktur (Hard- und Software) und in der Befähigung aller Beteiligten zum adäquaten Umgang mit den digitalen Kommunikations- und Verarbeitungsstrukturen (s. Abb. 2).

> „Vor allem in seinem Gutachten aus dem Jahr 2021 formulierte der Rat vielfältige Empfehlungen zur Schaffung geeigneter Rahmenbedingungen für die Digitalisierung des deutschen Gesundheitswesens. Ausgangspunkt der Ratsempfehlungen war damals wie heute das Patientenwohl." (SVR 2024)

Eine weitere gewinnbringende Option zur Optimierung der Gesundheitsversorgung liegt in der patientenzentrierten Wegweiserfunktion (Patientenlotsen). Die dadurch erzielte Abstimmungs- und Schnittstellenklärung erspart zeitliche, finanzielle und personelle Ressourcen und steigert den Patientenkomfort.

Neben dem umfangreichen Aufgabenkatalog auf der professionellen Forschungs- und Behandlerebene treten die Aufgaben der Patientenorganisationen mehr in den Fokus. Die Stärkung der Gesundheitskompetenz der Patienten muss als aktiver Auftrag an die Selbsthilfe neu formuliert werden. Darunter fallen die angemessene Verarbeitung von Wissen und Informationen, ein individuell angepasstes Maß an Eigenverantwortung, Kommunikationsfähigkeit im Umgang mit dem medizinischen Fachpersonal sowie die persönliche Resilienz.

Der gesundheitsökonomische Rang der seltenen Erkrankungen in der Gesundheitsversorgung ist schwer einzuschätzen. Die häufig kolportierte Meinung, die hochpreisigen Therapien würden das System zu sehr belasten, sind nicht zu Ende gedacht. Vielmehr ist das Spektrum der seltenen Erkrankungen nicht der Preistreiber, sondern der *Innovationstreiber*. Der Wissenstransfer von Erkenntnissen und Erfahrungen aus den wissenschaftlich anspruchsvollen Techniken und Wirkmechanismen im Bereich der Forschung, Diagnostik und Therapie auf die Volks- und Populärerkrankungen ist im vollen Gange.

Seltene Erkrankungen sind Innovationstreiber.

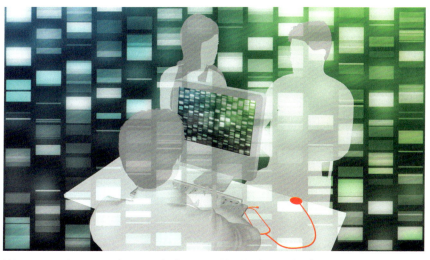

Abb. 2   Digitale Kommunikation und Information (© DGM/Frictionless)

Literatur

Bundesverband Managed Care e.V. (2023) Gesundheitslotsen – Wegbegleiter für eine bessere Versorgung: Impulse zum Leistungsumfang, zur Qualifikation sowie zur organisatorischen und rechtlichen Verankerung von Gesundheitslotsen. URL: https://www.bmcev.de/gesundheitslotsen-als-wegbegleiter-fuer-eine-bessere-versorgung-bmc-liefert-vorschlaege-fuer-eine-praxisorientierte-umsetzung/2023-01-12-bmc-positionspapier-gesundheitslotsen/ (abgerufen am 05.07.2024)

Egle C (Hrsg.) (2021) Patient: Gesundheitssystem: Neue Menschlichkeit als Therapie. Murmann Hamburg

Kofahl C (2018) Gesundheitsbezogene Selbsthilfe in Deutschland – Entwicklungen, Wirkungen, Perspektiven (SHILD). ZögU 41(1–2):70–80. DOI: 10.5771/0344-9777-2018-1-2-70

Schaeffer D, Vogt D, Gille S (2019) Gesundheitskompetenz – Perspektive und Erfahrungen von Menschen mit chronischer Erkrankung. Universität Bielefeld Bielefeld. DOI: 10.4119/unibi/2933026

Sicken J, Nagel ML, Dinnessen F (2024) Wege aus der Komplexitätsfalle. Vereinfachung und Automatisierung von Sozialleistungen. URL: https://www.normenkontrollrat.bund.de/Webs/NKR/SharedDocs/Downloads/DE/Gutachten/2024-nkr-sozialleistungsgutachten.html (abgerufen am 05.07.2024)

SVR – Sachverständigenrat Gesundheit & Pflege (2024) Fachkräfte im Gesundheitswesen. Nachhaltiger Einsatz einer knappen Ressource. URL: https://www.svr-gesundheit.de/fileadmin/Gutachten/Gutachten_2024/2._durchgesehene_Auflage_Gutachten_2024_Gesamt_bf_2.pdf (abgerufen am 05.07.2024)

Wolfram T (2021) Wie wir ganzheitliche Versorgungskonzepte entwickeln können. In: Egle C (Hrsg.) Patient: Gesundheitssystem: Neue Menschlichkeit als Therapie. 100. Murmann Hamburg

Joachim Andreas Sproß

Joachim Andreas Sproß ist seit 2017 Bundesgeschäftsführer der Deutschen Gesellschaft für Muskelkranke mit Sitz in Freiburg im Breisgau. In dieser Funktion konzentriert er sich auf die Verbesserung der Versorgung für neuromuskulär erkrankte Patienten, strategische Netzwerkarbeit und auf die Förderung von Forschungsaktivitäten bei seltenen Erkrankungen. Seine berufliche Laufbahn im Bereich Sozialmanagement begann er im Jahr 2002, als er die Geschäftsführung beim VAB e.V. Herford sowie ab 2008 bei der Kaltenbach-Stiftung in Lörrach übernahm. Im Jahr 2015 wechselte Joachim Andreas Sproß in die öffentliche Verwaltung und wurde Leiter des Fachbereichs Jugend, Schulen und Sport der Stadt Lörrach. Neben seiner Tätigkeit im Sozialmanagement engagierte er sich auch im Leistungssport. Dort war er professionell als Aktiver und als Coach in Deutschland und der Schweiz tätig.

© Foto: ARTIS Photographie – Uli Deck

4

Bessere Gesundheitsergebnisse durch litätsdaten: Patientenunterstützung aus Unternehmenssicht

Claudia Linke, Sarah Walter und Lucas Müller

Für viele Patienten ist die Versorgungslandschaft, insbesondere die Qualität von Kliniken und Ärzten, trotz umfangreicher zur Verfügung stehender Informationen, nur schwer zu bewerten und einzuschätzen. Der Patient kann jedoch nur dann sein eigenes Gesundheitsergebnis mit beeinflussen, wenn gerade diese Informationen verständlich aufbereitet und rechtzeitig vor der Entscheidung für einen Behandlungsweg zur Verfügung stehen. Die Ergebnisqualität der medizinischen Versorgung, die einem individuellen Patienten zuteilwird, steht in unmittelbarem Zusammenhang mit der Entscheidung, welchen Arzt oder welche Klinik der Patient zur Durchführung seiner Behandlung wählt. So ist das Risiko einer schweren Inkontinenz nach einer Operation an der Prostata an der Hamburger Martini-Klinik (0,4%) mehr als elfmal geringer als im Bundesdurchschnitt (4,5%) (Bitzer et al. 2012). Eine qualitativ hochwertige Behandlung ist somit gegeben, wenn diese der individuellen medizinischen Situation des Patienten angemessen ist und mit einer hohen Wahrscheinlichkeit zu einer Verbesserung seiner persönlichen Lebensqualität führt.

In diesem Kontext hat sich BetterDoc im deutschen Markt als Unternehmen etabliert, das durch sein besonderes Geschäftsmodell einen bedeutsamen Beitrag zur Umsetzung von Value-Based Care (VBC) insbesondere für die direkte Nutzung durch Patienten leistet.

4.1 VBC-basierte Gesundheitsversorgung erfordert informierte Patientenentscheidungen

Eine vielversprechende Antwort auf die beschriebene Herausforderung bietet das Konzept des VBC, bei dem der Fokus darauf liegt, über eine stringente Patientenorientierung die Verbesserung der Gesundheitsergebnisse zu erreichen und gleichzeitig dadurch entstehende Kosten zu reduzieren (Porter u. Teisberg 2006).

Etablierte VBC-Ansätze zur Messung der patientenorientierten Ergebnisqualität gibt es insbesondere im stationären Bereich. Für den Patienten werden die Erkenntnisse allerdings selten so aufbereitet und erklärt, dass er sie zur bestmöglichen Auswahl seines Behandlers nutzen kann. Auch aktuelle Diskussionen rund um die Transparenzregister oder auch bestehende Qualitätsberichte der Krankenhäuser greifen dabei zu kurz. Sie geben Anhaltspunkte (Fallzahlen, unerwünschte Ereignisse etc.), sind jedoch wenig am persönlichen Bedarf der Patienten orientiert. Auch sind nicht alle Eingriffe abgedeckt (nur zu ca. 75 % der Eingriffe liegen Qualitätsdaten vor) (UPD 2022a). Für den Laien sind diese Informationen oft schwer verständlich. Auch gehen sie von vornherein davon aus, dass bspw. die entsprechende Indikation für eine Operation korrekt gestellt wurde. Die zur Verfügung stehenden öffentlichen Qualitätsinformationen sind vor allem auf den stationären Bereich beschränkt, obwohl sich gerade im ambulanten Sektor große Teile der Versorgung abspielen.

Der Patient wird dadurch aktuell wenig befähigt, bei Entscheidungen für notwendige Behandlungen im Sinne von VBC, Qualitätsunterschiede zu erkennen und für sein persönliches Anliegen einzuordnen. Krankenkassen als Kostenträger der Versorgung haben in diesem Kontext nicht nur den Auftrag die Eigenkompetenz und -verantwortung der Versicherten zu fördern (SGB V, § 1), sondern auch das Interesse, eine adäquate Information der Versicherten bei Behandlungsentscheidungen zu erreichen, um eine möglichst (kosten-)effektive und qualitativ gute Versorgung sicherzustellen.

Durch ein umfassendes Informationsangebot, das Versicherten auf die persönliche Situation passgenaue, qualitätsbasierte Informationen zu möglichen Behandlern an die Hand gibt, werden diese nicht nur in ihrer Eigenkompetenz gestärkt, sondern können so auch selbst Entscheidungen im Sinne eines VBC-Ansatzes treffen.

4.2 Unabhängige Unterstützung bei der Suche nach geeigneten Leistungserbringern

Aktuelle Befragungen deuten darauf hin, dass Patienten sich mehr Transparenz und Orientierung im Gesundheitssystem wünschen. Vor allem Bedarfe an zuverlässigen Informationen und an Unterstützung bei der Suche nach passenden Leistungserbringern für die Behandlung ihrer Erkrankung werden genannt. So zeigt eine Befragung der Bertelsmann Stiftung aus 2022, dass sich 64 % der Befragten schlecht über Leistungserbringer informiert fühlen (Bertelsmann Stiftung 2022). Ergebnisse einer Onlinebefragung des Meinungsforschungsinstitutes Civey unter 5.000 Bundesbürgern im Auftrag des AOK-Bundesverbandes und der AOK NordWest zeigen außerdem, dass 87 % der befragten Bürger der Meinung sind, dass es mehr und leichter verfügbare Informationen über die Behandlungsqualität in Krankenhäusern geben sollte. 61 % der Befragten wissen nicht, wo sie sich gezielt über die Behandlungsqualität einzelner Krankenhäuser informieren können (AOK-Bundesverband 2023). Auch von ihrer Krankenkasse wünschen sich Versicherte mehr Informationen über die Qualität von Ärzten sowie Kliniken (Knieps et al. 2023).

Patienten fordern transparente Informationen und Unterstützung bei der Arztsuche aktiv ein.

4 Bessere Gesundheitsergebnisse durch Qualitätsdaten: Patientenunterstützung aus Unternehmenssicht

Aus diesen Gründen arbeitet BetterDoc mit verschiedenen, vor allem Krankenversicherungs-Vertragspartnern zusammen. So können derzeit in Deutschland und der Schweiz mehr als 25 Millionen Menschen BetterDoc kostenfrei über ihre Krankenversicherung in Anspruch nehmen. In Deutschland kooperiert das Unternehmen auch mit privaten Versicherungen der Sparte Leben, beispielsweise mit Berufsunfähigkeits- und Unfallversicherungen. Das Angebot von BetterDoc dient dabei als integraler Produktbaustein, der jederzeit leistungsfallunabhängig genutzt werden kann. Auch Arbeitgeber bieten den Service von BetterDoc für ihre erkrankten Mitarbeiter an und investieren damit in die Gesundheit ihrer Angestellten, was sich positiv auf die Gewinnung und Bindung von Arbeitnehmern auswirkt.

BetterDoc ist in Deutschland und der Schweiz tätig und hat 2012 damit begonnen, ein Patientenprofilierungssystem mit Qualitätsdatenbank für den Patientennutzen zu entwickeln. Ziel dabei ist, Patienten unabhängig und umfassend Transparenz über individuell passende Behandler zu geben. Die kontinuierlich steigenden Nutzungszahlen von BetterDoc zeigen, dass bei Patienten ein großer Bedarf an unabhängigen Anlaufstellen besteht.

In Deutschland erfolgt die Kontaktaufnahme immer freiwillig und Informationen über Leistungserbringer werden nur erteilt, wenn der Versicherte diese bei Bedarf verlangt. Die freie Arztwahl wird dabei zu keinem Zeitpunkt eingeschränkt, sondern durch die zur Verfügung gestellten, umfassenden Informationen unterstützt.

Im Schweizer Krankenversicherungsgesetz (KVG) sind im Gegensatz dazu Einschränkungen der freien Arztwahl bzw. dem freien Zugang zu Ärzten möglich. In der Schweiz hat BetterDoc mit Partnern Versicherungsmodelle lanciert, bei denen sich Versicherte in bestimmten Situationen (z.B. vor einem planbaren stationären Aufenthalt) bei BetterDoc über geeignete Leistungserbringer informieren müssen. So erhalten die Versicherten in dieser kritischen medizinischen Situation die Transparenz darüber, wo die Chancen auf einen erfolgreichen Eingriff am höchsten sind.

Im Rahmen der Kooperationen mit Krankenversicherungen stellt BetterDoc den anfragenden Versicherten unabhängige Informationen zur Verfügung. In der Umsetzung bedeutet dies, dass keine Verträge mit medizinischen Leistungserbringern gehalten werden, die BetterDoc dazu verpflichten oder incentivieren, bestimmte Leistungserbringer bevorzugt zu nennen. Die Auskünfte werden objektiv, abgestimmt auf das Patientenprofil ausgestellt. Patienten erhalten schnell, einfach und auf die individuelle Diagnose bezogen, eine umfassende Information zu passenden Behandlern.

4.3 Patienten-Arzt-Matching: Bereitstellung erkrankungsspezifischer Arzt- bzw. Klinikinformationen

Um für den Patienten den größtmöglichen Wert der Auskunft zu erreichen, müssen die Bedürfnisse und Präferenzen des Patienten bekannt sein (Meier 2022). Im Rahmen der BetterDoc-Patientenprofilierung werden vom Patienten umfangreiche Informationen als Ausgangslage für eine individuelle Recherche erfasst, dazu gehören u.a.:

- das Anliegen des Patienten
- sein aktueller Gesundheitszustand
- die Beschwerden sowie die Vorerkrankungen

- die Vorbehandler
- die bisherigen Therapieempfehlungen

Darüber hinaus werden persönliche Präferenzen und Bedürfnisse strukturiert erhoben wie z.B. die Reisebereitschaft. Darauf basierend wird die Suchstrategie für die für ihn geeigneten Leistungserbringer festgelegt, was den Ausgangspunkt für das Matching mit der Leistungserbringer-Qualitätsdatenbank darstellt.

Die Qualitätsdatenbank von BetterDoc nutzt öffentlich verfügbare Informationen und Datenpunkte. Während Krankenhäuser seit 2013 zur Erstellung strukturierter Qualitätsberichte verpflichtet sind, mangelt es im ambulanten Versorgungsbereich noch an Strukturen und rechtlichen Vorgaben, die die Qualitätstransparenz bei niedergelassenen Ärzten fördern (UPD 2022b). Auch sind oft öffentlich verfügbare Informationen veraltet, unvollständig oder ungenau. Daher investiert BetterDoc mit seinem medizinisch-wissenschaftlichen Team wesentlich in die strukturierte Erfassung, Vervollständigung und Aktualisierung öffentlich verfügbarer Daten sowohl für den ambulanten als auch stationären Bereich. So werden u.a. für alle Ärzte deren einsehbare Qualifikationen, Zertifikate, wissenschaftliches Engagement, Fort- und Weiterbildung, Publikationen, Patientenzufriedenheiten etc. als Datenpunkte eingepflegt. Auch wird zum Teil der Expertenbeirat mit > 2.500 Ärzten herangezogen. Insbesondere für den stationären Bereich werden zusätzlich vor allem Fallzahlen auf Klinik- und ggf. Abteilungsebene aus den Routinedaten ergänzt.

Denn ausschlaggebend für eine zielführende, überzeugende Information für Patienten über medizinisch passende Leistungserbringer ist eine möglichst umfassende und vergleichbare, neutrale Datengrundlage. Die aus diesem Qualitätsdatenbank-Matching resultierenden passenden Vorschläge für die individuelle Anfrage werden dann mit entsprechenden Hinweisen zu den herangezogenen Daten für den Patienten leicht verständlich aufbereitet dargestellt.

Die Unterstützung von BetterDoc gilt dem Patienten lediglich als Information für seine persönliche Entscheidung. Ein Eingriff in die freie Arztwahl erfolgt zu keiner Zeit. Das Unternehmen stellt dies dadurch sicher, dass es unabhängig und ausschließlich im Sinne des Patienten und seinem möglichst optimalen Gesundheitsergebnis agiert. Diese Neutralität und Patientenzentrierung spielt für die Patienten eine wichtige Rolle, damit sie den Arztauskünften vertrauen. Gleichzeitig geht dieses Prinzip mit den Grundsätzen von VBC einher.

Von Beginn an war es eines der Kernelemente des BetterDoc-Services, sich nicht nur auf einzelne Erkrankungen, Fachgebiete oder Sektoren zu beschränken. BetterDoc ist in der Lage, für alle Erkrankungen und Fachgebiete – unabhängig von Komplexität und Seltenheit der Gesundheitsprobleme – umfassende Auskünfte über geeignete Leistungserbringer in der zum Anliegen passenden ambulanten bzw. stationären Versorgung bereitzustellen. Dafür wurde ein Expertenbeirat von rund 2.500 hochspezialisierten Ärzten aufgebaut, die BetterDoc ehrenamtlich unterstützen. Dieser hilft, basierend auf den umfangreichen Erfahrungen und der speziellen Patientensituation, passende Kollegen sachlich begründet zu identifizieren. Eine medizinische Beratung durch den Expertenbeirat selbst findet nicht statt. Dieses Set-up ermöglicht es, auch bei seltenen Fällen weiterhelfen zu können.

Neutralität ist für Patienten der entscheidende Punkt, um einer Auskunft zu vertrauen.

4 Bessere Gesundheitsergebnisse durch Qualitätsdaten: Patientenunterstützung aus Unternehmenssicht

4.4 Korrekte Diagnose- und Indikationsstellung: Basis für optimierte Gesundheitsergebnisse

Die Diagnose- und Indikationsstellung sind sowohl ausschlaggebend für die Erreichung eines optimalen Gesundheitsergebnisses für den Patienten als auch für die Vermeidung von unnötigen Kosten. Fehldiagnosen können nicht nur zu falschen Therapieansätzen wie unnötigen Operationen führen, sondern auch weiterer Behandlungsansätze bedürfen, was zusätzliche Kosten verursacht. Eine Analyse der Techniker Krankenkasse zeigt, dass im Rahmen eines Zweitmeinungsprogramms 88 % aller Eingriffe am Rücken vermeidbar waren (Techniker Krankenkasse 2024). Zweitmeinungsangebote stellen einen bedeutenden Bestandteil auch im Rahmen des VBC dar. BetterDoc selbst führt keine Zweitmeinung durch, kann aber bei Patientenwunsch über dafür qualifizierte Ärzte passend zum Gesundheitsanliegen informieren.

Informationen über Leistungserbringer müssen für Patienten nachvollziehbar und verständlich sein.

Damit solche Informationen eine Wirkung im Sinne eines optimierten Gesundheitsergebnisses entfalten, ist es wichtig, dass Patienten Informationen nachvollziehen, verstehen und für ihre Entscheidung tatsächlich in Betracht ziehen.

Empfinden viele Patienten den Erhalt von Informationen über Leistungsbringer (z.B. in einer Online-Suche) als Ende der Serviceleistung, so ist es für den Ansatz von BetterDoc entscheidend, den Patienten auch nach dem Service zu begleiten und bei neuen gesundheitlichen Entwicklungen bei Bedarf erneut zu informieren. Wichtige Datenpunkte sind u.a., ob der Arzt-/Klinikbesuch oder die Operation tatsächlich stattgefunden haben, aber auch, ob sich beispielsweise nach Einholung einer Zweitmeinung der Therapieplan verändert hat.

Um einen Überblick darüber zu bekommen, wie betreute Patienten die Prozess- und Ergebnisqualität von Leistungserbringern wahrnehmen und wie zufrieden sie mit der Leistung und den Informationen von BetterDoc waren, werden diese fortlaufend über standardisierte und validierte Fragebögen, sogenannte Patient Reported Experience Measures (PREM – zum Arzttermin) und Patient Reported Outcome Measures (PROM – 6, 12, 24 Monate nach Versand der Auskunft) nachbefragt.

Auch das Nachhalten der tatsächlichen Verbesserung des Gesundheitszustandes spielt für BetterDoc eine wichtige Rolle in der Erfolgskontrolle des Services. Eine medizinische Leistung im Sinne von VBC sollte nicht nur eine hohe Qualität bei der Erbringung haben, sondern auch für den Patienten nachweislich zu einer verbesserten gesundheitlichen Situation führen. Diese Einschätzung unterstreichen auch Deerberg-Wittram et al. in einer Ausführung zu VBC:

> „Wenn der Patient nach der Rückenschmerz-Operation genauso große Schmerzen hat wie vorher, dann ist das schlechte Ergebnisqualität, egal wie kunstvoll operiert wurde oder wie fehlerlos das postoperative Röntgenbild aussieht." (Deerberg-Wittram et al. 2023)

Die Ergebnisse aus der regelmäßigen Befragung bei BetterDoc zeigen, dass insgesamt > 65 % der Patienten angeben, dass sich durch die Inanspruchnahme des Informationsangebots von BetterDoc für ihre Behandlerentscheidung ihr Gesundheitszustand sicher oder wahrscheinlich verbessert hat. Der Net Promoter Score (NPS), ein Indikator zur Messung von Kundenzufriedenheit, von BetterDoc über alle betreuten Patienten liegt zudem bei 71, was einer Weiterempfehlungsrate von 94 % entspricht.

4.5 Fazit und Ausblick

Zusammenfassend lässt sich sagen, damit VBC tatsächlich in der Praxis gelebt werden kann, müssen Patienten stärker unterstützt werden, informierte Entscheidungen auf Basis von vorhandenen Qualitätsdaten für sich und ihre Behandlungsoptionen treffen zu können. Erst wenn alle Beteiligten im Gesundheitswesen die Prinzipien von VBC umsetzen und nutzen, kann VBC gelebt werden und damit die eigentliche Wirkung auf ein besseres Gesundheitsergebnis und/oder Kostenreduktion erreicht werden. Dabei spielt die unabhängige und umfassende Bereitstellung von qualitätsbasierten, individuell zum Gesundheitsanliegen relevanten Informationen eine entscheidende Rolle. Wenn Patienten besser zum Zeitpunkt einer Gesundheitsentscheidung informiert sind, können sie aktiv an ihrer eigenen Gesundheitsversorgung teilnehmen und ihren Behandlungsweg wertschöpfend gestalten. Dadurch können Patienten die Qualität ihrer eigenen Versorgung verbessern und gleichzeitig positiv dazu beitragen, durch Vermeidung von unnötigen Untersuchungen die Gesundheitsausgaben insgesamt zu senken. Auch die aktive Einforderung von solchen Informationen durch Patienten wird Leistungserbringer weiter dazu animieren, VBC in den jeweiligen Gesundheitsbereichen zu implementieren und vorhandene Daten zur Versorgung patientengerecht zu kommunizieren.

Literatur

AOK-Bundesverband (2023) Pressemitteilung Umfrage zur Krankenhausversorgung: Menschen wünschen sich Spezialisierung, Qualität und Transparenz. URL: https://www.aok.de/pp/bv/pm/civey-umfrage-klinikreform/ (abgerufen am 01.03.2024)

Bertelsmann Stiftung (Hrsg.) (2022) Factsheet: Befragungsergebnisse zum Thema Qualitätsberichterstattung. URL: https://www.bertelsmann-stiftung.de/de/publikationen/publikation/did/befragungsergebnisse-zum-thema-qualaetsberichterstattung (abgerufen am 30.05.2024)

Bitzer EM, Grobe, TG, Neusser S, Lorenz C, Schwartz FW (2012) BARMER GEK Report Krankenhaus, Schwerpunktthema: Die akut-stationäre Versorgung des Prostatakarzinoms. Schriftenreihe zur Gesundheitsanalyse. Band 15. Asgard-Verlagsservice Hannover

Deerberg-Wittram J, Kirchberger V, Rüter F (Hrsg.) (2023) Das Value-Based Health Care Buch. Gesundheitsversorgung nachhaltig gestalten. Medizinisch Wissenschaftliche Verlagsgesellschaft Berlin

Knieps F, Klemm AK, Demmler G (2023) Qualität von Krankenkassen. Fokus Nachhaltigkeit. BKK Kundenreport 2023. Medizinisch Wissenschaftliche Verlagsgesellschaft Berlin

Meier CA (2022) Shared Decision-Making. Therapeutische Umschau 79(8), 357

Porter ME, Teisberg EO (2006) Redefining Health Care: Creating Value-Based Competition on Results. Harvard Business School Press Boston

Techniker Krankenkasse (2024) 88 Prozent der Rücken-OPs sind unnötig – „Wir brauchen eine Klinikreform für mehr Qualität" [Pressemeldung]. URL: https://www.tk.de/presse/themen/medizinische-versorgung/krankenhausversorgung/zweitmeinung-ruecken-2171180 (abgerufen am 18.06.2024)

UPD – Unabhängige Patientenberatung Deutschland (2022a) Qualitätstransparenz im deutschen Gesundheitswesen. Positionspapier.

UPD – Unabhängige Patientenberatung Deutschland (2022b) Monitor Patientenberatung 2022. Berichtszeitraum 01.01.2022–31.12.2022. URL: https://www.gkv-spitzenverband.de/media/dokumente/krankenversicherung_1/praevention__selbsthilfe__beratung/beratung/2022_UPD_Monitor_Patientenberatung.pdf (abgerufen am 30.05.2024)

4 Bessere Gesundheitsergebnisse durch Qualitätsdaten: Patientenunterstützung aus Unternehmenssicht

Dr. Claudia Linke

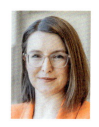

Claudia Linke ist seit April 2023 Geschäftsbereichsleiterin Business Development und Marketing bei der BetterDoc GmbH. Zuvor verantwortete sie als Geschäftsführerin ZAVA Deutschland GmbH das Deutschland-Geschäft des europäischen Telemedizin-Anbieters. Weitere Stationen waren als Senior Beraterin bei McKinsey & Company mit Fokus auf den Gesundheitssektor und digitale Transformationen sowie knapp 10 Jahre beim global tätigen Medizinprodukteanbieter Zimmer Biomet. Sie ist promovierte Gesundheitsökonomin der Universität Bayreuth.

Sarah Walter, B.Sc., M.Sc.

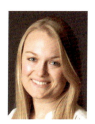

Sarah Walter ist seit 2022 als Business Development Managerin bei BetterDoc tätig. Ihr Fokus liegt auf dem Markt der Gesetzlichen Krankenversicherungen. Sie studierte Health Communication (B.Sc.) und Public Health (M.Sc.) an der Universität Bielefeld.

Lucas Müller, B.A., M.Sc.

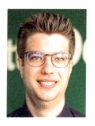

Lucas Müller ist seit 2015 bei der BetterDoc GmbH tätig und ist heute mit den Teams in Köln und Basel im Business Development für die Bereiche Gesetzliche Krankenversicherung sowie Krankenversicherung Schweiz verantwortlich. Vorher hat er Gesundheits- und Sozialwirtschaft (B.A.) in Remagen sowie Entrepreneurship und Innovation (M.Sc.) in Wuppertal studiert.

5 Value-Based Care: der Wegweiser für die Gesundheitsberufe von Morgen

Marlena van Munster und Carina Lummer

5.1 Value-Based Care als Leitkonzept für die zukünftige Health Workforce

Stellt man sich die Frage, was „Value-Based Care" (VBC) meint, ist ein Rückblick auf über ein Jahrzehnt an Forschung möglich (Badash et al. 2017). Genauso vielfältig wie die Fachdisziplinen, die sich mit diesem zukunftweisenden Konzept beschäftigen, sind auch seine Definitionen. Der Begriff VBC schließt eng an Konzepte der Kostensenkung und Qualitätsverbesserung an, meint jedoch in erster Linie etwas anderes. Beschreiben lässt sich VBC mithilfe des Triple Aim-Modells des Institute for Healthcare Improvement (Berwick et al. 2008) mit drei Zielsetzungen:

1. Verbesserung der Gesundheit der Bevölkerung
2. Senkung der Pro-Kopf-Kosten
3. Verbesserung der individuellen Erfahrungen mit der Gesundheitsversorgung

Obwohl die Perspektive der Leistungsempfänger eine zentrale Säule der VBC ist, zeigen Übersichtsarbeiten, dass es in Studien an der Beachtung sogenannter Patient-Reported Outcomes (PROMs) fehlt (Zanotto et al. 2021). Neben der Frage des „*Was?*" gewinnt in der jüngeren Forschungsliteratur auch die Frage nach dem „*Wie?*" an Bedeutung (Teisberg et al. 2020):

- Wie können VBC-Modelle erfolgreich umgesetzt werden?
- Welche Kontextfaktoren begünstigen die Transformation von Gesundheitssystemen hin zu VBC?

5 Value-Based Care: der Wegweiser für die Gesundheitsberufe von Morgen

Neben systemischen und organisatorischen Aspekten gewinnt dabei ein Kontextfaktor zunehmende Relevanz: Die Verfügbarkeit einer VBC-orientierten Workforce. Expert:innen sind sich einig, dass die Qualifizierung von Arbeitskräften ein fundamentaler Pfeiler in der Entwicklung von leistungsfähigen VBC-Modellen ist (Mercado et al. 2021).

> *Die Verfügbarkeit einer VBC-orientierten Workforce wird zunehmend relevanter.*

Aufgegriffen wird dieser Aspekt unter anderem von der Lancet-Kommission für globale Gesundheit, die in ihrem Rahmenpapier eine qualifizierte Workforce als einen der wichtigsten Kontextfaktoren für die Etablierung und Aufrechterhaltung von sogenannten „High-quality Health Systems" beschreibt (vgl. Abb. 1) (Kruk et al. 2018). Die Kommission greift die Ziele des Triple Aim-Modells auf und ergänzt die Effekte von hochqualitativen Gesundheitssystemen um das gestärkte Vertrauen in das System. Ursprünglich für die Transformation von Systemen in wirtschaftlich schwachen Ländern entwickelt, wird der in dem Modell beschriebene Kontext auch für das deutsche Gesundheitssystem zunehmend relevant. Besonders der Faktor „Workforce" spielt dabei eine wichtige Rolle.

Das deutsche Gesundheitssystem ist mit einer massiven Herausforderung konfrontiert: eine stark alternde Gesellschaft (Robert Koch-Institut 2015). Die Frage, wie ein System einem exponentiell ansteigenden Bedarf an Versorgungsleistungen bei einer gleichzeitigen Reduktion des verfügbaren Personals im Gesundheitswesen gerecht werden kann, erfordert Transformation. Gemäß der Lancet-Kommission sind Größe, Zusammensetzung und vor allem die Kompetenz der Workforce in einem System Stellschrauben, die es im Hinblick auf die Kriterien eines hocheffizienten Gesundheitssystems zu adjustieren gilt (Kruk et al. 2018). Dies beginnt mit dem systemischen Blick auf die Verfügbarkeit eines optimalen Mixes an unterschiedlichen Einrichtungen und Versorgenden sowie die Sicherstellung der effizienten und qualitativ hochwertigen Interaktion der verschiedenen Disziplinen. Um qualitativ hochwertige und

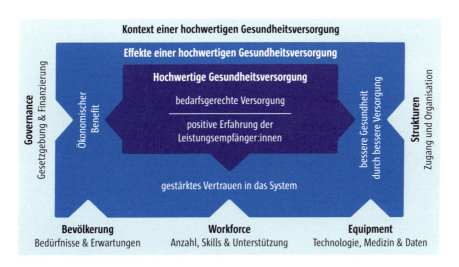

Abb. 1   Kernelemente, Effekte und Kontexte einer hochwertigen Gesundheitsversorgung (modifiziert nach Kruk et al. 2018, CC BY 4.0)

nachhaltige Gesundheitsversorgung erbringen zu können, wird mit Blick auf die Workforce

1. die ausreichende Verfügbarkeit von Personal,
2. die Modifikation von Aus- und Weiterbildungen sowie
3. die systematische Förderung von wertebasiertem Handeln

unabdingbar werden. VBC kann in solchen Transformationsprozessen als Leitgedanke verstanden werden, der eine Stoßrichtung vorgibt. Jedoch sind es die Kontextfaktoren, an denen konkrete Transformationen ansetzen und ausgestaltet werden müssen. Das Ziel dieses Kapitels ist es, den Kontextfaktor „Workforce" im deutschen Gesundheitssystem zu beleuchten und zu diskutieren, wie der Transformationsgedanke der VBC diesen beeinflusst.

5.2 Sektorenübergreifende Versorgung und Regionalisierung im Kontext von Value-Based Care: Implikationen für die Workforce

5.2.1 Institutionelle und professionelle Grenzen

Das deutsche Gesundheitssystem zeichnet sich durch eine starke Sektorentrennung aus. Der ambulante und stationäre Sektor unterliegen grundlegend unterschiedlichen Regelungen. Die Finanzierung der Leistungserbringung erfolgt in beiden Sektoren auf Basis von Einzelleistungen. Das zentrale Defizit liegt jedoch zwischen den Sektoren in der intersektoralen Zusammenarbeit. Diese ist aus institutionellen und finanzierungspolitischen Gründen nicht in dem Ausmaß möglich, wie es für eine hochqualitative Versorgung erforderlich wäre. Diese Fragmentierung innerhalb des deutschen Gesundheitssystems, kombiniert mit einer leistungsorientierten Vergütung führen zu negativen strukturellen Effekten wie etwa einem Mangel an Zugang und Verantwortung für die Versorgungsqualität sowie exponentiell zu ansteigenden Kosten (Albrecht 2018).

In einem Expertenbericht für den Sachverständigenrat zur Begutachtung der gesamtwirtschaftlichen Entwicklung aus dem Jahr 2018 wird die Qualitätslücke eines sektoralisierten Gesundheitswesens wie folgt beschrieben:

> „Eine (ganzheitliche) Patientenversorgung erfordert in den aufwendigeren Fällen (chronisch Kranke, Ältere) ein komplexes Bündel an Versicherungs-, Personal- und Sachleistungen, die u.U. zwischen einer Vielzahl von Beteiligten – oft über längere Zeiträume – zu koordinieren sind." (Albrecht 2018, S. 6)

Die Überwindung von sektoralen Grenzen gehört zu einer der zentralen Fragen innerhalb des deutschen Gesundheitssystems und bildet damit eines der größten Transformationspotenziale.

VBC-Ansätze betonen langfristige Planung und fördern die kontinuierliche Weiterentwicklung der Versorgungsstrukturen, um Kosten zu senken und die Versorgung zu verbessern. Arbeitskräfte spielen dabei eine zentrale Rolle, da das Ziel der Wertschöpfung (Value) das Gesundheitssystem dazu zwingt, die Workforce neu zu denken. Eine Neuausrichtung der Versorgung von

Die Überwindung sektoraler Grenzen birgt großes Transformationspotenzial.

Krankheits- hin zu Gesundheitsmanagement ist notwendig. Dies erfordert eine neue Strukturierung der Versorgung und veränderte Rollenbeschreibungen, die intersektorale Haltung und sektorübergreifende Fertigkeiten einschließen.

Jüngere Forschungsarbeiten betonen den Entwicklungsbedarf in der Ausbildung einer intersektoral agierenden Workforce. Der Fokus liegt bislang auf traditionellen Bildungseinrichtungen wie Universitäten, wobei sich die Maßnahmen vor allem auf Wissensvermittlung in diesen Kontexten konzentrieren. Es gibt erste Fort- und Weiterbildungsangebote, die disziplinübergreifendes Wissen fördern, doch Expert:innen fordern eine umfassendere Reform der Berufsausbildungsprogramme. Diese sollten auf die Arbeit in kollaborativen, interprofessionellen und integrativen Umfeldern vorbereiten. Es ist notwendig, Praxisfelder zu schaffen, in denen Arbeitskräfte ihre Kompetenzen weiterentwickeln können. (Busetto et al. 2018; Stein 2016; Howarth et al. 2006).

Der VBC-Gedanke fördert ein neues Verständnis der Workforce, das interprofessionelle Ausbildung und Praxis als Schlüssel zur Überwindung sektoraler Grenzen ansieht.

> **Die interprofessionelle Ausbildung und Praxis sind entscheidend für die Überwindung sektoraler Grenzen. Sie sollten auf Patient:innen ausgerichtet sein und nicht auf Berufsgruppen.**

Kompetenzen für eine sektorenübergreifende Versorgung konzentrieren sich auf den Prozess der Gesundheitsversorgung. Arbeitnehmer werden Teil eines gemeinschaftlich organisierten und koordinierten Prozesses.

Für die Transformation des deutschen Gesundheitssystems ist es wichtig, Implikationen für Arbeitnehmer zu berücksichtigen, Rollenbilder zu hinterfragen und klare Kompetenzprofile zu definieren.

5.2.2 Regionalisierung der Versorgung: populations- und bedarfsorientierte Planung von Workforce

Die flächendeckende Transformation in Richtung der Regionalisierung nimmt international eine zunehmende Relevanz in der Diskussion um die Gesundheitsversorgung der Zukunft ein. Während Versorgung und VBC-Modelle bisher verstärkt indikationsspezifisch, sprich auf eine bestimmte Krankheit, deren Früherkennung und optimale Verlaufsbetreuung, oder sogar auf die optimale Behandlung in Phasen der einzelnen Erkrankungen (z.B. auf die Vorbereitung, Durchführung und Nachbetreuung eines Eingriffes) ausgerichtet waren, fokussiert die Regionalisierung einen veränderten VBC-Ansatz: die populationsbasierte Orientierung im Sinne einer konkreten Betrachtung von ganzen Bevölkerungsgruppen, z.B. nach Landkreisen.

> **Der Ansatz berücksichtigt einen entscheidenden Punkt: die Herausforderung einer heterogenen Versorgungslandschaft, die über regionale Grenzen hinweg variiert.**

D Wie Veränderung funktioniert: neue Rollen und Formen der Zusammenarbeit

Je nach Infrastruktur, Lage und Bevölkerungsstruktur steht jede Region vor individuellen Versorgungsherausforderungen, die es zu identifizieren und in der Organisation der Versorgung zu beachten gilt. Gleichzeitig bedeutet dies auch eine ganzheitliche Betrachtung von diversen Patienten- und Behandlungskohorten, welche eine neue kommunale Verantwortlichkeit in den Fokus rückt: Die Gesundheitsförderung der eigenen Population durch Prävention.

Aktuelle politische Vorhaben setzen sich zum Ziel, die Gesundheitsversorgung vor Ort zu verbessern und einen niedrigschwelligen Zugang zu Gesundheitsförderung und Gesundheitsdienstleistungen zu gewährleisten. Die Verknüpfung zu VBC stellt sich hierbei insbesondere über die folgenden Zielelemente dar:

1. die möglichst lange Erhaltung von Gesundheit durch Zugang zu Prävention und Gesundheitsförderung
2. die frühzeitige Diagnostik bei Erkrankung
3. die frühzeitige Einsteuerung des Patienten in die adäquate Versorgungsebene
4. eine ganzheitliche Behandlung über regionale, intersektorale Netzwerkstrukturen

Alle vier Punkte fokussieren die oben beschriebenen Zielsetzungen der VBC durch die Umsetzung der Idee, Gesundheitserhaltung statt Krankheitsvermeidung zu forcieren. Doch was bedeutet das Transformationsvorhaben der Regionalisierung für die Workforce?

Ein zentrales Element der regionalen Gesundheitsversorgung soll künftig die Verfügbarkeit von niedrigschwelligen Beratungsangeboten zur Vermittlung von Präventionsangeboten, Gesundheitsförderung sowie Behandlung sein. Diese Idee geht über die oben beschriebene intersektorale Versorgung hinaus, da nicht nur eine Interaktion über die Sektorengrenzen des Gesundheitswesens, sondern auch über Zuständigkeiten der durch die verschiedenen Sozialgesetzbücher getrennt betrachteten Professionen notwendig wird. Die Herausforderung besteht hierbei darin, regional Workforce-Modelle zu entwickeln, welche die Komplexität und Bedürfnisse der Population sowie die bestehende Versorgungsinfrastruktur (Anzahl und Verteilung ambulanter und stationärer Versorger) berücksichtigt (Leach u. Segal 2011). Die Entwicklung von neuen Ansätzen zur bedürfnisorientierten Personalplanung wird demnach bei einer populationsbasierten Gesundheitsversorgung unabdingbar. Nach Segal et. al (2008) sollte diese Entwicklung in drei Schritten erfolgen:

1. Durchführung einer kompetenz- und qualifikationsbezogenen Bedarfsanalyse der Region,
2. Schätzung des regionalen Versorgungsbedarfs mit Blick auf Anzahl der Versorger und Infrastruktur und
3. politische Implikationen.

Im Kontext der Bedarfsplanung hat sich international in den vergangenen Jahren die Implementierung der Rolle der Community Health Workers (CHWs) als zentrale Funktion in der Organisation und Umsetzung von populationsbasierter Gesundheit durchgesetzt. Diese sollen als Ansprechpartner vor Ort für Themen rund um Prävention und Gesundheitsförderung zur Verfügung stehen und im Krankheitsfall den Eintritt in (indikationsspezifische) Versorgungspfade ermöglichen. Mit Blick auf das Model der Community Health Workers ergeben sich drei Fragen:

1. Über welche Kompetenzen sollen diese verfügen?
2. Wo sind diese institutionell angesiedelt?
3. Wie wird die bedarfsbezogene Zusammenarbeit mit weiteren Professionen sichergestellt?

In der internationalen Literatur zeigen sich hier eine Vielzahl von Umsetzungsoptionen (Agarwal et al. 2019): CHWs arbeiten in sehr unterschiedlichen Kontexten – von institutionalisierten und fest angestellten Rollen im öffentlichen Gesundheitssektor bis hin zu informeller und ehrenamtlicher Arbeit. Auch mit Blick auf die Kompetenz wird eine breite Diversität beobachtet – von medizinisch-diagnostischen Aktivitäten bis hin zu rein administrativen Aufgaben. Demnach hängt die geeignete Auswahl der oben beschriebenen Indikatoren von der Reife und dem Bedarf des kommunalen Gesundheitssystems ab.

In Deutschland könnte die Community Health Nurse (CHN) eine Schlüsselrolle in der sektorenübergreifenden Versorgung spielen. Ihre Aktivitäten umfassen Prävention, Beratungs- und Unterstützungsleistungen, Koordinierung der Gesundheitsleistungen und medizinische Routineaufgaben (Bundesministerium für Gesundheit 2024; Deutscher Berufsverband für Pflegeberufe 2022). Es bleibt jedoch unklar, wie die CHN institutionell verortet sein wird und wie die Überwindung von Sektorengrenzen sichergestellt werden kann.

Auch in diesem Transformationsprozess gilt es, bestehende Hürden, welche durch Sektorentrennung bestehen, zu überwinden und regional Netzwerke bestehend aus verschiedenen Kompetenzen und Professionen aufzubauen. Die CHN kann dabei eine tragende Rolle spielen. Auf systemischer Ebene wird die Planung der Workforce, aber auch entsprechende Governance-Strukturen sowie in diesen Freiheiten zur regionalen und populationsbasierten Anpassung und Ausrichtung notwendig sein, um VBC erfolgreich umzusetzen.

Effektive Governance und regionale Flexibilität sind entscheidend für die Umsetzung von VBC.

5.3 Diskussion: die Workforce als ein Puzzleteil bei der Umsetzung von Value-Based Care

Basierend auf dem Gedanken der VBC lassen sich für das deutsche Gesundheitssystem Transformationspotenziale identifizieren. Die Überwindung von sektoralen Grenzen bildet dabei eines der größten Transformationspotenziale. Während auf gesamtsystemischer Ebene hierfür bisher konkrete Lösungsansätze fehlen, gibt es auf regionaler Ebene gelungene Transformationsbeispiele (Groene u. Hildebrandt 2021), welche sich an den entsprechenden regionalen Versorgungsherausforderungen orientieren. In diesen Settings lassen sich neue Kompetenzfelder und Rollenbilder innerhalb der Health Workforce identifizieren.

Neben diesen Transformationsbeispielen auf regionaler Ebene, lassen sich auch Transformationsprozesse auf nationaler Ebene beobachten, die den Gedanken der VBC aufgreifen und die Implikationen auf die Workforce haben. Mit der Etablierung der CHN wurde in Deutschland erstmals eine Profession als Teil des Gesundheitswesens definiert, deren Tätigkeiten nicht in einem Sektor verankert sind, sondern sektorenübergreifend gedacht werden. Zudem soll die Rolle der CHN insbesondere Aufgabenfelder der Förderung von kommunaler Gesundheit und Prävention beinhalten, was als Blaupause für eine Neustrukturierung der Gesamtversorgung weg von dem Management von Krankheit hin zu einem Management von Gesundheit dienen kann. Während die Ausrichtung und Ausbildung, und damit das Wissen dieser neuen Rolle bereits geregelt ist, fehlt es derzeit in der Praxis noch an klaren Einsatzmöglichkeiten. Der hemmende Faktor hierfür: Die starre Aufgabenverteilung zwischen den Gesundheitsberufen und -sektoren (Burgi u. Igl 2021). Neben der Frage der institutionellen Zugehörigkeit der CHN ist zudem unklar, welche Instanz die konkret benötigte regionale Workforce an CHNs plant, diese anleitet und die Zusammenarbeit mit weiteren Sektoren definiert. Mit Blick auf eine populationsorientierte VBC in der Kommune wird demnach neben der Etablierung von CHNs insbesondere auch der regionalen Versorgungsstruktur- und Bedarfsanalyse, der Planung der Workforce sowie der Koordination der sektorenübergreifenden Zusammenarbeit eine entscheidende Rolle zukommen, die bisher nicht in konkreten Stellenbeschreibungen und institutionellen Zugehörigkeiten formuliert ist.

Am Beispiel der CHN wird deutlich: Die Transformation von Versorgungsstrukturen entlang der Ziele der VBC erfordert spezifische Kompetenzen, für die Rollen- und Berufsbilder neu gedacht werden müssen, aber auch Settings, in denen erworbenes Wissen ausgeübt werden kann. Für eine erfolgreiche Verankerung spezifischer VBC-orientierter Kompetenzen in einem Gesundheitssystem bedarf es der Adressierung aller relevanten Kontextfaktoren, wie der gesetzlichen Regelung des Heilberuferechts, des Sozialversicherungsrechts oder von verfassungsrechtlichen Aspekten sowie der Etablierung von organisatorischen Strukturen, in denen Fachkräfte erlerntes Wissen anwenden und Fähigkeiten weiterentwickeln können. Während im deutschen System Transformationsprozesse bis hin zu einer sektorenübergreifenden regionalen Gesundheitsversorgung im Gange sind, sind deren Implikationen für die Workforce bisher nur wenig beachtet. Für die erfolgreiche Implementierung eines VBC-Ansatzes gilt es, diese Implikationen zu diskutieren und dabei nicht nur Fragen des „Wissens", sondern auch Fragen der Haltung und Fertigkeiten zu definieren und zu professionalisieren.

Relevante Zukunftsfragen für eine wertebasierte Gesundheitsversorgung in Deutschland werden im Hinblick auf die Workforce nicht nur Ausbildungswege, sondern auch die Verortung von Verantwortlichkeiten für Personalplanung, Personaleinsatz und die Definition von Kompetenzprofilen betreffen. Diese gilt es unter Beachtung der anderen Kontextfaktoren zu schärfen.

Die starre Aufgabenverteilung hemmt die Einsatzmöglichkeiten neuer Berufsbilder.

Literatur

Agarwal S, Sripad P, Johnson C et al. (2019) A conceptual framework for measuring community health workforce performance within primary health care systems. Hum Resour Health 17, 86. DOI: 10.1186/s12960-019-0422-0

Albrecht M (2018) Potenziale für mehr Wettbewerb im Gesundheitswesen. Arbeitspapier 05/2018. URL: https://www.researchgate.net/profile/Martin-Albrecht-3/publication/329192119_Potenziale_fur_mehr_Wettbewerb_im_Gesundheitswesen/links/64a422eb95bbbe0c6e105967/Potenziale-fuer-mehr-Wettbewerb-im-Gesundheitswesen.pdf (abgerufen am 27.05.2024)

5 Value-Based Care: der Wegweiser für die Gesundheitsberufe von Morgen

Badash I, Kleinman N, Barr S et al. (2017) Redefining Health: The Evolution of Health Ideas from Antiquity to the Era of Value-Based Care. Cureus 9(2): e1018. DOI: 10.7759/cureus.1018

Barraclough F, Smith-Merry J, Stein V et al. (2021) Workforce development in integrated care: a scoping review. Int J Integr Care 21(4): 23. DOI: 10.5334/ijic.6004

Berwick D, Nolan T, Whittington J (2008) The triple aim: care, health, and cost. Health Aff 27(3): 759–69. DOI: 10.1377/hlthaff.27.3.759

Bundesministerium für Gesundheit (2024) Gesundheitskiosk. URL: https://www.bundesgesundheitsministerium.de/service/begriffe-von-a-z/g/gesundheitskiosk (abgerufen am 27.05.2024)

Burgi M, Igl G (2021) Rechtliche Voraussetzungen und Möglichkeiten der Etablierung von Community Health Nursing (CHN) in Deutschland. Nomos Baden-Baden. DOI: 10.5771/9783748924319

Busetto L, Luijkx K, Calciolari S et al. (2018) Barriers and Facilitators to Workforce Changes in Integrated Care. Int J Integr Care 18(2): 17. DOI: 10.5334/ijic.3587

Deutscher Berufsverband für Pflegeberufe (DBfK) (2022) Aufgaben und Praxisprofile in der Community Health Nursing. Broschüre. URL: https://www.dbfk.de/media/docs/newsroom/publikationen/CHN_Broschuere_2022-Aufgaben-und-Praxisprofile.pdf (abgerufen am 01.08.2024)

Groene O, Hildebrandt H (2021) Integrated care in Germany: evolution and scaling up of the population-based integrated healthcare system "healthy Kinzigtal". In: Amelung V, Stein V, Suter E et al. (Hrsg.) Handbook Integrated Care.1155–1168. Springer Heidelberg. DOI: 10.1007/978-3-030-69262-9_69

Howarth M, Holland K, Grant M (2006) Education needs for integrated care: a literature review. J Adv Nurs 56(2): 144–56. DOI: 10.1111/J.1365-2648.2006.03992.X

Kruk M, Gage A, Arsenault C et al. (2018) High-quality health systems in the Sustainable Development Goals era: time for a revolution. Lancet Glob Health 6(11): e1196–e1252. DOI: 10.1016/S2214-109X(18)30386-3

Leach MJ, Segal L (2011) Patient attributes warranting consideration in clinical practice guidelines, health workforce planning and policy. BMC Health Serv Res 11, 221. DOI: 10.1186/1472-6963-11-221

Mercado SE, Nash DB, Weaver E et al. (2021) Why Workforce Development for Value-Based Care is a Vital Issue to Address. URL: https://www.medicaleconomics.com/view/why-workforce-development-for-value-based-care-is-a-vital-issue-to-address (abgerufen am 27.05.2024)

OECD/European Observatory on Health Systems and Policies (2021) Germany: Country Health Profile 2021, State of Health in the EU. OECD Publishing Paris. DOI: 10.1787/e4c56532-en

Robert Koch-Institut (2015) Welche Auswirkungen hat der demografische Wandel auf Gesundheit und Gesundheitsversorgung? Gesundheit in Deutschland. Gesundheitsberichterstattung des Bundes. URL: https://www.rki.de/DE/Content/Gesundheitsmonitoring/Gesundheitsberichterstattung/GBEDownloads-GiD/2015/09_gesundheit_in_deutschland.pdf?__blob=publicationFile (abgerufen am 27.05.2024)

Segal L, Dalziel K, Bolton T (2008) A work force model to support the adoption of best practice care in chronic diseases – a missing piece in clinical guideline implementation. Implementation Sci 3: 35. DOI: 10.1186/1748-5908-3-35

Stein K (2016) Developing a Competent Workforce for Integrated Health and Social Care: What Does It Take? Int J Integr Care 16(4): 9. DOI: 10.5334/ijic.2533

Teisberg E, Wallace S, O'Hara S (2020) Defining and Implementing Value-Based Health Care: A Strategic Framework. Academic medicine: journal of the Association of American Medical Colleges 95(5): 682–685

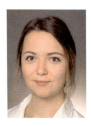

Marlena van Munster, M.Sc., MPH

Marlena van Munster ist Public Health Nachwuchswissenschaftlerin an der Charité Universitätsmedizin. Sie forscht zu internationalen Perspektiven der integrierten Versorgungsstrukturen und damit verbundenen Fragen der Workforce-Entwicklung in der Neurologie und der Geriatrie und ist unter anderem Co-Sprecherin der Arbeitsgruppe „International Health Services Research" des Deutschen Netzwerk für Versorgungsforschung sowie Mitglied der StudyGroup „Integrated Care" in der Movement Disorder Society.

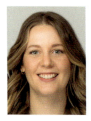

Carina Lummer, M.Sc.

Carina Lummer ist Projektleiterin bei der OptiMedis AG. Sie studierte Gesundheitsökonomie an der Universität Bayreuth sowie Wirtschaftswissenschaften an der Friedrich-Alexander-Universität Erlangen-Nürnberg. Carina Lummer beschäftigt sich mit Fragen der Versorgungsinnovationen, (indikationsbasierten) Gesundheitsnetzwerken und regionalen Versorgungsstrukturen.

6

EXKURS: Hausärztliche Versorgung neu [denk]en: Strategien gegen Ressourcenmangel

Florian Fuhrmann

Ressourcenmangel in der hausärztlichen Versorgung

Eine stabile Gesundheitsversorgung, die allen Bürgern umfassend und flächendeckend zur Verfügung steht, ist nicht nur ein wesentlicher Bestandteil, sondern einer der wichtigsten Grundpfeiler jeder Gesellschaft. Sie spielt eine entscheidende Rolle bei der Sicherstellung der Gesundheit der Bevölkerung und hat weitreichende Implikationen beispielsweise im Hinblick auf die Attraktivität als Wirtschaftsstandort. Der Mangel an qualifizierten Fachkräften ist seit einigen Jahren ein weitverbreitetes und dringendes Problem im Gesundheitswesen, das an vielen Stellen zu spüren ist. Dieser Mangel ist besonders in den Bereichen Pflege und ärztlicher Versorgung spürbar, was immer häufiger zu Engpässen und Unzufriedenheit bei Patienten und medizinischem Fachpersonal führt.

Insbesondere in der hausärztlichen Versorgung zeichnet sich ein alarmierendes Bild ab, das durch statistische Zahlen und reale Auswirkungen für Patienten deutlich wird. Die kassenärztlichen Vereinigungen melden derzeit 4.800 unbesetzte hausärztliche Praxissitze (KBV 2023a). Vor allem in ländlichen, aber auch in urbanen Regionen, ist der Mangel an hausärztlicher Versorgung spürbar. Auf dem Land sind die Herausforderungen größer, da die Bevölkerungsdichte niedriger ist und die Wege zu den nächstgelegenen Praxen oft weit sind. Gibt es keine Termine vor Ort, müssen Patienten, die einen Hausarzttermin wahrnehmen wollen, oft weite Strecken zurücklegen, um die nächstgelegene Praxis zu erreichen. Dies kann für ältere Menschen oder Menschen mit Mobilitätseinschränkungen eine erhebliche Belastung darstellen.

Gründe und Folgen dieses Mangels

Die Gründe für die aktuelle und drohende Unterversorgung sind vielfältig und verstärken sich oftmals gegenseitig. So liegt zum einen das Durchschnittsalter bei Hausärzten bei knapp 60 Jahren und es werden daher in den nächsten Jahren altersbedingt viele aus dem Beruf ausscheiden. Experten gehen davon aus, dass bereits 2035 in Deutschland rund 11.000 Hausärzte in der Versorgung fehlen werden (Robert Bosch Stiftung 2021).

Verschiedene Studien zeigen, dass die nachwachsende Ärztegeneration weniger karriereorientiert ist und andere Ansprüche an den Medizinerberuf stellt als die ausscheidenden Ärzte: Sie wünschen sich bspw. mehr Zeit für die Familie und eine ausgewogene Work-Life-Balance. Bereits heute arbeiten viele Ärzte in Angestelltenverhältnissen und eine wachsende Zahl in Teilzeitmodellen (Stehle 2024). Sie scheuen die Risiken, die Langfristigkeit und Bürokratie, die mit einer selbstständigen Niederlassung verbunden sind.

Neben den gewachsenen Ansprüchen an den Arztberuf konkurrieren heute deutlich mehr Studiengänge um exzellente Abiturienten, die eine akademische Ausbildung einschlagen, als dies früher der Fall war. Für Absolventen der medizinischen Fakultäten gibt es wiederum neben der ärztlichen Tätigkeit viele attraktive Möglichkeiten in den Bereichen Industrie, Unternehmensberatung, Pharmakologie etc. Entscheiden sich junge Ärzte für die Niederlassung, so scheint vielen die fachärztliche Tätigkeit attraktiver.

Veränderte Work-Life-Balance und demografischer Wandel sind entscheidende Faktoren.

Können aufgrund dieser Entwicklungen in einer ländlichen Region Hausarztpraxen nicht nachbesetzt werden, nimmt die Attraktivität als Wohn- und Arbeitsort ab. Als Folge verlassen auch Unternehmen die Region. Das kulturelle, infrastrukturelle und schulische Angebot nimmt weiter ab und es wird immer schwerer, Hausärzte und Praxispersonal für die Region zu begeistern.

Parallel zum Rückgang der hausärztlichen Struktur führt der demografische Wandel zu einem veränderten Krankheitsspektrum. Es gibt immer mehr ältere Menschen mit chronischen und Mehrfacherkrankungen, die mobil eingeschränkt sind und individuelle Unterstützung benötigen. Diese intensive Unterstützung ist ressourcenintensiv und geht oft über die rein medizinische Versorgung hinaus. Die Übergänge in die pflegerische Betreuung sind fließend. Dies führt zur Überlastung ambulanter Strukturen, nicht nur im hausärztlichen Bereich.

In den kommenden Jahren ist aufgrund dieser Entwicklungen mit einer dramatischen Versorgungslücke im hausärztlichen Bereich zu rechnen. Dies würde bedeuten, dass immer mehr Menschen in ländlichen Gebieten ohne ausreichende medizinische Versorgung bleiben und andere Strukturen wie Notaufnahmen die Lücken schließen müssen (Robert Bosch Stiftung 2021). Dies wird zu einer Verschlechterung der allgemeinen Gesundheit in diesen Gebieten führen und die Ungleichheiten im Gesundheitswesen weiter verstärken. Es ist daher dringend notwendig, Maßnahmen zu ergreifen, um diesen bestehenden und drohenden Mangel zu kompensieren.

Mögliche Folgen einer mangelnden hausärztlichen Versorgung
- verzögerte Diagnosen und Therapien
- Verschlechterung der allgemeinen Gesundheit
- mangelnde Prävention
- Zunahme der Notfallversorgung
- psychosoziale Auswirkungen
- Belastung für das Praxispersonal
- regionale wirtschaftliche Auswirkungen

Maßnahmen von Politik und Selbstverwaltung

Politik und Selbstverwaltung arbeiten seit Jahren an Maßnahmen, die u.a. die Förderung der Ausbildung von Hausärzten, finanzielle Anreize für das Praktizieren in unterversorgten Gebieten und die Verbesserung der Arbeitsbedingungen umfassen. Die Kassenärztlichen Vereinigungen loben Investitionszuschüsse für Neuniederlassungen, Praxisübernahmen oder Zweigpraxen in unterversorgten Regionen aus. Durch den Wegfall der Mengensteuerung über eine Abstaffelung können Praxen in diesen Regionen bereits heute größere Patientenzahlen ohne finanzielle Einbußen versorgen (KBV 2023b). Sowohl die quartalsweise Abrechnung und als auch Budgetierung gelten als problematisch für die hausärztliche Versorgung. Bundesgesundheitsminister Prof. Dr. Karl Lauterbach hat Schritte eingeleitet, um die Quartalslogik und Budgetierung für die hausärztliche Versorgung zu reformieren bzw. abzuschaffen (BMG 2024).

Neben der finanziellen Förderung spielt die ambulante Weiterbildung im hausärztlichen Bereich eine wichtige Rolle. Ziel ist es, mehr Ärzte für die Allgemeinmedizin zu gewinnen und ihre Qualifikation zu stärken. Darüber hinaus sollen mehr Medizinstudienplätze geschaffen werden und es werden neue Zulassungskriterien zum Medizinstudium diskutiert. Trotz dieser langfristig richtigen Maßnahmen wird eine tiefgreifende Transformation in der hausärztlichen Primärversorgung zeitnah benötigt, um die Erosion der Versorgung zu stoppen.

> Bis 2035 werden voraussichtlich 40% aller deutschen Landkreise von Unterversorgung bzw. drohenden Unterversorgung betroffen sein (Nolting et al. 2021).

Digitale Ansätze für die hausärztliche Versorgung

Politik und Selbstverwaltung allein werden die Problematik der hausärztlichen Unterversorgung nicht lösen können. Unternehmen und Kommunen sind ebenfalls gefordert, nach nachhaltigen Lösungen zu suchen. Dabei geht bei nahezu allen Initiativen kein Weg an der konsequenten Nutzung digitaler Tools vorbei, um die Wirksamkeit des hausärztlichen Personals zu verstärken. Hierfür bietet die Digitalisierung, z.B. durch die Nutzung von Technologien wie Künstlicher Intelligenz (KI) und

Automatisierung, eine Reihe von Lösungsansätzen, um Ärzte sowie Praxispersonal bei ihrer Arbeit zu entlasten und so mehr Kapazitäten für die Behandlung von Patienten zu schaffen. Es ist nur eine Frage der Zeit, bis diese Technologien den Versorgungsalltag in Hausarztpraxen maßgeblich unterstützen und Ärzte sie nicht mehr missen möchten.

Die Digitalisierung entlastet und schafft mehr Kapazitäten für die Patientenbehandlung.

Automatisierung von Prozessen und Praxisorganisation: Die Automatisierung trägt zur Steigerung der Effizienz in Praxen bei und übernimmt bürokratische Aufgaben in Hausarztpraxen. Beispielsweise können Routineaufgaben wie die Terminplanung und die Erfassung von Patientendaten (z.B. Pre-Anamnese) von automatisierten Systemen übernommen werden, wodurch dem medizinischen Personal mehr Zeit für die Patientenversorgung bleibt. Darüber hinaus reduziert die Automatisierung das Fehlerpotenzial und verbessert die Genauigkeit von Prozessen und Informationsflüssen. Dabei ist die Wahl des passenden Praxisverwaltungssystems für die Zukunftsfähigkeit von Praxisstrukturen entscheidend.

Sichere und dezentralisierte Kommunikation: Digitale Technologien verbessern die Kommunikation und Zusammenarbeit zwischen allen an der Behandlung Beteiligten und ermöglichen eine Digitalisierung bestehender analoger Prozesse mit den kassenärztlichen Vereinigungen, Krankenkassen etc. Elektronische Patientenakten erleichtern den Informationsaustausch und optimieren die interprofessionelle Zusammenarbeit. Sichere Messaging-Dienste und ab 2024 der TI-Messenger ermöglichen eine effiziente und sichere Kommunikation zwischen Praxen, Krankenhäusern und Patienten.

Unterstützung durch assistierende Systeme bei Diagnose und Therapie: KI-basierte Assistenzsysteme können medizinisches Fachpersonal bei Diagnose und Behandlung in Hausarztpraxen unterstützen. Diese Systeme analysieren große Mengen medizinischer Daten, identifizieren Muster bzw. Abhängigkeiten schneller und oft präziser als das für medizinisches Fachpersonal möglich ist. Die frühzeitige Erkennung von Krankheiten und die diagnostische Genauigkeit werden durch diese KI-Systeme verbessert. Darüber hinaus geben KI-Systeme Therapieempfehlungen auf Grundlage aktueller medizinischer Forschungsergebnisse.

Dezentralisierung der Versorgung durch Telemedizin: Telemedizin dezentralisiert die hausärztliche Versorgung und erleichtert den Zugang zur Versorgung für Patienten unabhängig von ihrem Standort. So können Patienten Sprechstundentermine über Telemedizin-Plattformen wahrnehmen, ohne ihr Zuhause verlassen zu müssen. Dies ist besonders vorteilhaft für Patienten in ländlichen Gebieten, die sonst lange Strecken zur nächsten Praxis zurücklegen müssten. Die Corona-Pandemie hat zu einem rasanten Anstieg der Videosprechstunden in Deutschland geführt (Mangiapane et al. 2020). Für medizinisches Fachpersonal eröffnen sich durch Telemedizin neue Arbeitsmodelle und die Möglichkeit, von zu Hause aus zu arbeiten.

Algorithmen und KI für die Ersteinschätzung: Symptom-Checker ermöglichen es Patienten, ihre Symptome schnell und einfach zu analysieren, ohne direkten Kontakt zu einem Arzt. Dies kann zu einer ersten Bewertung führen, ob und welche Art von medizinischer Behandlung notwendig ist. Symptom-Checker sind rund um die Uhr verfügbar und können die anfängliche Konsultation teilweise übernehmen, die sonst in einer Hausarztpraxis oder gar nicht stattfinden würde.

6 EXKURS: Hausärztliche Versorgung neu denken: Strategien gegen Ressourcenmangel

Hybridversorgung und interprofessionelle Zusammenarbeit: Die Hybridversorgung kombiniert das Beste aus Digitalisierung und persönlicher Versorgung, indem sie ambulante, stationäre und digitale Ansätze nahtlos integriert. Hausärzte können so digital oder persönlich je nach medizinischer Notwendigkeit erreicht werden. Dies ermöglicht es den Patienten, in einer komfortableren, effizienteren und medizinisch sinnvolleren Umgebung versorgt zu werden. Die Basis für diese nahtlose Versorgung bilden ebenso nahtlose digitale Prozesse, um Doppeldokumentationen und Medienbrüche zu vermeiden.

Zukunftsweisende Konzepte für die hausärztliche Versorgung

Es gibt bereits eine Reihe innovativer Ansätze, die neue Versorgungsprozesse leben und mit Digitalisierung kombinieren bzw. umsetzen. Die ärztliche Ressource soll so zielgerichteter, effektiver und standortunabhängig eingesetzt werden. Ärzte und Unternehmen entwickeln diese Ansätze häufig gemeinsam und setzen sie in die Wirklichkeit um. Es ist davon auszugehen, dass diese Zusammenschlüsse und Unternehmen die Landschaft der hausärztlichen Versorgung mittel- und langfristig prägen werden. Investment und Venture Fonds glauben ebenfalls an diesen Trend und sind wie bspw. in den USA bereit, große Summen an Wagniskapital bereitzustellen.

Primärversorgungszentren (PVZ) und das HÄPPI-Konzept

Diese Zentren sollen als erste Anlaufstelle für Patienten dienen und mehrere Ärzte bieten eine breite Palette medizinischer Leistungen an. PVZ dürfen nur in Regionen betrieben werden, in denen eine drohende oder tatsächliche Unterversorgung festgestellt wurde. Die Digitalisierung spielt in PVZ eine entscheidende Rolle, um administrative Abläufe und die Versorgung zu optimieren.

Das HÄPPI-Konzept (kurz für „Hausärztliches Primärversorgungszentrum – Patientenversorgung Interprofessionell") des deutschen Hausärzteverbands ist eine innovative Weiterentwicklung der Einzelarzt-Hausarztpraxis in ein Teamkonzept unter Beteiligung verschiedener Berufe. Im HÄPPI-Konzept arbeiten verschiedene Gesundheitsfachkräfte eng zusammen, um eine umfassende Grundversorgung für die Patienten sicherzustellen. Ärzte, Therapeuten und nicht akademische Gesundheitsberufe wie z.B. Physician Assistants bilden ein interdisziplinäres Team. Die Hausärzte übernehmen die Leitung und Verantwortung, während das Team wichtige Aufgaben in der Patientenversorgung übernimmt.

Durch die Zusammenarbeit im Team können sich Hausärzte stärker auf die Fälle konzentrieren, bei denen ihre ärztliche Kompetenz zwingend erforderlich ist. Andere Aufgaben wie bspw. die Betreuung chronisch erkrankter Patienten oder die Koordination von Therapiemaßnahmen werden von anderen Teammitgliedern übernommen.

Digitale Tools und Vernetzung spielen ebenfalls eine wichtige Rolle im HÄPPI-Konzept. Automatisierte Zuweisungen und eine effektive Steuerung ermöglichen eine optimale Versorgung. Zudem wird gezielt die Gesundheitskompetenz vulnerabler Gruppen gestärkt. Insgesamt bietet das HÄPPI-Konzept eine vielversprechende Möglichkeit, die hausärztliche Versorgung effizienter und zukunftsorientierter zu gestalten (HAEV 2023).

Gesundheitsunternehmen als Betreiber von Praxisketten

In den letzten Jahren sind einige Gesundheitsunternehmen entstanden, die Praxisketten im hausärztlichen Bereich betreiben, und zukünftig eine entscheidende Rolle in der modernen Gesundheitsversorgung spielen wollen. In der Kettenbildung sehen diese Unternehmen medizinische, administrative und ökonomische Vorteile. Standardisierte Behandlungsabläufe, konsequenter Einsatz von Technologie und sinnvolle Aufgabenteilung sollen einen effizienten Ressourceneinsatz von ärztlichem und nicht ärztlichem Personal ermöglichen. In Unternehmensstrukturen ist es zudem möglich, wichtige Themen wie Einkauf, Softwareentwicklung, Personal, Weiterbildung, Innovationsmanagement, Qualitätsmanagement und Recruiting effizient zu zentralisieren. Praxisketten bieten aufgrund ihrer vernetzten Strukturen eine breite Palette medizinischer Leistungen. Patienten ebenso wie Hausärzte und Praxispersonal haben Zugang zu einem größeren Netzwerk und profitieren von Netzwerkeffekten, Standardisierung und professionalisiertem Wissensmanagement. Auch wenn diese Effekte sich positiv für Patienten und Praxispersonal auswirken, so sehen Standesvertreter der Ärzteschaft Praxisketten wegen ihrer ökonomischen Ausrichtung auch kritisch.

Praxisketten bieten umfassende Leistungen, sind aber wegen ihrer wirtschaftlichen Ausrichtung umstritten.

Beispiele für moderne Praxisstrukturen, die von Gesundheitsunternehmen betrieben werden, sind bspw. Avi Medical und Lillian Care. Beide Unternehmen betreiben ihre Praxen als medizinische Versorgungszentren mit angestellten Ärzten.

> **Avi Medical** betreibt seine Hausarztpraxen in deutschen Metropolen. Dabei nutzt Avi Medical verschiedene digitale Lösungen, um den Arbeitsalltag der angestellten Hausärzte und des Praxispersonals zu vereinfachen. Patienten werden durch eine Patienten-App begleitet. So werden wichtige Informationen passgenau bereitgestellt und die Organisation vereinfacht. Das Konzept verknüpft persönliche Versorgung effizient mit moderner Technologie sowohl vor Ort als auch online.
> **Lillian Care** ist ein innovatives Konzept, das die Anforderungen von medizinischem Fachpersonal an ihren Beruf mit den wachsenden Herausforderungen in medizinisch unterversorgten Regionen zusammenbringt. In Lillian Care Praxen werden konsequent Physician Assistants eingesetzt. Diese Fachkräfte sind die erste Anlaufstelle für ambulante Patienten. Sie übernehmen grundlegende Aufgaben wie Anamnese, Vitalparametermessung, Erstversorgung und leichtere Behandlungsfälle. Dabei arbeiten sie eng mit Ärzten zusammen, die vor Ort oder virtuell die Behandlung supervidieren bzw. Behandlungen selbst durchführen.

IT-Plattformen zur Entlastung von Hausarztpraxen

Die Anforderungen an die Praxis-IT sind in den letzten Jahren eine wachsende Herausforderung für hausärztliche Praxen geworden. Oftmals sind technisches Know-how und eine Vielzahl von Ansprechpartnern und Anbietern erforderlich, damit eine Praxis alle Voraussetzungen an Praxisverwaltung, Datenschutz, Telematikinfrastruktur, Medizintechnik etc. erfüllt. Darüber hinaus wünschen sich Praxen auch ein modernes Erscheinungsbild im Internet mit innovativen Onlinediensten für ihre Patienten und Kollegen.

Unternehmen wie Docport und eterno verfolgen Ansätze, die Hausarztpraxen von IT-Verantwortlichkeiten entlasten sollen. Sie bieten integrierte All-in-One-Lösungen für Praxen an, die neben zahlreichen digitalen Tools zur Vereinfachung der Praxisorganisation auch Serviceleistungen und einen umfangreichen Support beinhalten. Durch diese Entlastung sollen die Praxen moderner werden und Ärzten mehr Zeit für die Behandlung von Patienten zur Verfügung stehen.

> *Möglichkeiten für Kommunen, die Versorgung vor Ort zu sichern:*
> - *Kommunale MVZ: Kommunen sind ebenso wie Ärzte und Krankenhäuser berechtigt, Medizinische Versorgungszentren zu betreiben. Derzeit nehmen noch nicht viele Kommunen diese Möglichkeit in Anspruch. Die Politik möchte bestehende Hürden für Kommunen weiter abbauen.*
> - *Gesundheitskioske: Gesundheitskioske sind eine niedrigschwellige Beratungsstelle, die in vielen Gesundheitsfragen Unterstützung bietet. Sie sollen Menschen vor Ort beraten, Ängste und Sorgen ernst nehmen und bei chronischen Erkrankungen zur Selbstaktivität ermutigen. Eine ärztliche Versorgung bieten Gesundheitskioske nicht an.*
> - *Mobile Hausarztpraxen: Gemeinsam mit den kassenärztlichen Vereinigungen finanzieren und betreiben Kommunen Praxisbusse. So sollen hausärztliche Versorgungsleistungen für unterversorgte Regionen zumindest mobil angeboten werden.*
> - *Attraktive Bedingungen schaffen durch unkonventionelle Anreize: Kommunen, die mit hausärztlicher Unterversorgung konfrontiert sind, finden neben rein finanziellen auch darüber hinausgehende Anreize, um Hausärzte für ihre Region zu gewinnen. So wurden bereits niederlassungswilligen Hausärzten mietfreie Praxis- und Wohnräume oder sogar ein kostenfreier Brötchendienst angeboten.*

Die Sicherung der hausärztlichen Versorgung – eine Gemeinschaftsaufgabe

Um nachhaltig primärärztliche Strukturen aufzubauen bzw. zu erhalten, gibt es kein allgemeingültiges Rezept. Erfolgreiche Konzepte basieren meist auf der Kombination verschiedener Ansätze, die für sich allein wohl kaum den gleichen Erfolg gehabt hätten. Ebenso wird es einem einzelnen Akteur deutlich schwerer fallen als einer Kooperation an Willigen, die komplexen Herausforderungen der hausärztlichen Versorgung zu lösen. Gemeinsam können Kommunen, Politik, Ärzteschaft, Krankenhäuser und Unternehmen Lösungen schaffen, die für die verschiedenen Anforderungen der jeweiligen Regionen passend sind. Kreativität und Pragmatismus sind die Voraussetzung, um diese komplexen Projekte zum Erfolg zu führen.

> Die Sicherung der hausärztlichen Versorgung ist eine Gemeinschaftsaufgabe.

Literatur

BMG – Bundesgesundheitsministerium für Gesundheit (2024) Maßnahmenpaket zur Stärkung der ambulanten ärztlichen Versorgung. URL: https://www.bundesgesundheitsministerium.de/fileadmin/Dateien/3_Downloads/M/Massnahmenpaket/Massnahmenpaket_ambulante_aerztliche_Versorgung.pdf (abgerufen am 20.06.2024)

Hausärztinnen und Hausärzte Verband (2023) HÄPPI Hausärztliches Primärversorgungszentrum – Patientenversorgung Interprofessionell – ein Konzept des Hausärztinnen- und Hausärzteverbandes. URL: https://www.haev.de/fileadmin/user_upload/News_Dateien/2023/2023_11_07_HAEPPI_Konzeptpapier_lang.pdf (abgerufen am 20.06.2024)

Kassenärztliche Bundesvereinigung KBV (2023a) Arztzeit-Mangel – Warum immer weniger Zeit für die Patientenversorgung da ist. URL: https://www.kbv.de/html/themen_38343.php (abgerufen am 20.06.2024)

Kassenärztliche Bundesvereinigung KBV (2023b) Ärztemangel. URL: https://www.kbv.de/html/themen_1076.php (abgerufen am 20.06.2024)

Mangiapane S, Zhu L, Czihal T, von Stillfried D (2020) Veränderung der vertragsärztlichen Leistungsinanspruchnahme während der COVID-Krise URL: https://www.zi.de/fileadmin/Migration/Trendreport_2_Leistungsinanspruchnahme_COVID_20201111.pdf (abgerufen am 20.06.2024)

Robert Bosch Stiftung GmbH (Hrsg.) (2021) Gesundheitszentren für Deutschland – Wie ein Neustart in der Primärversorgung gelingen kann. URL: https://www.bosch-stiftung.de/sites/default/files/publications/pdf/2021-05/Studie_Primaerversorgung_Gesundheitszentren-fuer-Deutschland.pdf (abgerufen am 20.06.2024)

ZEIT ONLINE (2024) Mehr als 60.000 Ärzte in Praxen arbeiten in Teilzeit URL: https://www.zeit.de/wirtschaft/2024-03/aerztemangel-kassenaerzte-praxis-teilzeit#:~:text=Erstmals%20gab%20es%20jedoch%20mehr,75%20mehr%20als%20Ende%202022 (abgerufen am 20.06.2024)

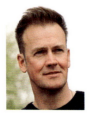

Dr. Florian Fuhrmann

Florian Fuhrmann ist seit ca. 20 Jahren als Digital- und Telematikexperte im Gesundheitswesen tätig. Mit seinen Teams entwickelte er preisgekrönte Kommunikations- und Versorgungsplattformen für Haus- und Facharztpraxen, Krankenhäuser, Institutionen und Impfzentren.

7 Rollen, neue Perspektiven: die Relevanz frischer Rollenkonzepte für Gesundheitsakteure in Value-Based Care

Jan-Philipp Beck und Silvia Rohr

7.1 Veränderungen im Gesundheitssystem

„Very often a change of self is needed more than a change of scene." (Arthur Christopher Benson)

Wir brauchen eine Veränderung im deutschen Gesundheitssystem. Darauf können sich immer mehr Akteure einigen. Wie diese Veränderung genau aussehen soll und kann, wird aktiv diskutiert und mit Value-Based Care (VBC) gibt es ein gutes Konzept zur Orientierung.

Während mehrere Autoren in diesem Buch die Aspekte von mehr Value im deutschen Gesundheitswesen beleuchten, werden wir uns darauf konzentrieren, was dies für die Akteure im Gesundheitswesen – uns alle – konkret bedeutet und wie sich jeder einzelne Akteur neuen Aufgaben und Rollen gegenübersieht, die es anzunehmen gilt, damit es Veränderung geben kann. Denn wenn sich das deutsche Gesundheitssystem verändert, betrifft das auch jeden Einzelnen und erfordert, dass wir uns von vertrauten Gewohnheiten lösen und mit neuen Rollen auseinandersetzen. Wir werden erörtern, welche Akteure die Initiative ergreifen könnten oder sollten, welche Themen für wen anstehen und wie diese am besten umgesetzt werden können.

> *Veränderungen im Gesundheitssystem betreffen alle Akteure.*

Wir hoffen, dass Sie nach der Lektüre dieses Beitrags ein besseres Verständnis dafür haben, welche Herausforderungen auf uns zukommen, wenn wir die Einführung von VBC in Deutschland vorantreiben möchten und welche Rolle jeder dabei spielen kann.

Angesichts der Komplexität des deutschen Gesundheitssystems und der Herausforderungen bei der Implementierung von VBC sind wir uns bewusst, dass dieser Beitrag kein Allheilmittel oder Patentrezept ist, sondern eher eine Orientierungshilfe. Es braucht eine enge Zusammenarbeit über Organisationen, Fachbereiche und Sektoren hinweg, in der wir alle gemeinsamen Änderungen erdenken und umsetzen und wir hoffen das unterstützen zu können.

Es ist entscheidend, gemeinsam neue Wege zu gehen und alle Perspektiven zu verstehen.

7.2 Relevante Akteure im Gesundheitswesen

Für VBC braucht es alle Akteure des Gesundheitswesens und ein gemeinsames Bemühen von Patienten, politischen Entscheidungsträgern, Leistungserbringern, Kostenträgern und der Industrie (Voelter 2021). Wir möchten es hier noch etwas weiter fassen und werden im Weiteren die Rollen und Aufgaben für die folgenden Akteure besprechen:

1. Patienten und Patientenorganisationen
2. Politik und Selbstverwaltung
3. Krankenhausverwaltungen, Krankenhausgesellschaften und Interessenverbände
4. Leistungserbringer (Ärzte, Pflegekräfte, Apotheker und weitere Berufsgruppen, die Patienten versorgen) und zugehörige Kammern, Vereinigungen und Verbände
5. Kostenträger und Versicherer
6. HTA-Gremien (G-BA – Gemeinsamer Bundesausschuss), IQWIQ – Institut für Qualität und Wirtschaftlichkeit, im Gesundheitswesen
7. Industrie und Industrieverbände
8. Weitere Akteure, die VBC ermöglichen (z.B. das Health Outcomes Observatory H2O und seine Partner, Anbieter von Krankenhausinformations- oder Praxisverwaltungssystemen).

7.3 Umsetzung von VBC: die essenziellen Aufgabenfelder

Um VBC voranzubringen, ist es entscheidend, ein paar grundlegende Dynamiken im Gesundheitswesen zu überdenken und gemeinsam neue Wege zu beschreiten und dabei jeweils auch die Perspektiven der anderen Akteure zu verstehen, um gemeinsam Verbesserungen und Veränderungen anschieben und verfolgen zu können.

In der Realität ist die Umsetzung von VBC jedoch oft fragmentiert oder auf lokale Pilotprojekte beschränkt und wird nicht systematisch durchgeführt.

Deutschland erprobt zum Beispiel Outcome-bezogene Vergütungsmodelle mit Qualitätsverträgen in einigen Leistungsbereichen, die stationäre Versorgung durch Qualitätsanforderungen verbessern soll (IQTIQ 2023). Einige Leistungserbringer in den Niederlanden übernehmen VBC-Prinzipien und erheben Daten rund um Kosten und Gesundheitsergebnisse (Santeon Hospital Collaboration 2022) oder treiben in Deutschland organisatorische Veränderung in der regionalen Versorgung voran (Robert Bosch Stiftung 2017). Bundesweit arbeiten momentan auch mehrere Akteure zusammen,

7 Neue Rollen, neue Perspektiven: die Relevanz frischer Rollenkonzepte für Gesundheitsakteure in Value-Based Care

um den Versorgungspfad für Demenzkranke zu entwickeln (Nationale Demenzstrategie 2020).

Um VBC jedoch fundamental voranzubringen, braucht es einen Paradigmenwechsel im System – einen ganzheitlichen Ansatz, der den gesamten Versorgungspfad umfasst und alle Akteure im Gesundheitswesen einbezieht. Dazu sehen wir die folgenden Aufgabenfelder:

- **Patientenrelevante Ergebnisse** werden in gemeinsam erarbeiteten Standardsätzen festgelegt, die akzeptiert und routinemäßig gemessen werden (inklusive Patient-Reported Outcome Measures [PROMs], Patient-Reported Experience Measures [PREMs] und angefallenen Kosten), die untereinander verglichen werden können und die in aggregierter Form zugänglich sind.
- **Patienten bekommen eine zentrale Rolle**, indem sie, falls gewünscht, mehr bei patientenrelevanten Ergebnissen und deren Messung mitgestalten und Rückmeldung geben zur Versorgung und eventuellen Lücken.
- **Integrierte Patientenversorgung** wird mit robuster Koordination zwischen Krankenhaus und ambulantem Bereich etabliert und routinemäßig umgesetzt.
- **Innovative Versorgungsformen** (z.B. neue Kollaborationen und Versorgungspfade, die patientenrelevante Versorgung und Ergebnisse verbessern) können getestet, bewertet und im Falle verbesserter Ergebnisse breiter ausgerollt werden.
- **Ergebnis- und Kostenkennzahlen** entlang der Versorgungspfade werden routinemäßig erhoben und als Grundlage für Weiterentwicklungs- und Verbesserungszyklen genutzt.
- **Outcome-orientierte Vergütungsmodelle** werden etabliert und standardmäßig umgesetzt.
- **Digitale Technologien**, um integrierte Patientenversorgung und Erhebung von patientenrelevanten Ergebnissen zu ermöglichen, werden etabliert.

7.4 Aufgabenfelder der einzelnen Akteure

Wie bereits in Kapitel 7.2 erwähnt, sind wir der Meinung, dass alle Akteure im deutschen Gesundheitswesen eine Rolle spielen und einen Beitrag zu den Themenfeldern leisten sollten, um einen Paradigmenwechsel im System zu bewirken. Mit unseren Vorschlägen für die Themenfelder und Rollen der einzelnen Akteure orientieren wir uns am Kompass für Zusammenarbeit der European Alliance for Value in Health (EAVH), in dem einige unserer Kollegen in Zusammenarbeit mit einer Multi-Stakeholder-Gruppe Maßnahmen rund um VBC vorstellen (European Alliance for Value in Health 2024).

Alle Akteure müssen zur Veränderung des Systems beitragen.

Patienten und Patientenorganisationen

Patientenorganisationen

- Mitgestaltung von und Eintreten für die Verwendung patientenrelevanter Ergebnisse (die sowohl klinische als auch von Patienten berichtete Ergebnisse umfassen)

D Wie Veränderung funktioniert: neue Rollen und Formen der Zusammenarbeit

- Bewusstsein bei Patienten schaffen über den Wert der Weitergabe ihrer Gesundheitsdaten und darüber, wie sie dies auf vertrauensvolle und sichere Weise tun können.
- Bei politischen Entscheidungsträgern für VBC eintreten (Verwendung patientenrelevanter Ergebnismessungen, gemeinsame Entscheidungsfindung zwischen Leistungserbringern und Patienten, Erhebung von Ergebnis- und Kostenkennzahlen entlang des Versorgungspfades, die als Grundlage für Vergütungsmodelle und Verbesserungszyklen dienen).
- Bewertung, welche Bedürfnisse Patienten haben und welche Leistungen sie in Anspruch nehmen, um eventuelle Versorgungslücken aufzeigen zu können.
- Unterstützung von Patientenaus- und -weiterbildung (Navigation im Gesundheitssystem und Verbesserung der Gesundheitskompetenz und der Digital-/Datenkompetenz)

Patienten

- aktive Beteiligung und informierte Mitentscheidung beim Umgang mit der Erkrankung und beim Behandlungsprozess, Kommunikation mit Leistungserbringern über die Ergebnisse (PROMs und PREMs)
- Feedbackgabe zur Qualität der erhaltenen Versorgung, um die Gesundheitsversorgung kontinuierlich zu verbessern. Einbringen von Fachwissen aus eigener Erfahrung.
- Gesundheitsdaten teilen, um zu Forschung und Verbessrungszyklen zu unterstützen.
- aktive Teilnahme in Patientenorganisationen

Rollentransformation: *Zum aktiven Gestalter der eigenen Gesundheit (Prävention, Behandlungsentscheidungen, Selbstfürsorge) werden und aktiv zur Verbesserung des Gesundheitswesens beitragen (z.B. durch Definition patientenrelevanter Ergebnisse und Aufzeigen von Versorgungslücken).*

Politik und Selbstverwaltung

- systematische repräsentative Bürgerbefragungen zu Erfahrungen mit dem Gesundheitssystem
- Entwicklung und Umsetzung von Reformen und Maßnahmen, die Verbesserungen bei patientenrelevanten Ergebnissen ermöglichen und unterstützten (innerhalb eines Rahmens, der auch die Mitgestaltung von Patienten zulässt).
- Schaffung eines Rahmens für mehr Transparenz im Gesundheitswesen durch ein Ergebnisregister, das unterschiedliche Krankheitsbilder einschließt, für standardmäßige Messung und Veröffentlichung von vergleichbaren Ergebnissen durch vereinbarte Standardsätze pro Krankheitsbild und Interoperabilitätsstandards.
- Schaffen eines rechtlichen Rahmens, der es Patienten ermöglicht, Gesundheitsdaten sicher zu teilen und eventuellen Gesundheitsdatenmissbrauch scharf ahndet und Patienten absichert.

7 Neue Rollen, neue Perspektiven: die Relevanz frischer Rollenkonzepte für Gesundheitsakteure in Value-Based Care

- Festlegung von Strategien und Modellen zur Förderung einer patientenzentrierten und integrierten Versorgung (einschließlich des Abbaus rechtlicher Hindernisse). Schaffung von Anreizmodellen für Leistungserbringer, um integrierte Ansätze in der Versorgung zu entwickeln und zu realisieren.
- Anreize für mehr Effizienz schaffen, indem eine budgetübergreifende gesamtheitliche Perspektive des Gesundheitssystems eingenommen wird, die Transparenz für die Zuweisung von Ressourcen fördert und zudem ermutigt, Ressourcen für hochwertige Versorgung und Prävention bereitzustellen.
- Festlegung von Strategien, die Outcome-orientierte Vergütungsmodelle vorantreiben mit gleichzeitiger Sicherstellung, dass dies durch aktuell geltende Gesetze/Verordnungen zugelassen ist.
- Einrichtung von Exzellenzzentren und Weiterentwicklungs- und Verbesserungszyklen
- Vorantreiben der digitalen Transformation. Unterstützung und Entwicklung der Infrastruktur für die elektronische Patientenakte, Datenaustausch und Interoperabilität. Schaffung eines Umfelds, welche die Entwicklung und Einführung neuer technologischer Lösungen ermöglichen.
- Bereitstellung der Grundfinanzierung für Patientenorganisationen, um Patientenbeteiligung auf allen Ebenen des Gesundheitssystems zu ermöglichen.

Rollentransformation: Zum Strukturgeber für Innovation und Wertstiftung im Gesundheitswesen werden, der Veränderung ermöglicht.

Krankenhausverwaltungen, Krankenhausgesellschaften und Interessenverbände

- Messung der Ergebnisse aller Versorgungspfade und Interventionen mit Fokus auf komplette Versorgungspfade (nicht Einzelleistungen)
- Beitrag zu Konzeption, Umsetzung und Einführung von Systemen zur Erfassung von Real-World-Daten (um die Erfassung von Gesundheitsdaten zu ermöglichen und gleichzeitig eine zusätzliche Belastung der Leistungserbringer zu vermeiden).
- Dialog mit Patienten, um zu verstehen, was Value für sie bedeutet, und Förderung einer Umgebung, die kontinuierliches Feedback von Patienten ermöglicht.
- Schaffung einer Infrastruktur, Unterstützung des Setzens von Anreizen für die Nutzung von Gesundheitsdaten und neuen Technologien (z.B. elektronische Patientenakte, Ergebnisregister)
- Förderung von datengestütztem Lernen, von Weiterentwicklungs- und Verbesserungszyklen und von Netzwerken für den Austausch von Daten, Erfahrungen und Fallbeispielen
- Zusammenarbeit mit Leistungserbringern, um Versorgungspfade neuzugestalten und die Umsetzung dieser neuen Pfade zu betreuen, damit Ressourcen für hochwertige Versorgung und Prävention eingesetzt werden können.
- Gewährleistung integrierter Versorgung über den gesamten Versorgungszyklus hinweg, um den Nutzen für Patienten zu erhöhen (z.B. durch Bildung von Expertenteams in integrierten Praxiseinheiten).

D Wie Veränderung funktioniert: neue Rollen und Formen der Zusammenarbeit

- Förderung von Value-Based Partnerships – beispielsweise mit Industrie oder Kostenträgern – durch längerfristige Vereinbarungen

Rollentransformation: Zu Netzwerkern werden, die die Umsetzung von Innovation und Verbesserung fördern und gestalten.

Leistungserbringer (Ärzte, Pflegekräfte, Apotheker und weitere Berufsgruppen, die Patienten versorgen) und zugehörige Kammern, Vereinigungen und Verbände

- Hauptschwerpunkt: Förderung der Versorgungsqualität. Identifizierung und Einführung von hochwertiger Versorgung, die – je nach Präferenz der Patienten – patientenrelevante Ergebnisse im Fokus hat. Erwägung, bestimmte Interventionen einzustellen, wenn sie Patienten keinen Nutzen bringen.
- Zusammenarbeit mit und Befähigung von Patienten durch:
  - Identifizierung der für die Patienten wichtigsten Ergebnisse und Konzentration auf die Erreichung dieser
  - gemeinsame Entscheidungsfindung im Umgang mit der Erkrankung und im Behandlungsprozess und gemeinsame Verantwortlichkeit
  - Aufklärung der Patienten über Behandlungsmöglichkeiten und deren Nutzen
  - Aufklärung und Ermutigung von Patienten zur Weitergabe ihrer Gesundheitsdaten (auf abgesicherte und vertrauenswürdige Art und Weise)
- Förderung der kontinuierlichen Verbesserung der Versorgung durch Vergleich von Ergebnissen und Analyse von Abweichungen. Identifizierung von Bereichen, in denen die Versorgung verbessert werden könnte.
- Einsetzen für Bildungsmöglichkeiten zum Thema VBC und digitale Fortbildung (einschließlich der Nutzung von E-Health-Tools)

Rollentransformation: Zum Versorgungsverbesserer werden, der sich mit Patienten abstimmt und von Daten und digitalen Hilfsmitteln unterstützt wird.

Kostenträger und Versicherer

- Erkennen von Bedürfnissen in der Bevölkerung und entsprechende Priorisierung der Investitionen
- Förderung und Umsetzung von Outcome-orientierten Vergütungsmodellen (z.B. Qualitätsverträgen), die den Fokus auf Schaffung von Value (und nicht Volume) setzen. Schaffung von Anreizen für die präventive Versorgung, Offenheit für Risikoteilung
- Zusammenarbeit mit Krankenhausverwaltungen/-gesellschaften, Beschaffungsstellen und Patienten, um die Umsetzung und Einführung von VBC zu ermöglichen (einschließlich der Unterstützung der Ergebnismessung und des Change Managements beim Übergang zu VBC).
- Schaffung eines „sicheren Hafens"/Übergangsmittel, um neue Vergütungsmodelle einzuführen.

7 Neue Rollen, neue Perspektiven: die Relevanz frischer Rollenkonzepte für Gesundheitsakteure in Value-Based Care

- Schaffung von Anreizen (und Messgrößen), um Anbieter zur Einführung von Systemen zu ermutigen, die eine koordinierte und effiziente Versorgung fördern. Festlegung von Vergütungsmodellen für eine integrierte, sektorübergreifende Versorgung:
    - Anreize für Leistungserbringer für nachweisliche Ergebnisverbesserungen
    - In Zusammenarbeit mit Politik und Selbstverwaltung regionale Unterschiede verstehen, um angemessene Ressourcen zur Verfügung stellen zu können.
- Umsetzung von Gesundheitsdatenaustausch, um verbesserte Versorgung zu ermöglichen:
    - Versicherer: Auswertung von Abrechnungsdaten, um Leistungsbereiche zu identifizieren, in denen potenzielle Verbesserungen bei der Qualitätssicherung möglich sind.
- Perspektivwechsel: Prävention und Innovation als Investition in die Gesundheit (und nicht nur als Kostentreiber)

Rollentransformation: *Zum Wegbereiter für Verbesserungen in der Versorgung durch Auswertung von Erkenntnissen werden und die Perspektive als „Investor in Gesundheit" einnehmen.*

HTA-Gremien (G-BA, IQWIQ)

- Einbeziehung patientenrelevanter Ergebnisse (über klinische Ergebnisse hinaus) und von Patientenpräferenzen in den Rahmen der Nutzenbewertung. Nutzung von Real-World-Daten zur Ergänzung von Evidenz aus klinischen Studien
- Akzeptanz und Förderung Outcome-Based Agreements und Risikoteilung. Nutzung von HTA zur Identifizierung von hochwertigen/geringwertigen Interventionen, um unnötige Leistungen zu identifizieren und zu minimieren.
- Bewertung aller Behandlungsoptionen, nicht nur von Arzneimitteln (z.B. digitale Gesundheitstools) mit einem iterativen Ansatz, bei dem die Bewertung mit Verfügbarwerden neuer Evidenz aktualisiert wird.
- Zusammenarbeit mit Patientenexperten bei Nutzenbewertung
- Aufnahme der Bewertung neuer Versorgungspfade und Technologien zur Verbesserung der Versorgungsorganisation
- Fortbildung in VBC und Value-basierter Nutzenbewertung

Rollentransformation: *Zum Bewerter eines breiteren, diverseren und dynamischeren Evidenzfundaments in Hinblick auf die Verbesserung patientenrelevanter Ergebnisse werden.*

Industrie und Industrieverbände

- Zusammenarbeit mit privaten und öffentlichen Akteuren, um ungedeckten Bedarf von Patienten und anderen Vertretern des Gesundheitswesens zu ermitteln.

D Wie Veränderung funktioniert: neue Rollen und Formen der Zusammenarbeit

- Entwicklung von Interventionen, die die patientenrelevanten Ergebnisse deutlich verbessern und/oder die Kosten der Versorgung über den gesamten Versorgungspfad hinweg senken. Dies beinhaltet Innovation in Prävention, Früherkennung, Krankenbehandlung, Rehabilitation und Pflege.
- Erarbeitung von Evidenz für die gesundheitsökonomischen Auswirkungen medizinischer Technologien und für die Auswirkungen auf die Patientenergebnisse (Einbeziehung patientenrelevanter Ergebnisse in Studien und Vereinbarungen):
    - Transparente Berichterstattung, indem die Evidenz zugänglich gemacht wird.
- Partnerschaften mit Patientenorganisationen und Leistungserbringern zur Durchführung von Langzeitvergleichsstudien, Innovation und Verbesserung der patientenrelevanten Ergebnisse
- In Zusammenarbeit mit Kostenträgern und Leistungserbringern Entwicklung von Zahlungs- und Erstattungsmodellen auf der Grundlage des Nutzens, den eine medizinische Technologie für Patienten und Gesellschaft bringt:
    - Offenheit für eine Risikobeteiligung mit den Kostenträgern
    - Mehrjährige Zahlungsmodelle vorschlagen, falls sie für die Intervention relevant sind.
    - Partnerschaften mit Leistungserbringern im Rahmen längerfristiger Vereinbarungen eingehen, um bessere Zusammenarbeit zu fördern.
- Leistungserbringern helfen, Interventionen besser zu nutzen, u.a. durch die Bereitstellung von Informationen über den Zeitpunkt der Intervention, gesundheitsökonomische Daten und zu welchem Zeitpunkt im Behandlungspfad sie einen Mehrwert bieten oder nicht.
- Unterstützung bei der Neugestaltung von Versorgungspfaden hin zu einer patientenzentrierten integrierten Versorgung
- Unterstützung der digitalen Transformation und der Entwicklung von Hilfsmitteln für VBC

Rollentransformation: *Zum Teamplayer werden, der mit anderen Akteuren des Gesundheitssystems neue Interventionen entlang des Behandlungspfades entwickelt und dazu beiträgt, diese möglichst ergebnisorientiert einzusetzen.*

Weitere Akteure, die VBC ermöglichen (z.B. das Health Outcomes Observatory H2O und seine Partner, Anbieter von Krankenhausinformations- oder Praxisverwaltungssystemen)

- Schaffung von Standards für die Ergebnisberichterstattung (sowohl für klinische Ergebnisse als auch für PROMs/PREMs) patientenrelevanter Ergebnisse unter Mitwirkung von Patienten:
    - Inklusive sozialer Faktoren, die Gesundheitsergebnisse beeinflussen, um Erkenntnisse für den Abbau von Ungleichheiten/Ungerechtigkeiten von Gesundheitsergebnissen sammeln zu können.

7 Neue Rollen, neue Perspektiven: die Relevanz frischer Rollenkonzepte für Gesundheitsakteure in Value-Based Care

- Schaffung von Standards für eine aussagekräftige Messung der Versorgungskosten
- Identifikation, Erhebung und Auswertung neuer/überarbeiteter Metriken zur Bewertung von Prävention (für verschiedene Zielgruppen: beispielsweise Gesamtbevölkerung vs. Risikogruppe)
- Entwicklung digitaler Technologie, Infrastruktur und Governance-Modelle für die sichere und vertrauenswürdige Erfassung, Analyse und Nutzung von Gesundheitsdaten
- Entwicklung von Forschungsprogrammen für Entwicklung, Umsetzung und Bewertung von VBC und Unterstützung der Forschung zu innovativen Behandlungs- und Präventionspfaden
- Bereitstellung von zielgerichteten VBC-Schulungsprogrammen für alle Akteure, einschließlich Fachwissen über Best Practices und Erkenntnisse, um stetig die Versorgung zu verbessern und das Verständnis für die Bedeutung patientenrelevanter Ergebnismessungen und die Bedeutung von Verbesserung in der Versorgung zu fördern.
- Entwicklung von Bildungsprogrammen für Organisationen des Gesundheits- und Sozialwesens, um das Verständnis für integrierte Versorgung zu fördern und ein Umdenken zu unterstützen.
- Identifizierung, Entwicklung und Unterstützung von Systemen und Datenerfassung für innovative Versorgungspfade. Den gesamten Versorgungspfad als Ansatzpunkt für Verbessrung in der Versorgung nehmen.

> ***Rollentransformation:*** *Darstellung des Mehrwerts der entwickelten Lösungen für alle betroffenen Stakeholder (zum Beispiel Patienten oder Leistungserbringer). Von „VBC-Visionären" zum pragmatischen „Problemlösern".*

7.5 Schlussfolgerungen

Wir haben die Aufgabenfelder und die Veränderung der Rollenbilder der verschiedenen Akteure im Gesundheitswesen diskutiert, die wir brauchen, wenn wir uns in Richtung einer wertorientierten Entwicklung bewegen möchten.

> **Wir finden es wichtig, eine Perspektive einzunehmen, die Institutionen, Organisationen und bestimmte Interessenvertreter und deren Aufgaben in den Blick nimmt.**

Letztendlich jedoch stehen hinter all dem Menschen, die Tag für Tag an der Umsetzung beteiligt sind. Daher braucht es neben den Aufgaben auch noch einige Aspekte, die in Deutschland in ihrer Bedeutung oft etwas zu kurz kommen:

- visionäres Leadership
- gute Kommunikation
- Change Management

Es braucht einerseits Menschen und Akteure, die Impulse setzen, um eine gemeinsame langfristige Vision von mehr Value im Gesundheitswesen umzusetzen und die andere motivieren und inspirieren, neue Wege zu gehen und einen umfassenden Wandel hin zu VBC anstoßen. Ein stärkerer „Top-down"-Ansatz seitens der Politik würde diesen Wandel im Gesundheitswesen vorantreiben und bestehende lokale („Bottom-up"-)Initiativen ergänzen. Es braucht andererseits langfristige Zusammenarbeit und Koordination von allen Seiten, um gemeinsam hinter der langfristigen Vision zu stehen, bis diese erfolgreich umgesetzt ist. In Deutschland befindet sich das Gesundheitswesen derzeit im Wandel und es besteht die Möglichkeit, die Werte von VBC zu verankern und weiter voranzutreiben.

Ein gemeinsamer Start könnte die Einigung auf Value im Gesundheitswesen sein, gefolgt von Impulsen seitens der Politik und Regulierungsbehörden, die Rahmenbedingungen schaffen, die es den anderen Akteuren ermöglichen, diesen Value auch umzusetzen. Damit kann es gelingen, Versorgung in Deutschland zu verbessern und mehr Value ins Gesundheitswesen zu bringen.

Literatur

European Alliance for Value in Health (Hrsg.) (2024) A Compass for Collaboration: Navigating Stakeholders' Roles in Transitioning to Value-Based Healthcare. European Alliance for Value in Health. URL: https://www.europeanallianceforvalueinhealth.eu/wp-content/uploads/2024/03/EAVH-Report-for-Stakeholder-Engagement-Initiative_March-2024-Final.pdf (abgerufen am 25.06.2024)

IQTIQ – Institut für Qualitätssicherung und Transparenz im Gesundheitswesen (2023) Qualitätsverträge. URL: https://iqtig.org/qs-instrumente/qualitaetsvertraege/ (abgerufen am 25.06.2024)

Nationale Demenzstrategie (2020) Zusammenarbeit im Versorgungsnetz fördern. URL: https://www.nationale-demenzstrategie.de/die-strategie/handlungsfelder/medizinische-und-pflegerische-versorgung/353-versorgungspfad-fuer-menschen-mit-demenz (abgerufen am 25.06.2024)

Robert Bosch Stiftung (2017) PORT Patientenorientierte Zentren zur Primär- und Langzeitversorgung. URL: https://www.bosch-stiftung.de/de/projekt/port-patientenorientierte-zentren-zur-primaer-und-langzeitversorgung (abgerufen am 25.06.2024)

Santeon Hospital Collaboration (2022) Health Intelligence Platform Santeon. URL: https://santeon.nl/project/health-intelligence-platform/ (abgerufen am 25.06.2024)

Voelter V (2021) It Takes Five to Tango: From Competition to Cooperation in Health Care. Grammar Factory Publishing Toronto

7 Neue Rollen, neue Perspektiven: die Relevanz frischer Rollenkonzepte für Gesundheitsakteure in Value-Based Care

Jan-Philipp Beck

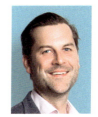

Jan-Philipp Beck ist Partner im Münchner Büro der Managementberatung Vintura. Er unterstützt verschiedene Akteure im Gesundheitswesen dabei, Innovationen schneller zum Patienten zu bringen. Davor war er CEO bei EIT Health. Beck ist Absolvent der Eberhard Karls Universität Tübingen und arbeitete zunächst bei der Schwarzkopf-Stiftung in Berlin, bei Deloitte und EY.

Dr. Silvia Rohr

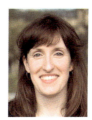

Silvia Rohr ist Principal bei Vintura in München, wo sie gemeinsam mit Kunden insbesondere an den Themen Value-Based Care, Digital Health und Patientenzugang zu Innovation im Gesundheitswesen arbeitet. Zuvor hat sie bei der Boston Consulting Group und EY gearbeitet. Ihre Ausbildung führte sie vom Studium der Physik zur Promotion in Molekularbiologie und dann zur Beratung in den Life Sciences.

Das Herausgeber-Team

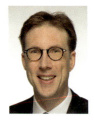

Prof. Dr. Lutz Hager

Lutz Hager hat eine Professur für Management im Gesundheitswesen an der SRH Fernhochschule – The Mobile University inne und leitet dort die Studiengänge Executive MBA für Ärztinnen und Ärzte sowie Management im Gesundheitswesen M.A. Seit 2022 ist er Vorsitzender des Vorstands im Bundesverband Managed Care e.V. und war davor seit 2018 kooptiertes Vorstandsmitglied. Er ist stellvertretender Vorsitzender der Gesundheitsplattform Rhein-Neckar e.V. und Mitglied des internationalen Sciana Health Leaders Network. Von 2019–2021 war er stellvertretender Geschäftsführer eines ärztlichen Verbundunternehmens, den ze:roPRAXEN, davor langjähriger Geschäftsführer der IKK Südwest sowie in einer führenden internationalen Unternehmensberatung tätig. Er ist Politikwissenschaftler und hat 2005 mit einer Arbeit zu Demokratietheorie und direkter Demokratie an der FU Berlin promoviert.

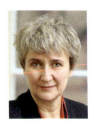

PD Dr. Ursula Hahn

Ursula Hahn ist Geschäftsführerin des OcuNet Verbunds, einem Zusammenschluss großer intersektoraler augenmedizinischer Facharztzentren mit Wurzeln in der vertragsärztlichen Versorgung. Ursula Hahn studierte Volkswirtschaft an der Universität Köln und Medizin an der Universität Düsseldorf. Die Promotion zum Dr. rer. medic. hat sie im Fach Klinische Epidemiologie an der Technischen Universität Dresden erworben. Sie ist externe Dozentin an der Fakultät für Gesundheit der Universität Witten/Herdecke, Institut für Medizinische Biometrie und Epidemiologie (IMBE). Ihre wissenschaftliche Arbeit befasst sich mit intersektoraler Versorgung und Angebotsstrukturen in der ambulanten Versorgung sowie an der Grenze zwischen ambulanter und stationärer Versorgung.

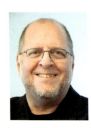

Franz Knieps

Franz Knieps leitet den BKK Dachverband seit dem 1. Juli 2013. Der Jurist, Politik- und Literaturwissenschaftler weist jahrzehntelange Erfahrung im deutschen und internationalen Gesundheits- und Sozialwesen auf. So war Knieps u.a. als Geschäftsführer Politik beim AOK-Bundesverband tätig, bevor er als Leiter der Abteilung Gesundheitsversorgung, Gesetzliche Krankenversicherung, Pflegesicherung zum Bundesministerium für Gesundheit wechselte. Knieps arbeitete als Berater für Sozialpolitik und Gesundheitssystementwicklung für die WHO und die Europäische Union und ist Herausgeber der Zeitschrift „Gesundheits- und Sozialpolitik" und der Verbandszeitschrift Betriebskrankenkassen.

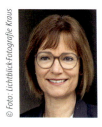

© Foto: Lichtblick-Fotografie Kraus

Dr. Bernadette Klapper

Bernadette Klapper ist Krankenschwester mit Berufserfahrung in Deutschland und Frankreich und Diplom-Soziologin mit Abschlüssen der Universitäten Hamburg und Bordeaux. Sie war Mitarbeiterin am Bielefelder Institut für Pflegewissenschaft, danach Projektleiterin „Leben im Alter" der Robert Bosch Stiftung. 2009 wechselte sie in die Bosch-Telemedizinsparte, 2012 zurück in die Robert Bosch Stiftung und war dort von 2016 bis 2021 Bereichsleiterin Gesundheit. Seit Oktober 2021 ist sie Bundesgeschäftsführerin des Deutschen Berufsverbands für Pflegeberufe e.V.

Das Herausgeber-Team

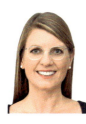

Bettina Lutz

Bettina Lutz leitet seit September 2022 den Geschäftsbereich Inflammation & Immunology für Pfizer in Deutschland. Sie ist seit 16 Jahren in verschiedenen Funktionen und Bereichen bei Pfizer tätig und hatte Führungspositionen in mehreren europäischen Ländern inne (Deutschland, Portugal, Schweden und Finnland). Bettina Lutz setzt sich mit viel Leidenschaft für Vielfalt im Unternehmen und für eine gleichberechtigte medizinische Versorgung ein.

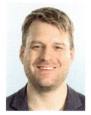

Dr. Benedikt Simon

Benedikt Simon verantwortet seit 1. Januar 2022 als Chief Officer Integrated and Digital Care bei Asklepios digitale Versorgungsinitiativen sowie neue Ansätze zu sektorenübergreifenden Versorgungsmodellen. 2020/2021 war er bei Kaiser Permanente in den USA, um sich mit Erfolgsfaktoren von Integrated Care Organizations auseinanderzusetzen. Zuvor war er einer der vier Konzern-Geschäftsführer bei MEDIAN und arbeitete für McKinsey sowie AMEOS.

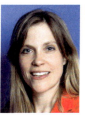

Johanna Nüsken

Johanna Nüsken ist seit Mai 2021 Geschäftsführerin des Bundesverbandes Managed Care e.V. Zuvor arbeitete sie beim BKK Dachverband e.V. als Referentin für Politik und war hier insbesondere für die Themen ambulante und integrierte Versorgung, Innovationsfonds sowie europäische Gesundheitspolitik zuständig. Sie ist seit mehr als zehn Jahren im deutschen Gesundheitswesen tätig. Mit einem Abschluss in Public Health und Public Policy von der Universität Maastricht begann sie ihre berufliche Laufbahn als wissenschaftliche Mitarbeiterin am Fachgebiet Gesundheitsmanagement an der TU Berlin. Zudem beriet sie bei Dr. Albrecht Kloepfer – Büro für gesundheitspolitische Kommunikation Kunden zu gesundheitspolitischen Strategien.

© Foto: Annette Koroll